PNEUMOLOGIA PEDIÁTRICA

PNEUMOLOGIA PEDIÁTRICA

Organizadores

PATRÍCIA GOMES DE MATOS BEZERRA

Doutora em Saúde Materno-Infantil pelo Instituto de Medicina Integral Prof. Fernando Figueira (IMIP). Supervisora do Programa de Residência em Pneumologia Pediátrica do Instituto de Medicina Integral Prof. Fernando Figueira (IMIP). Tutora de Medicina da Faculdade Pernambucana de Saúde (FPS). Docente Permanente do Mestrado Profissional em Educação para o Ensino na Área de Saúde (FPS).

RITA DE CÁSSIA COELHO MORAES DE BRITO

Doutora em Saúde Materno-Infantil no Instituto de Medicina Integral Prof. Fernando Figueira (IMIP). Professora de Pediatria da Universidade de Pernambuco (UPE). Preceptora de Pediatria do Instituto de Medicina Integral Prof. Fernando Figueira (IMIP). Tutora de Medicina da Faculdade Pernambucana de Saúde (FPS).

MURILO CARLOS AMORIM DE BRITTO

Doutor em Saúde Pública pela Fundação Oswaldo Cruz. Docente Permanente e Pesquisador do Programa de Pós-graduação do Instituto de Medicina Integral Prof. Fernando Figueira (IMIP). Preceptor do Programa de Residência em Pneumologia Pediátrica do Instituto de Medicina Integral Prof. Fernando Figueira (IMIP). Tutor de Medicina da Faculdade Pernambucana de Saúde (FPS).

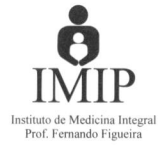

IMIP
Instituto de Medicina Integral
Prof. Fernando Figueira

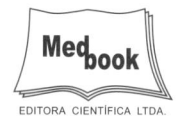

Med**book**
EDITORA CIENTÍFICA LTDA.

PNEUMOLOGIA PEDIÁTRICA
Direitos exclusivos para a língua portuguesa
Copyright © 2016 by
MEDBOOK – Editora Científica Ltda.

Nota da editora: Os organizadores desta obra verificaram cuidadosamente os nomes genéricos e comerciais dos medicamentos mencionados; também conferiram os dados referentes à posologia, objetivando fornecer informações acuradas e de acordo com os padrões atualmente aceitos. Entretanto, em virtude do dinamismo da área da saúde, os leitores devem prestar atenção às informações fornecidas pelos fabricantes, para que possam se certificar de que as doses preconizadas ou as contraindicações não sofreram modificações, principalmente em relação a substâncias novas ou prescritas com pouca frequência. Os organizadores e a editora não podem ser responsabilizados pelo uso impróprio nem pela aplicação incorreta de produto apresentado nesta obra.

Apesar de terem envidado esforço máximo para localizar os detentores dos direitos autorais de qualquer material utilizado, os organizadores e a editora estão dispostos a acertos posteriores caso, inadvertidamente, a identificação de algum deles tenha sido omitida.

Editoração Eletrônica: *Adielson Anselme*
Capa: *Thaissa Fonseca*

CIP-BRASIL. CATALOGAÇÃO NA PUBLICAÇÃO
SINDICATO NACIONAL DOS EDITORES DE LIVROS, RJ

P79
  Pneumologia pediátrica / Patrícia Gomes de Matos Bezerra, Rita de Cássia Coelho Moraes de Brito, Murilo Carlos Amorim de Britto. - 1. ed. - Rio de Janeiro : Med Book, 2016.

  384 p. : il. ; 24 cm.

  ISBN 9788583690191

  1. Pneumologia - Pediatria. 2. Pulmões - Doenças. I. Título.

  16-33122   CDD: 616.24
                    CDU: 616.24

16/05/2016   17/05/2016

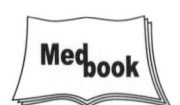

MEDBOOK – Editora Científica Ltda.
Rua Professora Ester de Melo, 178 – Benfica – Cep 20930-010 – Rio de Janeiro – RJ
Telefones: (21) 2502-4438 e 2569-2524 – **www.medbookeditora.com.br**
contato@medbookeditora.com.br – vendasrj@medbookeditora.com.br

Colaboradores

Alessandra Paula de Melo Calado

Fisioterapeuta certificada no Método Neuroevolutivo Bobath. Pós-graduação em Fisioterapia Neurofuncional. Treinamento no programa VentLar/Fhemig em Doenças Neuromusculares. Fisioterapeuta da Associação de Assistência à Criança Deficiente de Pernambuco (AACD).

Ana Maria Cavalcante Melo

Mestre em Saúde da Criança e do Adolescente pela UFPE. Médica Neonatologista responsável pela Unidade Canguru do Hospital Universitário Professor Alberto Antunes – UFAL.

Clemax Couto Sant'Anna

Professor Associado. Doutor. Departamento de Pediatria da Faculdade de Medicina da Universidade Federal do Rio de Janeiro (UFRJ).

Constantino Giovanni Braga Cartaxo

Graduação em Medicina pela Universidade Federal da Paraíba. Mestrado em Saúde Materno-Infantil pelo Instituto Materno-Infantil de Pernambuco e Doutorado em Medicina Tropical pela Universidade Federal de Pernambuco. Professor da Universidade Federal da Paraíba. Experiência na área de Medicina com ênfase em Pediatria.

Délia Maria de Moura Lima Hermann

Doutora em Ciências da Saúde pela UNIFESP. Professora-Adjunta de Pediatria da Universidade Federal de Alagoas.

Edjane Figueiredo Burity

Doutora em Saúde Materno-Infantil – IMIP. Professora de Pediatria da Universidade Federal de Pernambuco (UFPE).

Eduardo Just da Costa e Silva

Médico Radiologista do IMIP e do HC-UFPE. Mestre e Doutor em Saúde da Criança e do Adolescente pela UFPE.

Emanuel Sávio Cavalcanti Sarinho

Professor Associado 3 da UFPE. Especialista em Alergia e Imunologia. Coordenador da Pós-graduação em Ciências da Saúde da UFPE. Docente da Pós-graduação em Saúde da Criança e do Adolescente da UFPE.

Fernanda Pessa Valente

Especialista em Pediatria pela Sociedade Brasileira de Pediatria/AMB com área de atuação em Cardiologia Infantil. Médica do Ambulatório de Cardiologia Infantil do IMIP. Especialista em Arritmia Cardíaca pelo PROCAPE.

Francylene Malheiros Cezar de Macedo

Residência Médica em Pediatria – IMIP. Residência em Pneumologia Pediátrica – IMIP. Pneumologista Infantil do Hospital Otávio de Freitas.

Georgia Véras de Araujo Gueiros Lira

Pneumologista Pediátrica pelo Instituto de Medicina Integral Prof. Fernando Figueira. Alergista e Imunologista pela UFPE. Mestre em Ciências da Saúde pela UFPE.

Izabel Ribeiro da Cunha Lima

Graduação em Medicina pela UFPE. Experiência na área de Medicina com ênfase em Reumatologia Pediátrica.

Janaína da Silva Nogueira

Título de Especialista em Pediatria com área de atuação em Neonatologia. Mestranda em Pesquisa em Saúde – Centro Universitário Cesmac. Professora Auxiliar em Saúde da Criança e do Adolescente – UFAL.

Joakim Cunha Rego

Residência Médica em Pediatria – IMIP. Residência em Pneumologia Pediátrica – Escola Paulista de Medicina. Título de Especialista em Pediatria e Pneumologia Pediátrica. Pneumologista Pediátrico do Hospital Otávio de Freitas.

Joaquim Carlos Rodrigues

Mestre e Doutor em Medicina (Pediatria) pela USP. Livre-Docência em Pediatria pela Faculdade de Medicina da USP. Professor Livre-Docente do Departamento de Pediatria da Faculdade de Medicina da USP. Professor Colaborador do Departamento de Pediatria da USP. Professor Orientador do Programa de Pós-graduação do Departamento de Pediatria da Faculdade de Medicina da USP. Coordenador da Unidade de Pneumologia Pediátrica do Instituto da Criança do Hospital das Clínicas da Faculdade de Medicina da USP (HCFMUSP). Presidente do Centro de Apoio ao Ensino e à Pesquisa em Pediatria (CAEPP) associado ao Instituto da Criança do HCFMUSP.

José Dirceu Ribeiro

Doutor em Pediatria (UNICAMP). Livre-Docência (UNICAMP). Professor Titular (Pediatria, Disciplina de Pneumologia Pediátrica – UNICAMP). Professor em Regime de Dedicação Integral do Departamento de Pediatria da Faculdade de Ciências Médicas da UNICAMP. Coordenador do Centro de Investigação em Pediatria (CIPED) da FCM/UNICAMP. Coordenador da Disciplina de Pneumologia Pediátrica. Coordenador do Curso de Residência Médica (RM 995) e do Curso de Treinamento em Serviço em Pneumologia Pediátrica do Departamento de Pediatria. Chefe do Laboratório de Fisiologia Pulmonar (LAFIP) do Centro de Investigação em Pediatria (CIPED). Ex-Presidente do Departamento de Pneumologia Pediátrica da Sociedade Brasileira de Pediatria e da Sociedade Brasileira de Pneumologia (2004–2012).

Katharina Vidal de Negreiros Moura

Título de Especialista em Pneumologia Pediátrica. Mestre em Ciências da Saúde pela UNIFESP. Pediatra Pneumologista do Hospital Universitário Professor Alberto Antunes – UFAL.

Kátia Galeão Brandt

Graduação em Medicina pela UFPE. Mestrado em Saúde da Criança e do Adolescente pela UFPE. Doutorado em Ciências pela USP. Professora-Adjunta do Departamento Materno-Infantil da UFPE e Docente da Pós-graduação em Saúde da Criança e do Adolescente.

Laura Janne Lima Aragão

Especialista em Pediatria – SBP e AMB. Pneumologista Pediátrica – IMIP. Mestra em Saúde da Criança e do Adolescente – UFPE. Docente-Adjunta da UERN-FACS – Disciplina de Doenças Respiratórias.

Lívia Barboza de Andrade

Fisioterapeuta do IMIP. Doutora em Saúde Materno-Infantil pelo IMIP. Tutora do Curso de Fisioterapia da Faculdade Pernambucana de Saúde (FPS). Coordenadora da Residência em Fisioterapia Respiratória do IMIP. Coordenadora do Serviço de Fisioterapia Pediátrica do Hospital Esperança (Recife).

Luziene Alencar Bonates Lima

Especialista em Pediatria pela Sociedade Brasileira de Pediatria/AMB com área de atuação em Medicina Intensiva Pediátrica e Cardiologia Infantil. Médica do Ambulatório de Cardiologia Infantil do IMIP. Mestre em Saúde Materno-Infantil pelo IMIP.

Manuela Torres Camara Lins

Graduação em Medicina pela UFPE. Médica Pediatra da Hospital Barão de Lucena e Médica Gastroenterologista Pediátrica do IMIP. Experiência na área de Medicina com ênfase em Saúde Materno-Infantil.

Mara Cristina Coelho Silva

Médica formada pela Universidade Federal do Ceará. Residência Médica em Pediatria no Hospital dos Servidores do Estado do Rio de Janeiro. Título de Especialista em Pediatria pela Sociedade Brasileira de Pediatria (SBP). Título de Especialista em Pneumologia Pediátrica pela Sociedade Brasileira de Pneumologia e Tisiologia (SBPT). Preceptora da Residência Médica em Pediatria e Pneumologia Pediátrica do Hospital Infantil Albert Sabin–Fortaleza-CE.

Marcelo Longman Mendonça

Graduação em Medicina pela UFPE. Residência Médica em Otorrinolaringologia pelo HCFMUSP. Título de Especialista em Otorrinolaringologia pela Sociedade Brasileira de Otorrinolaringologia. Doutor em Medicina pela FMUSP. Professor da Escola Pernambucana de Medicina.

Margarida Maria de Castro Antunes

Graduação em Medicina pela UFPE. Mestrado em Saúde da Criança e do Adolescente pela Universidade Estadual de Campinas. Doutorado em Saúde da Criança e do Adolescente pela UFPE. Professor-Adjunto do Departamento de Saúde Materno-Infantil e da Pós-graduação em Saúde da Criança e do Adolescente e Preceptor de Residência Médica na área de Gastroenterologia Pediátrica do Hospital das Clínicas da UFPE. Experiência na área de Saúde Materno-Infantil com ênfase em Doenças Gastrointestinais da Criança e do Adolescente.

Maria Aparecida Ferreira Chaves

Fisioterapeuta certificada no Método Neuroevolutivo Bobath. Pós-graduação em Fisioterapia Pneumofuncional. Treinamento no programa VentLar/Fhemig em Doenças Neuromusculares. Fisioterapeuta da Associação de Assistência à Criança Deficiente de Pernambuco (AACD).

Maria de Fátima Bazhuni Pombo March

Professora Associada. Doutora. Departamento de Pediatria da Faculdade de Medicina da UFRJ e do Departamento Materno-Infantil da Faculdade de Medicina da UFF. Chefe do Serviço de Pneumologia do Instituto de Puericultura e Pediatria Martagão Gesteira da UFRJ.

Maria do Carmo Menezes Bezerra Duarte

Doutora em Saúde Materno-Infantil pelo IMIP. Docente Pesquisadora do IMIP. Coordenadora da UTI Pediátrica do Hospital Esperança (Recife).

Mary Anne Kowal Olm

Mestre em Pediatria pela UNIFESP. Doutora em Medicina pela USP. Certificado de Atuação em Pneumologia Pediátrica.

Michela Cynthia da Rocha Marmo

Graduação em Medicina pela UFPE (2001) e Mestrado em Pediatria e Ciências Aplicadas à Pediatria pela USP (2010). Tutora da Escola Pernambucana de Saúde – FBVIMIP – e Gastroenterologista Pediátrica do IMIP. Experiência na área de Medicina com ênfase em Gastroenterologia e Hepatologia Pediátrica.

Murilo Carlos Amorim de Britto

Doutor em Saúde Pública pela Fundação Oswaldo Cruz. Docente Permanente e Pesquisador do Programa de Pós-graduação do Instituto de Medicina Integral Prof. Fernando Figueira (IMIP). Preceptor do Programa de Residência em Pneumologia Pediatrica do Instituto de Medicina Integral Prof. Fernando Figueira (IMIP). Tutor de Medicina da Faculdade Pernambucana de Saúde (FPS).

Nicolly Suelly Souza Almeida Acioly

Residência Médica em Pneumologia Pediátrica pelo Instituto de Medicina Integral Prof. Fernando Figueira – IMIP. Residência Médica em Pediatria no Hospital Universitário Osvaldo Cruz – HUOC – Recife-PE.

Patrícia Gomes de Matos Bezerra

Doutora em Saúde Materno-Infantil pelo Instituto de Medicina Integral Prof. Fernando Figueira (IMIP). Supervisora do Programa de Residência em Pneumologia Pediátrica do Instituto de Medicina Integral Prof. Fernando Figueira (IMIP). Tutora de Medicina da Faculdade Pernambucana de Saúde (FPS). Docente Permanente do Mestrado Profissional em Educação para o Ensino na Área de Saúde (FPS).

Paulo Neves Baptista Filho

Mestre em Pediatria. Doutor em Medicina Tropical. Professor do Curso Médico da Universidade de Pernambuco e da Universidade Católica de Pernambuco.

Rita de Cássia Coelho Moraes de Brito

Doutora em Saúde Materno-Infantil no Instituto de Medicina Integral Prof. Fernando Figueira (IMIP). Professora de Pediatria da Universidade de Pernambuco (UPE). Preceptora de Pediatria do Instituto de Medicina Integral Prof. Fernando Figueira (IMIP). Tutora de Medicina da Faculdade Pernambucana de Saúde (FPS).

Silvio Cavalcanti de Albuquerque

Médico Radiologista do IMIP e do HC-UFPE

Taciana Sá Barreto Carneiro de Albuquerque

Pediatra do Hospital Barão de Lucena. Especialista em Pneumologia Pediátrica pelo IMIP.

Vanessa van der Linden

Residência de Pediatria pelo IMIP. Especialização em Neuropediatria pela USP. Mestrado em Ciências pela USP. Médica Neuropediatra do Hospital Barão de Lucena de Pernambuco. Médica Neuropediatra e Gerente Médica da Associação de Assistência à Criança Deficiente de Pernambuco – AACD-PE.

Vivianne Calheiros Chaves Gomes

Coordenadora do Serviço e da Residência Médica de Pneumologia Pediátrica do Hospital Infantil Albert Sabin (HIAS) – Fortaleza-CE. Mestrado em Farmacologia pela Universidade Federal do Ceará (UFC). Título de Habilitação em Pneumologia Pediátrica pela SBPT.

Zelina Barbosa de Mesquita

Graduação em Medicina pela Universidade Federal de Pernambuco. Mestrado em Medicina pela Santa Casa de Misericórdia de São Paulo. Residência Médica pelo Hospital Barão de Lucena e pela Faculdade de Ciências Médicas da Santa Casa de São Paulo. Reumatologista Pediátrica do IMIP e Tutora do Curso de Medicina da FPS. Experiência na área de Medicina com ênfase em Reumatologia Pediátrica.

Prefácio

Em 1965, ou seja, mais de cinquenta anos atrás, durante o sexto ano do curso médico da Faculdade de Medicina da Universidade Federal de Pernambuco, iniciei a qualificação pediátrica no Hospital Geral de Pediatria do Instituto de Medicina Infantil de Pernambuco (IMIP).

Fundado pelo Professor Fernando Figueira, o IMIP se transformou ao longo do tempo no Instituto Materno-Infantil de Pernambuco e, mais recentemente, no Instituto de Medicina Integral Prof. Fernando Figueira. Os compromissos científicos, educacionais e sociais foram ampliados de maneira notável. O foco inicial nas crianças e nos adolescentes foi estendido às gestantes e aos adultos. Atualmente, toda a estrutura mantida pelo IMIP, que assumiu a Maternidade Professor Martiniano Fernandes e o Hospital Pedro II, além de várias outras unidades de saúde em Pernambuco e na Bahia, é usada como base para excelentes cursos de graduação e pós-graduação em medicina e em várias outras áreas da saúde. Modernas estruturas de diagnóstico e tratamento funcionam diuturnamente e é com emoção que testemunho a diversificação e a ampliação dos compromissos da instituição com a manutenção de excepcional nível qualitativo.

Assim, a marca IMIP tem sido mantida por todo esse período e é uma garantia de excelência no ensino, na pesquisa e na assistência à saúde das crianças, dos adolescentes e dos adultos no nosso encantado Nordeste brasileiro.

O surgimento das especialidades pediátricas se fez de modo gradual, pois o Professor Fernando Figueira prestigiava com contundência a formação do pediatra como generalista, o qual deveria conhecer os princípios básicos de todos os órgãos do corpo das crianças e adolescentes. O pediatra, o generalista, deveria ter competência resolutiva diante dos principais problemas encontrados.

Nas primeiras décadas de atuação do IMIP essa foi a tônica, e o Professor Fernando era tão enfático nessa luta pela formação geral do médico, em especial do pediatra, que defendia que o especialista em certa área da prática da medicina da criança deveria ter excelente diferenciação no geral para depois se deter no particular, e deveria ser chamado de pediatra especialista – por exemplo: pediatra cardiologista, e nunca cardiologista pediátrico o que poderia levar a pensar que a fatia era mais importante que o todo.

Essa postura do Professor Fernando foi essencial na minha formação e na de toda uma geração de pediatras, sobretudo do Nordeste, e também foi defendida por muitos dos principais educadores médicos do Brasil. O excelente Professor Murahovschi foi um desses principais defensores da formação pediátrica geral, e numa memorável sessão no IMIP criticou os "pediatras au, au", que muito frequentemente recomendam "ao cardiologista", "ao dermatologista", "ao gastroenterologista"...

Mas as especialidades na clínica, na cirurgia, na imagem e em todas as áreas da prática médica surgiram e frutificaram de maneira exuberante no IMIP.

A radiologia, a cirurgia e a cardiologia pediátricas, com os extraordinários mestres Milton Medeiros, Miguel Doherty e Fernanda Wanderley, já em 1966/1967, marcaram com alvíssaras o surgimento das especialidades para melhor cuidar da saúde de certos pacientes que necessitam cuidados especiais. José Carneiro Leão, Maria Helena de Moura Leite e José Bezerra da Silva, respectivamente na endocrinologia, na nefrologia e na eletroencefalografia/distúrbios convulsivos, também merecem ser lembrados nesta revisão sobre o surgimento das especialidades pediátricas no IMIP. Endocrinologia, genética, dermatologia, nefrologia, imunodeficiências, oncologia, otorrinolaringologia, hematologia e diversas especialidades cirúrgicas, como a reconstrutora, ortopedia, urologia, ginecologia, psicologia, psiquiatria, nutrição, entre outras, foram surgindo de maneira natural. Hoje todas as especialidades pediátricas são representadas e mantêm ambulatórios, leitos nas enfermarias e métodos diagnósticos funcionando plenamente.

O IMIP é, sem dúvida, o mais importante centro de referência para o diagnóstico e tratamento das mais complexas doenças da infância e da adolescência nas regiões Norte e Nordeste do Brasil. Medicina fetal, oncologia de altíssimo padrão e em contato direto com modernos centros oncológicos mundiais, cirurgias cardíacas, transplantes renais, UTI de altíssimo padrão, centros de imagem com moderníssimos equipamentos e outros aspectos da moderníssima medicina estão presentes e, o que é mais importante, totalmente dedicados aos pacientes mais pobres, assistidos pelo Sistema Único de Saúde (SUS). Assim, o IMIP não se desviou de sua trajetória social.

O padrão de ensino continua elevadíssimo e os cursos próprios de graduação e pós-graduação no nível de especialista, mestrado e doutorado continuam produzindo frutos de excelente qualidade.

Fruto da pediatria especializada no estudo das doenças respiratórias, a pneumologia pediátrica surgiu de parto absolutamente natural. Em 1975, divulguei os resultados da pesquisa de conclusão do mestrado em pediatria – *Etiologia das pneumonias bacterianas das crianças/estudo de material obtido por punção aspirativa do pulmão* – que contou com o excepcional apoio do Prof. Marcelo Magalhães. O estudo foi muito bem recebido pela comunidade pediátrica do Brasil e, sem nunca ter pretendido ser pediatra especialista e muito menos pediatra pneumologista, passei a ser convidado a apresentar os dados da pesquisa por todo o Brasil. Logo em seguida passei a fazer parte do Comitê de Pneumologia Pediátrica da Sociedade Brasileira de Pediatria, a partir de 1977. Essa experiência tornou possível meu contato com os pediatras que comandavam serviços especializados de pneumologia pediátrica instalados no Brasil, sendo obrigatório citar a Profª Tatiana Rozov e o Prof. Francisco José Caldeira Reis, da USP e da UFMG, respectivamente, que já apresentavam resultados do trabalho organizado para os pneumopatas crônicos e sobretudo para os portadores da fibrose cística.

Então, estando nesse grupo de especialistas e sendo repetidamente convidado a ministrar aulas e participar de debates e atividades em jornadas e congressos, nada mais natural que pensar no serviço próprio do IMIP. A ideia foi levada ao Prof. Fernando, que a apoiou sem ressalvas.

Em 1986, o IMIP começou a oferecer o ambulatório especializado no estudo das doenças respiratórias na infância e na adolescência. De início, o atendimento era feito em apenas um expediente semanal e sem qualquer tipo de equipamento especializado, nem um "peak flow meter". Mas começamos a receber com carinho especial os "respiropatas" crônicos, sobretudo os asmáticos crônicos, e devagarzinho foram aparecendo os bronquiectásicos, os fibrocísticos e os portadores das doenças crônicas das vias aéreas superiores. Logo, os pediatras da instituição começaram a reconhecer o trabalho realizado e começaram a enviar doentes para seguimento. A demanda aumentou rapidamente e o crescimento da casuística e a variação da nosologia idem.

O pediatra Murilo Carlos Amorim de Britto foi convidado a fazer parte do grupo e desde os primórdios é um dos líderes do serviço. A pediatra Patrícia Gomes de Matos Bezerra também se incorporou ao grupo e tocamos em frente. Os dois eram pediatras, sem formação especializada. Mas logo se encantaram com as possibilidades futuras e ambos são, hoje, doutores em medicina. É provável que a vinculação e as cobranças da especialidade os tenham empurrado a adquirir diferenciação acadêmica especial. Outros profissionais, como os pediatras Prof. Getúlio Trigueiro e Isabel Cristina Maranhão, têm participado, assistindo os pacientes do serviço.

Desde o início houve preocupação com a metodização assistencial, e foram criados os protocolos para as condições prevalentes. Os primeiros equipamentos foram um medidor de "peak flow" e um espirômetro portátil que media duas ou três variáveis da fisiologia pulmonar. Os espaçadores eram feitos com garrafas "pet". Anexamos ao de pneumologia o serviço de otorrinolaringologia pediátrica, até então inexistente no IMIP. O Dr. Murilo recebeu habilitação especial em endoscopia e o IMIP adquiriu moderníssimo material de endoscopia.

O protocolo para manejo da asma incluía reuniões com os familiares. Foi estimulada a criação da Associação Pernambucana de Apoio ao Paciente com Fibrose Cística (APFC), nos idos de 1991, que funciona bem desde então. O Dr. Murilo Carlos Amorim de Britto é o pneumologista responsável pelo atendimento dos pacientes com essa enfermidade símbolo do estudo dos pneumologistas de crianças.

No início, o serviço atendia 20 pacientes/mês; atualmente perto de 400 enfermos/mês são vistos no setor. A casuística é composta de asmáticos, lactentes sibilantes, fibrocísticos, broncodisplásicos e pneumopatas crônicos sensu lato. O setor de fisiologia pulmonar está em fase de remodelação. A fisioterapia respiratória funciona regularmente há mais de 20 anos.

Em 1993, o setor organizou o V Congresso Brasileiro de Pneumologia Pediátrica, o V Congresso Latino-Americano de Fibrose Cística e a V Jornada Brasileira de Fibrose Cística. Em 2014 foi realizado, ainda sob a coordenação de membro do serviço, o XIV Congresso Brasileiro de Pneumologia Pediátrica.

A residência médica na especialidade foi credenciada pelo MEC em 2005 e funciona regularmente. Residentes de pediatria do próprio IMIP, do HUOC/UPE, residentes de Alergologia do HC/UFPE e doutorandos da Faculdade Pernambucana de Saúde frequentam o serviço. As atividades de ensino são criteriosamente cuidadas e há sessões com revisão de artigos científicos, seminários sobre temas da especialidade e reuniões com o pessoal da imagem.

As publicações científicas são prioridade do grupo. São contabilizados mais de 60 artigos em periódicos científicos, mais de 70 capítulos em livros de texto e muitas publicações em anais de congressos. Várias dissertações de conclusão de mestrado foram concluídas e atualmente duas teses de doutorado, de ex-residentes do serviço, estão perto de serem defendidas.

A histórica série de publicações científicas do IMIP foi iniciada em 1967 com a divulgação interna de manuais para normatização das principais condutas em pediatria, os quais foram amadurecendo até a publicação da terceira edição do livro de texto *Fernando Figueira – Pediatria – Instituto Materno-Infantil de Pernambuco (IMIP)*, pela Guanabara Koogan, em 2004. Além das publicações sobre a saúde da criança, a série histórica soma muitas publicações, principalmente na área da gineco-obstetrícia.

E agora, sob a coordenação dos dinâmicos e competentes Profs. Patrícia Bezerra, Murilo Britto e Rita Brito, é disponibilizada a obra *Pneumologia Pediátrica do IMIP*, editada pela Medbook. A obra cobre os mais importantes temas da pneumologia da criança, e competentes e experientes profissionais de vários serviços do Brasil carimbam com brilhantismo os capítulos. Os textos são de leitura aprazível, e estudantes das áreas da saúde, médicos generalistas, pediatras e outros profissionais que labutam para prevenir e curar doenças do ser humano são o público-alvo.

Parabéns a todo o grupo de autores. Parabéns ao grupo de médicos que mantêm o serviço de pneumologia pediátrica do IMIP. Vida longa ao livro. E bom proveito aos leitores.

Otelo Schwambach Ferreira
Pediatra

Sumário

SEÇÃO I – MÉTODOS DIAGNÓSTICOS E TERAPÊUTICOS, 1

1 DIAGNÓSTICO POR IMAGEM, 3
Eduardo Just da Costa e Silva
Silvio Cavalcanti de Albuquerque

2 ESPIROMETRIA, 17
Edjane Figueiredo Burity
Murilo Carlos Amorim de Britto

3 FISIOTERAPIA RESPIRATÓRIA E REABILITAÇÃO PULMONAR, 29
Lívia Barboza de Andrade

4 OXIGENOTERAPIA – MANEJO DOMICILIAR, 45
Laura Janne Lima Aragão

SEÇÃO II – DOENÇAS RESPIRATÓRIAS NO PERÍODO NEONATAL, 53

5 MALFORMAÇÕES DO SISTEMA RESPIRATÓRIO, 55
Katharina Vidal de Negreiros Moura
Ana Maria Cavalcante Melo
Délia Maria de Moura Lima Hermann
Janaína da Silva Nogueira

6 DISPLASIA BRONCOPULMONAR, 71
Katharina Vidal de Negreiros Moura
Ana Maria Cavalcante Melo
Délia Maria de Moura Lima Hermann
Janaína da Silva Nogueira

SEÇÃO III – DOENÇAS INFECCIOSAS, 85

7 BRONQUIOLITE AGUDA, 87
Maria do Carmo Menezes Bezerra Duarte
Patrícia Gomes de Matos Bezerra

8 PNEUMONIA AGUDA COMUNITÁRIA, 99
Maria de Fátima Bazhuni Pombo March
Clemax Couto Sant'Anna

9 DERRAMES PLEURAIS, 113
Joaquim Carlos Rodrigues
Murilo Carlos Amorim de Britto
Patrícia Gomes de Matos Bezerra

10 PNEUMONIAS ATÍPICAS, 127
Patrícia Gomes de Matos Bezerra
Rita de Cássia Coelho Moraes de Brito

11 ABSCESSO PULMONAR, 133
Constantino Giovanni Braga Cartaxo

12 TUBERCULOSE, 137
Joakim Cunha Rego
Francylene Malheiros Cezar de Macedo

13 COQUELUCHE, 149
Paulo Neves Baptista Filho

14 MICOSES PULMONARES, 155
Laura Janne Lima Aragão

SEÇÃO IV – DOENÇAS NÃO INFECCIOSAS, 165

15 SIBILÂNCIA RECORRENTE DO LACTENTE E DO PRÉ-ESCOLAR, 167
José Dirceu Ribeiro
Murilo Carlos Amorim de Britto

16 ASMA, 179
Patrícia Gomes de Matos Bezerra
Emanuel Sávio Cavalcanti Sarinho
Edjane Figueiredo Burity

17 ACOMETIMENTO RESPIRATÓRIO NA FIBROSE CÍSTICA, 191
José Dirceu Ribeiro
Murilo Carlos Amorim de Britto
Patrícia Gomes de Matos Bezerra
Taciana Sá Barreto Carneiro de Albuquerque

18 DOENÇA DO REFLUXO GASTROESOFÁGICO E DOENÇAS RESPIRATÓRIAS, 217
Rita de Cássia Coelho Moraes de Brito
Kátia Galeão Brandt
Manuela Torres Camara Lins
Margarida Maria de Castro Antunes
Michela Cynthia da Rocha Marmo

19 BRONQUIECTASIA, 229
Nicolly Suelly Souza Almeida Acioly
Patrícia Gomes de Matos Bezerra
Taciana Sá Barreto Carneiro de Albuquerque

20 DISCINESIA CILIAR PRIMÁRIA, 247
Mary Anne Kowal Olm

21 DOENÇAS PULMONARES INTERSTICIAIS, 259
Vivianne Calheiros Chaves Gomes
Mara Cristina Coelho Silva

22 HIPERTENSÃO PULMONAR, 279
Luziene Alencar Bonates Lima
Fernanda Pessa Valente

SEÇÃO V – DOENÇAS RESPIRATÓRIAS EM SITUAÇÕES ESPECIAIS, 293

23 ANEMIA FALCIFORME E SUAS MANIFESTAÇÕES RESPIRATÓRIAS, 295
Rita de Cássia Coelho Moraes de Brito
Patrícia Gomes de Matos Bezerra

24 MANIFESTAÇÕES PULMONARES DAS DOENÇAS REUMATOLÓGICAS, 303
Izabel Ribeiro da Cunha Lima
Zelina Barbosa de Mesquita

25 DOENÇAS NEUROMUSCULARES, 309
Alessandra Paula de Melo Calado
Maria Aparecida Ferreira Chaves
Vanessa van der Linden

26 SÍNDROME DA APNEIA OBSTRUTIVA DO SONO NA CRIANÇA E NO ADOLESCENTE, 335
Georgia Véras de Araujo Gueiros Lira
Marcelo Longman Mendonça

ÍNDICE REMISSIVO, 353

PNEUMOLOGIA PEDIÁTRICA

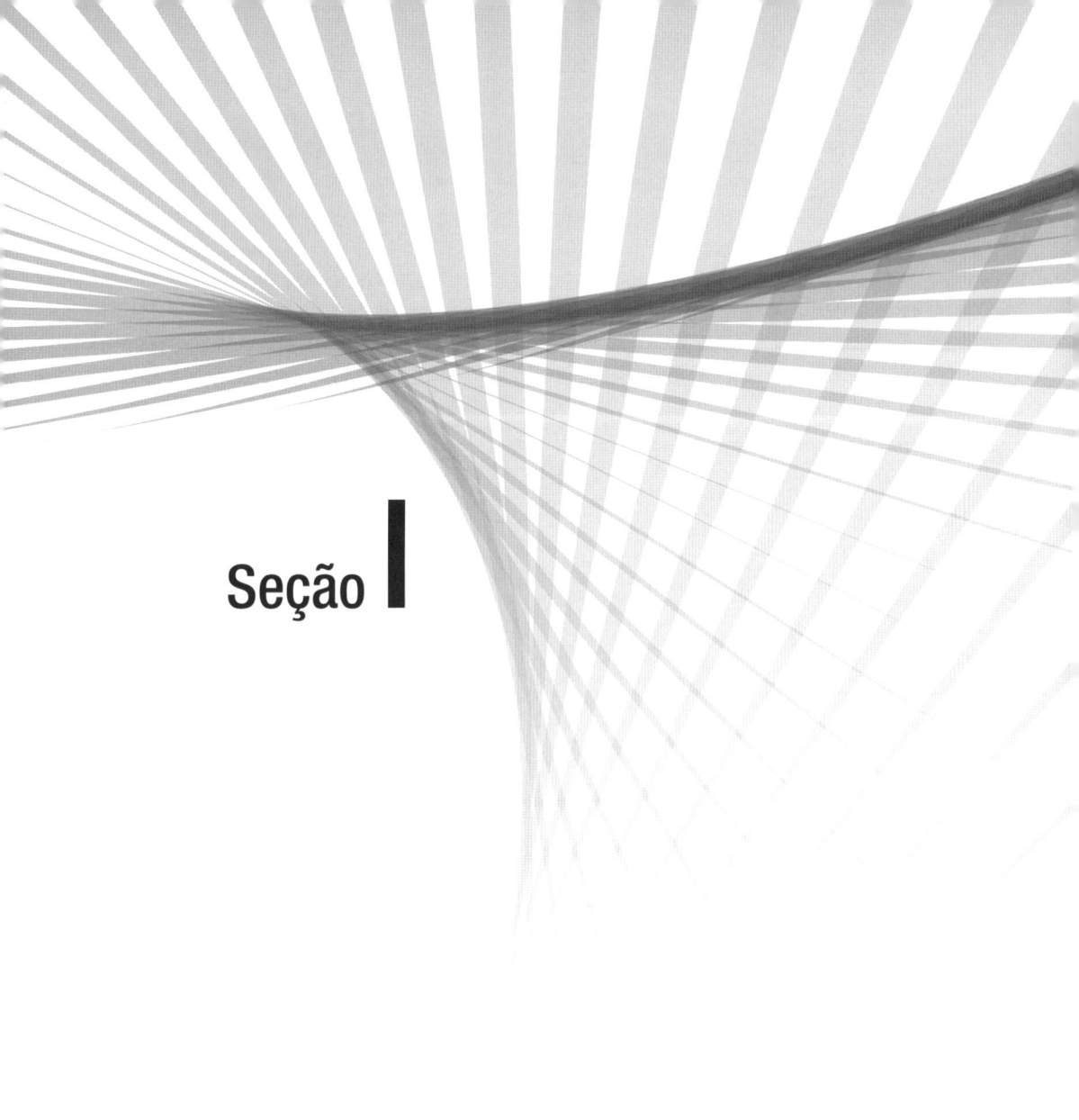

Seção I

Métodos
Diagnósticos
e Terapêuticos

Capítulo 1

Diagnóstico por Imagem

Eduardo Just da Costa e Silva
Silvio Cavalcanti de Albuquerque

INTRODUÇÃO

Este capítulo está inserido em um livro de referência de pneumologia pediátrica, e nele será dada ênfase às questões da semiologia do diagnóstico por imagem e suas aplicações. Aspectos epidemiológicos, fisiopatológicos e clínicos, bem como terapêuticos, se tornariam redundantes porque são discutidos nas outras seções desta obra.

PROTEÇÃO RADIOLÓGICA

Qualquer profissional envolvido com a solicitação ou realização de exames de imagem em crianças deve estar familiarizado com noções básicas de proteção radiológica. Ao decidir se um paciente necessita ou não de algum desses estudos, o médico deve sempre considerar a noção de risco × benefício. Exames como a tomografia computadorizada (TC) e a fluoroscopia expõem o paciente a doses altas de radiação ionizante. Por esse motivo, alguns conceitos básicos devem ser empregados:

- Crianças são mais sensíveis à radiação ionizante do que adultos.
- Exames de imagem são utilizados para o estabelecimento de diagnósticos. Se o novo exame não modificar o diagnóstico ou o tratamento, sua realização pode ser dispensável.
- Exames de imagem devem ser adaptados à criança, não sendo adequado realizá-los com técnicas empregadas em adultos. Esse ponto deve ser observado pelos radiologistas que fazem os exames.
- Alternativas de exames sem radiação ionizante, como a ultrassonografia, devem ser preferidas quando possível.

PROCESSOS INFECCIOSOS

Embora o conceito de infecções respiratórias inclua o acometimento de qualquer segmento do trato respiratório por microrganismos, a aplicação mais frequente dos métodos de imagem é a que é feita nas pneumonias (afecções do parênquima pulmonar), o que ocasionará sua discussão em função dos aspectos característicos desse grupo de doenças.

Pneumonias agudas

As pneumonias comunitárias de indivíduos imunocompetentes costumam ser agrupadas em padrões que refletem seu comportamento anatomopatológico e que têm representações características nos exames de imagem. Assim, expressões como *pneumonia lobar*, *broncopneumonia* e *pneumonia intersticial* são utilizadas com frequência, podendo fornecer pistas sobre *prováveis* agentes etiológicos. Além disso, considerando-se que para a interpretação de exames de imagem se utiliza com frequência da identificação de *padrões* que refletem alterações anatomopatológicas, oferecendo listas de diagnósticos diferenciais para cada um, o uso dessa classificação pode facilitar o reconhecimento de uma anormalidade e oferecer alternativas de prováveis causas (diferentes de pneumonia) para alteração da normalidade. Por exemplo, os diagnósticos diferenciais não infecciosos de uma pneumonia lobar são distintos dos considerados diante de um padrão intersticial.

A expressão *pneumonia lobar* diz respeito ao processo no qual a infecção está concentrada no espaço aéreo (alvéolo) com disseminação local, causando uma opacidade (consolidação) local com tendência a respeitar os limites anatômicos dos lobos pulmonares. Broncogramas aéreos são comuns e o processo é de fácil reconhecimento, em virtude da alteração mais acentuada da densidade do parênquima em relação às áreas próximas de densidade normal que servem como *referência* (Figuras 1.1 e 1.2). Nos processos iniciais, entretanto, antes do comprometimento completo do lobo, é comum a ocorrência de pequenas opacidades nodulares localizadas. O *Streptococcus pneumoniae* e a *Klebsiella pneumoniae* são agentes que normalmente causam esse padrão.

Quando a infecção tem localização inicial nos bronquíolos terminais, com edema, ulceração e depósito de material fibrinopurulento que se acumula posteriormente nos lóbulos, causando consolidações, é usado o termo *broncopneumonia*. Nesse caso, são comuns achados de consolidações esparsas, frequentemente bilaterais, associadas a nódulos. Como existe exsudação no interior dos brônquios, os broncogramas não costumam ser detectados. Essa forma de apresentação é muito associada a infecções por *Staphylococcus aureus* e *Mycoplasma*.

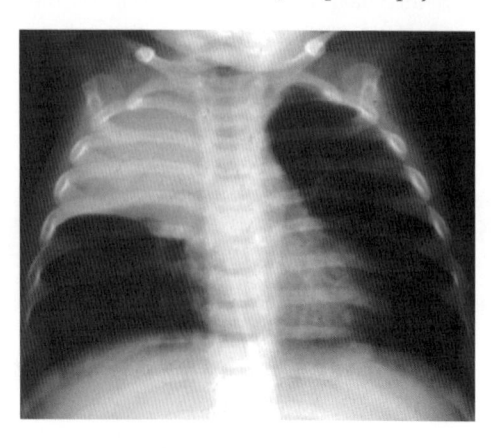

FIGURA 1.1. Pneumonia lobar – Opacidade bem definida, de fácil reconhecimento, respeitando a anatomia lobar (lobo superior do pulmão direito).

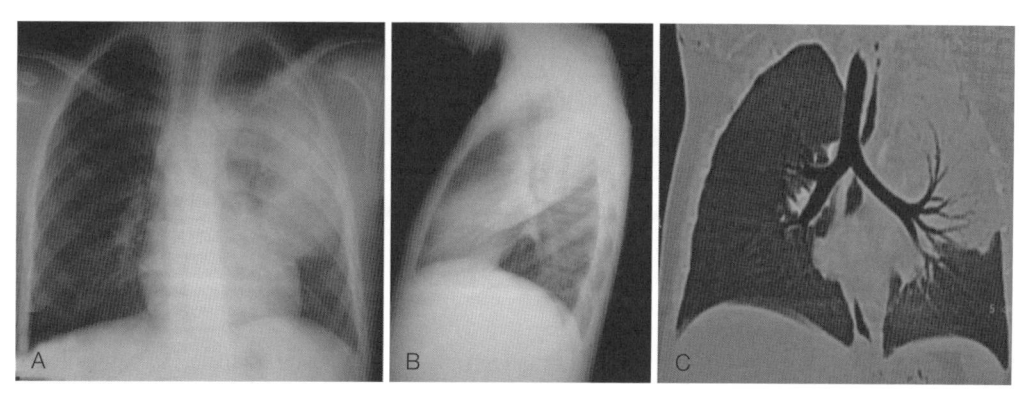

FIGURA 1.2. A. Pneumonia lobar (lobo superior do pulmão esquerdo). Note a opacidade bem definida com broncogramas aéreos. **B.** Radiografia de perfil (figura central) do mesmo paciente mostrando os limites do processo na cisura. **C.** Broncogramas aéreos na TC de um lactente.

O padrão *intersticial*, muito associado a infecções virais (também comum em casos de *Mycoplasma, Chlamydia* e *pertussis*), é caracterizado por acometimento das vias aéreas (mucosa dos brônquios), que progride para o interstício peribroncovascular e os septos interlobulares, o que se traduz radiograficamente por espessamento das paredes brônquicas e opacidades reticulonodulares, sem broncogramas (os alvéolos com aeração preservada e não os brônquios). A obstrução das vias aéreas é representada por atelectasias e focos de aprisionamento aéreo (Figura 1.3).

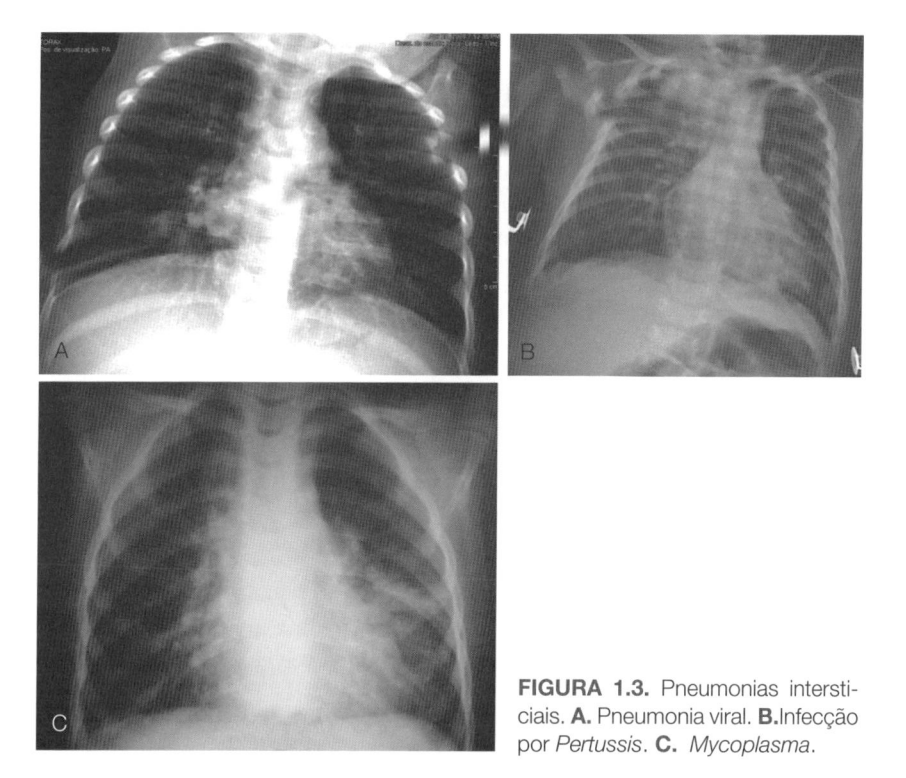

FIGURA 1.3. Pneumonias intersticiais. **A.** Pneumonia viral. **B.**Infecção por *Pertussis*. **C.** *Mycoplasma*.

Frequentemente, a dúvida diante de uma criança com diagnóstico de pneumonia é se o uso de antibióticos é necessário ou não, o que significa, em outras palavras, decidir se a infecção é bacteriana ou viral. O agente etiológico específico é de menor relevância, pois, uma vez tomada a decisão de utilizar antimicrobianos, será adotado esquema antibiótico padrão para a idade que respeita a distribuição etária desses agentes e a epidemiologia local. O uso dos padrões radiográficos para definir o tipo de tratamento deve ser muito cuidadoso, lembrando-se sempre de que os dados clínicos são normalmente decisivos.

Pneumonias virais

Os processos infecciosos pulmonares de origem viral são comuns na infância. A fisiopatologia das pneumonias virais inclui o acometimento da mucosa das vias aéreas, determinando edema, necrose e hipersecreção. A aparência radiográfica é um reflexo dessas alterações, uma vez relacionada com os fenômenos obstrutivos e com o espessamento das paredes brônquicas. Os achados incluem opacidades intersticiais (refletindo espessamento das paredes brônquicas e atelectasias segmentares), além de áreas de aprisionamento aéreo, atelectasias e adenomegalias hilares, sendo raro o derrame pleural (Figura 1.3). Esses achados podem sugerir etiologia viral, sendo úteis apenas nos quadros iniciais, pois a progressão da doença pode levar a uma aparência mais localizada (consolidações), em consequência da infecção bacteriana secundária, bem como de hemorragia e edema.

O achado de hiperaeração em lactentes é caracterizado por um diafragma que se projeta abaixo de sete ou mais arcos costais anteriores na incidência anteroposterior. A incidência de perfil é útil para caracterizar a retificação das cúpulas diafragmáticas e o aumento do diâmetro anteroposterior do tórax.

As complicações das pneumonias virais detectadas por exames de imagem incluem infecção bacteriana secundária e bronquiolite obliterante (BO) pós-infecciosa. A primeira será identificada pela evolução clínica, tendo como achados de imagem aqueles próprios das pneumonias bacterianas, a serem descritas neste capítulo.

A BO não é complicação exclusiva de infecções virais, sendo observada após infecções por adenovírus, influenza, sarampo, *Mycoplasma* e tuberculose. Caracteriza-se pelos exames por imagem em razão de aprisionamento aéreo, diminuição do calibre vascular, atelectasias, bronquiectasias e nódulos centrolobulares, mais bem caracterizados na TC (Figura 1.4). Redução volumétrica do pulmão também pode ser observada em alguns casos (Figura 1.5).

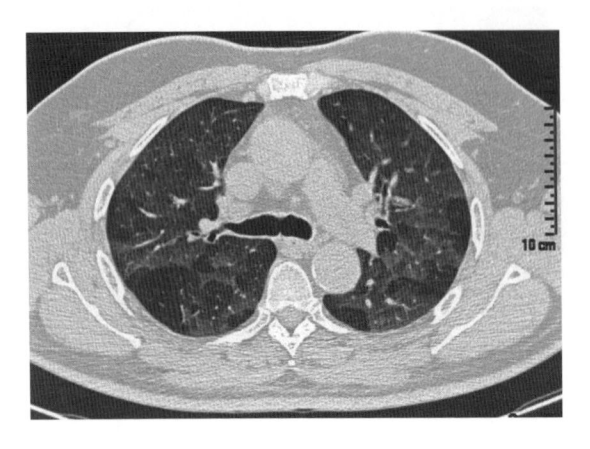

FIGURA 1.4. Aprisionamento aéreo na BO. TC apresentando aprisionamento aéreo (perfusão em mosaico), caracterizado por áreas de menor atenuação, com redução do calibre dos vasos.

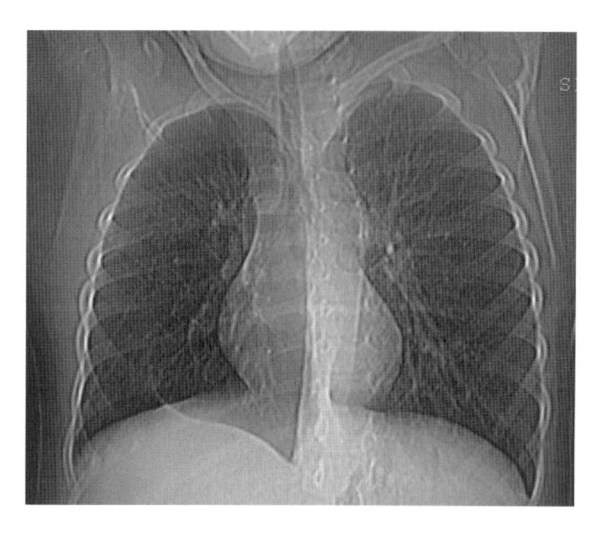

FIGURA 1.5. Redução volumétrica do pulmão direito em paciente com BO.

Pneumonias bacterianas tendem a se apresentar em exames de imagem como opacidades do espaço aéreo (veja *Pneumonia lobar*). Daí costumarem ser representadas por opacidades mais definidas, frequentemente de distribuição lobar ou segmentar, sendo comum a identificação de broncogramas (Figuras 1.1 e 1.2). Respeitar os limites anatômicos entre os lobos (cisuras) é comportamento comum. Não são usuais alterações de volume pulmonar, como atelectasias e aprisionamento aéreo.

A embolia séptica representa um processo infeccioso com características próprias, que incluem nódulos e opacidades em cunha múltiplos e bilaterais, normalmente cavitados, devendo ser considerada diante de quadro clínico sugestivo (Figura 1.6).

Uma forma de apresentação da pneumonia própria da infância é a chamada pneumonia redonda, caracterizada por opacidade nodular/massa, ou seja, de formato arredondado (Figura 1.7). Usualmente detectada em pacientes com menos de 8 anos, é de fácil diagnóstico diante do quadro clínico. Sua aparência, entretanto, pode gerar receio, pois nódulos e massas são apresentações comuns de lesões não infecciosas, como malformações e neoplasias. Nesses casos, o controle radiográfico poderá ser útil.

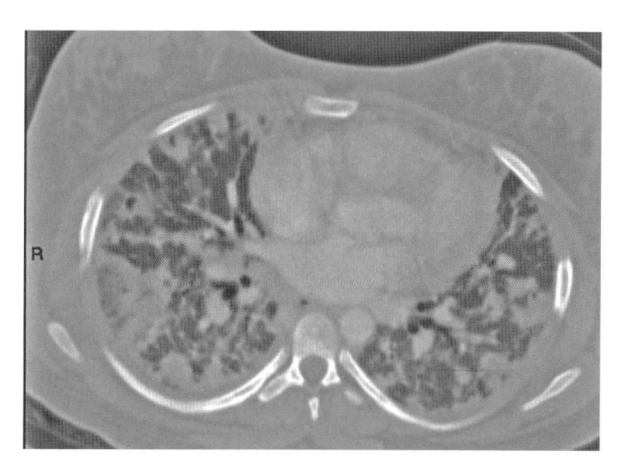

FIGURA 1.6. Embolia séptica. TC mostrando nódulos, alguns cavitados, e opacidades em cunha bilaterais.

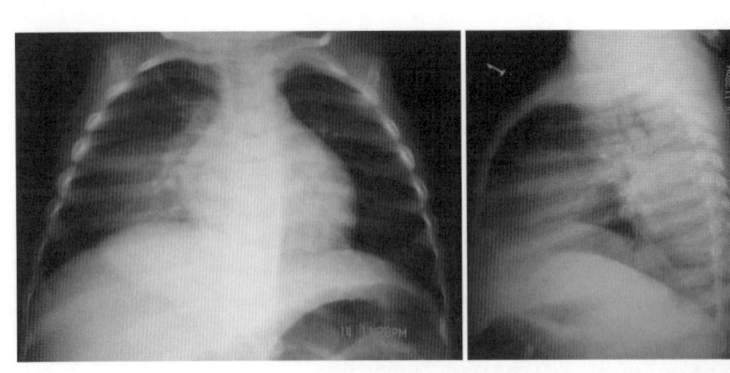

FIGURA 1.7. Pneumonia redonda. Opacidade arredondada no lobo inferior do pulmão direito em paciente com quadro infeccioso bacteriano.

Destaca-se que o controle radiográfico de cura das pneumonias não é indicado na grande maioria dos casos, apresentando-se a pneumonia redonda como uma das poucas exceções. É desnecessário solicitar exames de imagem para o controle de uma pneumonia no paciente pediátrico com quadro inicial radiológico típico e que evolui clinicamente bem, levando a gastos e exposição à radiação não justificados. Destaca-se ainda que a cura radiológica das infecções pulmonares é lenta, sendo comum encontrar opacidades persistentes até 4 semanas após a cura.

Ao longo da evolução das pneumonias bacterianas, complicações agudas podem ocorrer, envolvendo predominantemente o parênquima pulmonar e a pleura. O derrame pleural é constantemente observado em radiografias convencionais, e sua presença tem implicações terapêuticas, pois pode interferir na decisão quanto ao melhor esquema antibiótico e requerer decisão sobre a necessidade de drenagem.

A aparência radiográfica dos derrames pleurais é conhecida e variável em função da quantidade e da natureza do líquido, assim como da posição do paciente (ortostática ou deitada). Achados comuns incluem opacidade periférica ocupando o seio costofrênico, que se alonga superiormente, formando curva cuja convexidade é voltada para a parede torácica. Loculações podem ser suspeitadas nos casos em que se identifica convexidade voltada para o mediastino e formato elíptico, o que pode indicar empiema (Figura 1.8).

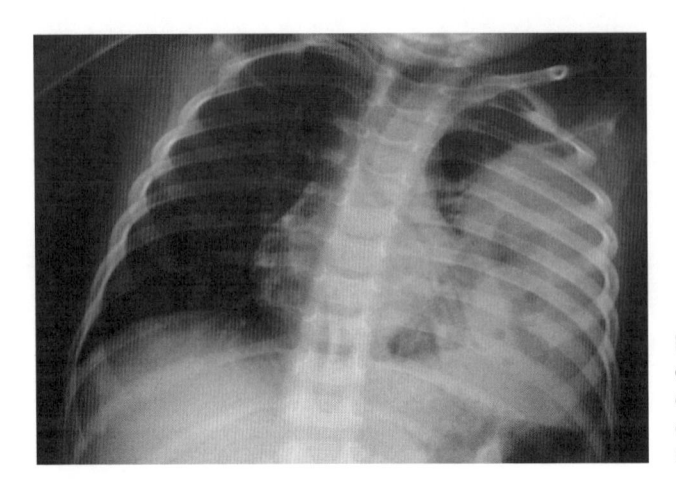

FIGURA 1.8. Hidropneumotórax. A opacidade esquerda tem convexidade voltada para o mediastino, além de gás no interior, aspectos que são usuais no empiema.

A ultrassonografia é método muito valioso na avaliação de derrame pleural de pacientes com achados radiográficos duvidosos, sendo também eficaz em mostrar septações (usuais no empiema) e diferenciar possível derrame pleural de uma massa torácica.

Outra complicação pleural é o pneumotórax, caracterizado por área periférica de hipertransparência sem vasos, muitas vezes separada do pulmão por uma linha periférica paralela à pleura (Figura 1.9).

Alguns casos são de caracterização mais difícil, especialmente quando a linha já citada não é vista, o que pode decorrer de localização anterior ou posterior do pneumotórax, comum em pacientes radiografados deitados. Nesses casos ocorre hipertransparência do hemitórax, mas os vasos pulmonares persistem, sendo o diagnóstico sugerido diante de sinais secundários, como depressão acentuada do seio costofrênico (sinal do sulco profundo), hipertransparência na porção hipocondrial do abdome, depressão diafragmática, visualização muito demarcada do diafragma e do mediastino e gás na pequena cisura (Figura 1.10).

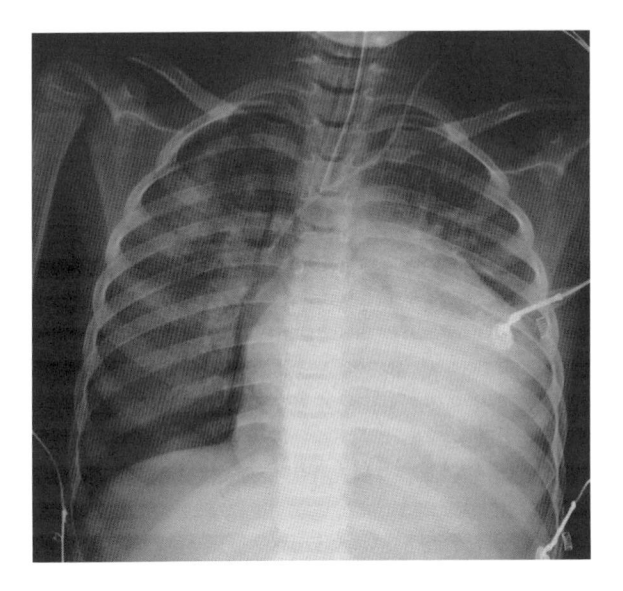

FIGURA 1.9. Pneumotórax à esquerda. Observe a hipertransparência periférica sem vasos, separada do pulmão por uma linha periférica paralela à pleura.

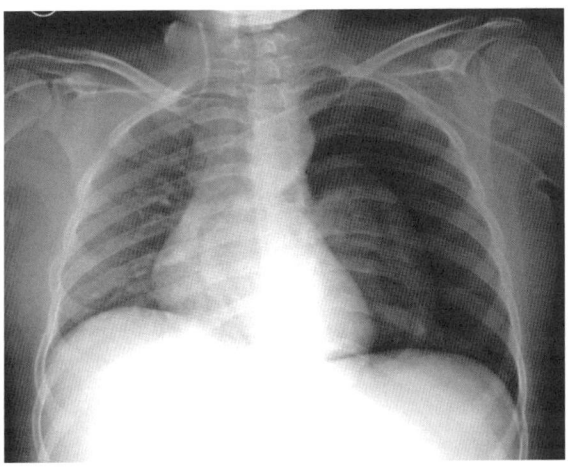

FIGURA 1.10. Pneumotórax à direita. Em um paciente deitado, o limite do pneumotórax é menos acentuado, sendo o diagnóstico possível pela observação de sinais secundários, como depressão acentuada do seio costofrênico (sinal do sulco profundo) e visualização muito demarcada do diafragma e do mediastino.

Complicações do parênquima pulmonar incluem necrose cavitária, pneumatoceles (com formação de fístulas broncopleurais) e abscesso. Este último é raro em crianças imunocompetentes, caracterizando-se por uma cavidade preenchida por líquido associado ou não a gás, com paredes bem definidas que exibem realce ao contraste na TC.

A necrose pulmonar é caracterizada por área de parênquima pulmonar sem realce ao contraste que exibe consolidação com formações císticas. É importante enfatizar a dificuldade em diferenciar esse quadro radiológico de lesão congênita previamente existente e complicada por infecção, como a malformação congênita das vias aéreas pulmonares (malformação adenomatoide cística). A avaliação de radiografias antigas, se disponíveis, é definitiva, o que nem sempre é possível. Nesses casos, avaliação radiográfica posterior pode ser útil, pois a malformação permanecerá visível mesmo em exames realizados meses após a resolução do quadro.

Complicações crônicas das pneumonias bacterianas incluem fibrose, fibrotórax e bronquiolite obliterante pós-infecciosa.

Pacientes imunodeprimidos

Os processos infecciosos pulmonares da criança imunodeprimida merecem considerações especiais. Embora esses pacientes estejam suscetíveis às mesmas infecções que os imunocompetentes, surge um grupo de infecções oportunistas que frequentemente apresenta características peculiares nos exames de imagem.

Uma discussão detalhada seria inadequada neste capítulo, mas algumas considerações podem ser úteis. O tipo de imunodeficiência envolvido é o primeiro indicador da provável etiologia do processo. Por exemplo, em um paciente com a síndrome da imunodeficiência adquirida (AIDS), são comuns infecções por *Pneumocystis jiroveci*, citomegalovírus e por microbactérias, ao passo que as neoplasias hematológicas estão mais associadas à aspergilose.

A aparência em radiografias simples da infecção pulmonar por *P. jiroveci* inclui opacidade intersticial central que progride perifericamente, podendo desenvolver opacidades alveolares, pneumatoceles e pneumotórax. O achado predominante na TC é a opacidade em vidro fosco, podendo ser detectadas pneumatoceles (Figura 1.11).

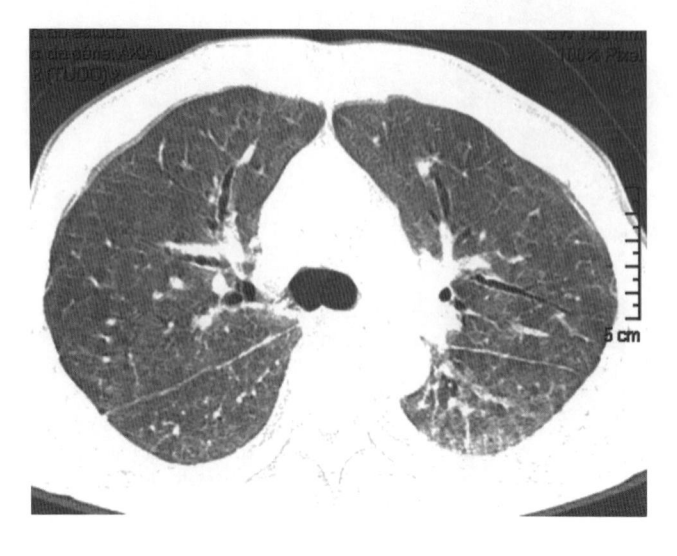

FIGURA 1.11. Tomografia computadorizada de paciente com pneumonia por *P. jiroveci*, mostrando opacidade em vidro fosco bilateral e difusa.

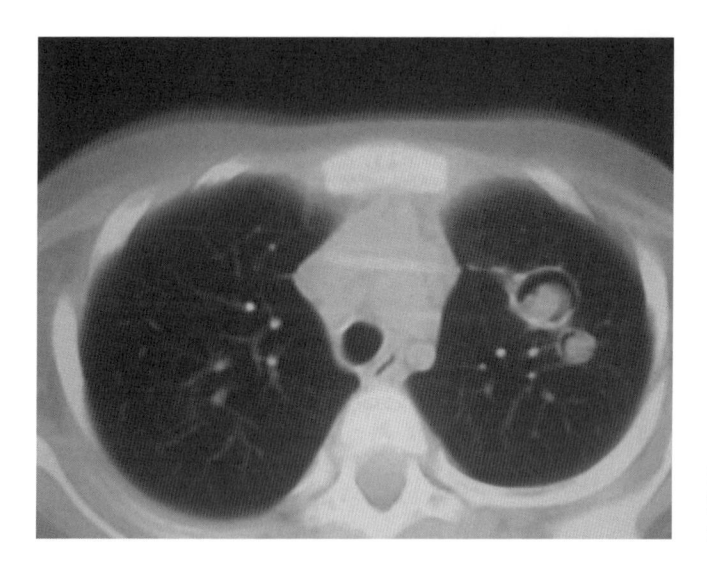

FIGURA 1.12. Aspergilose angio-invasiva em paciente com leucemia e com o sinal do crescente.

A aspergilose pulmonar do paciente com neoplasia hematológica é do tipo angioinvasiva. Embora a radiografia convencional seja frequentemente inespecífica, a TC mostra achados característicos, que incluem consolidações e nódulos com halo de vidro fosco periférico, podendo ocorrer cavitações com formato crescente (Figura 1.12).

PNEUMONIAS RECORRENTES

Em geral, pacientes com pneumonias recorrentes são avaliados por exames de imagem, especialmente radiografias convencionais e TC. As causas que podem ser identificadas por imagem são muito variadas e incluem alterações estruturais congênitas e adquiridas, condições que favorecem aspirações ou compressões sobre as vias aéreas, presença de corpo estranho, imunodeficiências, além de outras.

A avaliação cuidadosa dos exames que documentaram as infecções prévias pode ser muito útil para confirmar os episódios. A importância dessa análise não deve ser subestimada. Muitos pacientes com história de várias pneumonias podem ter recebido diagnósticos errôneos, em parte em razão da interpretação equivocada de radiografias. O paciente da Figura 1.13 teve sua radiografia interpretada como consolidação com uso de antibióticos. O aspecto radiográfico, no entanto, indica atelectasia em paciente asmático. Solicitar radiografias de asmáticos em crise pode gerar mais dúvidas do que esclarecimentos, pois muitas alterações podem ser visualizadas e interpretadas como focos infecciosos. Hiperinsuflação, atelectasias, espessamento peribrônquico e aumento do calibre dos vasos pulmonares centrais podem simular quadros de maior gravidade. Entretanto, em quadros selecionados, o exame pode ser solicitado para descartar complicações e diagnósticos que simulem asma.

Tuberculose

Exames de imagem do tórax são muito úteis no diagnóstico da tuberculose. Praticamente qualquer padrão da radiografia convencional pode ser observado na doença, até mesmo o exame normal. Um ponto fundamental nessa patologia é a detecção de linfonodomegalias mediastinais

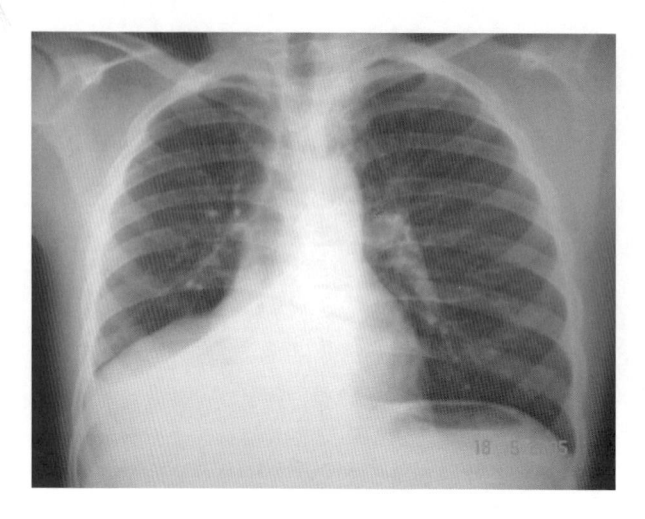

FIGURA 1.13. Atelectasia combinada dos lobos inferior direito e médio em paciente asmático. O formato da opacidade, redução de volume do hilo pulmonar e hiperaeração compensatória homolateral indicam o processo atelectásico, diferenciando-se de pneumonia.

e hilares, as quais podem ser a única manifestação visível da doença no exame, ficando, entretanto, muitas vezes difícil e sujeita a considerável variação intra e interobservadores. Aumento de tamanho e densidade dos hilos pulmonares com contornos arredondados, alargamento mediastinal e desvio de estruturas, como traqueia e brônquios, podem ser sinais úteis (Figura 1.14). Atelectasias podem ser sinais secundários de compressão brônquica por gânglios aumentados ou refletir inflamação/estenose brônquicas. A radiografia em perfil pode ser esclarecedora e, em casos duvidosos, a TC poderá ser solicitada.

Os achados relacionados com o parênquima pulmonar são muito variados e incluem consolidações, nódulos, massas, atelectasias, cavitações e bronquiectasias, entre outros (Figura 1.15), podendo ocorrer derrame pleural.

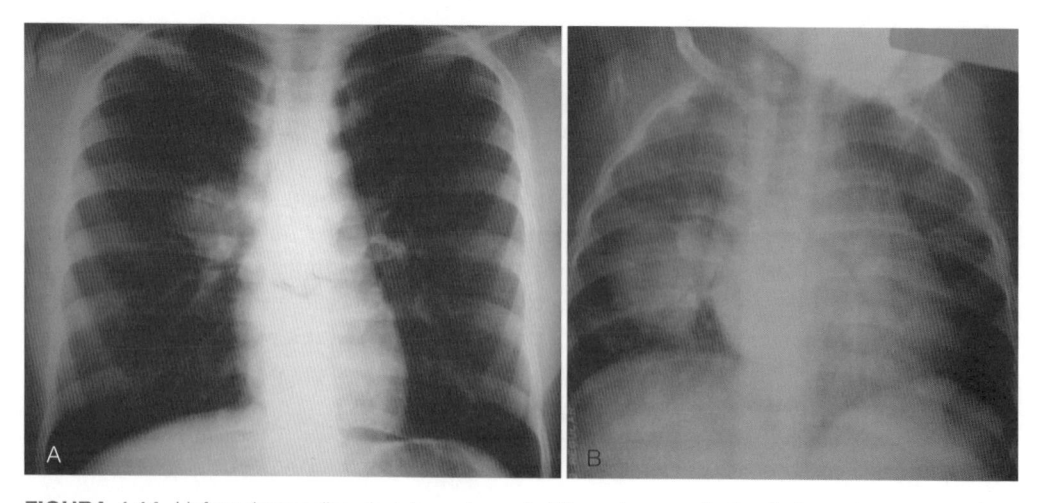

FIGURA 1.14. Linfonodomegalias da tuberculose. **A.** Hilo pulmonar direito de tamanho aumentado e densidade com contornos arredondados. **B.** Alargamento mediastinal superior direito com efeito compressivo sobre a traqueia, que se mostra afilada e deslocada. Observe o calibre dos brônquios principais e a consolidação no pulmão direito.

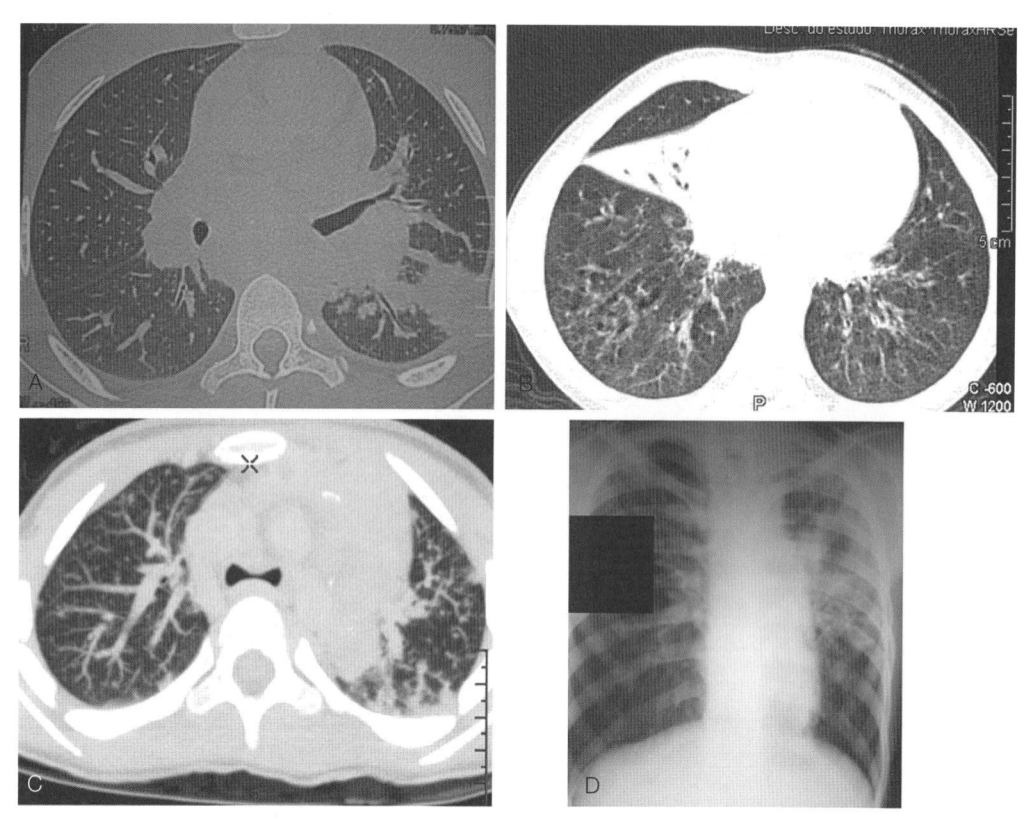

FIGURA 1.15. Tuberculose pulmonar. As imagens de TC mostram consolidação **(A)**, atelectasia **(B)** e nódulos **(C)**, todos com linfonodomegalias mal visualizadas em função da janela pulmonar. A radiografia convencional **(D)** mostra padrão do tipo adulto em adolescente.

Fibrose cística

A radiografia convencional do tórax e a TC são métodos frequentemente utilizados em pacientes com fibrose cística, tanto para auxiliar seu diagnóstico como para avaliar complicações e monitorar a evolução da doença. Nos primeiros anos de vida, os exames de imagem podem ser normais.

Os achados refletem, basicamente, o comprometimento das vias aéreas. A manifestação gráfica inicial da doença costuma ser hiperaeração pulmonar. Nessa fase, a TC mostra o padrão de perfusão em mosaico, caracterizada por áreas de redução da atenuação pulmonar, persistentes à expiração, associadas a segmentos de aparência normal (Figura 1.16). Posteriormente se identificam bronquiectasias (de qualquer tipo, especialmente cilíndricas), espessamento do interstício peribroncovascular e rolhas de muco (incluindo nódulos centrolobulares de distribuição de árvore em brotamento), que tendem a ser localizados inicialmente nos lobos superiores (especialmente o direito) (Figura 1.16). Alargamento dos hilos pulmonares é comum e reflete linfonodomegalias, dilatação arterial pulmonar ou consolidações centrais (Figura 1.16).

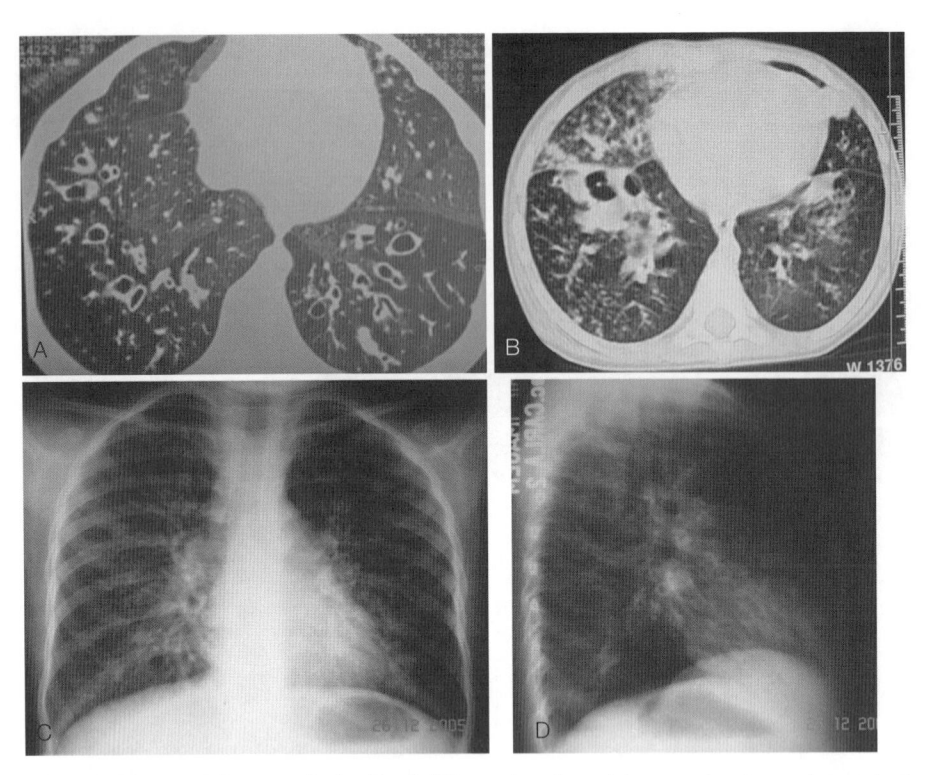

FIGURA 1.16. Fibrose cística no pulmão. Em **A**, TC mostrando aprisionamento aéreo e bronquiectasias. Em **B**, além das bronquiectasias, nódulos centrolobulares com padrão de árvore em brotamento. **C** e **D.** Radiografias convencionais em PA e perfil mostrando aprisionamento aéreo e alargamento hilar bilateral.

Outras manifestações da doença podem ser documentadas por exames de imagem, como íleo meconial, esteatose hepática, polipose nasal e pancreatite (Figura 1.17).

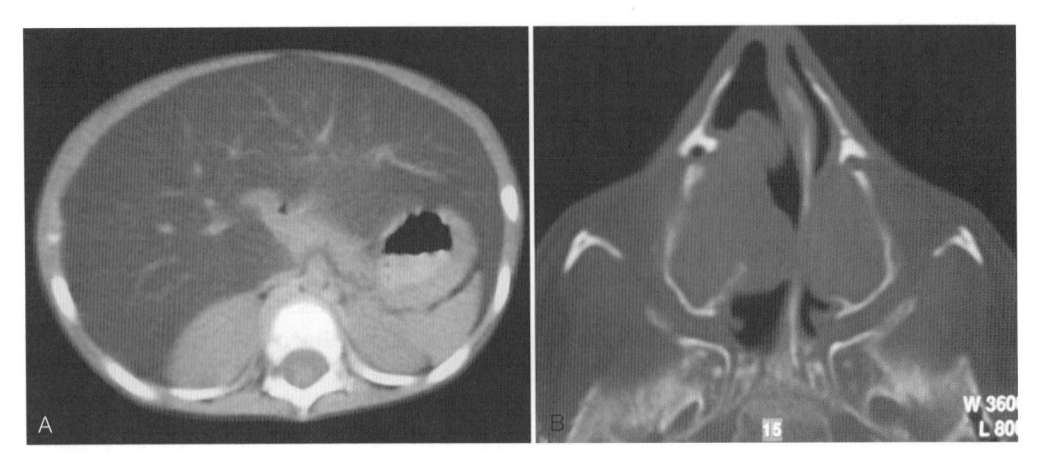

FIGURA 1.17. A. Esteatose hepática em paciente com fibrose cística. Note a baixa atenuação do parênquima hepático. Em **B**, extensa polipose nasal em outro paciente.

ULTRASSONOGRAFIA TORÁCICA

A avaliação do tórax por ultrassonografia é dificultada pela presença do arcabouço ósseo e de ar nos pulmões, o que impede a penetração do feixe sonoro nos planos mais profundos. Apesar dessas dificuldades, as aplicações têm sido pesquisadas e apresentado aumento nos últimos anos, o que se deve a seu baixo custo, avaliação em tempo real e ausência de radiação ionizante.

A aplicação inicial, como citado neste texto, é para avaliação dos derrames pleurais. No entanto, massas da parede torácica, timo, doenças do diafragma, pneumotórax, parênquima pulmonar, incluindo malformações e pneumonias em emergências, e mesmo a avaliação da evolução de doenças pulmonares do recém-nascido têm sido objeto de estudos bem-sucedidos com o método.

Bibliografia

Adler B, Effmann EL. Pneumonia and pulmonary infection. In: Slovis TL (ed.) Caffey's pediatric diagnostic imaging. 11. ed. Philadelphia, PA: Mosby Elsevier 2008:1884-8.

Andronikou S, Wieselthaler N. Modern imaging of tuberculosis in children: thoracic, central nervous system and abdominal tuberculosis. Pediatric Radiology 2004 Nov; 34(11):861-75.

Bosch-Marcet J, Serres-Creixams X, Borras-Perez V et al. Value of sonography for follow-up of mediastinal lymphadenopathy in children with tuberculosis. J Clin Ultrasound 2007 Mar-Apr; 35(3):118-24.

Bosch-Marcet J, Serres-Creixams X, Zuasnabar-Cotro A et al. Comparison of ultrasound with plain radiography and CT for the detection of mediastinal lymphadenopathy in children with tuberculosis. Pediatric Radiology 2004 Nov; 34(11):895-900.

Bramson RT, Griscom NT, Cleveland RH. Interpretation of chest radiographs in infants with Cough and fever. Radiology 2005 Jul; 236(1):22-9.

Brody AS. Thoracic manifestations of systemic diseases. In: Lucaya J (ed.) Pediatric chest radiology: chest imaging in infants and children. 2 ed. Berlin: Springer 2008:289-312.

Da Costa e Silva EJ, Albuquerque SC. Diagnóstico por imagem nas doenças respiratórias. In: Alves JGB (ed.) Fernando Figueira: Pediatria. 4.ed. Rio de Janeiro, RJ: Medbook 2011:1500-13.

Da Costa e Silva EJ, da Silva GA. Eliminating unenhanced CT when evaluating abdominal neoplasms in children. AJR 2007 Nov; 189(5):1211-4.

Daltro P, Santos EN, Gasparetto TD. Pulmonary infections. Pediatric Radiology 2011 May; 41(suppl 1):S69-82.

Donnelly LF. CT of acute pulmonary disease: infection, infarction, and trauma. In: Lucaya J (ed.) Pediatric chest imaging: chest imaging in infants and children. 2 ed. Berlin: Springer 2008:147-64.

Donnelly LF. Imaging in immunocompetent children who have pneumonia. Radiologic Clinics of North America 2005 Mar; 43(2):253-65.

Esposito S, Papa SF, Borzani I et al. Performance of lung ultrasonography in children with community-acquired pneumonia. Italian Journal of Pediatrics 2014; 40(37).

Goske MJ, Applegate KE, Boylan J et al. The Image Gently campaign: working together to change practice. AJR 2008 Feb; 190(2):273-4.

Hollingsworth CL. Thoracic disorders in the immunocompromised child. Radiologic Clinics of North America 2005 Mar; 43(2):435-47.

Javidan-Nejad C, Bhalla S. Bronchiectasis. Radiologic Clinics of North America 2009 Mar; 47(2):289-306.

Land CE. Studies of cancer and radiation dose among atomic bomb survivors. The example of breast cancer. JAMA 1995 Aug 2; 274(5):402-7.

Linet MS, Kim KP, Rajaraman P. Children's exposure to diagnostic medical radiation and cancer risk: epidemiologic and dosimetric considerations. Pediatric Radiology 2009 Feb; 39 (suppl 1):S4-26.

Long FR, Druhan SM, Kuhn JP. Diseases of the bronchi and pulmonary aeration. In: Slovis TL (ed.) Caffey's pediatric diagnostic imaging. 11.ed. Philadelphia: Mosby Elsevier 2008:1121-75.

Lucaya J, Le Pointe HD. High-resolution CT of the lung in children. In: Lucaya J, Strife JL, eds. Pediatric chest imaging: chest imaging in infants and children. 2. ed. Berlim: Springer 2007:77-121.

March MFBP. Pneumonias agudas. In: Alves JGB (ed.) Fernando Figueira: Pediatria. 4 , ed. Rio de Janeiro, RJ: Medbook 2011:1448-58.

Mello MGMO, David JSP, Cunha AJLA, March MFP, Ferreira S, Sant`Anna CC. Pneumonias de repetição em ambulatório de pneumologia pediátrica: conceito e prevalência. J Pediatria 2000; 76(1):44-8.

Mong A, Epelman M, Darge K. Ultrasound of the pediatric chest. Pediatric Radiology Nov; 42(11):1287-97.

Muller NL, Franquet T, Lee KS. Pulmonary infections: Basic concepts. In: Muller NL, Franquet T, Lee KS (eds.) Imaging of pulmonary infections. 1 ed. Philadelphia, PA: Lippincott Williams & Wilkins 2006:1-19.

Newman B, Effmann EL. Lung Masses. In: Slovis TL (ed.) Caffey's pediatric diagnostic imaging. 11. ed. Philadelphia, PA: Mosby Elsevier 2008:1294-323.

O'Donovan jc, Effmann EL, Kuhn JP. Systemic diseases and other miscellaneous conditions with lung involvement. In Slovis TL (ed.). Caffey's pediatric diagnostic imaging. 11. ed. Philadelphia, PA: Mosby Elsevier 2008:1256-93.

Pipavath SN, Stern EJ. Imaging of Small Airway Disease (SAD). Radiologic Clinics of North America 2009 Mar; 47(2):307-16.

Preston DL, Kusumi S, Tomonaga M et al. Cancer incidence in atomic bomb survivors. Part III. Leukemia, lymphoma and multiple myeloma, 1950-1987. Radiation Research 1994 Feb; 137(2 suppl):S68-97.

Preston DL, Ron E, Tokuoka S et al. Solid cancer incidence in atomic bomb survivors: 1958-1998. Radiation Research 2007 Jul; 168(1):1-64.

Rodrigues JC, Britto MCA, Bezerra PGM. Derrames pleurais. In: Alves JGB (ed.) Fernando Figueira: Pediatria. 4 ed. Rio de Janeiro, RJ: Ed. Medbook 2011:1491-500.

Rossi UG, Owens CM. The radiology of chronic lung disease in children. Archives of Disease in Childhood 2005 Jun; 90(6):601-7.

Siegel MJ. Lungs, pleura, and chest wall. In: Siegel MJ (ed.) Pediatric body CT. Philadelphia, PA: Lippincott Williams & Wilkins 2007:69-120.

Toma P, Owens CM. Chest ultrasound in children: critical appraisal. Pediatric Radiology Nov; 43(11):1427-34; quiz 5-6.

Capítulo 2

Espirometria

Edjane Figueiredo Burity
Murilo Carlos Amorim de Britto

INTRODUÇÃO

A espirometria consiste na determinação dos volumes e fluxos que entram e saem dos pulmões e é realizada durante respiração lenta ou manobras de respiração forçada. Existem vários testes de função pulmonar, sendo a espirometria o mais simples e corriqueiro. Realiza-se com espirômetros de volume ou de fluxo. Dentre os últimos, o pneumotacógrafo de fluxo (mais preciso) e o de ventoinha são os mais utilizados. Dentre as outras modalidades mais sofisticadas de avaliação da função pulmonar em pediatria podem ser citadas: técnica de oscilação forçada, de resistência do interruptor (Rint), pletismografia de medição da resistência das vias aéreas (sRaw) e da capacidade residual funcional, além de técnicas da difusão de gás, que não serão abordadas neste capítulo.

Apesar de ter sido introduzida em pediatria já há quase três décadas, a espirometria ainda é muito pouco conhecida e utilizada pelo pediatra. Trata-se de um exame que exige a compreensão e colaboração do paciente, equipamentos precisos e o emprego de técnicas padronizadas aplicadas por pessoal devidamente treinado.

Por cerca de 30 anos seu uso ficou restrito a adultos e crianças maiores de 6 anos. Com o aprimoramento do conhecimento se tornou possível sua utilização em lactentes e em pré--escolares. Nos primeiros, necessita-se de equipamento sofisticado e de técnica mais complexa. Em pré-escolares, todavia, é possível realizá-la com espirômetros convencionais. Com técnica adaptada, é possível realizar o exame com qualidade razoável em pelo menos 50% das crianças de 3 anos e, na maioria, de 4 a 6 anos de idade.

INDICAÇÕES

Como regra geral, a espirometria é utilizada para:

- detectar disfunção do aparelho respiratório;
- quantificar o grau de disfunção;
- definir a natureza da disfunção (obstrutiva, restritiva ou mista);
- acompanhar a progressão da disfunção ao longo do tempo;
- avaliar o efeito de intervenções terapêuticas, tanto benéfico quanto maléfico (p. ex., radioterapia);
- diagnosticar hiper-responsividade das vias aéreas;
- determinar o risco cirúrgico ou de procedimento envolvendo anestesia geral;
- investigar o efeito de agravos no crescimento pulmonar;
- determinar o prognóstico e quantificar desabilidade;
- servir como determinante de desfecho em pesquisas.

Em lactentes e pré-escolares é particularmente útil para:

- identificação de fenótipos de sibilância;
- detecção de comprometimento pulmonar precoce em doenças crônicas e progressivas, como fibrose cística;
- monitoração da evolução de displasia broncopulmonar;
- determinação da resposta terapêutica a broncodilatadores e corticosteroides inalados, além de outros fármacos.

CONCEITOS BÁSICOS DE FISIOLOGIA PULMONAR

Existe no ser humano um antagonismo constante entre a pressão de distensão da caixa torácica, que tende a aumentá-la além do volume que comportam os pulmões, e a pressão de recolhimento elástico pulmonar, que tende a encolher os pulmões aquém de seu tamanho quando estão na mesma caixa torácica. Além disso, as vias aéreas inferiores são preenchidas com surfactante, material que reduz a tensão superficial e evita o colabamento das vias aéreas, aumentando, assim, a complacência pulmonar.

Durante a expiração forçada há um esforço muscular que aumenta a pressão alveolar, a qual, no entanto, resulta também da pressão de recolhimento elástico dos pulmões. A pressão resultante vai sendo dissipada à medida que o fluxo de gás vai passando para as vias mais proximais por conta da redução progressiva das duas primeiras pressões e da resistência ao fluxo aéreo. O ponto em que há equilíbrio entre as pressões negativas dentro da via aérea e as positivas para fora dela é considerado o ponto de pressão equivalente (PPE), também denominado ponto de repouso elástico. Em termos espirométricos, o PPE delimita a capacidade residual funcional e a capacidade inspiratória (Figura 2.1).

Os indivíduos que apresentem redução da complacência pulmonar, como doença fibrosante, excesso de líquidos nos alvéolos e/ou interstício pulmonar ou redução da força muscular, terão um distúrbio ventilatório do tipo restritivo. Uma prova espirométrica nesse caso revela redução da capacidade pulmonar, e os volumes e fluxos forçados estarão reduzidos de forma proporcional. Como esses indivíduos não apresentam obstrução do fluxo aéreo, tentam compensar o déficit por meio do aumento da frequência respiratória.

Por outro lado, em crianças ou adolescentes que apresentem obstrução ao fluxo de ar pelas vias aéreas, como no caso de asma, fibrose cística, bronquiectasias, entre outras, ocorre redução dos fluxos aéreos. Como o estreitamento dessas vias fica predisposto ao turbilhonamento do ar e este, por sua vez, aumenta a resistência ao fluxo, indivíduos com esse problema compensam a troca gasosa com o aumento do volume corrente e a redução da frequência respiratória, o que diminui a velocidade do ar nos brônquios e bronquíolos. O aumento do volume corrente associado à redução da tendência de colabamento das vias aéreas no final da respiração determina aumento do volume residual, mas sem grande prejuízo da capacidade vital, já que ocorre aumento compensador da capacidade inspiratória. Quanto aos volumes e fluxos forçados, ocorre um déficit proporcionalmente maior dos volumes expiratórios forçados em uma fração de segundo (VEFt) e dos fluxos forçados (FEF%) em relação à capacidade vital forçada.

VOLUMES E CAPACIDADES PULMONARES

A conceituação dos volumes pulmonares foi feita por Hutchinson no século XIX e ainda é utilizada (Figura 2.1). Capacidade pulmonar total (CPT) é a quantidade de ar que entra nos pulmões após inspiração máxima. O volume de ar que permanece nos pulmões após exalação completa é definido como volume residual (VR). Ambos não são aferidos por espirometria, apenas por pletismografia. O volume de ar eliminado em uma manobra expiratória forçada desde o início da CPT até o VR é a capacidade vital forçada (CVF).

ESPIROMETRIA FORÇADA

Somente cerca de um século após os conceitos de Hutchinson foram idealizados os volumes e capacidades forçados.

Os resultados espirométricos são expressos em curvas de fluxo-volume e volume-tempo (Figura 2.2). Um esforço expiratório inicial submáximo será muito evidente na curva fluxo-volume e pouco evidente na curva volume-tempo. A curva fluxo-volume é importante para determinar o grau de colaboração do paciente no início da manobra, e a volume-tempo, para a porção final. Em toda prova deve-se avaliar o tempo expiratório forçado (TEF). Para crianças de 3 a 10 anos de idade aceita-se um TEF ≥ 3 segundos. Para os maiores de 10 anos e adultos deve-se ter um tempo expiratório mínimo de 6 segundos. Crianças menores têm dificuldade para manter a expiração por até 1 segundo. Nessas, aceitam-se atualmente curvas com TEF ≥ 0,5 segundo para avaliação do volume expiratório forçado ($VEF_{0,5}$). Na Figura 2.3 são vistos os volumes e fluxos forçados de uma prova espirométrica.

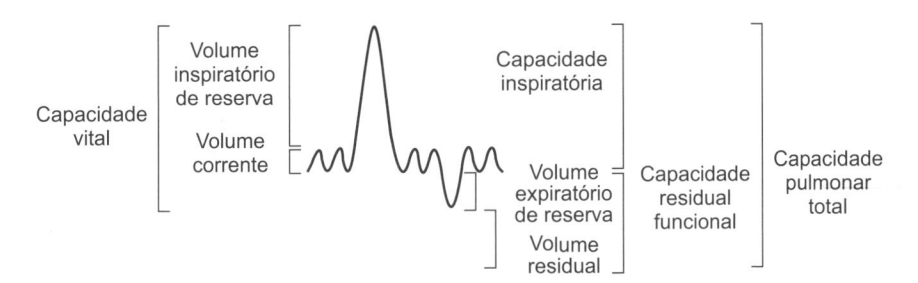

FIGURA 2.1. Volumes e capacidades pulmonares. (J Pneumol 2002; 28[supl 3]:S1.)

A diretriz americana de 2007 – Programa Nacional de Prevenção e Educação em Asma (NAEPP) – recomenda a realização de espirometria pré e pós-broncodilatadora em crianças ≥ 5 anos para diagnóstico, classificação da gravidade e avaliação do controle da asma.

Vários estudos têm reportado que, quando a espirometria foi adicionada à história e ao exame físico, 15% a 30% das crianças tiveram uma mudança no tratamento em direção ao de maior gravidade.

Assim como recomendado pelo estudo *Rinite Alérgica e seu Impacto na Asma* (ARIA) para pacientes adultos, também para crianças se recomenda realizar espirometria em pacientes com rinite alérgica sem asma. Estudos recentes têm demonstrado a observação frequente de comprometimento da função pulmonar com déficit de alguns parâmetros, como o VEF_1 e/ou o FEF_{25-75}, principalmente nos pacientes com rinite de duração mais prolongada e naqueles com sensibilização alérgica perene (ácaros).

Capacidade vital forçada (CVF)

A CVF é o parâmetro mais importante. Corresponde ao volume máximo de ar expelido em manobra forçada a partir de uma inspiração máxima, e é expressa em litros, sendo essencial para o diagnóstico de doenças obstrutivas e para descartar processos restritivos. Está reduzida nas doenças restritivas, mas também por tampões de muco e obstrução bronquiolar completa no final da expiração, como ocorre em formas graves de doenças obstrutivas, como asma e bronquiectasia.

A restrição ao fluxo aéreo pode ser resultante do acúmulo de líquidos ou debris nos alvéolos ou no interstício pulmonar, como ocorre na pneumonia e na fibrose pulmonar. Lesões que ocupam espaço, como atelectasia ou derrame pleural, podem reduzir CVF por comprimirem o parênquima pulmonar. Doenças neuromusculares, como miastenia grave e deformidades da parede torácica, também são restritivas por limitarem a mobilidade da parede torácica. Qualquer doença que afete a função de fole da parede torácica ou a distensibilidade do tecido pulmonar tende a reduzir a CVF. Assim, a CVF é um achado funcional inespecífico.

Volume expiratório forçado no tempo (VEF_t)

O VEF no primeiro segundo (VEF_1) é aquele expirado no primeiro segundo da manobra forçada. É a medida de função pulmonar mais útil clinicamente e é a medida básica do VEFt, correlacionando-se pobremente com a gravidade da asma com base em sintomas. Em crianças que não conseguem expirar até 1 segundo utilizam-se, alternativamente, medidas de $VEF_{0,5}$ e $VEF_{0,75}$.

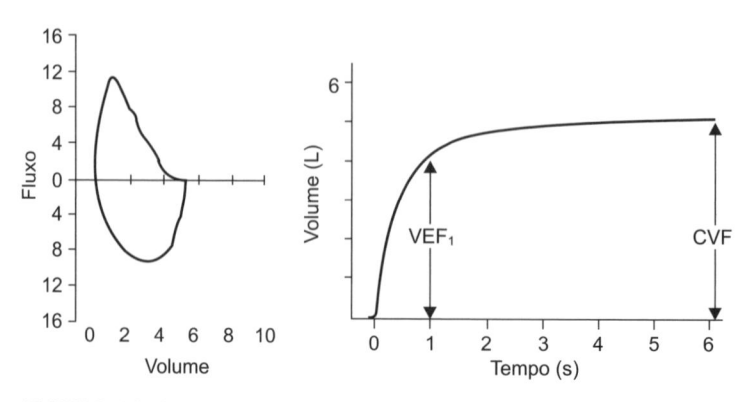

FIGURA 2.2. Curvas de fluxo-volume (esquerda) e volume-tempo (direita).

Pico de fluxo expiratório (PFE)

O PFE está representado na curva fluxo-volume, como mostrado na Figura 2.4. A dependência do esforço torna o PFE bom indicador da colaboração na fase inicial da expiração. Por outro lado, torna-o menos preciso do que o VEF_1 para determinar distúrbios obstrutivos e é útil para determinar variabilidade circadiana aumentada em pacientes com asma descontrolada por meio da medida domiciliar com aparelho portátil. Os valores são expressos em L/s nos expirômetros de laboratório em L/min nos aparelhos portáteis de uso domiciliar.

Razão VEF_t/CVF

A razão mais utilizada é a relação VEF_1/CVF. É medida em valor percentual e está reduzida nas doenças obstrutivas e preservada nas restritivas. É o parâmetro de preferência para o diagnóstico de obstrução das vias aéreas intratorácicas. Porém, assim como o VEF_1, correlaciona-se pobremente com a gravidade da asma com base em sintomas, refletindo melhor a severidade da obstrução quando em comparação com o VEF_1 isolado. Dalen e cols. demonstraram que a relação VEF_1/CVF adicionada à história de sintomas mudou a distribuição de gravidade da asma, independentemente do VEF_1 ou FEF_{25-75}, em adolescentes asmáticos. Galant e Nickerson, em estudo de revisão sobre espirometria em crianças e adolescentes, concluem que a adição do VEF_1/CVF ao VEF_1 como critério espirométrico para acessar a gravidade e o controle da asma – um indicador mais sensível de obstrução de vias aéreas – é mais apropriada do que o VEF_1. O estudo NAEPP recomenda o ponto de corte de 85% para a relação VEF_1/CVF a fim de classificar a gravidade da asma em crianças de 15 a 18 anos. Para a faixa etária de 5 a 11 anos recomenda o ponto de corte de 80%. A Força-Tarefa da American Thoracic Society/European Respiratory Society (ATS/ERS) recomenda a utilização do 5º percentil como o limite inferior do normal (LLN) para VEF_1/CVF quando se for definir obstrução de vias aéreas. Alguns estudos têm mostrado que o uso de um ponto de corte fixo pode resultar em erro de classificação como normal ou anormal, quando comparado ao LLN, principalmente em ambos os extremos de idade. Stanojevic e cols. avaliaram equação de referência para espirometria em crianças e adolescentes de 4 a 18 anos e encontraram o LLN para VEF_1/CVF% de 78% para ambos os sexos. O estudo de revisão citado recomenda a utilização do LLN de 80% como melhor critério para definir obstrução em vias aéreas em crianças asmáticas. Mais recentemente tem sido utilizada a razão $VEF_{0,5}$/CVF% em pré-escolares, por não conseguirem expirar até 1 segundo, mas conseguirem exalar toda sua CVF em menos de 1 segundo.

Fluxo expiratório forçado entre 25% e 75% da CVF (FEF_{25-75})

O FEF_{25-75}, ou fluxo expiratório médio, é medido na manobra expiratória forçada e depende da CVF. Determina o fluxo em um intervalo que inclui o fluxo de vias aéreas de médio e pequeno calibre. Embora despenda menos esforço dependente do que o VEF_1, é um parâmetro muito variável. O FEF_{25-75} não é recomendado para utilização em adultos em razão de sua grande variabilidade em sujeitos saudáveis. Com o intuito de reduzir essa variabilidade é utilizada a relação FEF_{25-75}/CVF, já que o volume pulmonar guarda relação com o calibre das vias aéreas. Em muitos indivíduos, esse parâmetro adiciona sensibilidade à relação VEF_1/CVF na detecção de obstrução ao fluxo aéreo. Pessoas com asma leve e VEF_1 e/ou VEF_1/CVF normais podem apresentar apenas o FEF_{25-75} alterado. Em curvas com término precoce, comum em menores de 5 anos, o FEF_{25-75} não deve ser considerado. Em virtude de o pulmão da criança ter maior elasticidade e esvaziar

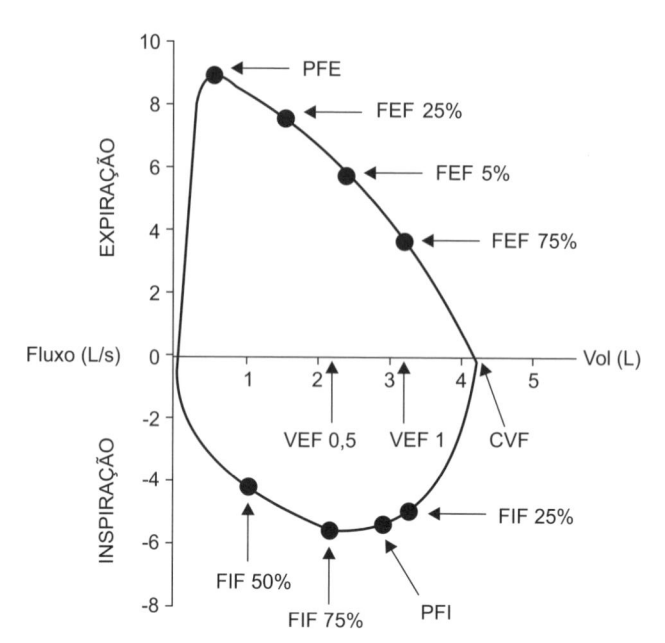

FIGURA 2.3. Curva de fluxo-volume normal com representação dos fluxos e volumes parciais. (FIF: fluxo inspiratório forçado; PFI: pico de fluxo inspiratório.)

mais rapidamente, há menor variabilidade na CVF e no tempo expiratório forçado (TEF), o que possibilita a utilização do FEF_{25-75} em consequência da sua menor variabilidade na criança.

Dois estudos recentes realizados com crianças asmáticas encontraram um ponto de corte para definir um $FEF_{25-75} < 65\%$ do predito. O FEF_{25-75} pode predizer a presença de hiper-responsividade das vias aéreas, pode ser um indicador mais sensível de obstrução crônica das vias aéreas do que o VEF_1 e pode ser considerado fator de risco para a persistência de sintomas respiratórios em crianças com asma alérgica e naquelas com asma leve e VEF_1 normal. Pacientes com rinite alérgica sem asma podem apresentar valores de FEF_{25-75} reduzidos, sendo esse parâmetro considerado marcador de comprometimento brônquico em pacientes com rinite alérgica.

Uma vez determinada a qualidade do teste, compara-se o melhor valor obtido de cada parâmetro com os valores de referência. Existem tabelas de referência internacionais para crianças e pré-escolares. No Brasil existem os valores de referência para crianças. Para pré-escolares existe curva de referência realizada na população do Recife. De modo geral, consideram-se normais valores $\geq 80\%$ do previsto conforme a tabela de referência utilizada.

DISTÚRBIOS VENTILATÓRIOS

Distúrbio obstrutivo

O distúrbio obstrutivo caracteriza-se por redução dos fluxos expiratórios em relação ao volume pulmonar expirado, mas nas fases iniciais é expresso por redução dos fluxos terminais, erroneamente visto por alguns como "obstrução de pequenas vias aéreas". Ocorre em casos de asma, doença pulmonar obstrutiva crônica, bronquiolite e bronquiectasias, dentre outras situações (Quadro 2.1).

QUADRO 2.1 Classificação dos distúrbios ventilatórios obstrutivos

Classificação*	CVF (%)	VEF$_1$ (%)	VEF$_1$/CVF (%)
Normal (em geral)**	> 80	> 80	> 70
Distúrbio leve	60 a 79	60 a 79	60 a 69
Distúrbio moderado	51 a 59	41 a 59	41 a 59
Distúrbio grave	< 50	< 40	< 40

Segundo normas da ATS e esquematizado por Pereira, 2002.
*Se houver discordância entre os graus, classificar pelo grau mais acentuado.
**Os limites da normalidade são variáveis e devem ser estabelecidos individualmente.

São característicos de obstrução (Figura 2.4):

- Curva com alça descendente côncava e com pico reduzido nos casos mais graves;
- VEF$_1$ e VEF$_1$/CVF reduzidos – São os índices mais utilizados e mais bem padronizados para a caracterização dos distúrbios obstrutivos;
- VEF$_1$/CVF reduzida em sintomáticos respiratórios, mesmo com VEF$_1$ normal;
- VEF$_1$ e VEF$_1$/CVF normais, mas FEF$_{25-75}$/CVF reduzido, em sintomáticos respiratórios.

Quando a obstrução é difusa e incipiente, apenas os fluxos terminais (FEF$_{25-75}$ e FEF$_{25-75}$/CVF) podem estar alterados.

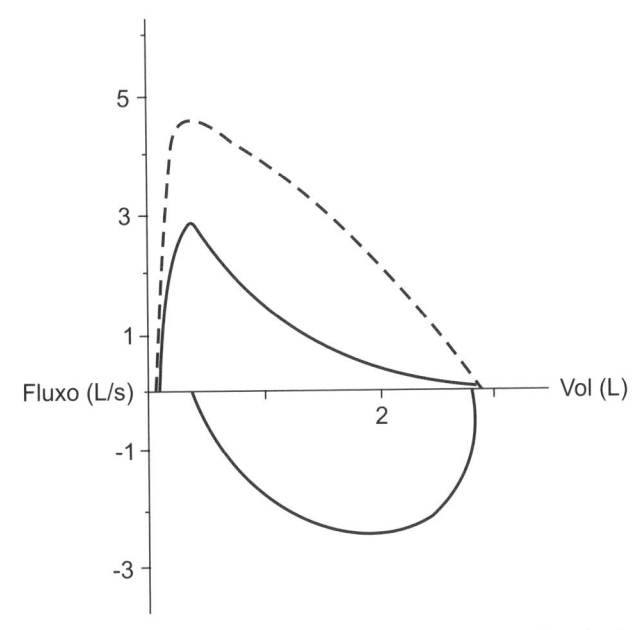

FIGURA 2.4. Curva de fluxo-volume do tipo obstrutivo com redução do VEF$_1$ e da relação VEF$_1$/CVF. Note a concavidade da curva descendente. A linha tracejada representa a curva prevista.

Distúrbio restritivo

O distúrbio restritivo resulta em volumes pulmonares reduzidos em decorrência de doenças em que há depósito de líquidos, fibrina, células e outros materiais nos alvéolos e/ou no interstício pulmonar (pneumonia, síndromes aspirativas, pneumonia intersticial), assim como de afecções que afetam a parede torácica ou os músculos respiratórios (síndrome de Guillian-Barré, miastenia grave, escoliose), bem como da obesidade.

Caracteriza-se por redução da CPT determinada por pletismografia. O distúrbio restritivo é apenas inferido quando o paciente tem CVF reduzida, VEF_1/CVF e FEF_{25-75}/CVF normais ou elevados, visto que distúrbios obstrutivos que determinam colabamento completo de grande parte das vias aéreas inferiores no final da expiração podem resultar neste padrão. A morfologia da curva é similar a uma curva normal, mas de amplitude reduzida (Figura 2.5).

Distúrbio misto

O distúrbio misto ocorre quando a redução da CVF se deve à combinação de processos obstrutivo e restritivo, como em formas avançadas de fibrose cística, em que as bronquiectasias são somadas à fibrose e à inflamação do tecido adjacente.

CRITÉRIOS PARA ACEITABILIDADE E REPRODUTIBILIDADE DO TESTE

Se no adulto deve haver critérios sistemáticos para aceitação de uma prova espirométrica, nas crianças esses critérios são particularmente importantes. Para crianças em idade escolar são utilizadas pelo menos três curvas aceitáveis, que devem mostrar: evidências de esforço expiratório máximo, diferença entre os dois maiores valores de CVF e $VEF_1 < 0,15L$, tempo expiratório ≥ 3

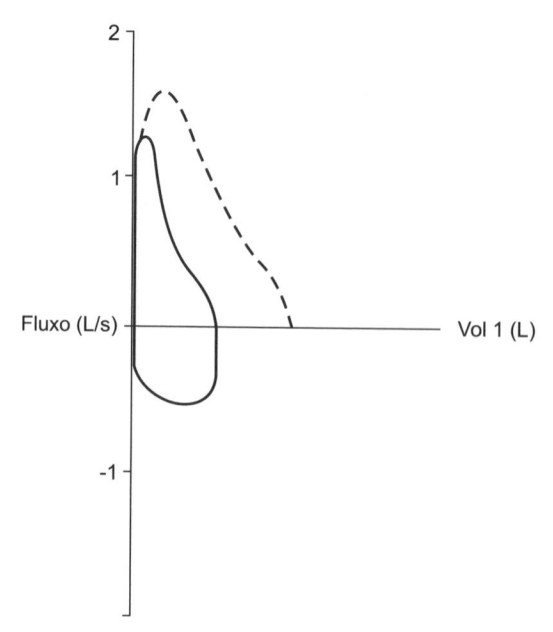

FIGURA 2.5. Curva de fluxo-volume inferindo padrão do tipo restritivo com redução proporcional do VEF_1 e da CVF. A linha tracejada corresponde à curva prevista.

segundos ou um platô na curva de volume-tempo. Na Figura 2.6 são apresentadas provas espiro-métricas morfologicamente inadequadas.

Inicialmente, deve-se verificar a qualidade do exame realizado. Para isso, deve-se avaliar inicialmente se na curva de fluxo-volume o paciente fez esforço adequado e se conseguiu mantê-lo pelo tempo mínimo necessário, visível na curva volume-tempo. A curva de fluxo-volume deverá iniciar bem perto do eixo vertical (do fluxo), ter um pico evidente e terminar próximo ao eixo horizontal.

Em pré-escolares podemos aceitar testes com duas ou mais curvas aceitáveis, tempo expiratório $\geq 0,5$s, diferença entre os dois maiores valores de CVF e VEF_1 de 0,10L ou 10% do maior valor, o que for maior.

RESPOSTA AO BRONCODILATADOR (BD)

A avaliação da resposta ao BD é realizada com a aplicação de quatro doses isoladas de 100µg de salbutamol *spray* com espaçador com bocal (volume mínimo de 150mL) em crianças ≥ 5 anos e com espaçador com máscara em menores de 5 anos; após 15 a 20 minutos se repete a prova. Deve-se orientar a suspensão prévia de beta-agonistas de curta ação pelo menos 6 horas antes e beta-agonistas de longa ação e teofilina de liberação lenta 12 horas antes.

Em maiores de 12 anos com obstrução ao fluxo aéreo considera-se variação significante ao broncodilatador um aumento no $VEF_1 > 7\%$ do previsto e ≥ 200mL ou CVF ≥ 350mL (resposta isolada de volume). Em indivíduos do mesmo grupo etário, mas com espirometria normal, considera-se variação significante ao broncodilatador o aumento no $VEF_1 \geq 10\%$ em relação ao previsto ou CVF ≥ 300mL. Em crianças menores de 12 anos com obstrução considera-se variação significante ao broncodilatador o aumento no $VEF_1 \geq 10\%$ em relação ao previsto. Em relação ao VEF_1 basal, não há concordância entre os diversos estudos, variando o ponto de corte de resposta ao BD de $\geq 8\%$ a $\geq 15\%$, ainda sem padronização. Em pré-escolares, um estudo encontrou o ponto de corte para resposta ao BD medida pelo $VEF_{0,75}$ de $\geq 14\%$ em relação ao basal. Outro estudo mostrou resposta ao BD medida pelo $VEF_{0,5}$ de >11% em relação ao basal.

Valores reduzidos de FEF_{25-75} podem predizer resposta positiva ao teste com broncodilatador em crianças asmáticas com um VEF_1 normal. Como observado em pacientes adultos e também em crianças, vários estudos observaram que em pacientes com rinite alérgica sem asma frequentemente se observa alteração da função pulmonar, do VEF_1, do VEF_1/CVF ou do FEF_{25-75} com grande percentual de resposta ao BD, medida por esses parâmetros. Essas alterações ocorrem principalmente em pacientes com rinite com maior tempo de duração e nos pacientes com positividade aos alérgenos perenes (ácaros).

HIPER-RESPONSIVIDADE BRÔNQUICA (HRB)

A determinação da HRB está indicada quando se suspeita da ocorrência desse fenômeno, como em pacientes com tosse crônica, naqueles com resposta clinicamente duvidosa ao BO em portadores de doenças crônicas que podem cursar com hiper-responsividade, como displasia broncopulmonar, fibrose cística e discinesia ciliar, no diagnóstico de asma induzida por exercício, de asma de difícil controle, ou para fins de pesquisa.

Os testes de broncoconstrição estão indicados em indivíduos com espirometria basal normal e resposta broncodilatadora ausente, em pacientes com sintomas respiratórios ou em casos suspeitos de asma induzida por exercício. Esses testes podem ser feitos com fármacos (metacolina, histamina, carbacol), com exercício (para diagnóstico de asma induzida por exercício), ar frio, água destilada ou salina hipertônica, entre outros.

Os testes farmacológicos com metacolina, histamina ou carbacol, os mais utilizados, são assim efetuados: realiza-se uma espirometria antes da administração do fármaco e após cada administração, dobrando progressivamente a concentração do medicamento nebulizado. No caso da metacolina, inicia-se 0,03mg/mL, chegando até 16mg/mL, se necessário. A concentração necessária para determinar queda de 20% do VEF_1 basal, chamada de PD20, define o ponto de corte entre os hiper-responsivos e os não hiper-responsivos. Valores de 16mg/mL são normais; entre 4 e 16mg/mL, limítrofes, e abaixo de 4mg/mL, hiper-responsivos.

Apenas o teste de broncoprovocação com fármacos apresenta contraindicações, a saber: *absolutas:* obstrução grave (VEF_1 < 50% do previsto), hipertensão descontrolada ou cardiopatia isquêmica recente; *relativas:* obstrução moderada (VEF_1 < 60% do previsto), gravidez, amamentação e uso de inibidor de colinesterase (para miastenia grave).

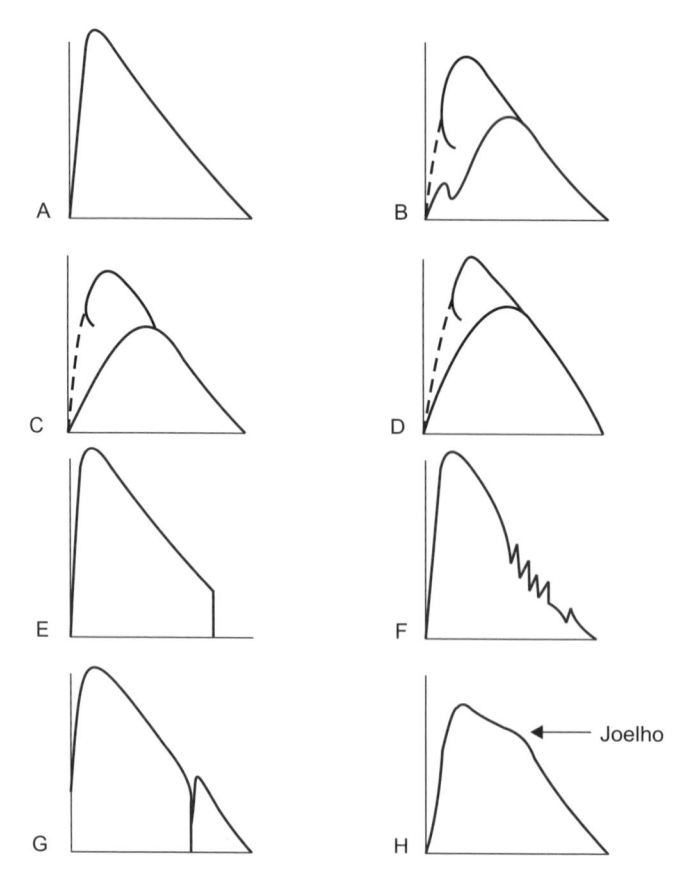

FIGURA 2.6. Exemplos morfológicos de provas adequadas (**A**) e inadequadas: tosse no primeiro segundo e esforço submáximo (**B**), esforço expiratório submáximo (**C** e **D**), interrupção prematura (**E**), tosse no final da prova (**F**), expiração interrompida e esforço máximo iniciado tardiamente (**H**).

No teste de broncoprovocação com exercício deve-se evitar broncodilatador nas 6 e 12 horas prévias, e o VEF_1 deve estar acima de 75% do previsto. Realiza-se espirometria basal e, após exercício de corrida livre, esteira ou bicicleta ergométrica, repete-se o teste a cada 5 minutos até 30 minutos. Considera-se positiva uma queda do VEF_1 de 10%. Alguns autores recomendam um ponto de corte de 15%.

Bibliografia

American Thoracic Society. Guidelines for methacholine and exercise challenge testing – 1999. American Journal of Respiratory and Critical Care Medicine 2000; 161:309-29.

Aurora P, Stocks J, Oliver C et al. Quality control for spirometry in preschool children with and without lung disease. American Journal of Respiratory and Critical Care Medicine [Internet] 2004 May 15 [cited 2013 Feb 10]; 169(10):1152-9.

Bacharier LB, Strunk RC, Mauger D et al. Classifying asthma severity in children: mismatch between symptoms, medication use, and lung function. Am J Respir Crit Care Med 2004; 176:426-32.

Beydon N, Davis SD, Lombardi E et al. An official American Thoracic Society/European Respiratory Society statement: pulmonary function testing in preschool children. American journal of respiratory and critical care medicine [Internet]. 2007 Jun 15 [cited 2013 Feb 5]; 175(12):1304-45.

Borrego LM, Stocks J, Almeida I et al. Bronchodilator responsiveness using spirometry in healthy and asthmatic preschool children. Arch Dis Child 2013; 98:112-7.

Bousquet J, Khaltaev N, Cruz AA et al. Allergic Rhinitis and its Impact on Asthma (ARIA) 2008 Update (in collaboration with the World Health Organization, GA2LEN and AllerGen). Allergy 2008; 63 (suppl. 86):8-160.

Burity EF, Pereira CAC, Rizzo JA et al. Valores de referência para espirometria em crianças pré-escolares. J Pediatr 2013; 89:374-80.

Bussamra MH, Cukier A, Stelmach R et al. Evaluation of the magnitude of the bronchodilator response in children and adolescents with asthma. Chest 2005; 127:530-5.

Capasso M, Varricchio A, Ciprandi G. Impact of allergic rhinitis on asthma in children: effects on bronchodilation test. Allergy 2010; 65:264-8.

Casan P, Roca J, Sanchis J. Spirometric response to a bronchodilator. References values for healthy children and adolescents. Bull Eur Physiopathol Respir 1983; 19(6):567-9.

Castile RG, Davis SD. Pulmonary function testing in children. In: Wilmott RW, Boat TF, Bush A, Chernick V, Deterding RR, Ratjen F (eds.) Kendig and Chernick's disorders of the respiratory tract in children. 8 (Kindle). Philadelphia: Saunders; 2012.

Ciprandi G , Capasso M. Association of childhood perennial allergic rhinitis with subclinical airflow limitation. Clinical & Experimental Allergy 2009;40: 398-402.

Ciprandi G, Cirillo I, Klersy C et al. Role of FEF25-75 as an early marker of bronchial impairment in patients with seasonal allergic rhinitis. Am J Rhinol 2006; 20:641-7.

Ciprandi G, Cirillo I, Klersy C et al. Role of FEF25-75 as an early marker of bronchial segmental bronchial provocation induces nasal inflammation in allergic rhinitis patients. Am J Respir Crit Care Med 2000; 161:2051-7.

Ciprandi G, Pistorio A, Cirillo I. Impact of allergic rhinitis on asthma:effects on spirometric parameters. Allergy 2008; 63:255-6.

Ciprandi G, Signori A ,Tosca M. A ,Cirillo I. Bronchodilation test in patients with allergic rhinitis. Allergy 66 (2011) 694-8.

Cox L, Williams B, Sicherer S et al. Pearls and pitfalls of allergy diagnostic testing: report from the American College of Allergy, Asthma and Immunology/American Academy of Allergy, Asthma and Immunology Specific IgE Test Task Force. Ann Allergy Asthma Immunol 2008; 101:580-92.

Crenesse D, Berlioz M, Bourrier T, Albertini M. Spirometry in children aged 3 to 5 years: reliability of forced expiratory maneuvers. Pediatric Pulmonology [Internet] 2001 Jul [cited 2013 Feb 10]; 32(1):56-61.

Expert Panel Report 3 (EPR3). Guidelines for the diagnosis and management of asthma. Summary Report 2007. J Allergy Clin Immunol 2007; 120:S93-S138.

Galant & Nickerson. Lung function measurement in the assessment of childhood asthma: recent important developments. Curr Opin Allergy Clin Immunol 2010; 10:149-54.

Galant SP, Morphew T, Amaro S, Liao O. Value of the bronchodilator respons in assessing controller naïve asthmatic children. Rio de Janeiro, RJ: J Pediatr 2007; 151(5):457-62.

Holt EW, Tan J, Hosgood HD. The impact of spirometry on pediatric asthma diagnosis and treatment. J Asthma 2006; 43:489-93.

Ianieroa L, Saranza RJ, Lozanoa NA et al. Análisis de la curva flujo-volumen en niños y adolescentes con rinitis alérgica sin asma. Arch Argent Pediatr 2013; 111(4):322-7.

Kessel A, Halloun H, Bamberger E, Kugelman A, Toubi E. Abnormal spirometry in children with persistent allergic rhinitis due to mite sensitization: The benefit of nasal corticosteroids. Pediatr Allergy Immunol 2008;19:61-6.

Kjaer HF, Eller E, Bindslev-Jensen C, Host A. Spirometry in an unselected group of 6-year-old children: the DARC birth cohort study. Pediatr Pulmonology 2008; 43(8):806-14.

Levitzky MG. Pulmonary phisiology. 7 ed. McGraw Hill; 2007: 280.

Linares MP, Peiranoa RM, Estaya IC, Becerrab ID, Castro-Rodriguez JA. Utility of bronchodilator response for asthma diagnosis in latino preschoolers. Allergol Immunopathol (Madr). 2014; 42(6):553-9.

Lipworth BJ, Clark DJ. Effects of airway calibre on lung delivery of nebulised salbutamol. Thorax 1997; 52:1016-21.

Miller MR, Hankinson J, Brusasco V et al. Standardisation of spirometry. European Respiratory Journal. 2005; 26(2):319-38.

Nair ST, Daigle KL, DeCuir P et al. The influence of pulmonary functio testing in the management of asthma in children. J Pediatrics 2005; 147:797-801.

Nystad W, Samuelsen SO, Nafstad P et al. Feasibility of measuring lung function in preschool children. Thorax [Internet] 2002 Dec; 57(12):1021-7.

Paull K, Covar R, Jain N et al. Do NHLBI lung function criteria apply to children? Pediatric Pulmonology 2005; 39:311-7.

Pellegrino R, Viegi G, Brusasco V et al. Interpretative strategies for lung function tests. European Respiratory Journal 2005; 26(5):948-68.

Pereira CA de C. Espirometria. Jornal Brasileiro de Pneumologia 2002; 28(suppl 3):s1-s82.

Roberts SD, Farber MO, Knox KS et al. FEV1/FVC ratio of 70% misclassifies patients with obstruction at the extremes of age. Chest 2006; 130:200-6.

Rubin AS, Pereira CA de C, Neder JA, Fiterman J, Pizzichini MM. Hiper-responsividade brônquica. Jornal Brasileiro de Pneumologia 2002; 281 (suppl. 101-21).

Ruppel GL, Enright PL. Pulmonary Function Testing. Respir Care 2012; 57(1):165-75.

Simon MR, Chinchilli VM, Phillips BR et al. Forced expiratory flow between 25% and 75% of vital capacity and FEV1/forced vital capacity ratio in relation to clinical and physiological parameters in asthmatic children with normal FEV1 values. J Allergy Clin Immunol 2010; 126:527-34.

Sociedade Brasileira de Pneumologia e Tisiologia. Consenso sobre espirometria. J Pneumol mai-jun,1996; 22(3): 105-63.

Stanojevic S, Wade A, Stocks J et al. Reference ranges for spirometry across all ages: a new approach. Am J Respir Crit Care Med 2008; 177:253-60.

Stocks J, Lum S. Pulmonary function tests in infants and preschool children. In: Wilmott RW, Boat TF, Bush A, Chernick V, Deterding RR, Ratjen F (eds.). Kendig and Chernick's disorders of the respiratory tract in children. 8 (Kindle). Philadelphia: Saunders, 2012.

Stout JW, Visness CM, Enright P et al. Classification of asthma severity in children. Arch Pediatrics Adolesc Med 2006; 160:844-50.

Van Dalen C, Harding E, Parker J et al. Suitability of forced expiratory volume in 1 s/forced vital capacity vs. percentage of predicted forced expiratory volume in 1 s for the classification of asthma severity in adolescents. Arch Pediatr Adolesc Med 2008; 162:1169-74.

Vilozni D, Barak A, Efrati O et al. The role of computer games in measuring spirometry in healthy and "asthmatic" preschool children. Chest [Internet] 2005 Sep; 128(3):1146-55.

Wang X, Dockery DW, Wypij D et al. Pulmonary function between 6 and 18 years of age. Pediatr Pulmonolory 1993; 15:75-88.

Capítulo 3

Fisioterapia Respiratória e Reabilitação Pulmonar

Lívia Barboza de Andrade

INTRODUÇÃO

A fisioterapia respiratória (FR) ou cardiopulmonar pode ser definida de forma bastante ampla como a aplicação terapêutica de intervenções mecânicas com base na fisiologia respiratória, intervenção que visa evitar ou reverter distúrbios no transporte do oxigênio. Além disso, a longo prazo, pretende-se retardar o máximo possível o desenvolvimento da doença pulmonar crônica e preservar a função pulmonar e a capacidade física do paciente.

A FR tem-se destacado pela crescente atuação na prevenção e no tratamento de pacientes hospitalizados em diversas situações clínicas, incluindo a assistência a pacientes graves.

O processo de reabilitação, entretanto, analisado com mais abrangência, inclui desde a avaliação e prevenção de alterações cineticofuncionais até as intervenções de tratamento (fisioterapia respiratória, motora, estimulação e mobilização precoce), controle e aplicação de gases medicinais, cuidados da ventilação pulmonar mecânica (VPM) invasiva e não invasiva (VNI), protocolos de desmame e extubação, insuflação traqueal de gás, protocolo de insuflação/desinsuflação do balonete intratraqueal, aplicação de surfactante, entre outras situações, que propiciam a recuperação do doente e seu retorno às atividades funcionais.

A atuação de fisioterapeutas especialistas nas áreas de cuidados intensivos pediátricos e neonatais é recente no Brasil, com a difusão de cursos e treinamentos nessas áreas principalmente a partir do ano 2000. Em fevereiro de 2010, a Agência Nacional de Vigilância Sanitária (Anvisa) publicou, no *Diário Oficial*, a obrigatoriedade de especialização em neonatologia e pediatria para atuação de fisioterapeutas nas respectivas áreas hospitalares. Essa evolução na qualificação contribuiu para a segurança dos pacientes em unidades de terapia intensiva (UTI) pediátrica e neonatal.

Na população pediátrica se torna relevante o impacto das diferenças fisiológicas e funcionais em relação ao adulto, o que exige adaptação dessas técnicas até que o padrão adulto gradualmente se estabeleça por volta da idade escolar. Além disso, a idade da criança determina o caráter ativo ou passivo das técnicas a serem aplicadas, considerando-se ainda, para a melhor adesão ao tratamento, a inserção dos familiares e cuidadores como parte essencial no sucesso do tratamento.

A intervenção fisioterapêutica em pediatria consiste na utilização de técnicas manuais, instrumentais e cinéticas que podem ser aplicadas de forma isolada ou associadas.

O fisioterapeuta é um membro integrante da equipe de saúde que tem perfil de atuação claramente definido na condução e orientação de:

- **Terapias inalatórias:** indicação dos aparelhos mais adequados, padrão ventilatório para otimizar a deposição de fármacos e treinamento dos pais e pacientes quanto ao uso, manutenção e limpeza.
- **Técnicas de remoção de secreções de vias aéreas:** escolha das técnicas mais adequadas para otimizar o transporte mucociliar e a efetividade da tosse de acordo com a idade da criança e o treinamento dos familiares e pacientes.
- **Técnicas que promovem expansão pulmonar:** melhora da distribuição da ventilação e oxigenação com consequente redução de trabalho respiratório e consumo de energia; restauração de volumes e capacidades.
- **Condicionamento físico:** indicação, orientação e monitoramento.
- **Facilitação da ação dos músculos respiratórios e *performance*:** melhora aeróbica (*endurance*), força e funcionalidade muscular.
- **Medidas educativas:** ensino, treinamento e atualizações sobre novas técnicas fisioterapêuticas dos pais, pacientes e outros fisioterapeutas envolvidos.
- **Outras medidas:** para assegurar e encorajar a aderência ao tratamento dos pacientes e familiares.

As técnicas manuais e instrumentais podem ser divididas em quatro grupos, a saber: técnicas inspiratórias e expiratórias forçadas e inspiratórias e expiratórias lentas. As técnicas com variações de fluxos rápidos deslocam secreções das vias aéreas mais centrais e que utilizam fluxos lentos das vias médias e periféricas. Esse deslocamento de ar nas vias aéreas é utilizado para evitar ou tratar a obstrução por secreção decorrente de alterações no mecanismo da tosse, na reologia do muco, nos movimentos ciliares ou na estrutura e patência das vias aéreas.

As obstruções brônquicas são frequentes em crianças e estão associadas a diversas doenças do sistema cardiorrespiratório, podendo ocasionar alterações nas trocas gasosas, redução de volumes pulmonares e até infecções.

Entre os dispositivos instrumentais são citados os que utilizam pressão positiva expiratória, pressão positiva oscilante (intratorácica e na caixa torácica), dispositivo para treinamento muscular com carga linear e alinear e o uso terapêutico na ventilação não invasiva como recurso terapêutico.

O arsenal terapêutico é cada vez mais vasto e cresce a cada ano por meio de novos estudos, do desenvolvimento tecnológico e das evidências que hoje já nos embasam de forma mais robusta, mas ainda não existe técnica considerada padrão-ouro para fisioterapia e, até o momento, os trabalhos apresentam nível de evidência entre 3 e 4, com *grau de recomendação B ou C*, pois existe dificuldade ética e na amostragem para ensaios clínicos metodologicamente adequados.

De modo geral, as indicações da fisioterapia respiratória em crianças ocorrem:

- quando o acúmulo de secreções compromete a função pulmonar ou a troca gasosa e ocorrem alterações radiológicas pulmonares importantes (bronquiectasias, atelectasias, displasia broncopulmonar, doenças neuromusculares e supurativas crônicas, distúrbios ventilatórios no pós-operatório de cirurgias torácicas);
- quando houver fraqueza ou encurtamento muscular, comprometendo a força e *endurance* de músculos respiratórios (doenças neuromusculares de caráter não progressivo nos dependentes de ventilação mecânica, imobilização prolongada no leito);
- quando houver inabilidade ou incapacidade de realizar a tosse efetiva;
- quando houver comprometimento pulmonar ou da caixa torácica que comprometa o alinhamento corporal e a postura.

A I Recomendação Brasileira de Fisioterapia Respiratória em UTI pediátrica e neonatal, publicada em 2012, dispõe a respeito e norteia algumas ações nessas áreas, auxiliando os profissionais em busca da excelência em suas ações à beira do leito. Citamos algumas das mais importantes, seguidas do grau de recomendação com base no método proposto pela Oxford:

- A técnica de aceleração de fluxo expiratório (AFE) é indicada em crianças hospitalizadas com bronquiolite aguda grave para desobstrução de secreções (grau de recomendação C).
- A técnica de hiperinsuflação manual (HM) e suas combinações são indicadas para remoção de secreções em vias aéreas grau de recomendação (grau de recomendação A).
- A percussão em vias aéreas NÃO é mais recomendada para desobstrução em vias aéreas no período pós-extubação (grau de recomendação A) e na fibrose cística (grau de recomendação B).
- A ventilação percussiva intrabrônquica (IPV) é recomendada como técnica de expansão pulmonar (grau de recomendação B).
- As compressões torácicas seguidas de liberação lenta e completa da caixa torácica são recomendadas com o objetivo de expansão pulmonar em RN (grau de recomendação A).
- A aspiração intratraqueal tem efeitos sobre a mecânica respiratória – redução de volume pulmonar e queda de SpO_2 (grau de recomendação C).
- A tosse assistida é recomendada para crianças com doenças neuromusculares e doenças respiratórias agudas ou crônicas que cursem com excesso de secreções em vias aéreas de difícil expectoração e/ou atelectasias pulmonares e/ou pico de fluxo respiratório (PFE) < 270L/min (grau de recomendação B).

TÉCNICAS EM FISIOTERAPIA RESPIRATÓRIA

As técnicas de desobstrução das vias aéreas são um conjunto de técnicas manuais ou mecânicas que podem ser aplicadas em crianças com a finalidade de mobilizar, deslocar e eliminar as secreções das vias aéreas superiores e/ou inferiores. Incluem as técnicas de *fisioterapia respiratória convencional*, empregando a gravidade para deslocar ou drenar áreas específicas da árvore traqueobrônquica, e técnicas que empregam ondas de choque mecânico na parede torácica (drenagem postural, tapotagem, percussão, vibração, compressão torácica e aspiração das vias aéreas).

As *técnicas mais atuais* se utilizam da compressão do gás ou variação do fluxo expiratório caracterizadas sempre por uma aceleração de fluxo expiratório (AFE lento e rápido), além do uso mais frequente da hiperinsuflação manual, ajustes posturais com enfoque na melhora dos padrões ventilatórios, uso da ventilação não invasiva como recurso terapêutico, entre outras. O princípio de remoção de secreção das técnicas convencionais consiste em promover o tixotropismo do muco e o das técnicas atuais, a alteração do fluxo e/ou volume para mobilizar e eliminar secreção.

Desde 1994 têm sido publicadas as recomendações da Conferência do Consenso de Lyon, França, em que, pelos estudos existentes naquele momento, foram classificadas e denominadas as técnicas de remoção de secreção mais utilizadas e estudadas quanto ao seu surgimento em tradicionais ou convencionais e atuais, como demonstrado na Figura 3.1.

Em razão da dificuldade de evidências consistentes na literatura em uma recente diretriz, os autores sugerem alguns dos princípios para a escolha da melhor terapia: (i) investigar o motivo para o uso de desobstrução das vias aéreas (a atenção deve ser colocada na dificuldade do paciente de mobilizar e expectorar secreções das vias respiratórias e não somente no volume de secreção); (ii) avaliar os efeitos adversos de cada técnica e escolher a que proporcione maior benefício com o menor dano ao paciente; (iii) informar-se sobre as preferências do paciente, caso possível. Na falta de provas quanto à superioridade de cada técnica em relação às outras, a preferência do paciente é consideração importante.

Além da importante atenção dada às técnicas de remoção de secreções brônquicas, a tosse deve ser considerada o principal mecanismo fisiológico de defesa contra o acúmulo de secreção brônquica e invasão de corpos estranhos. Apresenta fases definidas: na *fase de irritação*, por exemplo, as fibras sensitivas localizadas nas vias aéreas se comunicam com centros da tosse localizados na medula oblonga. Há, então, a fase de *inspiração profunda* por estimulação desses centros, fechamento da glote, relaxamento do diafragma e contração da musculatura abdominal, produzindo pressão intratorácica positiva resultante do deslocamento do ponto de igual pressão da traqueia para a periferia dos brônquios. Uma vez aberta a glote, é criado um gradiente de pres-

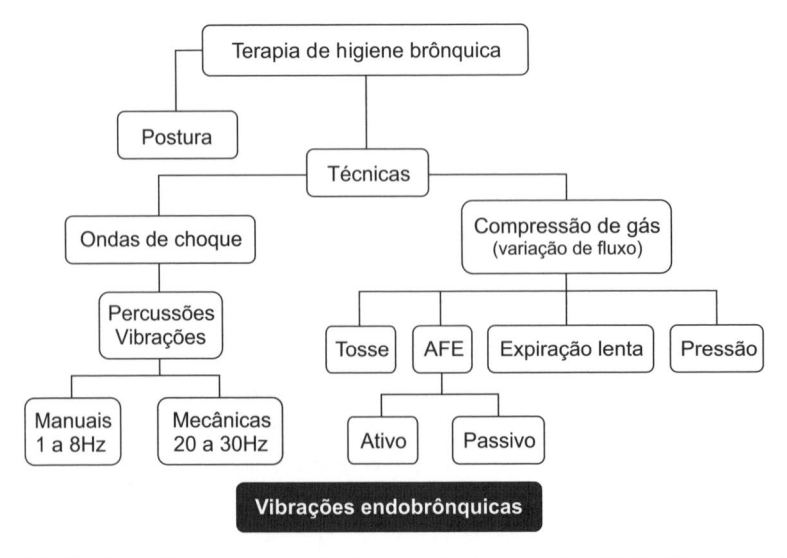

FIGURA 3.1. Técnicas utilizadas na terapia de remoção de secreções (TRS). (Consenso de Lyon.)

são entre alvéolos e há abertura de vias aéreas. A *compressão dinâmica*, resultante da diferença entre a pressão das vias aéreas e a atmosférica, produz alto fluxo, deslocando o ponto de igual pressão em direção às vias aéreas mais centrais, carreando assim as secreções (Figura 3.2).

A ineficiência do mecanismo da tosse, as alterações na patência das vias aéreas e/ou a redução do transporte mucociliar favorecem a retenção de secreções, podendo causar tamponamento mucoso. A retenção de secreção juntamente com a invasão de microrganismos provoca infecções, tendo como consequência a liberação de mediadores inflamatórios e podendo causar, além da piora do quadro secretivo, remodelamento da via aérea, alterando sua fisiologia.

Algumas manobras utilizadas pela terapia de remoção de secreções se utilizam do mecanismo da tosse como base para seus efeitos. A ação dos músculos expiratórios ou a pressão manual exercida pelo fisioterapeuta modifica a variável de entrada, alterando, assim, o estado inicial do sistema e modificando a pressão pleural, considerada pressão motriz primitiva responsável pela variação de volume pulmonar, o que ocasiona o aumento da pressão no interior dos alvéolos, que deve ser superior à pressão atmosférica, gerando, desse modo, um gradiente de pressão que produz variações de volume e arrastamento efetivo de secreção brônquica.

Assim, as diversas técnicas empregadas pela fisioterapia respiratória devem ser adotadas mediante adequada avaliação pneumofuncional da criança, tentando propiciar os melhores resultados na desobstrução brônquica e resposta funcional e restabelecendo a função pulmonar nos pacientes portadores de doenças com características de hipersecretividade.

Um outro princípio básico da fisioterapia respiratória é a terapia de expansão pulmonar, que inclui uma variedade de recursos terapêuticos destinados a prevenir ou corrigir atelectasias ou áreas com redução de colapso pulmonar com consequentes otimização da ventilação, troca gasosa e diminuição do trabalho respiratório.

O pulmão tem uma tendência natural a entrar em colapso em função de suas características elásticas. No volume pulmonar que corresponde à capacidade residual funcional (CRF), a força de retração do pulmão é balanceada pela tendência à expansão da caixa torácica. A atelectasia deve ser considerada, portanto, uma ruptura do equilíbrio entre essas duas forças, podendo ser classificada em: obstrutiva, compressiva, focal ou por adesão e ainda passiva. Essa noção dos mecanismos fisiopatológicos tem o objetivo de direcionar a conduta mais adequada a ser adotada na recuperação das capacidades e volumes pulmonares e no restabelecimento do equilíbrio na relação ventilação-perfusão.

Toda a terapia de expansão pulmonar utiliza duas abordagens que promovem o aumento da pressão transpulmonar, seja por aumento da pressão alveolar ou diminuição da negatividade da pressão intrapleural. A pressão pleural se reduz quando há contração dos músculos inspiratórios,

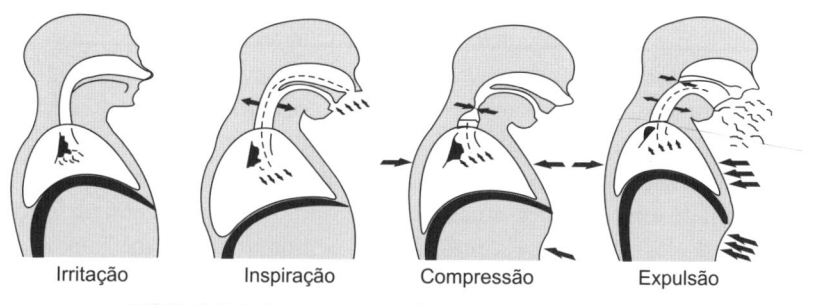

Irritação   Inspiração   Compressão   Expulsão

FIGURA 3.2. Fases da tosse. (Andrade & Britto, 2011.)

o que favorece a expansão da caixa torácica e a tração da pleura parietal, aumentando o espaço intrapleural, com consequente queda da pressão pleural que ocorre nos exercícios de sustentação máxima da inspiração com os inspirômetros de incentivo, padrões ventilatórios e manobras de compressão/descompressão torácica.

Os exercícios que aumentam a pressão alveolar são todos aqueles que proporcionam pressão positiva, como EPAP, Thera PER®, CPAP e Binível. Dependendo do dispositivo, pode-se atingir esse objetivo pela aplicação de pressão positiva somente na expiração, como na pressão expiratória positiva (PEP ou EPAP), ou durante a inspiração e a expiração (CPAP ou Binível).

O estudo da American Association for Respiratory Care (AARC) recomendou orientações sobre o uso da pressão positiva, indicando seu uso na prevenção e reversão de atelectasias, como coadjuvante na mobilização de secreções retidas, para reduzir o aprisionamento de ar na asma e na doença pulmonar obstrutiva crônica (DPOC) e para otimizar a liberação de broncodilatadores aos pacientes recebendo terapia para remoção de secreção, provavelmente em razão da melhora da distribuição periférica do medicamento nas vias aéreas.

Ainda segundo a AARC, constituem-se em contraindicações relativas ao uso da terapia com pressão positiva:

- Pacientes incapazes de tolerar o aumento do trabalho respiratório (asma aguda, DPOC).
- Pressão intracraniana (PIC) > 20mmHg.
- Instabilidade hemodinâmica.
- Sinusite aguda.
- Hemoptise ativa.
- Pneumotórax não drenado.
- Patologias do ouvido médio.
- Cirurgia de trauma facial, oral, craniano ou esofágico.
- Epistaxe.
- Náuseas.

As técnicas de expansão pulmonar podem ser efetivas tanto na profilaxia quanto no tratamento do colapso pulmonar associado a determinadas situações clínicas. A indicação dessas técnicas varia bastante na população pediátrica e depende de fatores diretamente relacionados com o quadro clínico, do nível de cooperação e entendimento do paciente, bem como dos recursos disponíveis.

O posicionamento adequado no leito também é importante para que os efeitos das intervenções de fisioterapia sejam atingidos. Os posicionamentos no leito alternativos à posição supina podem ser indicados em cuidados intensivos com o objetivo de reduzir a incidência de úlceras de pressão, contraturas musculares, deformidades articulares e anquiloses. Em pediatria e neonatologia, além do posicionamento, os fisioterapeutas indicam os recursos de contenção com o objetivo de proporcionar um posicionamento que favoreça o desenvolvimento neuropsicomotor. Crianças e recém-nascidos em ventilação mecânica podem ser colocados em posição supina, prona, decúbito lateral direito ou esquerdo de forma alternada e organizada.

Por fim, seguindo uma tendência atual, tem-se verificado que a imobilidade no leito durante períodos críticos da doença provoca sequelas físicas, neuromusculares, metabólicas e cognitivas. Relata-se que o repouso prolongado no leito está associado a eventos tromboembólicos e diminuição da síntese de proteínas e de massa muscular, além de maior chance de morte. Crianças sobreviventes de doenças graves têm um risco de fraqueza prolongada, deficiência funcional e atraso na recuperação geral, resultando em baixa qualidade de vida com aumento dos custos com os serviços de saúde.

Apesar de ainda escassas as informações sobre a imobilidade adquirida na UTI em pediatria, esta tem sido ligada à dependência da ventilação pulmonar mecânica (VPM), à hospitalização prolongada e à fraqueza neuromuscular persistente.

A literatura atual sugere que a mobilização precoce em terapia intensiva é factível, segura, melhora desfechos clínicos e é custo-efetiva em adultos. Em contrapartida, os dados sobre pacientes pediátricos são escassos, faltando ainda evidenciar se os riscos de morbidade são similares aos dos adultos e se a prática da reabilitação deve ser realizada.

A mobilização precoce consiste em qualquer terapia de mobilidade feita com até 48 horas de admissão em UTI.

REABILITAÇÃO PULMONAR E RECONDICIONAMENTO FÍSICO EM CRIANÇAS

Mais recentemente, bastante atenção tem sido dada à promoção e ao restabelecimento da capacidade física aeróbica de crianças e adolescentes. Existem muitos relatos de que os pacientes praticantes de exercícios físicos regulares aliados à fisioterapia padrão podem desfrutar de benefícios relacionados com melhor desobstrução traqueobrônquica, diminuição da resistência à insulina, melhora da composição corporal com consequente aumento da autoestima, melhor desenvolvimento ósseo, diminuição da degradação proteica, maior estímulo do fator de crescimento *insuline-like* (IGF-1) para o anabolismo, melhora da função imunológica e diminuição da frequência cardíaca de repouso.

A atividade física aeróbica regular induz adaptações da musculatura esquelética. Estudos mostram que esses músculos, quando submetidos ao treinamento de resistência ou *endurance*, aumentam sua atividade metabólica aeróbica, evidenciada por aumento do número de capilares nas fibras e mitocôndrias em suas células.

As doenças respiratórias proporcionam uma série de modificações fisiológicas, promovendo o comprometimento da capacidade de o indivíduo realizar atividades da vida diária, ou seja, comprometimento de sua capacidade funcional. Em geral, há progressivo descondicionamento físico, iniciado pela própria limitação respiratória e nutricional desses pacientes e que termina com inatividade física, formando-se, assim, um ciclo vicioso. Os portadores de disfunções respiratórias crônicas podem apresentar limitações importantes da função cardiopulmonar. Essas alterações levam a um ciclo vicioso e difícil de ser quebrado.

Sabe-se que a intolerância ao exercício, geralmente observada nas crianças com enfermidades pulmonares crônicas, pode ser minimizada com a realização de atividade física regular. No entanto, para que o efeito do recondicionamento seja atingido é necessária avaliação detalhada das condições cardiorrespiratórias e musculoesqueléticas, a fim de que o esforço realizado garanta o efeito de treinamento desejado e, ao mesmo tempo, não promova fadiga e/ou sobrecarga.

A resposta individual da criança ao exercício é uma importante ferramenta de avaliação clínica, pois é capaz de informar dados combinados sobre os sistemas cardiovascular, respiratório e metabólico. Sabe-se que o padrão-ouro para avaliar a resposta aeróbica são os testes cardiopulmonares no nível máximo, porém a maioria das atividades de vida diária é realizada no nível submáximo. Por essa razão, testes que avaliem essa resposta são ferramentas interessantes para avaliar a função física e funcional desses indivíduos, além de planejar ações terapêuticas apropriadas.

Dentre os testes submáximos existentes, o da caminhada de 6 minutos (TC6) avalia a distância que o participante pode rapidamente caminhar em uma superfície rígida, no tempo de 6 minutos, avaliando respostas globais e integradas de todos os sistemas envolvidos durante o exercício, incluindo os sistemas pulmonar e cardiovascular, além da circulação periférica. Esse teste é simples, prático e determina o nível submáximo da capacidade funcional.

Segundo o estudo da American Thoracic Society (ATS), o profissional que avalia o TC6 deverá usar uma lista de checagem que recomenda:

- O corredor deve ter de 20 a 30 metros.
- O paciente deve caminhar o mais rápido sem correr durante 6 minutos.
- A monitoração da frequência cardíaca (FC), da pressão arterial (PA), da frequência respiratória (FR), da saturação periférica de oxigênio (SpO_2) e da escala (esforço) de Borg, que devem ser medidas antes, durante e depois do teste.
- As frases de incentivo padronizadas devem ser citadas a cada minuto do teste.

Principais objetivos do TC6

- Avaliar a capacidade aeróbica para a prática de esportes e outras atividades.
- Avaliar as respostas globais e integradas de todos os sistemas envolvidos durante o exercício, incluindo os sistemas pulmonar e cardiovascular e a circulação periférica.
- Avaliar programas de prevenção, terapêuticos e de reabilitação.
- Predizer morbidade e mortalidade em candidatos a transplantes.

Algumas equações têm sido propostas para predizer o resultado esperado para o TC6, considerando variáveis de acordo com idade, peso, sexo e altura. Para crianças brasileiras com idade entre 6 e 12 anos, Priesnitz e cols. desenvolveram valores de referência para a distância predita no TC6, utilizando a seguinte fórmula:

$$TC6 = 145{,}343 + [11{,}78 \times \text{idade (anos)}] + [292{,}22 \times \text{altura (metros)}] +$$
$$[0{,}611 \times (FC_{Final} - FC_{Inicial})] - [2{,}684 \times \text{peso (kg)}]$$

Deve-se considerar que todas as crianças com doenças cardiorrespiratórias crônicas podem participar de programas de reabilitação ou recondicionamento físico, desde que sejam especificamente elaborados para atender suas necessidades individuais. Na dependência do objetivo a ser alcançado, podem ser ofertados exercícios que promovam maior atividade *aeróbica* (*endurance*), os quais devem ser realizados com maior duração e baixa intensidade, promovendo o aumento do consumo de oxigênio máximo ($VO_{2\,máx}$), ou devem ser *resistidos* (força) de modo a promover a adaptação para ganho de força e massa muscular com menor duração e maior intensidade.

Para que haja, de fato, adaptações estruturais e bioquímicas nos músculos esqueléticos periféricos devem ser obedecidos determinados princípios gerais da fisiologia do exercício, como: *especificidade, intensidade* e *reversibilidade*.

Especificidade

A especificidade diz respeito aos ganhos obtidos apenas no grupo muscular trabalhado. Assim, um exercício para membros superiores não conduziria a ganhos e adaptações em musculatura esquelética de membros inferiores.

Intensidade

As modificações funcionais causadas pelo esforço físico só permitem melhorar o estado de treino quando a sua intensidade é suficiente para provocar uma ativação do metabolismo energético ou plástico da célula.

Reversibilidade

As adaptações fisiológicas seriam reversíveis, estando presentes somente enquanto o indivíduo é submetido ao exercício físico. Como consequência, a perda dos ganhos fisiológicos na musculatura periférica repercutiria, por exemplo, na diminuição da distância percorrida no TC6. No entanto, é importante lembrar que ainda não existe consenso na literatura com relação à frequência de treinamento em adultos ou crianças, o que pode favorecer a existência desse princípio.

PRESCRIÇÃO DE EXERCÍCIOS

Alguns estudos com crianças sugerem que os exercícios aeróbicos sejam realizados com uma sobrecarga de 60% a 85% da $FC_{máx}$ prevista para a idade. O exercício deve ser mantido nesse nível por 20 a 45 minutos e repetido três a cinco vezes por semana. Nessa zona anaeróbica existiriam ganhos de capacidade de exercício com adaptações fisiológicas musculares e cardiorrespiratórias.

A definição correta da duração, frequência e intensidade de um exercício, de maneira individualizada, vai permitir ultrapassar um "limiar", que seria a meta ideal para obter-se ganho, pois, do contrário, a exposição do indivíduo a exercícios poderia apenas levá-lo ao gasto energético sem nenhuma adaptação muscular e cardiorrespiratória a curto ou longo prazo.

As diversas maneiras de calcular a $FC_{máx}$ para o exercício físico, em que o paciente estaria em uma zona propícia para ganhos e adaptações musculares e cardiorrespiratórias, ainda não abarcam a população pediátrica. Os estudos, em sua maioria, prescrevem a frequência cardíaca de treinamento (FCT) das seguintes maneiras:

1. **Escala (esforço) de Borg**: por meio da sensação de cansaço físico, com percepção entre 0 e 10 pontos (escala de Borg modificada), estabelece-se a FCT ou a intensidade da carga de exercício.
2. **Fórmula de Karvonen**: segundo Karvonen, a FCT é obtida pela fórmula: $FC_{máx} = 220 - idade$. Em seguida, calcula-se o percentual da $FC_{máx}$ pela fórmula: $FCT = FCR + x\% (FC_{máx} - FCR)$, onde FCR e a frequência cardíaca de repouso e x% é o percentual da FC desejada para o treinamento.

As condições que comumente dão margem à indicação da reabilitação pulmonar são as seguintes:

- Dispneia/fadiga e sintomas respiratórios crônicos.
- Prejuízo na qualidade de vida relacionada com a saúde.
- *Status* funcional diminuído.
- Dificuldade em realizar atividades da vida diária e recreacionais.

- Aumento do uso de medicamentos.
- Problemas psicossociais oriundos da doença respiratória.
- Depleção nutricional.
- Aumento do uso de recursos médicos (hospitalizações, idas à emergência, aumento das consultas médicas).
- Alterações da troca de gases, incluindo hipoxemia.

Os objetivos do programa de reabilitação e recondicionamento físico são:

- Reduzir os sintomas.
- Retardar a progressão da doença.
- Diminuir as exacerbações da doença.
- Otimizar as tarefas da vida diária e atividades recreacionais.
- Melhorar a qualidade e a expectativa de vida.
- Instruir a criança e sua família em relação à doença, a métodos de tratamento e à aplicação de técnicas de conservação de energia.
- Diminuir o uso de medicações e visitas a serviços de emergência.

Os protocolos propostos variam bastante de acordo com o objetivo individual de cada participante do programa, porém quatro das seguintes fases devem ser seguidas por treino:

- Alongamento (membros superiores e membros inferiores) médio de 30 a 60 segundos para cada grupo muscular.
- Aquecimento (percentual da $FC_{máx}$ abaixo do limiar anaeróbico), de modo a preparar o corpo para a atividade física.
- Treinamento (exercícios aeróbicos, de *endurance* ou para ganho de força muscular).
- Desaquecimento (resfriamento com exercícios de baixa intensidade).

Durante todo o período de treino é recomendada monitoração contínua ou intermitente da FC, PA, FR, SpO_2 e da escala de dispneia e escala (esforço) de Borg.

Um programa de condicionamento físico bem estruturado e individualizado pode proporcionar melhora considerável no desempenho físico de crianças e adolescentes portadores de doença pulmonar crônica, com ganhos de qualidade de vida relacionados com a saúde. São necessários ainda alguns cuidados durante a realização do programa, como uso de oxigênio suplementar e/ou ventilação não invasiva em caso de haver dispneia importante e limitação do treino por sintomas.

REABILITAÇÃO PULMONAR EM SITUAÇÕES ESPECIAIS

Dentre as doenças respiratórias pediátricas que limitam a capacidade funcional de forma mais significativa podem ser citadas: fibrose cística (FC), bronquiolite obliterante, asma persistente moderada e/ou grave, bronquiectasias, displasia broncopulmonar e doenças intersticiais.

Crianças e adolescentes com FC apresentam alterações na função pulmonar que, ao longo do tempo, promovem sinais e sintomas clínicos de dispneia e sensação de cansaço ao se realizarem esforços, redução da mobilidade e atrofia muscular por desuso com redução importante da capacidade funcional. Nesses pacientes, o trabalho musculoesquelético oxidativo é reduzido, possivelmente em decorrência da diminuição nutricional ou queda da demanda de oxigênio, achados esses que indicam reduzida atividade física em crianças com FC, mas os mecanismos envolvidos nessa redução ainda não foram totalmente elucidados.

Selvadurai e cols., em ensaio randomizado, demonstraram que crianças com fibrose cística que receberam treinamento aeróbico apresentaram melhora do pico de capacidade aeróbica, do nível de atividades e da qualidade de vida em comparação com o grupo de treinamento de resistência. No entanto, o grupo de treinamento de resistência obteve melhores ganho de peso, função pulmonar e força muscular de membros inferiores do que o grupo de treinamento aeróbico, sugerindo que talvez a combinação dos dois tipos de treinamento seja a melhor proposta para um programa de exercícios para crianças com FC.

Gulmans e cols. verificaram efeitos benéficos de um programa de treinamento com exercícios em casa em crianças com fibrose cística, com relação ao consumo de oxigênio, ao aumento da força muscular e à percepção da capacidade.

Schneiderman-Walker e cols., em ensaio randomizado, propuseram treinamento aeróbico (*endurance*) de três vezes por semana em 65 participantes com fibrose cística, pelo período de 3 anos, e observaram retardo do comprometimento da função pulmonar no grupo intervenção em relação ao grupo-controle.

O treinamento de força muscular pode ser aplicado por meio de equipamentos padronizados para levantamento de pesos, roldanas ou molas, barras imóveis ou uma série desses dispositivos isocinéticos ou hidráulicos. O treinamento progressivo com pesos é o sistema mais comum de exercício utilizado para treinar músculo e gerar hipertrofia. Dessa maneira, aumentar a força da musculatura respiratória e periférica é fundamental para melhorar a aptidão física. Outro aspecto importante é que esses exercícios provocam menos dispneia do que os aeróbicos, dando mais segurança para os pacientes com comprometimento pulmonar moderado a grave.

Quanto às crianças com asma, observa-se geralmente que são menos ativas do que seus pares não asmáticos. A participação reduzida em atividades físicas pode ser influenciada por diversos fatores, como: comportamento em relação à doença, crenças da família, orientações não embasadas cientificamente dos serviços e profissionais de saúde, percepção inacurada dos sintomas, informações mal entendidas, entre outros. Muitas famílias e mesmo a própria escola aceitam a criança com asma que apresente baixo nível de atividade física. As próprias crianças interpretam a dispneia gerada pelo esforço físico como iminente ataque de asma.

Foi demonstrado recentemente que o desempenho do teste de caminhada de 6 minutos (TC6) em crianças asmáticas, avaliado pela distância percorrida, é significativamente inferior aos valores previstos para pessoas saudáveis da mesma faixa etária, ficando sob a influência direta do sedentarismo.

Os efeitos descritos do condicionamento físico até o momento envolvem melhora do desempenho aeróbico, diminuição do lactato sanguíneo ao esforço, diminuição da ventilação por minuto, aumento da captação de oxigênio, redução do número de crises e uso de medicações de alívio e anti-inflamatória, redução dos sintomas relacionados com asma, melhor capacidade de trabalho, diminuição da variabilidade do *peak flow* e diminuição do uso de corticoides inalatórios, dentre outros.

Segundo Teixeira e cols., a participação regular em programas de atividades físicas demonstrou aumento na tolerância ao exercício e na capacidade de trabalho com menor desconforto e redução de broncoespasmo.

Basaran e cols. analisaram os efeitos de exercício físico, qualidade de vida, capacidade de exercício e função pulmonar em crianças com asma, nas quais, após 8 semanas de exercícios submáximos regulares, foram observados benefícios na qualidade vida e na capacidade funcional de exercício.

Fanelli e cols. realizaram condicionamento aeróbico em 21 crianças com asma persistente moderada a grave e observaram melhora significativa nas variáveis fisiológicas associadas ao exercício submáximo e na qualidade de vida das crianças estudadas.

Silva e cols., após programa de treinamento físico durante 4 meses em crianças asmáticas, demonstraram melhora no condicionamento físico mediante incremento da distância percorrida e melhora na força muscular através do aumento do número de flexões abdominais e das pressões respiratórias máximas, e também observaram diminuição significativa na FCR do grupo treinado.

Andrade e cols., em ensaio randomizado com 33 crianças asmáticas, demonstraram, após 6 semanas de exercício aeróbico, que não houve alterações nas citocinas plasmáticas (componente inflamatório), porém ocorreu melhora em desfechos importantes, como capacidade funcional, pressões respiratórias máximas, qualidade de vida e sintomas relacionados com a doença no grupo submetido ao exercício.

O principal desafio é saber a medida exata de exercício que deve ser proporcionada a cada indivíduo. Já se sabe que os exercícios devem ser praticados de modo individualizado, respeitando as diferentes evoluções da doença. No entanto, a grande questão diz respeito a quais duração, frequência e intensidade devem ser oferecidas para obtenção de resultados não só musculares, mas de ganho na capacidade funcional e na qualidade de vida desses pacientes.

Na dependência do objetivo a ser alcançado, podem ser praticados exercícios que promovam maior atividade aeróbica (*endurance*), os quais devem ser realizados com maior duração e baixa intensidade, promovendo aumento do consumo de oxigênio máximo ($VO_{2máx}$), ou exercícios resistivos que promovam adaptação para ganho de força e de massa muscular com menor duração e maior intensidade.

Outro desfecho importante em saúde para portadores de doenças pulmonares crônicas é a qualidade de vida (QV), também referida como "desfecho relatado pelo paciente". Existem instrumentos gerais e específicos para a avaliação da QV. Os últimos são mais acurados para determinar o comprometimento específico provocado pela doença. A mensuração da qualidade de vida relacionada com a saúde se tornou importante indicador em testes clínicos, estratégias de melhoria na prática clínica, pesquisa e avaliação dos serviços de saúde, de modo a identificar crianças e adolescentes com mais necessidades. Além disso, a discussão do modelo de abordagem global do indivíduo inserido em um contexto biopsicossocial torna a avaliação da qualidade de vida parâmetro essencial nos programas de reabilitação.

O componente educacional é considerado parte de um programa de reabilitação pulmonar cuja finalidade principal é o melhor entendimento dos mecanismos e das repercussões da doença a respeito do doente.

Alguns fatores que compõem a educação no programa são:

- Noções básicas sobre a fisiopatologia da doença pulmonar.
- Orientações sobre a utilização correta das medicações, efeitos colaterais e contraindicações.
- Importância da oxigenoterapia e da ventilação não invasiva (quando for indicado).
- Controle de fatores desencadeantes de agudização da doença.

- Informações sobre técnicas de remoção de secreções.
- Controle ambiental.
- Orientações sobre atividades recreativas.

Por fim, a educação relacionada com a doença e as medidas que promovam continuamente a adesão ao programa de reabilitação são questões fundamentais para seu sucesso.

Bibliografia

AARC Clinical Practice Guideline. Use of positive airway pressure adjuncts to bronchial hygiene therapy. Respir Care 38 (5) 516-21. Disponível em: http://www.rcjournal.com/contents/05.93/05.93.pdf

American Thoracic Society Statement: Guidelines for the six-minute walk test. Am J Respir Crit Care Med 2002; 166:111-7.

American Thoracic Society. ATS Statement. Pulmonary Rehabilitation. Thorax 2001; 56:827-34.

Andrade LB, Britto MCA, Lucena-Silva N, Gomes RG, Figueroa JN. The efficacy of aerobic training in improving the inflammatory component of asthmatic children. Randomized trial. Respiratory Medicine 2014; 108:1438-45.

Andrade LB, Britto MCA. Fisioterapia respiratória e reabilitação pulmonar. In: Alves LGB, Ferreira OS, Maggi RRS ,Correia JB (eds.). Fernando Figueira: Pediatria. 4. ed. Rio de Janeiro, RJ: Ed. Medbook 2011:1523-5.

Andrade LB, Silva DARG, Salgado TLB, Figueroa JN, Lucena-Silva N, Britto MCA. Comparação do teste de caminhada de 6 minutos em crianças com asma moderada/grave com valores de referência para saudáveis. J Pediatr 2014; 90:250-7.

Argent AC, Morrow BM. What does chest physiotherapy do to sick infants and children? Intensive Care Med 2004; 30:1014-6.

Bagley CE, Gray PH, Tudehope DI. Routine neonatal postextubation chest physiotherapy: a randomized controlled trial. J Paediatr Child Health 2005; 41:592-7.

Banwell BL, Mildner RJ, Hassal AC et al. Muscle weakness in critically ill chidren. Neurology 2003; 61:1779-82.

Basaran S, Guler-Uysal F, Ergen N et al. Effects of physical exercise on quality of life, exercise capacity and pulmonary function in children with asthma. J Rehabil Med 2006; 38:130-5.

Basso RP, Jamami M, Pessoa BV et al. Avaliação da capacidade de exercício em adolescentes asmáticos e saudáveis. Rev Bras Fisioter 2010; 14(3):252-8.

Choong K, Foster G, Fraser DD et al. Acute rehabilitation practices in critically ill children: A multicenter study. Ped Crit Care Med 2014.

Clarke SA, Eiser C. The measurement of health related quality of life (QOL) in pediatrics clinical trials: a systematic review. Health and Quality of life Outcomes 2004; 66:1-5.

Consenso de Fisioterapia Respiratória. Lyon, França. 2000.

Enrigth PL, Sherrill DL. Reference equations for the six minute walk in health adults. Am J Respir Crit Care Med 1998; 158:1384-7.

Fanelli A, Cabral ALB, Neder JA et al. Exercise training on disease control and quality of life in asthmaticus children. Med Sci Sports Exerc 2007; 39:1481-6.

Global Initiative for Asthma. Global strategy for the diagnosis and management of asthma in children 5 years and younger. Global Initiative for Asthma, 2009. Available at: http://www.ginasthma.org/index.asp [Acesso: 7 junho 2010].

Goddard SL, Cuthbertson BH. Rehabilitation and critical illlnes. Anaesthesia and Intensive Care Medicine 2012; 13:214-16.

Gulmans VAM, Van Veldhoven NMJ, Meer K, Helders PJM. The Six-Minute Walking Test in children with cystic fibrosis: Reliability and validity. Pediatr Pulmonol 1996; 22:85-9.

Hill NS. Pulmonary Rehabilitation. Proc Am Thorac Soc 2006; 3:66-74.

Houtmeyer E, Gosselink R, Gayan-Ramirez G et al. Regulation of mucociliary clearance in health and disease. Eur Respir J 1999; 13(5): 1177-88.

III Consenso Brasileiro no Manejo da Asma. J Pneumol 28 (supl 1) junho 2002.

Johnston C, Santos SLL, Lemos VS. Técnicas de desobstrução brônquica baseadas na variação de fluxo e dos volumes pulmonares. In: Barbosa AP, Johnston C, Carvalho WB (eds.) Fisioterapia. São Paulo: Ed. Atheneu 2008: 63-78.

Johnston C, Zanetti NM, Comaru T et al. I Recomendação Brasileira de Fisioterapia Respiratória em unidade de terapia intensiva pediátrica e neonatal. Rev Bras Ter Intensiva 2012; 24(2):119-29.

Kayambu G, Boots R, Paratz J. Physical therapy for the critically ill in the ICU. A systematic review and meta-analysis. Crit Care Med 2013; 41:1543-54.

Knoester H, Bronner MB, Bos AP. Surviving pediatric intensive care: Physical outcome after 3 months. Intensive Care Med 2008; 34:1076-82.

Lang DM, Butz AM, Duggan AK, Serwint JR. Physical activity in urban school-aged children with asthma. Pediatrics 2004; 113:341-6.

Lannefors L, Button BM, Mcllwaine M. Physiotherapy in infants and Young children with cystic fibrosis: current practice and future developments. JR Soc Med 2004; 97 (suppl 44):8-45.

Maranhão JB, Lima MRO, Maux DASX, Santos EA. Atualização, fundamentação fisiológica e aplicabilidade da terapia de remoção de secreção em vias aéreas na neonatologia e pediatria. In: Andrade LB (ed.) Fisioterapia respiratória em neonatologia e pediatria. Rio de Janeiro, RJ: Ed. Medbook, 2011:75-95.

Maux DASX, Paiva GS. Recursos para remoção de secreções de vias aéreas superiores e brônquicas. In: Nicolau CM, Andrade LB (eds.) Fisioterapia pediátrica e neonatal: cardiorrespiratória e terapia intensiva. PROFISIO. Porto Alegre: Ed. Artmed 2012, 43-90.

Maux DASX, Paiva GS. Recursos para terapia de expansão pulmonar em neonatologia e pediatria In: Nicolau CM, Andrade LB (eds.) Fisioterapia pediátrica e neonatal: cardiorrespiratória e terapia intensiva. PROFISIO. Porto Alegre: Ed. Artmed, 2012 ,9-36.

McCool FD, Rosen MJ. Nonpharmacologic airway clearance therapies: ACCp evidence-based clinical practice guidelines. Chest 2006 Jan; 129(1 suppl):250S-9S.

Neves PRA, Andrade LB, Lima MRO. Recondicionamento cardiorrespiratório em crianças portadoras de enfermidades crônicas. In: Andrade LB (ed.). Fisioterapia respiratória em neonatologia e pediatria. Rio de Janeiro, RJ: Ed. Medbook 2011:191-213.

Nici L, Donner C, Wouters E et al. American Thoracic Society/European Respiratory Society Statement on Pulmonary Rehabilitation. Am J Respir Crit Care Med 2006; 173:1390-413.

Oberwaldner B. Physiotherapy for airway clearance in paediatrics. Eur Respir J 2000; 15:196-204.

Oliveira IM, Casaes VPE, Aquino ES (eds.) PEEP como recurso fisioterapêutico. In: Machado MGR. Bases da fisioterapia respiratória: terapia intensiva e reabilitação. Rio de Janeiro, RJ: Guanabara Koogan, 2008: 78-95.

Palange P, Ward SA, Carlsen KH et al. Recommendations on the use of exercise testing in clinical pratice. Eur Respir J 2007; 29:185-209.

Priesnitz CV, Rodrigues GH, Stumpf C da S et al. Reference values for the 6-min walk test in healthy children aged 6-12 years. Pediatr Pulmonol 2009; 44(12):1174-9.

Ram FS, Robinson SM, Black PN, Picot J. Physical training for asthma. Cochrane Database Syst Rev 2005; 4:CD001116.

Schneiderman-Walker J, Pollock SL, Corey M et al. A randomized controlled trial of a 3-year home exercise program in cystic fibrosis. J Pediatr 2000; 136:304-10.

Selvadurai HC, Blimkie CJ, Meyers N et al. Randomized controlled study of in-hospital exercise training programs in children with cystic fibrosis. Pediatr Pulmonol 2002; 33:194-200.

Silva CS, Torres LAGMM, Rahal A et al. Avaliação de um programa de treinamento físico por quatro meses para crianças asmáticas. J Bras Pneumol 2005; 31(4):279-85.

Silva CS, Torres LAGMM, Rahal A, Terra Filho J, Vianna EO. Avaliação de um programa de treinamento físico por quatro meses para crianças asmáticas. J Bras Pneumol 2005; 31(4):279-85.

Souza PG, Sant'Anna CC, March MFBP. Qualidade de vida na asma pediátrica: revisão de literatura. Rev Paul Pediatr 2011; 29(4):640-4.18-22.

Strickland SL, Rubin BK, Drescher GS et al. AARC Clinical Practice Guideline: Effectiveness of Nonpharmacologic Airway Clearance Therapies in Hospitalized Patients. Respiratory Care Dec 2013; 58(12): 2187-93.

Teixeira LR, Freitas LA, Magalhães XR. Efeitos de um programa de atividades físicas para crianças asmáticas, avaliadas por provas de função pulmonar. Rev Soc Bras Ativ Mot Adap 1999; 3(3):25-9.

Teoh OH, Trachsel D, Zahav MH. Exercise testing in children with lung diseases. H Paediatric Respiratory Reviews 2009; 10:99-104.

Wilkins RL, Scanlan CL. Terapia de expansão pulmonar. In: Scanlan CL, Wilkins RL, Stoller JK (eds.) Fundamentos da terapia respiratória de Egan. 7 ed. São Paulo: Manole, 2000.

Williams B, Powell A, Hoskins G, Neville R. Exploring and explaining low participation in physical activity among children and young people with asthma: a review. BMC Family Practice 2008; 9: 40-51.

Williams S, Horrocks I, Ouvrier R et al. Critical Illness polyneuropathy and myopathy in pediatric intensive care: A review. Pediatr Crit Care Med 2007; 8:18-22.

Capítulo 4

Oxigenoterapia – Manejo Domiciliar

Laura Janne Lima Aragão

INTRODUÇÃO

A oxigenoterapia domiciliar prolongada (ODP) é utilizada há aproximadamente 50 anos. Contudo, só a partir da década de 1970 foi confirmado que tal terapêutica promove a qualidade e prolonga a expectativa de vida de adultos com doença pulmonar obstrutiva crônica (DPOC). Na pediatria, a ODP é uma forma de tratamento reconhecida; no entanto, as evidências dos seus benefícios nem sempre são convincentes, pois existem poucos estudos que caracterizaram a população pediátrica que utiliza a ODP como recurso terapêutico e que descrevem as principais doenças e as condições específicas que merecem essa intervenção.

Por outro lado, não existem diretrizes nacionais pediátricas atualizadas quanto aos parâmetros clínicos e laboratoriais que norteiam suas principais indicações e de orientação com relação às vantagens e desvantagens das suas principais formas de administração, estimativas do tempo de utilização e quantificação de custos.

EFEITOS DA HIPOXEMIA CRÔNICA

Os principais efeitos da hipoxemia crônica ocorrem no sistema cardiovascular, o qual responde com vasoconstrição pulmonar em áreas localizadas não ventiladas com o propósito de manter a relação ventilação/perfusão. Esse mecanismo, porém, terá efeito deletério quando a hipóxia alveolar for generalizada, pois ocorrerá vasoconstrição pulmonar generalizada, ocasionando a hipertensão pulmonar. Essa sobrecarga do ventrículo direito resultará em *cor pulmonale*, com diminuição da contratilidade miocárdica e do débito cardíaco e consequente insuficiência cardíaca direita. Para contrabalançar essa insuficiência, o organismo aumenta a produção de glóbulos vermelhos, dando margem para piora da hipertensão pulmonar.

EFEITOS FISIOLÓGICOS DA OXIGENOTERAPIA

- Aumento da PaO_2, melhorando o transporte e o coeficiente de liberação de O_2 para os tecidos.
- Normalização do hematócrito.
- Diminuição da pressão na artéria pulmonar, prevenindo a progressão da hipertensão pulmonar.
- Prevenção da progressão do *cor pulmonale*.
- Melhora do desempenho do ventrículo direito.

EFEITOS CLÍNICOS DA OXIGENOTERAPIA

- Melhora do estado neuropsíquico.
- Melhora da eficiência do sono.
- Aumento da tolerância ao exercício.
- Redução do número de internações.
- Aumento da qualidade de vida.
- Aumento da sobrevida.

PARTICULARIDADES NAS CRIANÇAS

- As condições clínicas são peculiares a cada faixa etária.
- O prognóstico é geralmente bom.
- Devem ser considerados o crescimento físico e o neurológico.
- O monitoramento clínico é difícil, principalmente em relação à gasometria arterial.
- São necessários equipamentos específicos para permitir fluxos baixos de oxigênio.
- As crianças precisam da supervisão de um adulto.

PRÉ-REQUISITOS PARA INDICAÇÃO DA OXIGENOTERAPIA DOMICILIAR

- A necessidade de O_2 deve estar estável, e a saturação deve ficar em 93% ou mais sem a ocorrência de episódios de dessaturação.
- Não deve haver outra condição clínica que prejudique a oxigenoterapia, devendo a criança ser mantida estável e com crescimento satisfatório.
- A imunização deve estar em dia. O anticorpo monoclonal humanizado para o vírus sincicial respiratório (VSR), palivizumabe, deve ser considerado.
- Os pais devem estar seguros, treinados em relação à oxigenoterapia domiciliar e capazes de identificar a cânula solta ou obstruída e se o torpedo de oxigênio está vazio.
- As condições da casa devem estar favoráveis, sem o consumo de cigarros.
- Os pais devem saber com quem se comunicar e a quem se dirigir em caso de urgência.

INDICAÇÕES

A indicação para oxigenoterapia domiciliar deve ser dada por um profissional com experiência em doenças pediátricas respiratórias/cardíacas ou por um neonatologista, em conjunto com a avaliação da responsabilidade e do envolvimento familiar. Assim, são responsabilidades do profissional: prescrever a ODP, identificando o equipamento mais adequado à criança; documentar a indicação, prescrevendo o fluxo de oxigênio necessário, o qual pode variar nos períodos diurnos e noturnos; monitorar a aderência ao tratamento e rever possíveis mudanças de prescrição.

A ODP pode ser indicada para as seguintes afecções:

1. Displasia broncopulmonar.
2. Outras doenças pulmonares neonatais (p. ex., hipoplasia pulmonar).
3. Hipertensão pulmonar secundária a doença cardíaca congênita.
4. Hipertensão pulmonar secundária a doença pulmonar.
5. Doença do interstício pulmonar.
6. Bronquiolite obliterante.
7. Fibrose cística.
8. Síndrome da apneia obstrutiva do sono.
9. Doença neuromuscular.
10. Distúrbios da parede torácica.
11. Crianças em cuidados paliativos.
12. Crianças com comorbidades e risco de morte – asmáticos persistentemente graves.

Em relação a essas indicações, estudos revelaram que, no Brasil, os principais diagnósticos associados à necessidade de oxigenoterapia domiciliar foram fibrose cística (22%), displasia broncopulmonar (19%), bronquiolite obliterante (15%) e neuropatia (10%).

As indicações estão concentradas fundamentalmente na sua importância em proporcionar e manter o adequado desenvolvimento cognitivo e ponderoestatural dos pacientes, prevenir a morte súbita em lactentes e minimizar os efeitos da hipertensão pulmonar. Segundo alguns autores, a indicação de oxigênio suplementar deve ter como base dados de gasometria arterial. Outros se baseiam na medida da saturação de oxigênio na hemoglobina ($SatO_2$), aferida pela oximetria de pulso, que, embora menos precisa, se correlaciona com a PaO_2.

Na pediatria, a oximetria de pulso deve ser utilizada para avaliação de crianças e adolescentes, por ser método não invasivo e de baixo custo, devendo ser avaliada por, pelo menos, 6 a 12 horas durante todos os níveis de atividade, incluindo o sono e a alimentação. A coleta de sangue arterial pode ser realizada em casos excepcionais, devendo-se também avaliar a função cardíaca com eletrocardiograma e ecocardiograma.

Em crianças saudáveis, com idade < 1 ano, a $SatO_2$ basal média é de 97% e 98%. Naquelas com idade > 1 ano, a $SatO_2$ basal média é de 96% e 97%. Crianças com hipoxemia crônica decorrente de doença pulmonar, cardíaca ou neuropatia necessitarão de oxigênio em níveis mais baixos – $SatO_2$ < 90% –, além do que poderão ficar mais hipoxêmicas durante a alimentação, o exercício ou o sono. Nesses pacientes, a oxigenoterapia deve ser administrada para se manter uma $SatO_2$ > 93%. Não existem dados para guiar os níveis-alvo para a $SatO_2$ em crianças com outras doenças respiratórias, mas a recomendação é manter a $SatO_2$ > 93% e > 90% para a fibrose cística. Nas crianças em idade pré-escolar, a saturação média normal é de 94% a 96%. Em crianças com mais idade podem ser aceitos critérios do adulto, embora não exista consenso bem estabelecido.

Contraindicações

- Atresia de coanas.
- Laringotraqueomalácia grave.
- Malformações faciais.
- Pacientes com hipersecreção nas vias aéreas superiores.

COMPLICAÇÕES

- Irritação da pele e dos olhos.
- Ressecamento da mucosa nasal e faríngea.

COMO PRESCREVER OXIGÊNIO – ASPECTOS A CONSIDERAR

- **Tempo:** ideal: 24h/dia; tempo mínimo: 15h/dia.
- **Fonte de O_2:** portátil, se o paciente tem mobilidade conservada; concentrador ou cilindro, se tiver pouca ou nenhuma mobilidade.
- **Fluxo:** titular o fluxo para repouso, sono e esforços.
- **Interface**: selecionar a melhor interface para o paciente: cânula, pronga nasal ou máscara.
- **Monitoração:** titular o fluxo com oximetria, porém o monitoramento deve ser realizado no máximo a cada 90 dias. Colher gasometria a cada 6 meses.

CONCEITUAÇÃO

- **Terapia de oxigênio a longo prazo (TOLP)**: consiste no uso de oxigênio suplementar em casa para pacientes com hipoxemia crônica. Podem ser necessárias 24 horas por dia ou durante períodos de sono.
- **Terapia de oxigênio portátil (TOP)**: consiste no uso de oxigênio em carrinhos ou mochilas, os quais podem ser transportados.
- **Oxigenoterapia intermitente (OI)**: consiste no uso de oxigênio pelo paciente pediátrico de forma episódica, mas, em razão da natureza recorrente da doença subjacente, o oxigênio precisa estar permanentemente disponível na casa da criança.

SISTEMAS DE ADMINISTRAÇÃO DE OXIGÊNIO

O oxigênio pode ser administrado por vários sistemas de fornecimento, com a escolha sendo determinada pelas condições clínicas da criança e pela concentração desejada de oxigênio inspirado. Os sistemas de fornecimento podem ser classificados como:

- De baixo fluxo/concentração variada de oxigênio (cânula nasal ou máscara de oxigênio simples).
- De alto fluxo/alta concentração de oxigênio (máscaras não reinalantes, máscara de Venturi, tenda facial e tendas de oxigênio).

Em um sistema de baixo fluxo, o oxigênio a 100% é misturado com o ar ambiente que está entrando durante a inspiração, pois o fluxo de oxigênio é menor do que o fluxo inspiratório do paciente, e a máscara ou cânula não se adapta hermeticamente à face. A concentração de oxigênio fornecido é determinada pela taxa de fluxo inspiratório do paciente e pela taxa de fornecimento de fluxo de gás, o que resulta em concentração variável de oxigênio. Os sistemas de baixo fluxo podem fornecer concentração de oxigênio de 23% a 80%, embora esse fornecimento não seja confiável. Em lactentes pequenos, mesmo os sistemas de baixo fluxo podem resultar em alta concentração de oxigênio inspirado. A cânula nasal e a máscara de oxigênio simples são sistemas de baixo fluxo.

Cânula nasal

A cânula nasal é um dispositivo de oferta de O_2 em baixo fluxo, adequado para lactentes e crianças que requerem somente baixos níveis de oxigênio suplementar (até 3L/min). Fluxos de oxigênio > 4L/min por meio da cânula nasal irritam a nasofaringe e podem não melhorar de maneira apreciável a oxigenação. A cânula nasal consiste de dois pequenos tubos plásticos que emergem de uma peça facial côncava. Os tubos são inseridos nas narinas anteriores, e o O_2 é liberado na nasofaringe. Esse dispositivo não só fornece O_2 umidificado, como também pode não fornecer oxigênio suficiente se as narinas estiverem obstruídas (Figura 4.1).

Máscara de oxigênio simples

A máscara de oxigênio simples é um dispositivo de baixo fluxo em que a concentração máxima de oxigênio inspirado é de aproximadamente 60%, pois ocorre entrada de ar ambiente entre a máscara e a face e através das portas de exalação na lateral da máscara, durante a inspiração espontânea. Deve-se usar fluxo mínimo de 6L/min para manter uma concentração de oxigênio inspirada mais alta e para evitar reinalação de dióxido de carbono exalado. Vários tipos de máscara de oxigênio podem ser usados para administração de oxigênio umidificado em uma ampla faixa de concentrações. As máscaras pediátricas feitas em vinil não são bem toleradas por lactentes e crianças pequenas, mas podem ser bem aceitas por crianças maiores (Figura 4.2).

Em sistemas de alto fluxo, a taxa de fluxo e a capacidade reservatória fornecem o fluxo inspirado máximo total do paciente. A entrada de ar ambiente não ocorre se o oxigênio for fornecido por máscara hermeticamente adaptada à face ou por sistema fechado. Os sistemas de alto fluxo, que podem fornecer prontamente concentrações de oxigênio inspiradas altas ou baixas, proporcionam concentração de oxigênio confiável, pois utilizam misturador de ar e oxigênio. Os sistemas de alto fluxo devem ser usados em ambientes de emergência para o fornecimento confiável de alta concentração de oxigênio inspirado para pacientes com risco real ou alto de desenvolvimento de hipóxia.

Os sistemas de alto fluxo incluem a máscara reinalante parcial com reservatório, a máscara não reinalante com reservatório, o balão de oxigênio, a máscara de Venturi, a tenda facial e a tenda de oxigênio, que são usados em nível hospitalar.

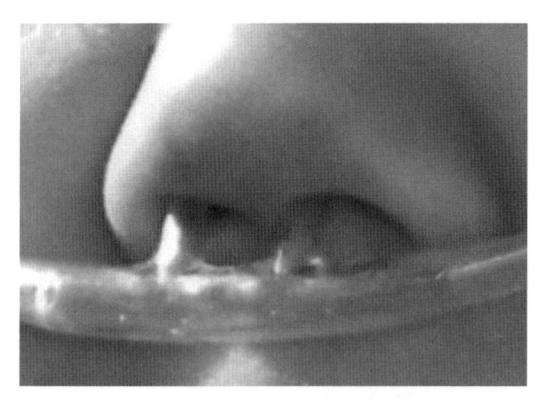

FIGURA 4.1. Cânula nasal.

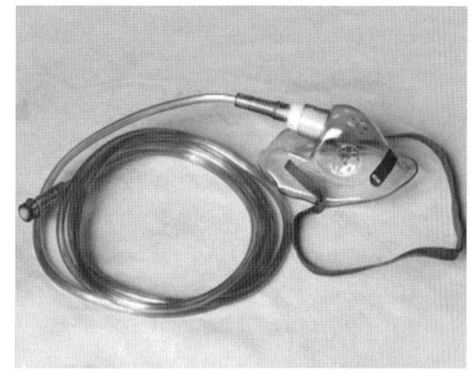

FIGURA 4.2. Máscara simples de oxigênio.

EQUIPAMENTOS DISPONÍVEIS PARA ADMINISTRAÇÃO DA OXIGENOTERAPIA DOMICILIAR

Os equipamentos podem ser classificados, em função de sua transportabilidade, em estacionários, portáteis e ambulatoriais:

- Estacionários são os usados em pacientes que não se locomovem regularmente mais do que 10m da estação fixa de O_2, e em oxigenoterapia noturna (concentradores de O_2, grandes cilindros de O_2, reservatórios de O_2 líquido).
- Portáteis são pequenos cilindros (> 4kg) usados para pacientes que ocasionalmente se locomovem mais do que 10m da estação fixa de O_2 (< 2h/dia e > 6h/semana).
- Ambulatoriais são cilindros de alumínio, mochilas de O_2 líquido (sistemas com menos de 4kg) usados por pacientes que se locomovem regularmente mais do que 10m da estação fixa de O_2 (> 2h/dia).

PARTICULARIDADES DOS EQUIPAMENTOS

Os concentradores de oxigênio são aparelhos capazes de separar, a partir do ar atmosférico, as moléculas de nitrogênio das de oxigênio, fornecendo o fluxo de ar constituído de quase 100% de oxigênio. Os aparelhos atuais são capazes de fornecer fluxos de 0,5 a 7L/min, mas a partir de 4L/min a concentração de oxigênio começa a ser menor, ao redor de 95% ou menos. Esses aparelhos contêm alarmes que detectam reduções na capacidade de concentrar adequadamente o oxigênio em função da elevação do fluxo selecionado. São equipamentos menores, mais práticos e de menor custo do que os cilindros de oxigênio. O excessivo consumo de energia elétrica se constitui em uma de suas limitações. Já estão disponíveis concentradores portáteis capazes de funcionar com baterias de 12 volts ou ligados a baterias de automóveis, fornecendo fluxo máximo de 2L/min.

No Brasil, como nos EUA e em outros países desenvolvidos, o concentrador é economicamente o sistema mais vantajoso. O seu uso é economicamente mais viável, pois, além de ser aproximadamente duas vezes menos oneroso, é mais seguro do que o cilindro em relação à possibilidade de acidentes.

Os cilindros de oxigênio são equipamentos enormes, de difícil manejo e que requerem, quando há aderência à oxigenoterapia, trocas muito frequentes (a cada 3 dias geralmente). Devem ser mantidos presos em suportes próprios, evitando assim acidentes. Seu custo é superior ao dos concentradores de oxigênio, não havendo hoje justificativas para sua utilização. O fato de seu uso ainda ser disseminado, com trocas abaixo do esperado, mostra a inadequação da oxigenoterapia ainda aplicada em muitos pacientes.

Os cilindros de oxigênio pequenos, que apresentam o mesmo funcionamento dos cilindros maiores, com a facilidade de transporte, sobretudo os cilindros de alumínio, que são mais leves, em pequenos "carrinhos", têm o inconveniente de não poderem ser reabastecidos em domicílio. Os reservatórios de oxigênio líquido são ao mesmo tempo fontes estacionárias de oxigênio e reservatório para o suprimento das mochilas de oxigênio, constituindo-se na melhor opção para pacientes ativos.

O reservatório é abastecido periodicamente pela empresa fornecedora do gás, enquanto a transferência do oxigênio para a mochila pode ser feita pelo próprio paciente ou por seus familiares. Tem custo mais elevado do que as demais opções de oxigenoterapia, e sua disponibilidade, ainda restrita aos centros urbanos de médio e grande porte, é limitada ao seu uso. Nos períodos em que o reservatório não está em uso há pequena perda de oxigênio para a atmosfera.

Mochilas com oxigênio líquido são pequenos reservatórios de oxigênio com peso inferior a 4kg (quando cheias) e autonomia de 4 horas de fornecimento de fluxo de 2L/min. Como podem ser enchidas pelo próprio paciente ou seu familiar, facilitam em muito a oxigenoterapia durante as diferentes atividades dos pacientes, sobretudo fora de casa.

COSIDERAÇÕES FINAIS

A oxigenoterapia domiciliar prolongada é um método de tratamento que diminui as complicações graves relacionadas com hospitalização prolongada, como a infecção hospitalar e o afastamento do ambiente familiar, reduzindo os custos de internação para o sistema de saúde, mas exige equipe multidisciplinar, incluindo médico, enfermeiro, psicólogo, fisioterapeuta e assistente social, que trabalhe em conjunto para a aquisição de equipamentos, treinamento e orientação dos pacientes com supervisão e apoio aos pais ou a seus cuidadores.

Bibliografia

Alvares EA, Toro ADC, Ribeiro JD, Guglielmi AAG. Oxigenoterapia e ventilação não invasiva domiciliar prolongada. In: Rosow T (ed.) Doenças pulmonares em pediatria. 2. ed. São Paulo 2011; 72:975-87.

American Heart Association. Sistema de oferta de oxigênio In: Recursos para o manejo da via aérea. 2008, edição em português: 3-6.

Balfour-Lynn IM. Long-term home oxygen: a UK perspective. J Pediatr 2011; 87(1):1-3.

Balfour-Lynn IM, Field DJ, Gringras P et al. BTS guidelines for home oxygen in children. Thorax 2009; 64(suppl 2):ii1-26.

Balfour-Lynn IM, Primhak RA, Shaw BN. Home oxygen for children: who, how and when? Thorax 2005; 60:76-81.

Equipamentos para oxigenoterapia domiciliar. Disponível em http:/www.Pneumoatual.com.br. Acesso em: 27/02/15.

Garcia EAL, Mezzacappa MA, Pessoto MA. Programa de oxigenoterapia domiciliar para crianças egressas de uma unidade neonatal: relato da experiência de dez anos. Rev Paul Pediatr 2010; 28(3):276-82.

Mocelin HT, Fischer GB, Ranzi LC, Rosa RD, Philomena MR. Oxigenoterapia domiciliar em crianças: relato de sete anos de experiência. J Pneumologia 2001; 27:148-52.

Munhoz AS, Adde FV, Nakaie CM et al. Long-term oxygen therapy in children and adolescents: analysis of clinical use and costs of a home care program. J Pediatr 2011; 87:13-8.

Paredes MC, Cruz OA, Aznar IC et al. Fundamentos de la oxigenoterapia en situaciones agudas y cronicas: indicaciones, metodos, controles y seguimiento. An Pediatr (Barc) 2009; 71:161-74.

Petty TL. Oxigênio domiciliar: uma revolução no tratamento da DPOC avançada. Clin Med Am Norte 1990; 3:751-66.

Sociedade Brasileira de Pneumologia e Tisiologia. Oxigenoterapia domiciliar prolongada. J Pneumologia 2000; 26:341-50.

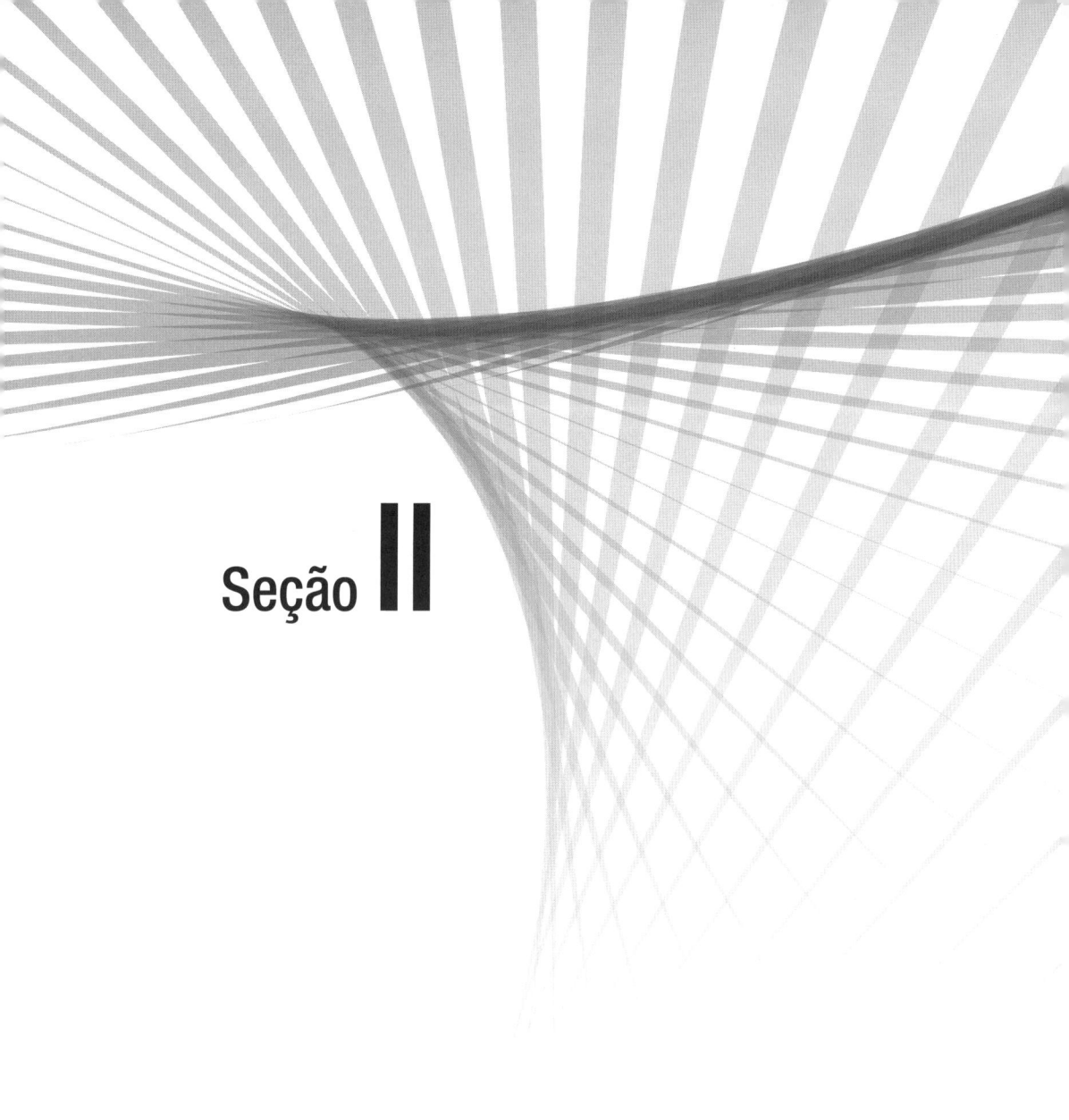

Seção **II**

Doenças
Respiratórias
no Período Neonatal

Capítulo **5**

Malformações do Sistema Respiratório

Katharina Vidal de Negreiros Moura
Ana Maria Cavalcante Melo
Délia Maria de Moura Lima Hermann
Janaína da Silva Nogueira

INTRODUÇÃO

A organização da assistência obstétrica e neonatal e a disponibilidade de tecnologia têm resultado em maior sobrevivência de crianças, especialmente nos locais que contam com mais recursos. O primeiro desafio está intimamente relacionado com as condições respiratórias dos recém-nascidos e, se lhes falta maturidade pulmonar ou em caso de falha do desenvolvimento de alguma estrutura do sistema respiratório, o diagnóstico correto e a intervenção apropriada são possíveis com o conhecimento científico atual.

Os segmentos pulmonares fetais do ser humano são todos identificáveis por volta da sexta semana de fertilização, e ao redor da 24ª à 26ª semana de idade gestacional o pulmão fetal, embora imaturo, já oferece superfície de troca que permite a sobrevivência. Tudo começa com a migração da parede ventral da faringe em direção caudal, formando a laringe, a traqueia e os brotos pulmonares direito e esquerdo. Os brotos se alongam, desenvolvendo até o 36º dia toda a segmentação pulmonar. No mesmo período, o suprimento vascular acompanha as gerações brônquicas, oriundas de ramos do plexo vascular esplênico. A multiplicação alveolar pós-natal ocorre até os 8 anos de idade, e daí o crescimento pulmonar se faz com o volume e o tamanho dos alvéolos.

Com o avanço da medicina fetal, a malformação pulmonar pode ser diagnosticada no período pré-natal, permitindo um planejamento para a condução de cada caso. Crianças assintomáticas que passariam inadvertidamente requerem agora um seguimento pós-natal, ficando evidente a importância do pediatra no reconhecimento das principais malformações pulmonares, o que, na maioria das vezes, terá relação direta com seu prognóstico. Quanto às vias aéreas superiores, a fossa nasal primitiva aparece a partir da quinta semana de vida embrionária e, com a desintegração da membrana coanal na oitava semana, as narinas se apresentam delineadas. Anomalias no desenvolvimento das coanas e da traqueia são de caráter emergencial, pois se manifestam nas primeiras horas de vida e demandam diagnóstico e tratamento precoces.

Estima-se que 7,5% a 18,7% de todas as malformações congênitas sejam pulmonares, com dados subestimados pela ocorrência dos casos assintomáticos ou com manifestações tardias, tornando difícil obter informações consistentes e reais sobre a prevalência dessas alterações. A incidência pode variar de 30 a 42 casos para cada 100 mil habitantes ou de 0,6% a 2,2% dos pacientes internados em hospitais gerais.

As malformações do sistema respiratório envolvem grande número de patologias, o que tornaria muito extenso este capítulo. Assim, faremos comentários sobre a obstrução das vias aéreas superiores por atresia de coanas, anomalias congênitas da laringe e algumas afecções da traqueia e também abordaremos as principais doenças císticas pulmonares observadas na prática clínica, anomalias arteriovenosas, hipoplasia pulmonar e hérnia diafragmática.

ATRESIA DE COANAS

Os movimentos respiratórios do recém-nascido são efetuados basicamente através das narinas, em especial durante o sono. A respiração oral surge algumas semanas depois. Por isso, qualquer processo de obstrução nasal nessa fase causa grande dificuldade respiratória. A atresia de coanas consiste na persistência de um septo membranoso ou ósseo (este mais frequente) que oclui a coana. Quando unilateral, o quadro clínico é pouco evidente. Nos casos de defeito bilateral, a criança apresenta taquidispneia e retração intercostal e subcostal, mas seu choro é normal e não há dificuldade expiratória.

O diagnóstico é feito diante da impossibilidade de passagem de sonda pela narina e confirmado com uma videonasofibroscopia e tomografia da face (Figura 5.1).

O tratamento consiste na perfuração cirúrgica da coana sob visualização direta. São necessários suportes respiratório e nutricional, além do uso de cânula oral flexível para permitir a respiração, até que a via respiratória pelas narinas se estabeleça.

ANOMALIAS CONGÊNITAS DA LARINGE

A atresia de laringe é caracterizada pela presença de uma membrana no nível das cordas vocais ou ligeiramente acima, que causa obstrução à passagem de ar (Figura 5.2). Outras anomalias da laringe são: laringomalácia, cistos submucosos, estenose subglótica, paralisia de cordas vocais e hemangiomas.

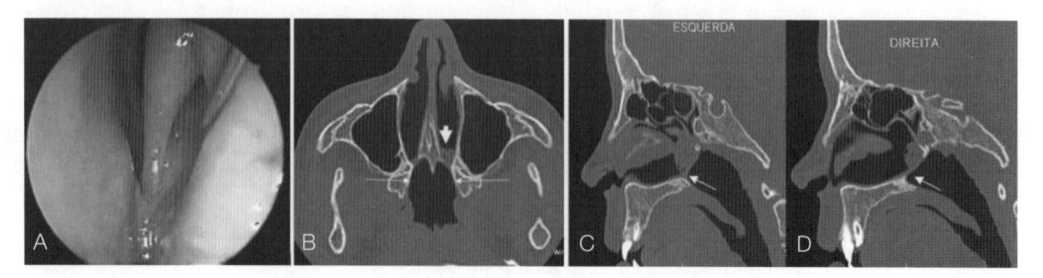

FIGURA 5.1. Endoscopia (**A**) e tomografia computadorizada (**B** a **D**) evidenciando atresia de coanas bilateral (*setas*).

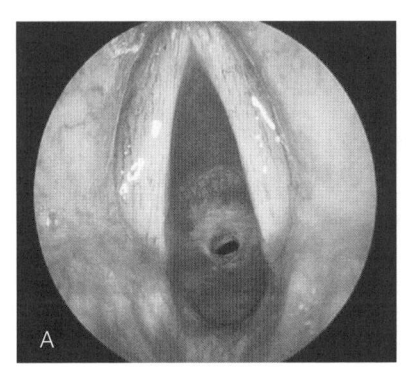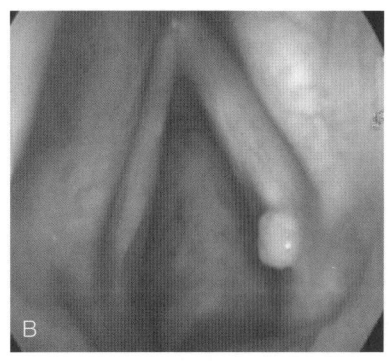

FIGURA 5.2. Estenose subglótica (**A**) e atresia de laringe com presença de granuloma (**B**).

O quadro clínico é de intensa dispneia com ausência de choro nos casos de atresia de laringe e dificuldade respiratória, choro rouco, estridor e afonia nas outras malformações; diante desses sintomas, impõe-se uma laringoscopia para esclarecimento diagnóstico.

O tratamento da criança com atresia de laringe é cirúrgico, mantendo-a sob traqueostomia até sua correção. Medidas posturais e/ou suporte respiratório com sonda traqueal para alívio dos sintomas são oferecidos no caso de outras anomalias da laringe de acordo com cada situação. O tratamento conservador está indicado na maioria dos pacientes com laringomalácia, visto que geralmente ficam assintomáticos após os 18 meses de idade.

TRAQUEOMALÁCIA

A traqueomalácia é uma anomalia congênita que produz dificuldade respiratória precocemente; decorre da frouxidão do tecido cartilaginoso de toda a traqueia ou de parte dela, causando colabamento do lúmen traqueal.

O diagnóstico é feito pela clínica de estridor, tosse, cianose e crises de apneia. Se o defeito está localizado na traqueia cervical, o colapso é inspiratório e produz estridor e tiragem. Na traqueia torácica, o colapso é expiratório, causando expiração prolongada com sibilo ou gemido. A radiografia em posição lateral demonstra o colapso anteroposterior da traqueia, e a endoscopia (Figura 5.3) define o diagnóstico, geralmente em associação a laringomalácia.

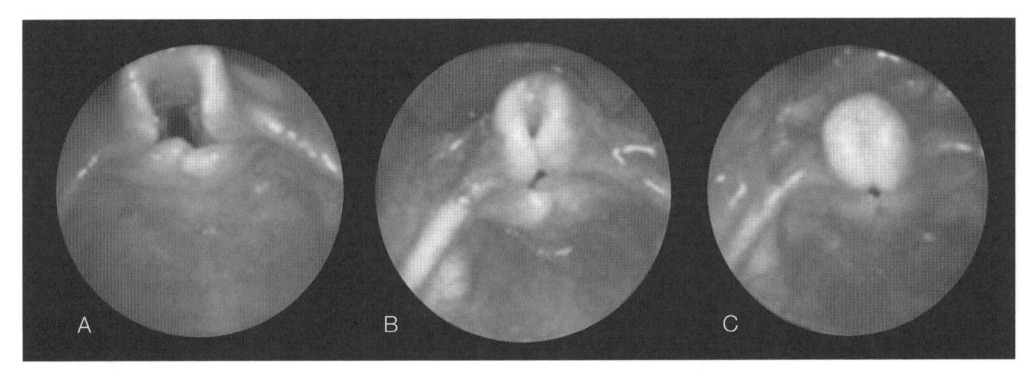

FIGURA 5.3. Nasofibroscopia – laringomalácia. **A.** Pregas ariepiglóticas curtas. **B.** Epiglote em ômega. **C.** Cartilagens cuneiformes grandes.

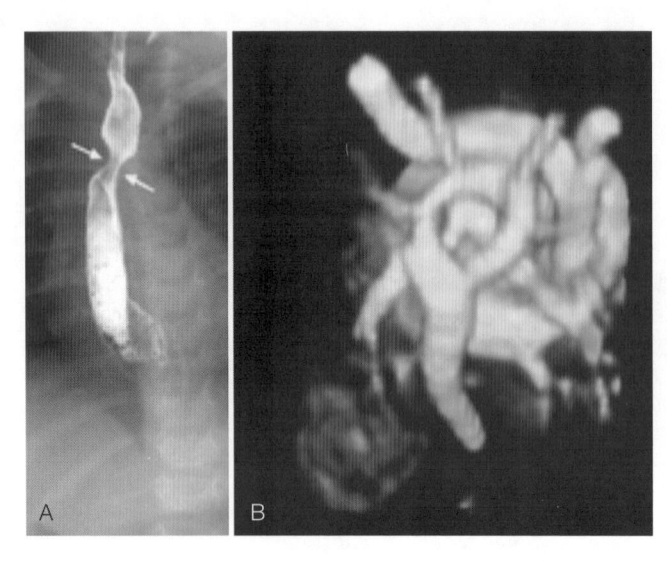

FIGURA 5.4. Em **A**, esofagograma contrastado mostrando compressão extrínseca (*setas*) bilateral do esôfago. Em **B**, ressonância magnética (RM) mostrando anel vascular, correspondendo a duplo arco aórtico.

Devem ser lembrados como diagnóstico diferencial os anéis vasculares do tipo duplo arco aórtico, subclávia direita com ducto arterioso e origem anômala da artéria pulmonar esquerda, que comprimem a traqueia, causando desconforto respiratório. O duplo arco aórtico (Figura 5.4) compreende quase metade desses casos; o arco aórtico à direita com persistência do ducto arterioso, a presença de artéria inominada anômala e um anel formado pela artéria pulmonar e a artéria subclávia direita anômala são outros exemplos de malformações vasculares encontradas em recém-nascidos com quadro clínico de traqueomalácia.

O tratamento é conservador para as formas leves, pois o amolecimento da cartilagem desaparece espontaneamente até os 2 anos de idade. Nos casos mais graves, inclui desde traqueostomia até colocação de moldes intraluminais e medidas fisioterapêuticas.

O prognóstico depende da extensão da lesão e da associação a outras malformações (atresia do esôfago, anel vascular, massas mediastinais), e os casos de maior gravidade podem causar a morte de 80% dos pacientes.

FÍSTULA TRAQUEOESOFÁGICA (FTE)

A FTE é geralmente estudada junto às malformações congênitas do esôfago e seus diferentes tipos de atresia (Figura 5.5) são identificados tomando-se por base a presença (e localização) ou ausência de FTE: atresia com fístula proximal, atresia com FTE distal (cerca de 86% dos casos), atresia com fístula proximal e distal (dupla) e FTE em H, sem atresia, nosso objeto de estudo.

Essa malformação se caracteriza pela presença de uma fístula de curto trajeto entre o esôfago e uma parte membranosa da traqueia.

A última relação entre a traqueia e o esôfago é evidente na vida embrionária precoce. O divertículo respiratório aparece por volta de 4 semanas de vida, com o botão pulmonar se projetando da porção ventral mediana do intestino e invadindo o mesoderma esplâncnico. Se ocorre um distúrbio do desenvolvimento na separação do intestino anterior primitivo em traqueia e esôfago, ocorrerá o aparecimento da FTE. Um giro dorsal dessas estruturas embrionárias, interrompendo a passagem do lúmen, resultaria em atresia do esôfago.

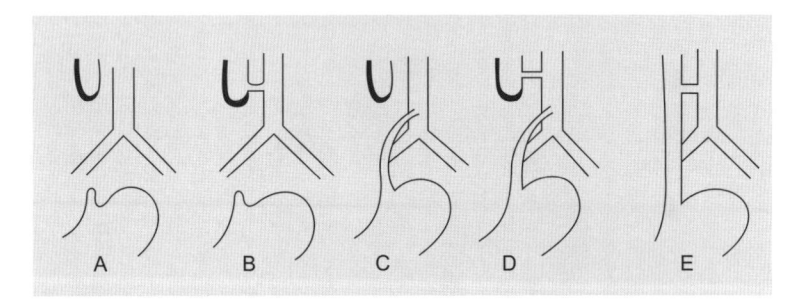

FIGURA 5.5. Esquema ilustrativo dos vários tipos de atresia de esôfago. **A**, atresia sem fístula; **B**, atresia com fístula proximal; **C**, atresia com fístula distal; **D**, atresia com fístulas proximal e distal; **E**, fístula traqueoesofágica em H (sem atresia).

A FTE isolada é uma malformação pouco frequente (3% dos casos), porém de fácil diagnóstico clínico e radiológico, quando se pensa nele. Durante o exame ultrassonográfico pré-natal, por exemplo, polidrâmnio está presente em cerca de 30% a 35% dos casos. Nas trissomias dos cromossomos XIII, XVIII e XXI, a FTE ocorre em 20% desses casos, como também na associação VACTERL (anomalia vertebral, anorretal, cardíaca, FTE, malformações renais e agenesia do rádio). Seu reconhecimento deve ser precoce, diante de apresentação clínica de engasgo, vômitos, cianose durante as mamadas e desconforto respiratório com distensão abdominal. O quadro melhora quando a criança é alimentada por sonda orogástrica, recrudescendo os sintomas ao se tentar alimentá-la pela boca; a aspiração repetida ocasiona danos rápidos e progressivos aos brônquios, causando a insuficiência respiratória. São usados na investigação a radiografia do tórax, o estudo contrastado do esôfago e a endoscopia digestiva alta e da traqueia.

O tratamento é cirúrgico e consiste em secção da fístula e sutura do defeito esofágico e traqueal, por meio de uma cervicotomia direita, já que a fístula está localizada frequentemente acima da segunda vértebra torácica. Os cuidados pré-operatórios incluem decúbito elevado para dificultar o refluxo de secreções gástricas para a traqueia e aspiração contínua da saliva. O pós-operatório requer suporte ventilatório não invasivo logo que possível, suporte nutricional e controle da dor, além de um seguimento para prevenir a estenose esofágica pós-cirúrgica.

O prognóstico varia de acordo com a precocidade da definição do caso, do peso e da idade gestacional da criança, de suas condições pulmonares e da presença de malformações associadas.

DOENÇAS CÍSTICAS PULMONARES (DCP)

O grupo das DCP é constituído por malformações adenomatosas císticas, cistos broncogênicos, enfisema lobar congênito e sequestro pulmonar, esquematizados na Figura 5.6.

As crianças acometidas podem ter retardado o seu diagnóstico por se encontrarem assintomáticas ou pela confusão com outras manifestações respiratórias precoces do recém-nascido, mas a melhoria da atenção à gestante e o acesso à ecografia, à ressonância magnética fetal e à angiotomografia pós-natal têm permitido maior identificação dos casos.

As DCP devem ser lembradas diante de gestantes com polidrâmnio, natimortos prematuros em anasarca (interferência de cistos volumosos na função cardiovascular) e recém-nascidos com insuficiência respiratória progressiva (insuflação dos cistos).

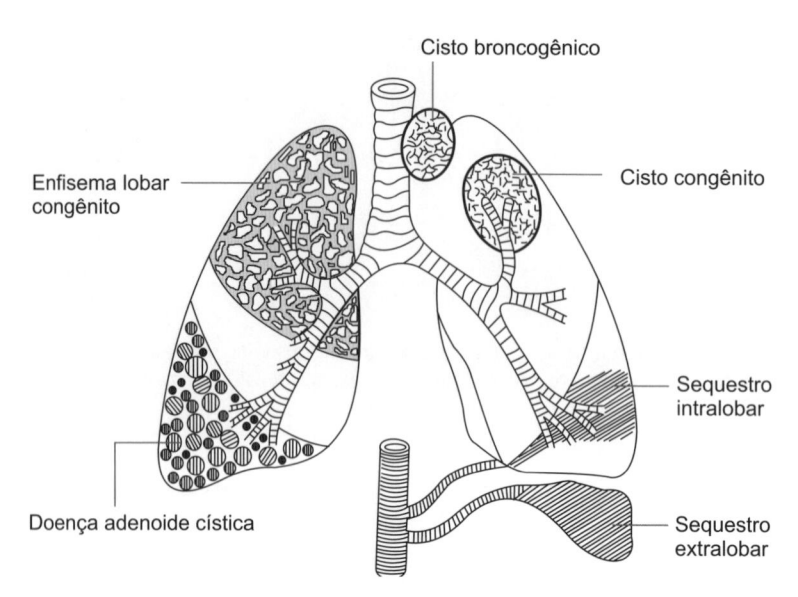

FIGURA 5.6. Esquema das malformações císticas pulmonares.

MALFORMAÇÕES ADENOMATOSAS CÍSTICAS (MAC)

Formas raras de doença congênita, raramente bilaterais, associadas a polidrâmnio, edema placentário e hidropisia fetal, as MAC resultam do desenvolvimento anômalo dos bronquíolos terminais, com proliferação adenomatoide e formação de cistos, podendo estar ligadas a outras malformações.

Os pacientes acometidos apresentam amplo espectro de sintomas, variando desde a morte perinatal, relacionada com a hidropisia fetal e hipoplasia pulmonar, até um contexto de infecções respiratórias de repetição, ou podem ser assintomáticos, motivando o diagnóstico tardio.

O diagnóstico diferencial é feito com hérnia diafragmática, sequestro pulmonar, enfisema lobar congênito e cisto broncogênico ou entérico e, em período mais tardio, com corpo estranho, tumores e malácia. A realização de tomografia pulmonar é útil para diagnosticar os segmentos ou lobos afetados diante de uma radiografia sugestiva. A angiotomografia define a presença de vasos arteriais sistêmicos que irrigam o pulmão afetado, o que se reveste de grande importância quando se considera a intervenção cirúrgica.

A bibliografia radiológica e de anatomia patológica tem se utilizado da classificação de Stocker com base no tamanho dos cistos e nas características histológicas para o estudo das MAC, conforme segue:

- **Tipo 0**: incidência de 1% a 3% dos casos, cistos de diâmetro de até 0,5cm, origem traqueal/brônquica, e se apresenta como componente equivalente à displasia acinar. Esse tipo de lesão envolve todos os lobos do pulmão, está associado a anormalidades cardíacas e é incompatível com a vida: as crianças que chegam a nascer se apresentam cianóticas e sobrevivem por poucas horas.
- **Tipo I**: ocorre em 70% dos casos e se caracteriza por cisto único ou cistos de mais de 2cm de diâmetro (Figura 5.7), rodeados de múltiplos cistos menores e tendo alvéolos normais de permeio; os cistos são cobertos por epitélio pseudoestratificado ciliar, com áreas de epitélio

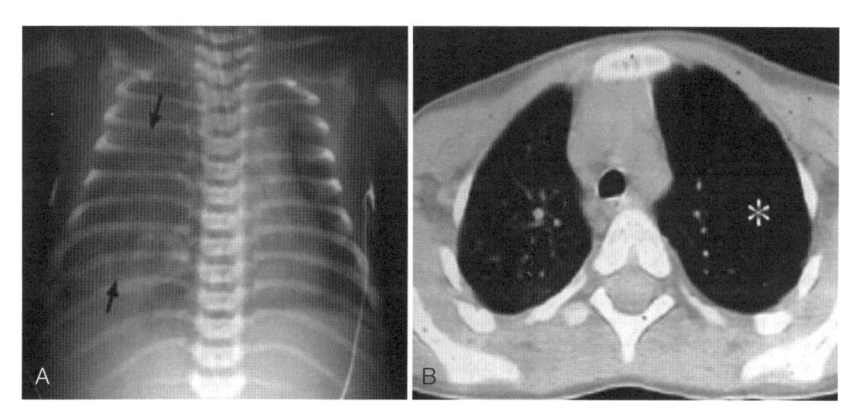

FIGURA 5.7. Malformação adenomatosa cística tipo I.

mucoprodutor coberto por tecido fibromuscular, resultando de uma lesão no período canalicular ou pseudoglandular do desenvolvimento pulmonar. O tecido adjacente, geralmente comprimido pela malformação, leva à insuficiência respiratória no período neonatal.

- **Tipo II:** os cistos são menores, de 0,5cm a 2cm de diâmetro, e mesclados com áreas adenomatosas (Figura 5.8), cobertos por epitélio do tipo bronquiolar (cuboidal ou colunar) e separados por septos alveolares; assemelha-se à sequestração pulmonar intralobar, sendo diferenciado pela histologia; associa-se a outras malformações congênitas, como atresia de esôfago, fístula traqueoesofágica, agenesia renal, atresia intestinal, anomalias ósseas e do sistema nervoso central (SNC).
- **Tipo III**: as lesões são menos frequentes, 5% a 10% dos casos, compactas e inteiramente adenomatosas, de até 0,5cm de diâmetro, e podem envolver um pulmão inteiro ou, raramente, ambos (Figura 5.9); são observadas irregularidades na estrutura brônquica, a qual está recoberta por pequenos espaços aéreos revestidos por tecido cuboidal, assemelhando-se a um pulmão imaturo desprovido de brônquios; resulta em hipoplasia do pulmão contralateral, levando ainda à possibilidade de hidropisia fetal e insuficiência cardíaca com pior prognóstico.

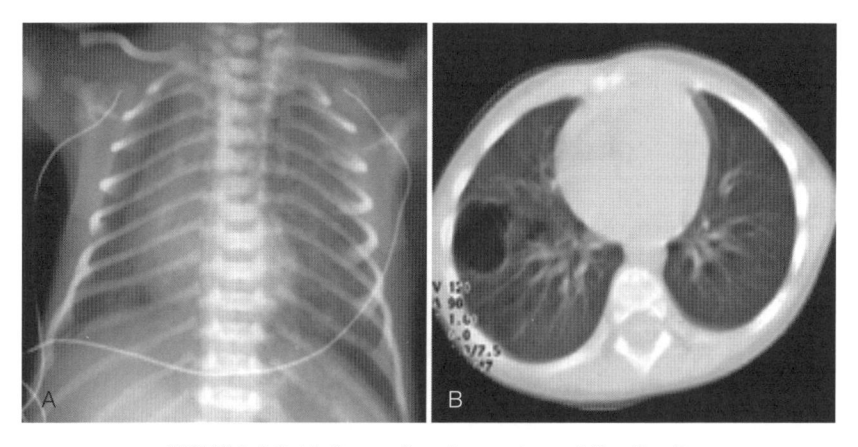

FIGURA 5.8. Malformação adenomatosa cística tipo II.

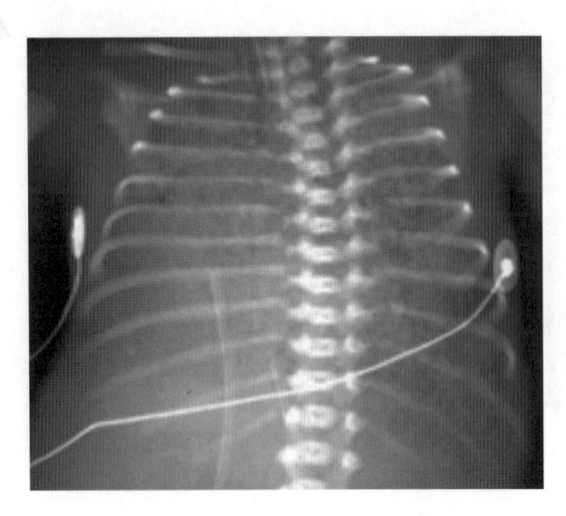

FIGURA 5.9. Malformação adenomatosa cística tipo III.

- **Tipo IV**: ocorre em 10% a 15% dos casos e apresenta origem acinar distal com grandes cistos periféricos de até 7cm de diâmetro, erroneamente classificados como tipo I. Os pacientes acometidos podem apresentar insuficiência respiratória por pneumonia ou pneumotórax e, raramente, são assintomáticos ou diagnosticados como achado radiológico.

A abordagem terapêutica é interdisciplinar: o obstetra, o neonatologista, o pneumologista e o cirurgião pediátrico poderão escolher o tipo e o momento da intervenção (conservadora, lobectomia ou segmentoscopia). Muito raramente uma pneumonectomia será indicada, uma vez que tem como base o risco de infecções de repetição e possíveis complicações pleuropulmonares, além do risco de malignização para rabdomiossarcoma e carcinoma bronquioloalveolar.

Na fase pré-natal, a intervenção cirúrgica permanece como a melhor alternativa para as formas microcísticas associadas a hidropisia fetal, com sobrevida de 50%, havendo experiência também de intervenção imediatamente após o parto, com a criança ainda ligada à mãe pelo cordão umbilical, e sobrevida de 90%.

O prognóstico é geralmente bom, apesar de algumas complicações esperadas como: pobre reexpansão do tecido pulmonar remanescente, enfisema subcutâneo, problemas no espaço pleural e dificuldades no desmame do respirador. Mas a função pulmonar, se decidido o procedimento mais conveniente, permite a compensação do crescimento pulmonar.

Existe ainda a possibilidade de algumas lesões sofrerem regressão espontânea no período neonatal por falta de suprimento sanguíneo ou por apoptose.

CISTOS BRONCOGÊNICOS

Apesar de se apresentarem também como cistos extrapulmonares ou mediastinais, são relevantes alguns comentários em virtude da repercussão clínica que causam, a depender de sua localização.

Apresentam em sua gênese a presença de um broto anômalo da árvore traqueobrônquica, tendo como localizações principais as regiões paratraqueal, paraesofagiana, hilar ou parenquimatosa, que podem ser visualizadas no exame ultrassonográfico pré-natal, e mais raramente a localização retroperitoneal.

Os cistos broncogênicos constituem a mais frequente lesão cística do mediastino, e os sintomas de refluxo gastroesofágico, sibilância e rouquidão estão presentes quando a dimensão do cisto é suficiente para comprimir o esôfago; a hiperinsuflação pulmonar obstrutiva do pulmão ipsilateral pode ocorrer se houver compressão de um brônquio principal. Quando menores, podem sofrer ruptura e embolização gasosa durante viagens aéreas. Portanto, não seria exagero realizar uma investigação radiológica em pessoas com a queixa de repetido mal-estar nessas circunstâncias de voos. Os cistos cervicais de origem broncogênica podem ocasionar disfagia e estridor, dispneia, assim como efeitos de compressão ou fístulas.

Na seriografia esofagogástrica aparece uma imagem arredondada, mais bem identificada na tomografia computadorizada (TC) de tórax (Figura 5.10), onde a imagem cística tem densidade homogênea sem septos ou calcificações no interior.

O tratamento é cirúrgico com a ressecção completa do cisto.

ENFISEMA LOBAR CONGÊNITO (ELC)

O ELC, também denominado hiperinsuflação pulmonar infantil, é uma malformação pulmonar rara que se apresenta entre 1:20 mil e 1:30 mil nascimentos, de causa não definida em quase metade dos casos, e que se caracteriza por aprisionamento aéreo e hiperinsuflação progressiva de um lóbulo pulmonar, levando ao quadro de insuficiência respiratória.

Se algumas vezes pode não ser encontrado o fator desencadeante, em torno de 25% dos casos ocorre o desenvolvimento deficiente de uma cartilagem brônquica. Restos de mucosa causando obstrução, uma estenose ou uma torção também podem funcionar como um obstáculo à saída do ar e fica estabelecida a área enfisematosa, mais frequente nos lobos superior esquerdo, médio e superior direito.

A histologia do pulmão com ELC geralmente é normal, com septos alveolares preservados e leve dilatação alveolar. Em alguns casos pode haver aumento no número de alvéolos, caracterizando assim o pulmão ou lobo como polialveolar.

A apresentação clínica pode expressar diferentes formas, desde um quadro de disfunção respiratória nos primeiros dias de vida, com piora progressiva, a uma ausência de sintomas durante

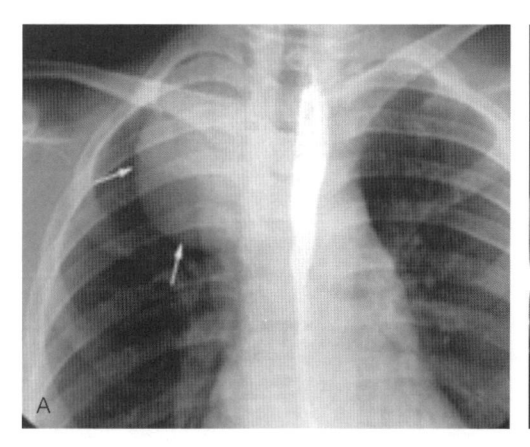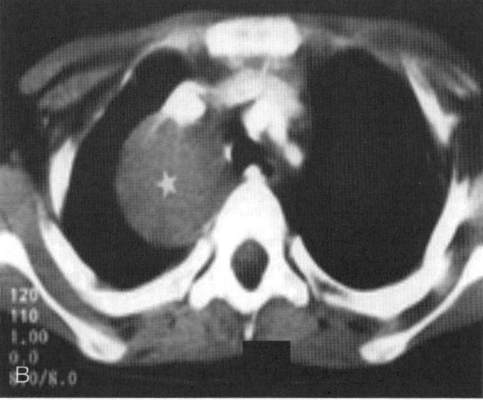

FIGURA 5.10. Em **A**, radiografia de tórax de uma menina com 5 anos de idade, mostrando imagem cística, densidade de partes moles, bem delimitada. Em **B**, TC de tórax sem contraste com a mesma imagem.

anos. Até 10% dos pacientes podem apresentar anomalias associadas, e as mais comuns são as de origem cardíaca. Nesse caso, a compressão extrínseca do brônquio pela dilatação da via de saída do ventrículo direito provoca a hiperinsuflação pulmonar.

O diagnóstico pode ser feito durante exame de ultrassonografia fetal, mas geralmente é feito pela radiografia simples do tórax, diante do quadro de insuficiência respiratória de um recém-nascido, que evidencia um lobo pulmonar hiperinsuflado, às vezes com herniação pulmonar para o hemi-tórax contralateral, desvio mediastinal e áreas de atelectasia no parênquima pulmonar adjacente. A TC do tórax é essencial para evidenciar os limites do lobo afetado e seus vasos e para avaliação das obstruções brônquicas (Figura 5.11).

O diagnóstico diferencial se faz com pneumatoceles, pneumotórax, atelectasia, hipoplasia pulmonar e síndrome de Swyer-James (pulmão hipertransparente unilateral).

Para o tratamento do ELC é recomendada a ressecção cirúrgica por videolaparoscopia ou tora-cotomia para as crianças sintomáticas e observação para as assintomáticas, em razão da possibi-lidade de resolução espontânea ou compensação pelo parênquima pulmonar normal. É contro-versa a conduta para as crianças oligossintomáticas, mas o tratamento cirúrgico apresenta baixas morbidade e mortalidade, com perda pequena de volume pulmonar e possibilidade de recupera-ção de alvéolos na infância.

SEQUESTRO PULMONAR (SP)

O SP é definido como a massa anormal de tecido pulmonar sem comunicação com a árvore brônquica, correspondendo ao tecido embrionário sequestrado, que pode estar localizado na caixa torácica ou mais raramente na cavidade abdominal, sem anormalidades cromossômicas identifica-das até o momento. O suprimento sanguíneo provém da aorta torácica descendente ou abdominal e mais raramente de outra artéria sistêmica. Ocorre em aproximadamente 0,15% a 6,5% de todas as malformações pulmonares, podendo ser classificado de acordo com sua localização em relação ao pulmão normal em extralobar, sequestro pulmonar extralobar (SPE) ou intralobar (SPI).

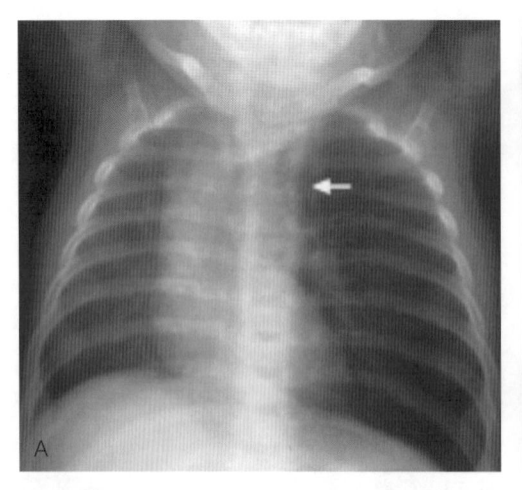 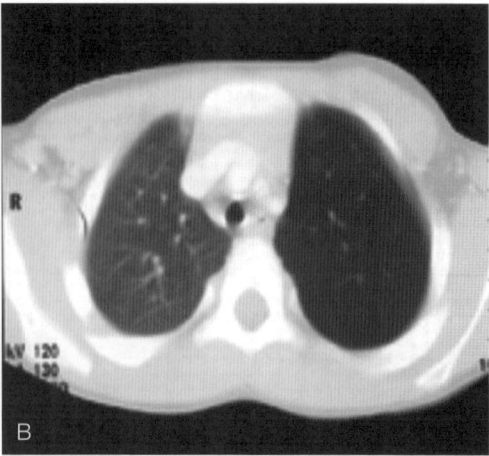

FIGURA 5.11. Em **A**, radiografia de um menino de 1 ano de vida, com hipertransparência em hemitórax esquerdo e com desvio do mediastino para a direita. Em **B**, TC do tórax do mesmo paciente, mostrando hiperinsuflação à esquerda com desvio para a direita.

O SPE, também chamado de pulmão acessório, prevalece no sexo masculino em 80% dos casos e geralmente se localiza no lobo inferior do pulmão esquerdo junto ao seio costofrênico. Pode passar despercebido durante toda a vida ou manifestar-se como infecções de repetição e estar associado a alterações cardíacas, diafragmáticas e da parede torácica. Sua drenagem venosa ocorre para a veia ázigos ou porta. Caracteriza-se, macroscopicamente, por lesão ovalada ou piramidal e, histologicamente, por brônquios e bronquíolos irregulares, bem como alvéolos duas a cinco vezes maiores do que seus tamanhos normais.

O tratamento pode ser conservador nos pacientes assintomáticos, mas infelizmente é difícil ter certeza de que essas lesões não contenham um componente misto com as MAC, que apresentam risco de degeneração maligna, trazendo controvérsias quanto à melhor conduta.

O SPI é mais frequente do que o SPE, com uma relação de 3:1. A prevalência em relação ao gênero é indistinta e também não há predominância do segmento pulmonar acometido, embora alguns autores relatem maior frequência no segmento basal posterior do lobo inferior esquerdo. Geralmente não acompanha outras malformações pulmonares, e sua drenagem venosa ocorre para as veias pulmonares. Caracteriza-se por múltiplos cistos de tamanhos variados que, na microscopia, apresentam parênquima pulmonar repleto de tecido inflamatório e fibrose, com remanescentes de brônquios e bronquíolos recobertos por tecido fibroso infiltrado de linfócitos. Na investigação de um caso de SP, os exames de imagem têm dois objetivos: caracterizar o suprimento arterial anômalo e descartar a presença de outras patologias, fornecendo informações valiosas no planejamento operatório. A apresentação radiológica mais comum é a de uma opacidade no segmento basal posterior do lobo inferior esquerdo (Figura 5.12). A disponibilidade da TC helicoidal com contraste venoso dispensa a angiografia, assim como a ressonância magnética, pois permite visualizar os vasos de comunicação com o sequestro e as alterações do parênquima pulmonar.

O tratamento de escolha é a sequestrectomia ou lobectomia, quando não for possível delimitar bem o tecido afetado, e o índice de complicações cirúrgicas é relativamente baixo. Caso aconteçam complicações, serão por hemorragia incontrolável durante o ato cirúrgico. Por isso há a necessidade de mais atenção com o pedículo vascular que nutre a área de sequestro.

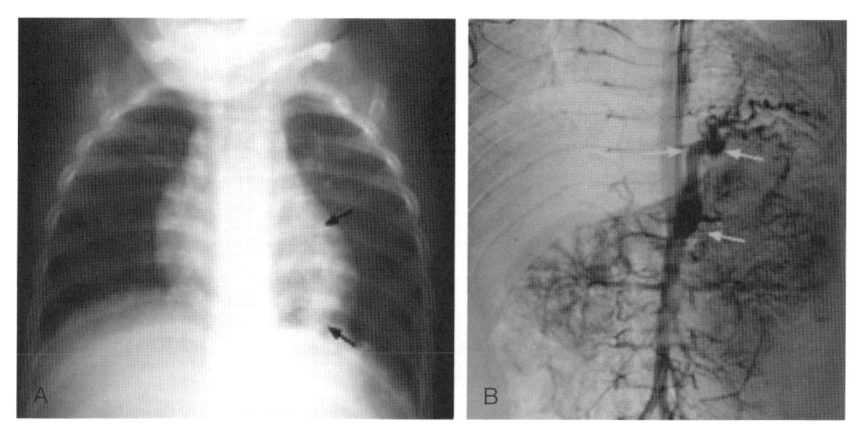

FIGURA 5.12. Em **A**, radiografia de tórax mostrando imagem hipotransparente (*setas*) localizada posteriormente ao lobo inferior esquerdo. Em **B**, aortografia do mesmo paciente mostrando irrigação do sequestro vindo da aorta.

MALFORMAÇÕES ARTERIOVENOSAS PULMONARES (MAV)

As MAV são uma comunicação anormal entre um ramo da artéria pulmonar e uma veia pulmonar decorrente da persistência de comunicações arteriovenosas primitivas. No entanto, já foram descritas origens nas artérias brônquicas, mamária interna e aorta descendente. As lesões podem ser únicas ou múltiplas, e, nesse caso, cerca de metade dos pacientes tem o diagnóstico de telangiectasia hemorrágica hereditária ou síndrome de Rendu-Osler-Weber.

A incidência é de dois a três casos por 100 mil pessoas, que apresentarão sintomas em apenas 25% a 50o% dessas situações. Com frequência são assintomáticas na infância, porém, com o tempo, as MAV tendem a dilatar-se, provocando queda na saturação de oxigênio, quando então surgem os sintomas de dispneia de esforço, policitemia, baqueteamento de dedos e cianose central e periférica. As complicações ocorrem por perda da função filtrante pulmonar, permitindo que êmbolos e bactérias passem para a circulação sanguínea, resultando em embolias e abscessos cerebrais, ou ainda por sangramento desses vasos anormais, causando hemoptise ou hemotórax.

Os pacientes assintomáticos podem ser selecionados a partir de história sugestiva de epistaxe, telangiectasias e familiares com telangiectasia hemorrágica hereditária. Estudos genéticos têm demonstrado a presença de genes mutantes na síndrome da polipose juvenil associada à telangiectasia hemorrágica hereditária e ao acometimento pulmonar. Estima-se que 60% das pessoas com MAV tenham essa síndrome e que 15% a 30% delas tenham MAV, embora essa incidência varie com os genes específicos afetados, seja o endoglin no cromossomo 9, o SMAD4 e outros genes implicados na patogênese da doença.

As MAV apresentam grande diversidade histológica, variando desde telangiectasias difusas até estruturas complexas, consistindo de um saco aneurismático dilatado pela confluência de artérias e veias.

Os pacientes geralmente apresentam o ecocardiograma normal e uma radiografia de tórax com opacificação na área afetada pela MAV com maior incidência nos lobos médio e inferior esquerdos. A angiografia (Figura 5.13) permite o delineamento do suprimento arterial e da drenagem venosa, porém a angiotomografia e a ressonância magnética tridimensional têm demonstrado efetividade e acurácia, além de serem exames não invasivos.

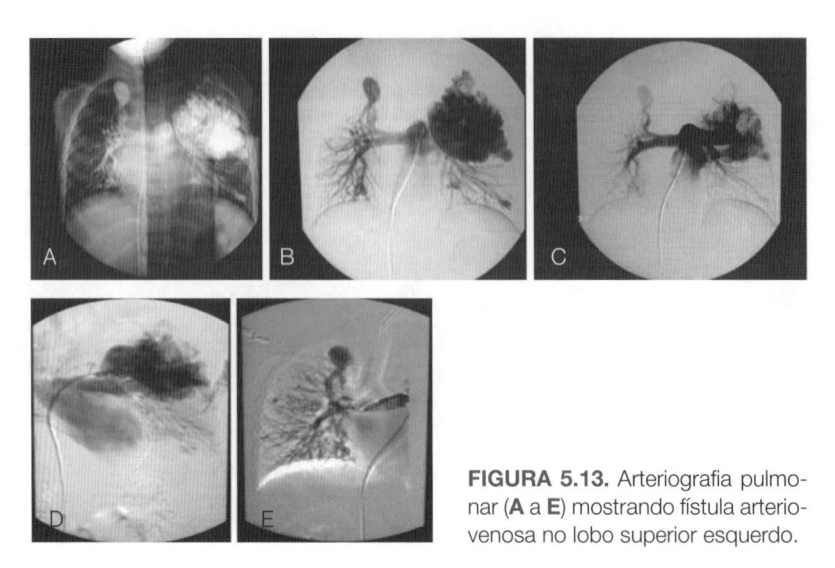

FIGURA 5.13. Arteriografia pulmonar (**A** a **E**) mostrando fístula arteriovenosa no lobo superior esquerdo.

O diagnóstico diferencial é feito com malformações adenomatosas císticas, atresia bronquial, sequestros pulmonares, neoplasia cística, cistos broncogênicos e duplicações esofágicas.

O objetivo do tratamento é melhorar os sintomas decorrentes da hipóxia e prevenir a hemoptise e as complicações neurológicas. A técnica de embolização com espirais traz bons resultados iniciais, mas apresenta alta taxa de recorrência e de complicações, como dor, isquemia pulmonar e cardíaca, além do risco de migração de um espiral, ficando reservada para pacientes com restrição cirúrgica e com múltiplas lesões. A cirurgia é método seguro, e, reservada as formas difusas de MAV, existe a possibilidade de transplante pulmonar.

HIPOPLASIA PULMONAR (HP)

A HP é a anomalia congênita decorrente do menor número de alvéolos e do menor tamanho das vias respiratórias, podendo ser unilateral ou bilateral primária ou secundária, esta última a mais frequente.

Para que os pulmões se desenvolvam plenamente são necessários caixa torácica adequada, movimentos respiratórios fetais e quantidade razoável de líquido amniótico para distender os pulmões em desenvolvimento. Todas as situações que afetem essas circunstâncias comprometem o desenvolvimento pulmonar, como alteração óssea torácica, oligoidrâmnio (agenesia renal), lesões que ocupem espaço (massa tumoral, hérnia diafragmática, enfisema lobar congênito) ou ainda diminuição da perfusão pulmonar (síndrome da cimitarra, cardiopatias congênitas).

Os recém-nascidos acometidos apresentam grau de dificuldade respiratória que depende do parênquima pulmonar funcionante.

É difícil o diagnóstico ultrassonográfico pré-natal da hipoplasia pulmonar, que pode ser investigada após o nascimento com ressonância magnética. Os achados radiológicos são variáveis, desde pulmões pequenos e hipoventilados (Figura 5.14) até alterações na localização da imagem do mediastino e cardíacas, por desvio de suas estruturas.

O tratamento é de suporte e está centrado nas anomalias subjacentes. O prognóstico depende do grau de hipoplasia e das anomalias congênitas associadas.

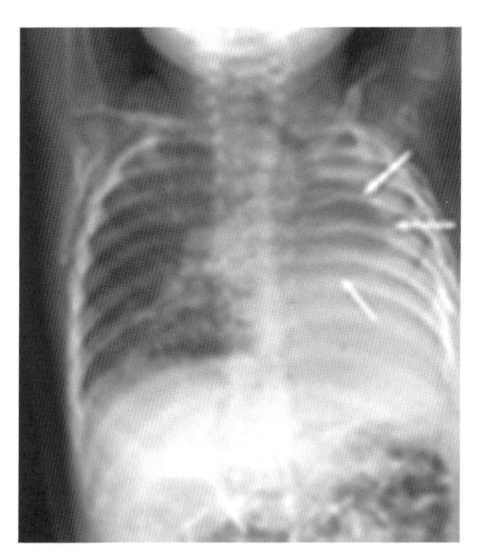

FIGURA 5.14. Radiografia de tórax de lactente com 7 meses de idade, mostrando hipotransparência em hemitórax esquerdo e pequena área de pulmão esquerdo (*setas*) com desvio do mediastino para a direita após reparo de hérnia de Bochdaleck.

HÉRNIA DIAFRAGMÁTICA (HD)

A HD decorre do não fechamento dos folhetos pleuroperitoneais em torno da 16ª semana do desenvolvimento embrionário, em cerca de 80% dos casos, do lado esquerdo. Consequentemente, estruturas do trato digestivo herniam através do forame posterolateral de Bochdaleck e impedem que o pulmão do lado correspondente se desenvolva normalmente.

A apresentação clínica consiste em dificuldade respiratória ao nascimento, abdome escavado, palidez, cianose e murmúrio vesicular diminuído. A radiografia do tórax e do abdome confirma o diagnóstico, evidenciando desvio do mediastino, pulmão comprimido por alças intestinais e pouco gás no abdome (Figuras 5.15 e 5.16).

O diagnóstico pré-natal é muito importante para o adequado atendimento na sala de parto, quando medidas de reanimação com balão e máscara não devem ser realizadas. A indicação é de intubação traqueal. A ventilação deve ser delicada, lembrando que uma expansão pulmonar

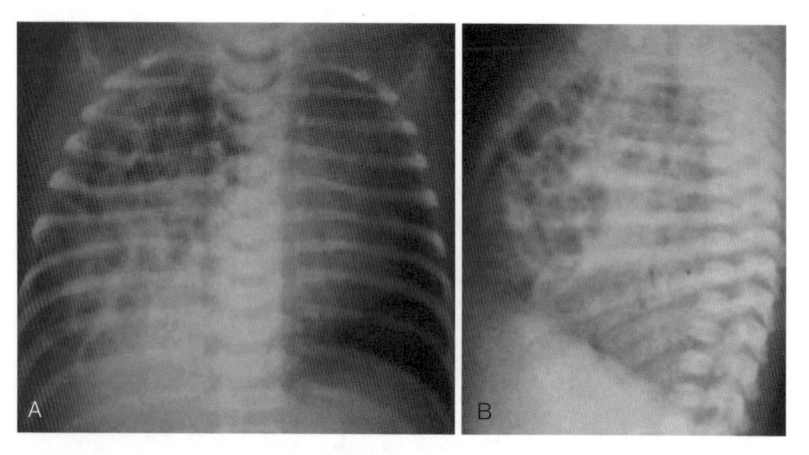

FIGURA 5.15. Radiografias (**A** e **B**) mostrando hérnia diafragmática de Morgani.

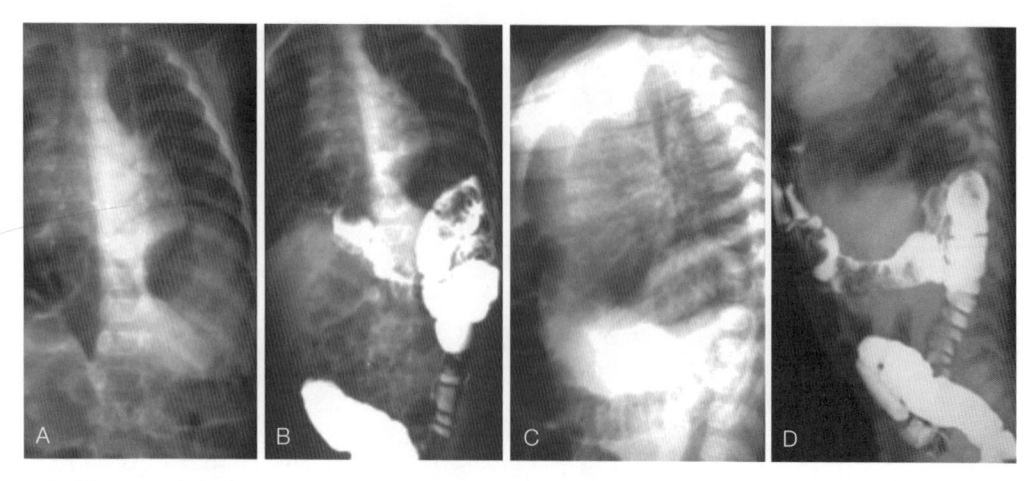

FIGURA 5.16. Radiografia de tórax evidenciando hérnia diafragmática anterior com a presença de imagens císticas em hemitórax direito (**A** e **B**). Radiografia em perfil mostra abdome escavado (**C**). Enema contrastado evidencia o cólon herniado através do diafragma (**D**).

ipsilateral rápida pode agravar a lesão pulmonar. Recomenda-se a introdução de sonda orogástrica para esvaziar o conteúdo gástrico, não comprometendo ainda mais a expansão pulmonar pelas alças intestinais localizadas no tórax, associada a sedação leve.

O tratamento é cirúrgico, por via abdominal, mas o avanço mais importante nos cuidados às crianças com HD é a estabilização inicial com estratégias ventilatórias que visem proteger os pulmões. A correção cirúrgica deve ser realizada após a avaliação da pressão pulmonar por meio de ecocardiografia, evitando, dessa forma, a drenagem pleural profilática no período intraoperatório. O sildenafil é usado em casos de dificuldade de estabilização clínica e na impossibilidade de reduzir as concentrações de oxigênio. O óxido nítrico é usado na transição do paciente para oxigenação por membrana extracorpórea (ECMO).

A mortalidade por insuficiência respiratória é de 30% a 50%, relacionada com hipoplasia pulmonar e com malformações associadas a cardiopatias, do SNC e do trato geniturinário. Um consenso com base na estratificação dos tipos do defeito seria importante para o aperfeiçoamento na abordagem da HD, mas limitações na padronização dos estudos atuais ainda dificultam a elaboração desse consenso.

CONSIDERAÇÕES FINAIS

As malformações pulmonares vêm apresentando mais casos diagnosticados precocemente com a realização de ultrassonografias mais acuradas durante o período pré-natal. Entretanto, mais estudos são necessários para o esclarecimento da população médica a respeito do diagnóstico correto dessas doenças. A falha na identificação dos casos resulta em tratamentos e hospitalizações desnecessários e complicações recorrentes e frequentes, dificultando ainda a intervenção cirúrgica em razão das inflamações e aderências no local. Por outro lado, a identificação radiológica de anomalias pulmonares em crianças assintomáticas, que passariam inadvertidas, exige acompanhamento especializado.

O melhor exame é aquele que oferece a informação clínica necessária e pouca agressividade com a menor dose possível de radiação. Com os avanços de técnicas como a angiotomografia computadorizadas e as melhores sequências de ressonância magnética, a angiografia e a broncografia têm sido cada vez menos utilizadas.

Há uma tendência para intervenção cirúrgica minimamente invasiva cada vez mais precoce nos casos críticos ou por volta dos 3 meses nos pacientes estáveis em virtude das possíveis complicações de cada patologia. Permanecem controversos os casos assintomáticos, mas deve ser lembrada a possibilidade de multiplicação alveolar na recuperação do tecido pulmonar até os 8 anos de idade, uma evidência a favor de intervenções mais precoces.

O suporte nutricional e a assistência respiratória dos bebês por toda a equipe neonatal, como também o controle da dor e o uso racional de antibióticos, são fundamentais para a recuperação quando a cirurgia for a melhor escolha. As atelectasias são a complicação pós-operatória mais frequente, em razão do diminuto calibre das vias aéreas ante as secreções. Procedimentos fisioterapêuticos, uso de baixos volumes, pressões inspiratórias baixas com fases expiratórias mais prolongadas que mantenham uma tensão alveolar satisfatória, junto a uma extubação precoce, contribuem para a diminuição do tempo de internação e da morbidade dessas crianças.

No entanto, apesar de a abordagem cirúrgica das malformações congênitas ser realizada em hospitais terciários, o diagnóstico e o manejo clínico inicial do pediatra são fatores determinantes para a sobrevivência das crianças acometidas.

Bibliografia

Adzikhan NS. Management of fetal lung lesions. Clin Perinatol 2009; 36(2):363-76.

Andrade CF, Ferreira HPC, Fisher GB. Malformações pulmonares congênitas. J Bras Pneumol 2011; 37(2):259-71.

Andrade CR, Gomes DL, Moura JARM et al. Malformações broncopulmonares. Pediatria, São Paulo, 2009; 31(2):128-36.

Arnaiz J, Lucas ME, Piedra T et al. In flight seizures and fatal air embolism: the importance of a chest radiograph. Arch Neurol 2011; 68(5):661-4.

Aziskhan RG, Crombleholme TM. Congenital cystic lung disease: contemporary antenatal and postnatal management. Pediatric Surg Int 2008; 24(6):643-57.

Costa Jr AS. Análise retrospectiva do tratamento operatório das malformações torácicas (pulmonares e linfáticas) [Tese]. São Paulo: Faculdade de Medicina, Universidade Federal de São Paulo, 2006.

Epelman M, Kreiger PA, Servaes S et al. Current imaging of prenatally diagnosed congenital lung lesions. Sem Ultrassound CT MR 2010; 31(2):141-57.

Ferreira HPC. Tratamento cirúrgico das malformações pulmonares congênitas em pacientes pediátricos. J Bras Pneumol 2010; 36(2):175-80.

Giubergia V, Barrenechea M, Siminovich M Pena HG et al. Malformação adenomatosa cística congênita: características clínicas, conceitos patológicos e tratamento em 172 casos. J Pediatr 2012; 88(2):143-8.

Hedrick HL, Flake AW, Combreholme TM et al. The ex utero intrapartum therapy procedure for high-risc fetal lung lesions. J Pediatr Surg 2005; 40(6):1038-43.

Ilyer NK, Burke CA, Leach BH, Parambil JG. SMAD4 mutation and the combined syndrome of juvenile polyposis syndrome and hereditary haemorragic telangiectasia. Thorax 2010; 65(8):745-6.

Kaleche KD, Chaoui R, Paris S, Bollmann R. Prenatal diagnosis of right lung agenesis using color doppler and magnetic resonance imaging. Fetal Diagn Ther 1997; 12(6):360-2.

Lally KP, Lasky RE, Laly PA et al. Standardized reporting for congenital diaphragmaticc hernia - an international consensus. J Pediatric Surg 2013; 48(12):2408-15.

Palma G, Giordano R, Russolillo V, Vosa C. Cardiac defect whit diafragmatic hérnia and left agenesis – heart disease and other anomalies. Thorac Cardiovasc Surg 2010; 58(7):439-40.

Paterson A. Diagnóstico por imagen de anomalias pulmonares congênitas en lactantes y niños. Radiol Clin N Am 2005; 43:303-23.

Pugliese JG, Bártholo TP, Santos HTA et al. A utilidade da CT de tórax no diagnóstico do sequestro pulmonar. J Bras Pneumol 2010; 36(2):260-4.

Pumberger W, Hormann M, Deutinger J et al. Longitudinal observation of antenatally detected congenital lung malformations (CLM): natural history, clinical outcome and log-term follow-up. Eur J Cardiothorac Sururg 2003; 24:703-11.

Ruano R, Yoshizaki CT, Zugaib M. Estruturas torácicas fetais: avanços em imagem sonográfica. Femina 2007; 35(8):507-12.

Santos MM, Maksoud JG. Malformações congênitas do esôfago. In: Barbieri D, Koda YKL (eds.) Doenças Gastrenterológicas em pediatria. São Paulo: Atheneu, 1996:103-9.

Sauvat F, Michel J-L, Benach A et al. Management of assyntomatic neonatal cystic adenomatoid malformations. J Pediatr Surg 2003; 38:548-52.

Stocker JT. Congenital pulmonary airway malformation: a new name and an expanded classification of congenital cystic adenomatoid malformation of the lung. Hystopatology 2002; 41(suppl 2):424-31.

Tannuri U, Velhote MCP. Malformações do sistema respiratório. In: Rodrigues JC, Adde FV, Silva Filho LVRF (eds.) Doenças respiratórias. São Paulo: Manole, 2008:550-70.

Trembath RC, Thomson JR, Machado RD et al. Clinical and molecular genetic features of pulmonary hypertension in patients with hereditary hemorrhagic telangectasie 2001; 345(5):325-34.

Zugaib M, Cha SC. Pulmão fetal. In: Zugaib M, Kanas M. Fisiologia fetal aplicada. São Paulo: Roca, 1986: 33-59.

Capítulo **6**

Displasia Broncopulmonar

Katharina Vidal de Negreiros Moura
Ana Maria Cavalcante Melo
Délia Maria de Moura Lima Hermann
Janaína da Silva Nogueira

INTRODUÇÃO

Os avanços na área da atenção perinatal nas últimas décadas têm aumentado a sobrevida de recém-nascidos com muito baixo peso. No entanto, a morbidade a longo prazo ainda é frequente, com a displasia broncopulmonar (DBP) sendo uma das complicações mais importantes em prematuros.

Atualmente a DBP, doença respiratória crônica da infância, é responsavel por hospitalizações frequentes e prolongadas, apresentando altos índices de mortalidade e repercussões no desenvolvimento neuropsicomotor e no crescimento ponderoestatural.

DEFINIÇÃO

A DBP foi descrita inicialmente em 1967 como a doença pulmonar crônica que acometia recém-nascidos prematuros com síndrome do desconforto respiratório, ou doença de membrana hialina, submetidos a ventilação mecânica prolongada com altos níveis pressóricos e frações inspiradas de O_2 elevadas. Os pacientes cursavam com taquidispneia e hipoxemia em ar ambiente, alterações específicas evidenciadas à radiografia de tórax, cardiomegalia e *cor pulmonale*.

Em 1979, Bancalari definiu a DBP como insuficiência respiratória no neonato que necessitava de pelo menos 3 dias de ventilação mecânica e que evoluía dependente de O_2 por mais de 28 dias de vida, apresentando sinais de aumento do trabalho respiratório e alterações radiológicas pulmonares.

Com as mudanças no perfil epidemiológico e nas características clínicas e histopatológicas da doença, realizou-se em 2000 uma conferência para consenso acerca da DBP nos EUA, a qual foi organizados pelo Instituto Nacional de Saúde da Criança e Desenvolvimento Humano (NICHD) com os objetivos de estabelecer uniformização da terminologia, definir critérios de gravidade e instituir estratégias de prevenção e tratamento da DBP. Foi aprovada a expressão *displasia bronco-pulmonar* em detrimento de *doença pulmonar crônica do prematuro*, por conta dos aspectos específicos em termos epidemiológicos, etiopatogênicos e prognósticos da doença, considerando-se o diagnóstico para qualquer neonato que permaneça com necessidade de O_2 por mais de 28 dias. A necessidade de O_2 com 36 semanas de idade gestacional corrigida seria o parâmetro usado para identificar a gravidade da lesão pulmonar, incluindo as diferentes frações inspiradas de O_2.

Considera-se que qualquer neonato que permaneça com necessidade de oxigênio em concentrações acima de 21% por mais de 28 dias de vida e 36 semanas de idade gestacional corrigida deve ser submetido à reavaliação diagnóstica e à determinação da gravidade da doença de acordo com o Quadro 6.1.

EPIDEMIOLOGIA

O aumento da sobrevivência de prematuros cada vez mais extremos tem modificado a epidemiologia após a definição da doença. As taxas de incidência mais elevadas são observadas entre aqueles prematuros com muito baixo peso ao nascer e com idade gestacional mais baixa.

As formas mais graves de DBP, descritas por Northway em 1967, foram substituídas por quadros mais brandos em prematuros extremos com muito baixo peso que respondem ao tratamento com surfactante, mas demandam ventilação mecânica prolongada por apneia ou um suporte extra de oxigênio em razão do esforço respiratório.

Apesar das muitas intervenções para reduzir a incidência de DBP, a doença tem se mantido estável durante as últimas duas décadas. Entre os prematuros com menos de 1.500g, a incidência relatada em estudos multicêntricos internacionais se encontra em 25,5%, estando inversamente proporcional ao peso de nascimento e idade gestacional.

Há diferenças entre os percentuais de incidência de acordo com o critério utilizado para definir dependência de oxigênio. É aceito em diversos centros o critério de 28 dias de necessidade de oxigênio, seguido pelo de 36 semanas de idade pós-conceptual para avaliar a gravidade e o prognóstico da doença. Entre diversos centros americanos, a incidência de DBP definida como a necessidade de oxigênio com 36 semanas de idade pós-conceptual, relatada pela rede de pesquisa neonatal – o NICHD –, variou de 3% a 43%. Possivelmente, essa variação se relacionou com as

QUADRO 6.1 Critérios diagnósticos da DBP			
Idade gestacional (semanas)	Leve	Moderada	Grave
< 32	O_2 suplementar (aos 28 dias) e AA com 36 semanas de IGC ou na alta	O_2 suplementar (aos 28 dias) e FiO_2 < 0,3 com 36 semanas de IGC ou na alta	O_2 suplementar (aos 28 dias) e $FiO_2 \geq$ 0,3 ou pressão de suporte positiva com 36 semanas de IGC ou na alta
$\geq$ 32	AA no 56º dia de vida ou na alta	FiO_2 < 0,3 no 56º dia de vida ou na alta	$FiO_2 \geq$ 0,3 com ou sem pressão de suporte positiva no 56º dia de vida ou na alta

AA: ar ambiente.
IGC: idade gestacional corrigida.
Fonte: Bhandari A, Bhandri V. Pitfalls. Problems and progress in bronchopulmonary dysplasia. Pediatrics 2009; 123:1562-73.

diferenças nas populações estudadas, com a falta de padronização das estratégias ventilatórias empregadas no tratamento da doença pulmonar aguda e com os diferentes critérios diagnósticos utilizados para definir a doença, faltando definição uniformizada sobre o nível de suplementação de oxigênio adequado para essas crianças.

O Grupo Colaborativo de Estudos em Neonatologia (NEOCOSUR) encontrou incidência de 24,4% de DBP entre os recém-nascidos com menos de 1.500g em países da América Latina entre 2000 e 2003.

Os estudos de incidência de DBP também procuram analisar fatores de risco para o desenvolvimento da doença. Os fatores maternos ou pré-natais são doença hipertensiva da gravidez (DHEG), infecção materna e uso de corticoide, e os fatores neonatais são aqueles que se relacionam com a assistência prestada pelas unidades neonatais.

PATOGENIA

A DBP é o produto de fatores de risco que se iniciam antes mesmo do período neonatal, precipitando a prematuridade e o nascimento com pulmões deficientes em surfactante, o que caracteriza a síndrome de desconforto respiratório (SDR).

Durante os cuidados de suporte respiratório, a ventilação mecânica causa anormalidades pulmonares, incluindo alterações estruturais permanentes, com efeitos significativos sobre a mecânica pulmonar, a troca gasosa e a vasculatura pulmonar.

Após o uso do surfactante pulmonar, a doença tem modificado suas características fisiopatológicas, sendo descrita hoje como a nova displasia broncopulmonar, em que ocorrem agressão tissular e parada nas fases do desenvolvimento pulmonar (Figura 6.1). As diferenças entre a DBP

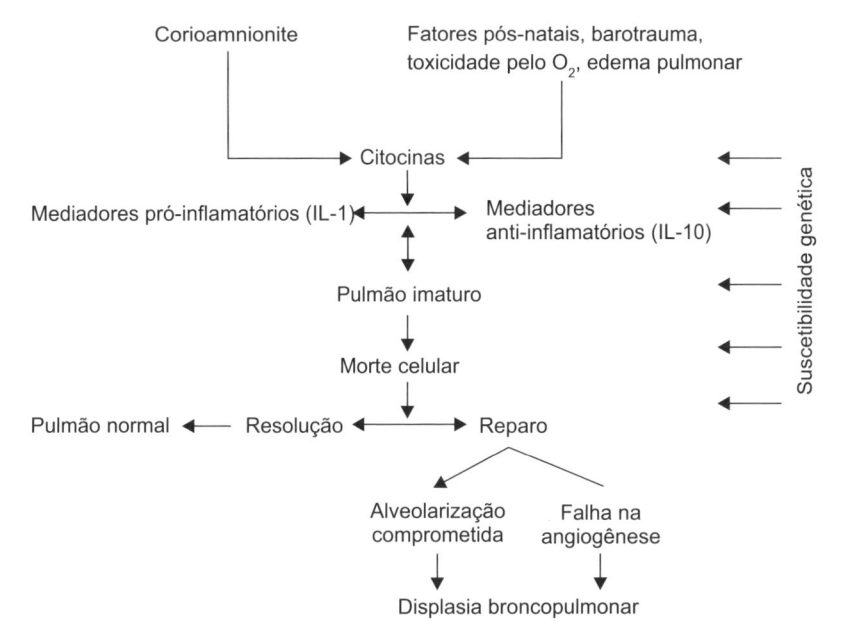

FIGURA 6.1. Patogênese da nova displasia broncopulmonar. (Adaptada de Bhandari A, Bhandri V. Pitfalls, problems and progress in bronchopulmonary dysplasia. Pediatrics. 2009; 123:1562-73.)

QUADRO 6.2 Evolução da patologia da DBP

Velha DBP

Áreas de atelectasia alternando com hiperinsuflação

Lesões graves do epitélio da via aérea (hiperplasia e metaplasia escamosa)

Área interna de superfície alveolar reduzida

Hiperplasia da musculatura lisa da via aérea

Extensa linfoproliferação

Lesões hipertensivas vasculares proeminentes

Nova DBP

Alvéolos grandes, simplificados e reduzidos em número (hipoplasia alveolar, redução do complexo acinar)

Lesões discretas do epitélio da via aérea (negligenciável)

Hiperplasia variável da musculatura da via aérea

Linfoproliferação intersticial variável

Capilares dismórficos e reduzidos

Lesões vasculares arteriais ou arteriolares menos graves

Menor fibrose septal que aparece de forma mais difusa

Fonte: modificado de Coalson JJ. Pathology of new bronchopulmonary dysplasia. Semin Neonatol 2003; 8:73-81.

clássica e a nova estão no Quadro 6.2. A doença é multifatorial e os fatores mais comumente envolvidos são:

Prematuridade: crescimento e desenvolvimento pulmonar

Com o nascimento prematuro, o crescimento e o desenvolvimento do pulmão são rompidos, e o pulmão imaturo é exposto a estímulos adversos no momento em que fica mais suscetível a lesões por deficiência de surfactante e a mecanismos antioxidantes inadequados.

Atualmente a DBP é caracterizada por ácinos alveolares com septação reduzida, causada pelo comprometimento da formação alveolar, pela ventilação mecânica e pelo oxigênio. No pulmão normal, as vias aéreas estão bem formadas nas 20 semanas de idade gestacional, com alvéolos surgindo apenas após 32 semanas. Recém-nascidos a termo têm aproximadamente 30% do número de alvéolos dos adultos. No momento de viabilidade, entre 23 e 24 semanas do feto, o pulmão se encontra na transição da fase canalicular para sacular, com a vascularização ocorrendo paralelamente à formação alveolar. Os pulmões dos prematuros nessa fase ainda têm níveis insuficientes de antiproteases, tornando-os mais vulneráveis à lesão pelo oxigênio, e menor regulação dos mecanismos de reparação.

Toxicidade pelo oxigênio

O pulmão humano neonatal apresenta defesas antioxidantes, como as enzimas catalase e glutationa peroxidase, em concentrações mais baixas do que os adultos. Os metabólitos ativos do oxigênio provocam grande dano tecidual por meio da oxidação de enzimas, da inibição de proteases e da síntese de DNA, diminuição da síntese de surfactante e peroxidação de lipídios, e são quimiotáticos para células inflamatórias. O oxigênio também poderia interferir diretamente na alveolarização pulmonar.

Ventilação mecânica

A lesão pulmonar pode ser atribuída a pressões positivas e expiratórias inadequadas. As causas dessa lesão incluem altas pressões nas vias aéreas (barotrauma), volumes gasosos excessivos (volutrauma), colapso alveolar com lesão por reexpansão (atelectotrauma) e inflamação (biotrauma). Prematuros em ventilação mecânica prolongada desenvolvem inflamação com uma cascata de citocinas associadas a incidência e gravidade mais altas de DBP. Ocorre ainda significativa disfunção de surfactante, que tem a função de estabilizar os espaços aéreos ventilados.

A lesão induzida é indistinguível do processo patológico inicial da SDR do prematuro, e seu uso por mais de 7 dias está associado ao desenvolvimento da DBP. Estratégias ventilatórias com altos picos pressóricos e insuflação lenta, causando hiperoxia e hipocarbia, também lesam as estruturas alveolares, sendo a hipocarbia um fator de mau prognóstico. O uso de ventilação nasal com pressão positiva (CPAP) é uma dessas estratégias, utilizada já na sala de parto, com chance de evitar a necessidade de ventilação mecânica em prematuros extremos, reduzindo o risco de DBP.[1]

Infecção

Há duas situações relacionadas com a infecção como fator de risco para a DBP: a corioamnionite e a sepse neonatal. A corioamnionite desempenha papel importante nos prematuros que desenvolvem DBP, mas é difícil de ser avaliada por conta das muitas definições. O diagnóstico é geralmente clínico, porém o padrão-ouro seria a análise histopatológica da placenta. A ocorrência de sepse neonatal está associada ao aumento do risco de desenvolvimento de DBP, pois leva à deterioração progressiva da função pulmonar do RN e ao aumento da necessidade de oxigênio e ventilatória. Há ainda produção de fosfolipases pelos microrganismos, com elevação de leucotrienos, recrutamento de leucócitos e aumento da permeabilidade vascular.

Muitos patógenos estão associados ao desenvolvimento de DBP, como citomegalovírus, *Ureaplasma urealyticum*, *Mycoplasma* e adenovírus. O papel exato desses agentes não está totalmente definido, mas acredita-se que intensifiquem a resposta inflamatória com o aumento dos níveis de citocinas e neutrófilos no pulmão imaturo.

Persistência do canal arterial (PCA)

A PCA causa aumento do fluxo sanguíneo pulmonar e edema intersticial, com redução na complacência pulmonar e aumento da resistência das vias aéreas. A repercussão vai depender da magnitude do *shunt* esquerda-direita e da resposta cardíaca e pulmonar ao *shunt*. A associação à PCA exige estratégias ventilatórias mais agressivas e demoradas e aumenta o risco de infecção nosocomial, outro fator que predispõe a DBP.

Hipertensão arterial pulmonar (HAP)

Prematuros com DBP podem desenvolver HAP em razão de lesão estrutural da circulação pulmonar, aumento da resistência por lesão alveolar e hipoxemia. Um fator importante no desenvolvimento da HAP é o momento em que é desenvolvida. Prematuros com SDR têm a pressão da artéria pulmonar mais elevada, que vai se reduzindo até o quinto dia de vida. Estudos com ecocardiografia e fração de ejeção evidenciaram que prematuros com DBP apresentaram queda mais lenta da pressão da pulmonar nesse mesmo período. Essa diferença hemodinâmica poderia ser explicada por alterações estruturais no crescimento ou disfunção adquirida na circulação pulmonar.

Vitamina A

A vitamina A está envolvida em múltiplas atividades do metabolismo celular, incluindo transcrição de genes reguladores e sinalização do desenvolvimento embrionário, e como potente antioxidante. Seu uso pode reduzir o risco de DBP entre os prematuros com peso abaixo de 1.000g.

Suscetibilidade genética

A suscetibilidade genética tem emergido como fator potencial no desenvolvimento de DBP. Estudos com gêmeos têm revelado que o *status* para DBP de um deles, mesmo após correção para fatores associados, é preditor altamente significativo de DBP no segundo gêmeo.

Alterações anatomopatológicas

Nos pulmões de crianças que morrem por DBP não mais ocorre metaplasia, observada na forma clássica inicialmente descrita e consequente ao intenso processo inflamatório causado pela liberação de radicais livres com o uso de oxigênio em altas doses. Notam-se agora hipertrofia muscular, menos fibrose e insuflação mais uniforme, caracterizando esses achados compatíveis com a nova displasia broncopulmonar. Também foi observado aumento da densidade e da disposição anormal da elastina, assim como o acúmulo de musculatura lisa tanto ao redor dos vasos como das vias aéreas terminais.

Acredita-se que ocorra interferência nos processos sinalizadores do desenvolvimento pulmonar, prejudicando a maturação terminal e o curso da alveolarização, provavelmente por defeito na formação dos septos secundários. Atualmente, pode-se concluir que na DBP predomina uma alteração da arquitetura pulmonar, com diminuição importante do número de alvéolos e dilatação de estruturas distais de trocas gasosas, caracterizando o bloqueio no desenvolvimento pulmonar normal.

QUADRO CLÍNICO

Após a era do surfactante, a maioria dos prematuros que desenvolvem DBP apresenta doença pulmonar mais leve inicialmente, mas com necessidade de suporte ventilatório por tempo prolongado para apneia em razão do pequeno desempenho respiratório. Clinicamente são observadas taquipneia, dispneia e retrações torácicas. A ausculta pulmonar pode ser normal ou revelar roncos e sibilos, a depender da gravidade da doença e de outras complicações associadas, como hipertensão pulmonar e insuficiência cardíaca.

DIAGNÓSTICO

O diagnóstico de DBP é feito por parâmetros clínicos, ficando os exames, como radiografia de tórax e gasometria, para seguimento e avaliação da gravidade.

Para o diagnóstico de dependência de oxigênio por critérios mais objetivos é utilizado teste fisiológico para DBP, o qual estabelece a necessidade de O_2 com 36 semanas de idade gestacional corrigida, de acordo com as frações de O_2. Crianças que estão com frações maiores do que 0,30 ou suporte mecânico têm confirmado o diagnóstico de DBP e aquelas que necessitam de frações menores são submetidas a teste de capacidade pulmonar para categorizar o diagnóstico.

De acordo com o teste, os prematuros com 36 semanas de idade gestacional corrigida e que estão em uso de ventilação mecânica, CPAP ou que necessitam de suplementação de O_2 maior do que 30% e saturação entre 90% e 96% são diagnosticados com DBP sem necessidade de teste adicional. Os prematuros com suplementação de oxigênio menor do que 30% em repouso com saturação entre 90% e 96% ou com mais de 30% e saturação maior do que 96% são submetidos à redução gradativa de 2% até O_2 ambiente. Para o cateter de O_2, o fluxo é gradativamente reduzido em 1 a 2 litros até uma concentração de O_2 de 20% e depois deixados em ar ambiente. A saturação é monitorada durante as tentativas, com a aceitação do limite de até 90%, bem como monitoração cardíaca contínua. É mantida a oferta de oxigênio durante a alimentação, mas não durante o sono. Se a criança é capaz de manter a saturação de O_2 acima de 90% sem suplementação, considera-se que não apresenta DBP.

Entre os exames solicitados para confirmar o diagnóstico e avaliar a presença de complicações e a gravidade da DBP estão:

- **Radiografia de tórax:** com as mudanças da DBP e na era da nova displasia, a radiografia tem pouca correlação com o quadro clínico da DBP, mas auxilia em caso de complicações como o enfisema lobar adquirido, visto como hiperinsuflação de um lobo, desvio das estruturas mediastinais e atelectasia em outro lobo (Figura 6.2).
- **Tomografia computadorizada (TC) de tórax:** além do papel na detecção de complicações, também pode auxiliar o esclarecimento da patologia da DBP e de sua evolução. É mais sensível do que a radiografia de tórax convencional para detectar alterações estruturais. A TC com cortes inspiratórios e expiratórios pode detectar a presença de traqueomalácia adquirida, quantificar o grau de aprisionamento aéreo e indicar intervenção cirúrgica se confirmado achado radiológico de enfisema lobar adquirido (Figuras 6.3 e 6.4).

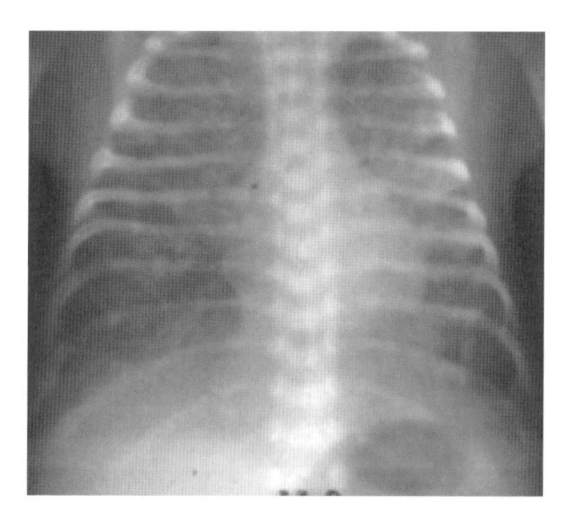

FIGURA 6.2. Radiografia de tórax evidenciando aprisionamento aéreo.

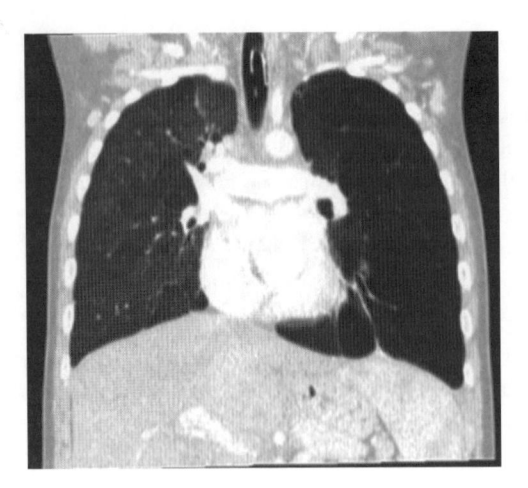

FIGURA 6.3. TC de tórax de criança de 2 anos de idade com áreas assimétricas de hiperinsuflação à esquerda.

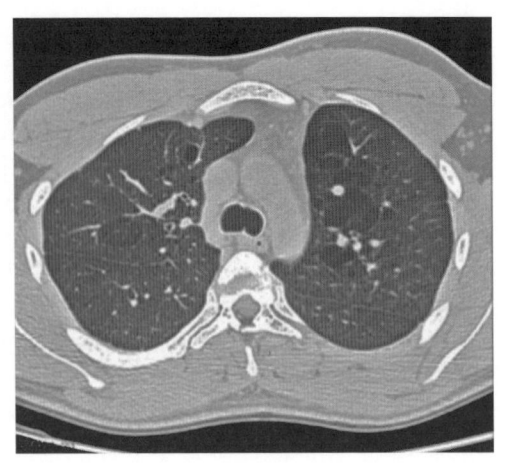

FIGURA 6.4. TC de tórax revelando áreas de enfisema com distorção da arquitetura e densidades lineares radiais.

TRATAMENTO

Para iniciar o tratamento da DBP "estabelecida" é importante ter uma definição da necessidade de oxigênio e da gravidade da doença com base em critérios do National Institutes of Health Consensus de 2001 e, quando possível, utilizando um teste fisiológico de definição da doença.

O tratamento é complexo e envolve uma equipe multidisciplinar, uma vez que frequentemente complicações neurológicas e cardíacas estão associadas.

Oxigenoterapia

O objetivo da terapia com oxigênio para prematuros com DBP tem sido manter a saturação de O_2 próxima à de um recém-nascido a termo para garantir crescimento e desenvolvimento adequados, reduzir o risco de piora da hipertensão pulmonar e manter bom padrão de sono. A suplementação pode ser feita de várias maneiras, e o uso de cânulas nasais é considerado o mais confortável para a criança e os cuidadores. Estudos multicêntricos compararam o uso de oxigênio para manter saturação entre 91% e 94% e acima de 95%, avaliando parâmetros de crescimento, como ganho ponderal e sequelas tardias. As conclusões a que chegaram são que as crianças que recebem ofertas maiores de oxigênio para manter saturações mais elevadas usam corticoide pós-natal e diurético com maior frequência e têm maiores taxas de readmissão hospitalar e mortalidade relacionadas com complicações pulmonares. Portanto, é importante oferecer oxigênio durante os períodos de alimentação, banho ou intercorrências infecciosas, mas saturações de oxigênio superiores a 95% parecem ser mais deletérias do que benéficas para os prematuros com DBP. Estudos colaborativos têm sugerido manter a saturação entre 90% e 95% nas primeiras 24 horas de vida em prematuros com idade inferior a 28 semanas, uma vez que o risco de complicações imediatas e de DBP não é maior entre aqueles com saturações mais baixas nas primeiras 24 horas de vida.

Diuréticos

São utilizados para reduzir o edema intersticial e alveolar e melhorar a mecânica pulmonar em pacientes com DBP grave. Os diuréticos de alça como a hidroclorotiazida, associados à espironolactona, são a combinação mais segura para uso prolongado, apesar de risco de perda urinária excessiva de cálcio. São usados nos casos sintomáticos de DBP com efeitos imediatos e transitórios sobre a complacência pulmonar. Não há, entretanto, evidências clínicas que mostrem benefício clínico do uso de diuréticos relacionado com redução da mortalidade, duração de ventilação mecânica e dependência de O_2.

Broncodilatadores

São indicados por via inalatória quando há evidência clínica e funcional de sintomas respiratórios. Vários estudos mostraram diminuição da resistência ao fluxo aéreo e melhora da complacência pulmonar após o uso de beta-2 agonistas. Devem ser administrados por via inalatória, por meio de nebulizadores ou *sprays* com espaçadores e máscaras faciais.

Palivizumabe

Existe o risco de infecção pelo vírus sincicial respiratório (VSR) em comparação com as crianças nascidas a termo. Vários estudos demonstram que a profilaxia com a imunoglobulina contra o VSR (palivizumabe) diminui o risco de internação e a gravidade da infecção por esse agente. É medida atualmente facilitada pelas instituições públicas brasileiras de saúde que recomendam a administração e fazem a cobertura durante os meses de março a julho de acordo com a sazonalidade do vírus.

Corticoides sistêmicos

Os corticoides sistêmicos são o principal recurso na terapêutica da DBP, mas também representam uma das maiores controvérsias. Sua utilização se baseia na capacidade de modulação da resposta inflamatória e reparação tecidual e nos efeitos benéficos no tratamento da hiper-reatividade brônquica. Os mecanismos de ação dos corticoides sistêmicos incluem estabilização de membranas lisossomais e celulares, aumento da síntese de surfactante, inibição da produção e liberação de prostaglandinas, leucotrienos e outros mediadores inflamatórios.

Os corticoides sistêmicos têm sido usados precocemente (< 7 dias) para prevenir o desenvolvimento de DBP e tardiamente (> 7 dias) para tratar a doença pulmonar estabelecida. O uso precoce e o tardio reduzem significativamente a incidência de DBP, havendo, porém, preocupações importantes quanto ao risco de eventos adversos associados aos corticoides sistêmicos, pois, apesar de o benefício pulmonar imediato ser percebido, é relatado aumento da simplificação da formação alveolar. Outros efeitos adversos incluem hipertensão sistêmica, miocardiopatia hipertrófica, infecção, hiperglicemia, sangramento ou perfuração gastrointestinal, além de mais alterações do exame neurológico e de paralisia cerebral em estudos de seguimento.

Esses eventos adversos associados aos corticoides são geralmente fundamentados em dados com altas doses de dexametasona por longos períodos, permanecendo dúvidas sobre a potencial segurança de outros corticoides e com doses menores ofertadas por períodos mais curtos. Por conta desses efeitos, a Academia Americana de Pediatria e a Sociedade Canadense de Pediatria recomendam que seja evitado o uso rotineiro de corticosteroides sistêmicos para tratar ou prevenir DBP. Seu uso deve ser pensado por períodos curtos ou como terapia de resgate para aqueles prematuros em ventilação mecânica com altas frações de oxigênio após várias semanas.

Corticoides inalatórios

Os estudos sobre o uso de corticoides inalatórios para DBP ainda são escassos. Segundo metanálise de 2007, de três estudos clínicos randomizados, comparando o uso de budesonida e beclometasona com o de dexametasona por via sistêmica para ajudar na extubação, não se observou diferença na eficácia ou risco ao término do estudo entre os dois tipos de tratamento. Não há, portanto, informações seguras sobre os riscos, em especial sobre o desenvolvimento neurocognitivo, com o uso dos corticoides inalatórios. O uso dos corticoides inalatórios é feito de acordo com a experiência de cada centro, na tentativa de reduzir as frações de oxigênio inspiradas, sendo mais frequentemente utilizadas a fluticasona e a budesonida em baixas doses.

Suplementação nutricional

Por conta do alto gasto energético desses pacientes, recomenda-se uma dieta com 110 a 150kcal/kg/dia com suplementos ricos em triglicerídios de cadeia média.

PREVENÇÃO

A DBP geralmente começa com a lesão ocasionada pela SDR. Assim, os tratamentos que previnem ou reduzem a gravidade da SDR também são empregados com a finalidade de reduzir o risco de desenvolvimento de DBP. Muitas práticas têm sido propostas em diferentes instituições para reduzir a incidência de DBP. Algumas modalidades de tratamento, como corticoides antenatais e ventilação gentil, têm impacto sobre a evolução da doença. Já outras, como vitamina A em altas doses e cafeína, ainda carecem de mais estudos quanto à repercussão na evolução da DBP.

Entre as medidas mais comumente empregadas são citadas:

- **Tratamento com surfactante**: após o desenvolvimento das preparações de surfactante exógeno para prevenção e tratamento da SDR, surgiu a expectativa de que o produto também reduziria a incidência de DBP, o que não aconteceu e o surfactante reduziu a mortalidade, particularmente quando usado precocemente após o nascimento, assim como reduziu a incidência de barotraumas, mas não a incidência de DBP. Duas estratégias de administração de surfactante são empregadas atualmente: a primeira consiste em administrar surfactante durante curto período de intubação sem necessariamente ventilação mecânica (intubação, surfactante e extubação imediata). A outra consiste em administrar surfactante após a primeira semana, de acordo com a necessidade ou quando o risco de DBP é mais alto. Essa segunda abordagem reduziu a necessidade de frações mais elevadas de O_2 24 horas após a administração, porém não demonstrou diferença na redução da mortalidade em ensaio clínico randomizado.

Assim, de acordo com as evidências atuais, a administração de surfactante é uma conduta padronizada para a SDR estabelecida ou para aqueles prematuros com risco de desenvolvimento da doença por conta da redução da mortalidade e de barotraumas. Não há evidências clínicas suficientes para empregar outras estratégias de tratamento, como o uso de surfactante sem ventilação mecânica ou o tratamento mais tardio.

- **Fechamento do canal arterial:** é comum a persistência do canal arterial entre prematuros, o que se associa a diversas comorbidades, incluindo DBP. O desvio de sangue da circulação sistêmica para a pulmonar pode interferir na mecânica ventilatória, reduzindo a complacência pulmonar. Duas abordagens são padronizadas para o tratamento do fechamento do canal arterial: tratamento profilático com inibidores da cicloxigenase (COX) para aquelas crianças com risco de desenvolvimento de DBP e tratamento com inibidores da COX para aqueles com PCA identificada ao ecocardiograma. As revisões sistemáticas mostram que o tratamento profilático com inibidores da COX, como a indometacina, promove vários benefícios imediatos, como a redução da incidência de PCA sintomática, redução do risco de hemorragia periventricular grave e de cirurgia para ligadura do ducto, porém, até o momento, não se observa redução significativa na incidência de DBP.
- **Óxido nítrico:** muitos estudos sugerem que o óxido nítrico pode melhorar a troca gasosa em prematuros com hipoxemia causada pela SDR ou por hipertensão arterial pulmonar, além de apresentar propriedades anti-inflamatórias. Essas propriedades têm incentivado seu uso para reduzir o risco ou a gravidade da DBP. A administração pode ser feita durante os primeiros 3 dias pós-natais, com base na oxigenação, para todos os prematuros intubados e após o terceiro dia naqueles com risco de DBP.
- **Vitamina A:** os retinoides têm importante papel na doença pulmonar porque participam da regulação e promoção do crescimento e da diferenciação das células epiteliais, particularmente durante o desenvolvimento da lesão pulmonar. Os prematuros ao nascimento têm baixos níveis de vitamina A, com associação do aumento do risco para DBP. As evidências embasam seu uso em prematuros com peso inferior a 1.000g com fatores de risco para DBP. A dose de 5.000UI três vezes por semana durante 4 semanas diminui o risco de DBP e aumenta a sobrevida dos prematuros.
- **Estratégias ventilatórias:** todos os tipos de ventilação mecânica são lesivos ao pulmão prematuro. Quando se usa ventilação convencional, a estratégia para reduzir a lesão pulmonar consiste em limitar o tempo de ventilação mecânica e fornecer volumes pulmonares adequados com técnicas de ventilação "gentil", como a hipercapnia permissiva. Na prática, isso implica pressões expiratórias positivas para recrutamento alveolar com baixos volumes (4 a 6mL/kg). A hipocapnia deve ser evitada, uma vez que se tem sido associada a risco mais alto de DBP, hemorragia intraventricular e leucomalácia periventricular.

O uso da pressão expiratória positiva nas vias aéreas sem intubação (CPAP), ao nascimento, reduz a lesão pulmonar e melhora os volumes pulmonares subsequentes, podendo ser empregados três tipos de abordagem:

1. Intubação, administração profilática de surfactante em sala de parto e subsequente estabilização em ventilação mecânica.
2. Estabilização precoce com CPAP, com intubação seletiva e administração de surfactante para indicações clínicas.
3. Intubação, administração profilática de surfactante em sala de parto com rápida extubação e CPAP.

Estudo comparando a utilização da CPAP e ventilação mecânica assistida (VMA) em prematuros extremos mostrou que a adoção do uso da CPAP na sala de parto e nas primeiras horas de vida evitou que 1 em cada 25 prematuros em que foi instituída a CPAP evoluísse para DBP. Entretanto, as estratégias ainda preconizadas em sala de parto são a intubação para aqueles prematuros com muito baixo peso com evidências de SDR e o uso da CPAP logo após a administração de surfactante. A escolha da CPAP isoladamente deve levar em consideração a idade gestacional, o peso de nascimento, o uso de corticoides antenatal, a presença de corioamnionite e sinais de asfixia, fatores que podem interferir na produção de surfactante.

CONSIDERAÇÕES FINAIS

A DBP tem-se tornado uma doença bastante frequente nas UTI neonatais. Essas crianças evoluem com maior suscetibilidade para infecções respiratórias nos primeiros anos de vida, hospitalizações mais frequentes e sobreposição de doenças respiratórias que podem persistir até a idade adulta. É relevante conhecer a doença, bem como a incidência em cada região e seus fatores de risco, criando assim modelos preditivos para o risco de DBP nos prematuros extremos e de muito baixo peso. Esse conhecimento, além de melhorar a qualidade da assistência neonatal, reduzirá a morbidade, a mortalidade e os custos da assistência de saúde nas unidades respectivas.

Bibliografia

Askin DF, William DJ. Pathogenesis and prevention of chronic lung disease in the neonate. Crit Care Nurs Clin N Am 2009; 21:11-25.

Bancalari E. Bronchopulmonary dysplasia: old problem, new presentation. J Pediatr 2006; 82(1):2-3.

Bancalari E, Abnenour GE, Feller R, Gannon J. Bronchopulmonary dysplasia, clinical presentation. J. Pediatr 1979; 95:819-23.

Bancalari E, Claure N, Sosenko IR. Bronchopulmonary dysplasia: changes in pathogenesis, epidemiology and definition. Semin Neonatol 2003; 8(1):63-71.

Bancalari E, Claure N. Definitions and diagnostic criteria for bronchopulmonary dysplasia. Semin Perinatol 2006; 30(4):164-70.

Bhandari A, Bhandri V. Pitfalls, problems and progress in bronchopulmonary dysplasia. Pediatr 2009;123:1562-73.

Bhering CA, Mochdece CC, Moreira ME et al. Brochopulmonary dysplasia prediction model for 7-days old infants. J Pediatr 2007; 83(2):163-70.

Bokodi G, Treszl A, Kovács L et al. Dysplasia: a review. Pediatr Pulmonol 2007; 42:952-61.

Chess PR, D'Angio CT, Pryhuber GS, Maniscalco WM. Pathogenesis of bronchopulmonary dysplasia. Semin Perinatol 2006; 30:171-8.

Clark H, Clark LS. The genetics of neonatal respiratory disease. Semin in Fetal & Neon Medicine 2005; 10:217-82.

Clark RH, Gerstmann DR, Jobe AH et al. Lung injury in neonates: causes, strategies for prevention, and long-term consequences. J Pediatr 2001; 139(4):478-86.

Clyman R. The role of patent ductus arteriosus and its treatment in the development of bronchopulmonay dysplasia. Semin Perinatol 2013; 37 (2):102-7.

Coalson JJ. Pathology of new bronchopulmonary dysplasia. Semin Neonatol 2003; 8:73-81.

Collaco JM, Romer LH, Stuart B. Frontiers in pulmonary hypertension in infants and children with bronchopulmonary dysplasia. Pediatr Pulmonol 2012; 47(11):1042-53.

Cunha GS, Mezzacapa Filho FF, Ribeiro JD. Maternal and neonatal factors affecting the incidence of bronchopulmonary dysplasia in very low birth weight newborns. J Pediatr 2003; 79(6):550-6.

Engle WA. American Academy of Pediatrics. Committee on fetus and newborn. Surfactant replacement for respiratory distress in preterm and term neonates. Pediatrics 2008; 121(2):419-32.

Farquhar M, Fitzgerald DA. Hipertension pulmonary in chronic neonatal lung disease. Pediatr Respir Reviews 2010; 11:149-53.

Ghanta S, Leeman K, Christou H. An update on pharmacologic approaches to bronchopulmonary displasia. Semin Perinatol 2013; 37(2):115-23.

Gonzaga AD, Figueira BBD, Souza JM, Carvalho WB. Tempo de ventilação mecânica e desenvolvimento de displasia broncopulmonar. Rev Assoc Med Bras 2007; 53(1):64-7.

Jarreau PH, Fayon M, Baud O et al. Utilisation de la corticothérapie postnatale chez le nouveau-né premature dans la prévention et le traitement de la dysplasie bronchopulmonaire: etat dês lieux et condute à tenir. Archives de Pediatrie 2010; 17:1480-7.

Jobe AH. Postnatal corticosteroids for bronchopulmonary dysplasia. Clin Perinatol 2008; 36:177-88.

Jobe AH, Bancalari E. Bronchopulmonary dysplasia. Am J Respir Crit Care Med 2001; 163(7):1723-9.

Johnson K, Scott SD, Fraser KD. Oxygen use for preterm infants. Advances in Neon Care 2011; 11(1):8-14.

Korones SB. Complications: bronchopulmonary dysplasia, air leak syndromes, and retinopathy of prematurity. In: Goldsmith JP, Karotkin H, editors. Assisted ventilation of the neonate. 3. ed. Philadelphia, 1996, p. 327-52.

Laughon MM, Smith PB, Bose C. Prevention of bronchopulmonary dysplasia. Seminin Fetal & Neon Medicine 2009; 14:374-82.

Lavoie PM, Pham C, Jang K. Heritability of bronchopulmonary dysplasia, defined according to the consensus statement of the national institutes of health. Pediatrics 2008; 122(3):479-85.

Leone TA, Rich W, Finer NN. A survey of delivery room resuscitation practices in the United States. Pediatrics 2006; 117:164-75.

Long term consequences of oxygen therapy in the neonatal period. Semin in Fetal & Neon Medicine 2010; 15:230-5.

Monte LF, Silva Filho LV, Miyoshi MH, Rozov T. Displasia broncopulmonar. J Pediatr 2005; 81:99-110.

Northway WH Jr, Rosan RC, Porter DY. Pulmonary disease following respiratory therapy of hyaline-membrane disease. Bronchopulmonary dysplasia. N Engl J Med 1967; 276(7):357-68.

Northway WH Jr. An introduction to bronchopulmonary dysplasia. Clin Perinatol 1992; 19(3):489-95.

Pfister RH, Goldsmith JP. Quality improvement in respiratory care: decreasing bronchopulmonary dysplasia. Clin Perinatol 2010; 37:27.

Pierce RA, Albertine KH, Starcher SC et al. Chronic lung injury in preterm lambs: disordered pulmonary elastin deposition. Am J Physiol 1997; 272:60.

Rojas MA, Gonzalez A, Bancalari E et al. Changing trends in the epidemiology and pathogenesis of neonatal chronic lung disease. J Pediatr 1995;126(4):605-10.

Rozov T. Displasia broncopulmonar. In: Doenças pulmonares em pediatria. diagnóstico e tratamento. 2. ed. São Paulo: Atheneu, 2012.

Saugstad OD, Aune D. Optimal oxygenation of extremely low bith infants: a meta-analysis and systematic review of the oxygen saturation target syudies. Neonatology 2014; 105(1):55-63.

Schmolzer G, Kumar M, Pichler G. Non-invasive versus invasive respiratory support in preterm infants: systematic review and meta-analysis. BMJ 2013; 347-59.

Silva Filho LVRF, Monte LFV, Sedeck KLSR. Displasia broncopulmonar. In: Doenças respiratórias. São Paulo: Manole 2008:163-82.

Soll RF. Inhaled nitric oxide for respiratory failure in preterm infants. Neonatology 2012; 102(4):251-3.

Suguihara C, Lessa AC. Como minimizar a lesão pulmonar no prematuro extremo: propostas. J. Pediatr 2005; 81(1):569-78.

Tapia JL, Agost D, Alegria A et al. NEOCOSUR Collaborative Group. Bronchopulmonary dysplasia. Incidence, risk factors and resource utilization in a population of South American very low birth weight infants. J Pediatr 2006; 82(1):15-20.

Tin W, Wiswell TE. Drugs therapies in bronchopulmonary dysplasia: debunking the myths. Semin in Fetal & Neon Medicine 2009; 14:383-90.

Trembath A, Laughon M. Predictors of bronchopulmonary Displasya. Clin Perinatol 2012; 39(3):585-601.

Van Waarden WM, Brus F, Okken A, Kimpen JL. Ureaplasma urealyticum colonization, prematurity and bronchopulmonary dysplasia. Eur Respir J 1997; 10:886-90.

Walsh MC, Yao Q, Gettner P et al. National Institute of Child Health and Human Development Neonatal Research Network. Impact of a physiologic definition on bronchopulmonary dysplasia. Pediatrics 2004; 114(5):1305-11.

Watterberg KL, Demers LM, Scott SM, Murphy S. Chorionamnionitis and early lung inflammation in infants in whom bronchopulmonary dysplasia develops. Pediatrics 1996; 97(2):210-5. Comment in Pediatrics. 1997; 99(1):144.

Wemhöner A, Ortner D, Strasak A, Rüdiger M. Nutrition of preterm infants in relation to bronchopulmonary dysplasia. Pulm Medicine 2011; 11:7.

Wilson AC. What does imaging the chest tell us about bronchopulmonary dysplasia? Pediatr Respir Reviews 2010; 11:158-61.

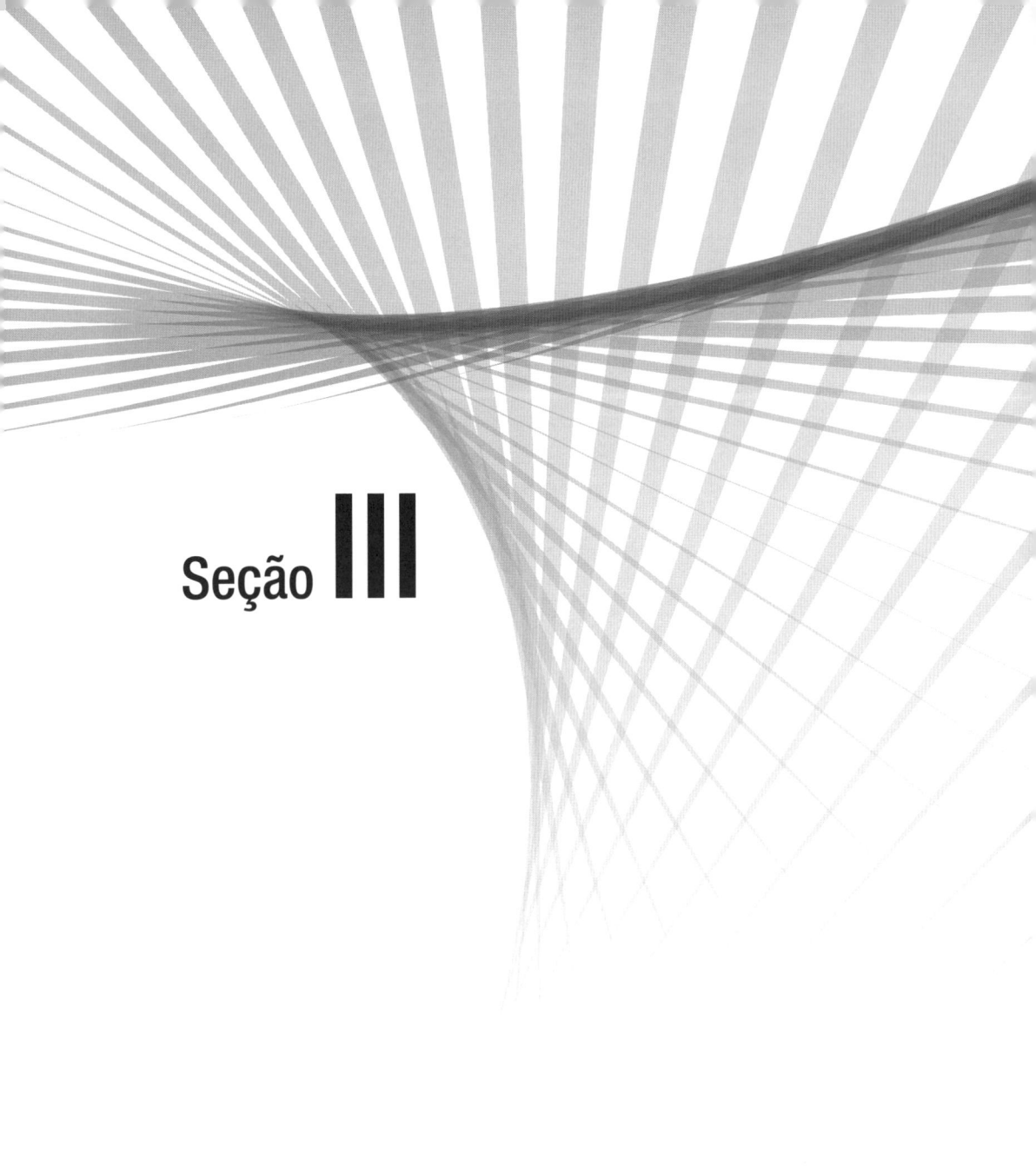

Seção **III**

Doenças

Infecciosas

Capítulo 7

Bronquiolite Aguda

Maria do Carmo Menezes Bezerra Duarte
Patrícia Gomes de Matos Bezerra

INTRODUÇÃO, CONCEITUAÇÃO E EPIDEMIOLOGIA

Bronquiolite aguda é a infecção do trato respiratório inferior mais comum em crianças menores de 2 anos. O agente etiológico mais frequente é o vírus sincicial respiratório (VSR), mas também pode ser causada por outros vírus, como metapneumovírus humano (MPVH), parainfluenza, adenovírus (AdV), influenza, coronavírus, bocavírus (hBoV), entre outros.

Em geral, é doença autolimitada. No entanto, a bronquiolite aguda é considerada a causa mais comum de hospitalização em crianças nos EUA e no Reino Unido e a causa mais frequente de falência respiratória aguda nas UTI pediátricas do Reino Unido. Estudos reportam taxas de admissão hospitalar nos EUA e na Europa por bronquiolite ao redor de 30:1.000 crianças menores de 1 ano. Das crianças hospitalizadas, 1% a 2% necessitam de suporte ventilatório para tratamento da falência respiratória aguda ou da apneia. A taxa de letalidade da doença é baixa (<1%), embora possa ser mais elevada (30%) em crianças portadoras de doença crônica.

A infecção não garante imunidade a longo prazo. Os vírus causam infecção a despeito da presença de anticorpos maternos e reinfecções apesar da presença de anticorpos séricos. Ademais, tanto crianças quanto adultos podem ser reinfectados pelo mesmo sorotipo viral. O tratamento ainda é fundamentado em medidas de suporte, não existindo até o momento imunização ativa segura e efetiva contra os vírus respiratórios.

A bronquiolite aguda é definida como doença viral aguda que acomete crianças menores de 2 anos, caracterizada por sinais e sintomas prévios de infecção respiratória alta, seguidos de infecção respiratória baixa (IRA) com desconforto respiratório. A sibilância é comum, e pode ser recorrente, mas sua presença não é obrigatória. Considera-se bronquiolite aguda grave quando há a presença de sinais e sintomas de infecção respiratória baixa associada a desconforto respiratório e dificuldade desconforto respiratório e dificuldade para alimentar-se. O desconforto respiratório é caracterizado por taquipneia, batimento de asa de nariz e hipoxemia (saturometria de oxigênio < 90%).

A bronquiolite aguda é uma doença sazonal, com epidemias anuais ocorrendo no inverno em climas temperados e durante estações chuvosas em países de clima tropical. Epidemias anuais de VSR no Hemisfério Norte ocorrem entre o final do outono e a primavera (outubro a março).

No Brasil, estudo realizado em São Paulo durante o ano de 2003 com a finalidade de estabelecer a etiologia das IRA e a epidemiologia desses vírus evidenciou que os surtos de VSR começam no final do outono ou no início do inverno, com picos em maio e duração de 5 meses. Nos surtos epidêmicos de VSR foi observado um padrão dependente da temperatura, mas nenhuma associação à precipitação pluviométrica e a picos nos meses mais frios do ano.

Esse padrão dos surtos de VSR é semelhante àquele observado nos países sul-americanos do Extremo Sul, como Chile, Uruguai e Argentina. Ademais, os dados também mostraram que os surtos de MPVH ocorreram durante o outono, o inverno e a primavera, com a maioria dos casos positivos na primavera. No entanto, os autores chamam a atenção para o verdadeiro padrão temporal da infecção por MPVH, que ainda precisa ser determinado por meio de estudos em períodos mais longos.

Em Pernambuco foi realizado estudo de coorte na emergência do IMIP, de abril de 2008 a março de 2009, em 407 crianças com IRA menores de 5 anos. Evidenciou-se uma elevada prevalência de patógenos respiratórios (85,5%) por meio do método de reação em cadeia de polimerase (PCR) multiplex. Dos 187 casos de bronquiolite aguda, os patógenos mais comumente encontrados foram o VSR (40%), o AdV (29,5%) e o rinovírus humano (RVh – 23%). Quanto ao padrão sazonal, o VSR predominou na estação chuvosa (abril a julho).

Os fatores de risco associados à aquisição do VSR são história de irmãos mais velhos, frequência em berçários/creches, contatos com fumo passivo, em especial o materno, e aglomerados domésticos. Além disso, os fatores de risco para a gravidade da doença são idade inferior a 12 semanas, histórico de prematuridade, doença cardiovascular ou imunodeficiência. Estudo realizado no Reino Unido (2009) evidenciou que doença preexistente/comorbidade, em particular doenças preexistentes múltiplas e anomalias cardíacas, esteve associada a risco significantemente mais alto de morte em crianças com bronquiolite grave pelo VSR.

ETIOLOGIA

O VSR, principal agente etiológico da bronquiolite viral aguda, foi isolado pela primeira vez em 1957 por Chanock e Finberg em lactentes com infecção do trato aéreo inferior. Aos 2 anos de idade, aproximadamente 100% das crianças já terão tido contato com o vírus. Os outros agentes etiológicos que podem causar a bronquiolite incluem metapneumovírus humano, adenovírus, rinovírus, influenza, parainfluenza, enterovírus e *Mycoplasma pneumoniae*. O VSR é altamente contagioso. Estudos relatam que 87% das crianças com menos de 18 meses têm anticorpos para o VSR e potencialmente todas as crianças aos 3 anos de idade já foram infectadas. A bronquiolite pelo VSR ocorre mais frequentemente em crianças entre 2 e 5 meses de vida.

Existem dois tipos de VSR – os do grupo A e os do grupo B – classificados de acordo com uma de suas proteínas de superfície, a G. Alguns estudos observaram que, em lactentes jovens hospitalizados por bronquiolite, a infecção pelo VSR do grupo A está associada a doença mais grave, especialmente nos pacientes com história de prematuridade ou comorbidade. Contudo, ainda não está claro se a infecção por um determinado grupo ou genótipo afeta a patogenicidade. O genoma viral se compõe de 15.000 nucleotídeos, codifica 10 proteínas e é encapsulado pelo complexo nucleocapsídeo, constituído pelas proteínas N, a fosfoproteína P e a polimerase L. Além delas, o VSR codifica uma proteína da matriz, a proteína M, e três proteínas de superfície, a de adesão G, a de fusão F e uma pequena proteína hidrofóbica, a SH. A proteína de adesão G contém quase 300 aminoácidos e é responsável pela adesão do vírus às células.

A grande variabilidade antigênica dessa proteína é responsável pelas diferenças entre os dois grupos de VSR (A e B). A proteína F promove a fusão da membrana viral com a membrana celular, resultando na transferência do material genético viral, e a fusão de membranas celulares infectadas e adjacentes, causando a formação de sincícios. Os sincícios são os elementos marcantes do efeito citopático do VSR e são necessários para a transmissão viral entre as células.

O metapneumovírus humano circula entre as populações há mais de 50 anos, porém só foi isolado em 2001 por Van Den Hoogen. Estudos demonstram que o MPVH é um agente etiológico importante associado à bronquiolite, sendo responsável por cerca de 10% a 15% dos casos. À semelhança do VSR, o MPVH é um paramixovírus (RNA) pertencente ao gênero pneumovírus e circula durante as mesmas estações. O quadro clínico também é semelhante, mas pode ser mais grave em pacientes com comorbidades.

Quanto aos outros agentes etiológicos, merecem destaque os adenovírus – subtipos 1, 3, 7 e 21 – pelo fato de estarem associados a infecções graves e elevada morbidade, incluindo-se a bronquiolite obliterante.

PATOGENIA E IMUNIDADE

O impacto da bronquiolite aguda no hospedeiro depende da capacidade deste desenvolver resposta imune apropriada ao vírus, mantendo a estrutura das vias aéreas normais. Essa proteção é realizada inicialmente pela resposta imune inata inespecífica e completada pelas respostas imunes adaptativas, que estabelecem uma memória específica para prevenção de reinfecção.

A resposta imune precoce do hospedeiro ante a infecção viral se desenvolve na mucosa respiratória com a interação entre o vírus e as células endoteliais. A resposta imunológica está associada à liberação de grandes quantidades de citocinas pró-inflamatórias (como o fator de necrose tumoral alfa [TNF-α] e a interleucina-6 [IL-6]), de quimiocinas (como a IL-8) e do recrutamento de células inflamatórias. No entanto, muitos vírus podem escapar a essa resposta imune inata inespecífica e transitória, necessitando o hospedeiro de mecanismo de defesa antígeno específica para erradicar o patógeno e prevenir a reinfecção. Dessa forma, a resposta imune inata é rápida, mas não determina expansão clonal, nem memória imunológica.

A imunidade adaptativa é compreendida pela resposta imune humoral e a resposta mediada por células. A resposta mediada por células promove a eliminação viral, enquanto a humoral está primariamente envolvida na imunidade protetora. A resposta imune adaptativa se inicia com as células apresentadoras de antígeno, que são ativadas pelo interferon gama (IFN-γ) e a interleucina-12 (IL-12) produzidas pelos macrófagos, linfócitos T gama e delta e as células *natural killer* durante a resposta imune inata. Essas citocinas (IFN-γ e IL-12) têm papel central na diferenciação das células precursoras Th1 e Th2, promovendo a diferenciação das células Th1 e a inibição das células Th2.

Infecções virais tipicamente induzem respostas celulares, caracterizadas por níveis altos de produção de IFN-γ, IL-12 e TNF-α. No entanto, em algumas circunstâncias, dependendo de fatores virais ou específicos do hospedeiro, uma resposta imune alterada pode determinar significante imunopatologia. Respostas Th2 são caracterizadas pela secreção de IL-4, IL-10 e IL-13 e promovem a resposta imune humoral, incluindo as dos tipos IgE e IgG1 (ou IgG4 em humanos). Essas respostas alteradas também estão relacionadas com a atopia e a asma.

Em paralelo, os linfócitos B capturam os antígenos virais solúveis e os apresentam aos linfócitos T CD4 antígeno-específicos, que produzem o sinal necessário para proliferação e diferenciação dos linfócitos B imaturos antígeno-específicos em linfócitos B de memória e plasmócitos produtores de anticorpos.

Após erradicação dos vírus respiratórios, a inflamação se resolve. O número de células T virais específicas declina dramaticamente, deixando pequena população de células de memória. Essas células de memória são responsáveis por uma resposta acelerada durante novo contato com o vírus.

PATOLOGIA

O vírus respiratório infecta rapidamente o epitélio do trato respiratório, causando necrose epitelial e destruição ciliar. Dessa forma, os vírus respiratórios se espalham no trato respiratório primariamente mediante a transferência do vírus célula a célula. A replicação viral induz a produção de mediadores inflamatórios pelas células epiteliais respiratórias, contribuindo para a patogênese da doença. Há intensa resposta inflamatória com infiltração celular de linfócitos e neutrófilos, além de edema de submucosa e desbalanço das citocinas, com excesso de citocinas Th2. O aumento da produção de muco das *goblet cells* em combinação com as células epiteliais dizimadas resulta em rolhas ou tampões de muco.

Os tampões de muco causam obstrução dos bronquíolos e consequente aprisionamento aéreo, determinando áreas de hiperinflação e colapso das vias aéreas. A descamação das células epiteliais, o edema da superfície mucosa e o aumento da reatividade da musculatura lisa da via aérea ocasionam os sintomas respiratórios da bronquiolite aguda. A obstrução do lúmen das pequenas vias aéreas em função dos tampões mucosos causa hiperinsuflação e atelectasias, as quais, por sua vez, resulta em hipóxia e, nos casos mais graves, em insuficiência respiratória aguda.

QUADRO CLÍNICO

A bronquiolite aguda é doença de diagnóstico clínico. Tipicamente, é descrita em crianças que apresentam piora do desconforto respiratório precedido em 2 a 3 dias de sintomas e sinais de infecção do trato respiratório alto (febre e coriza). O pico da gravidade clínica ocorre em torno do segundo ao terceiro dia da doença e a resolução, em 7 a 10 dias. A criança se apresenta com tosse, taquipneia e retração torácica associada à aceitação inadequada de alimentos. A febre pode estar presente, porém, quando é alta, outros diagnósticos devem ser investigados. Na ausculta pulmonar podem ser observados expansão torácica diminuída (padrão ventilatório apical), sibilância expiratória e estertores finos na inspiração, mas não são pré-requisitos para o diagnóstico. Muitos apresentam o abdome distendido em razão da hiperinsuflação dos pulmões.

Nos casos graves (Quadro 7.1) pode ocorrer insuficiência respiratória aguda com cianose. Em crianças jovens, especialmente naquelas com história de prematuridade, episódios de apneia podem ser a primeira manifestação de bronquiolite. A criança raramente se apresenta com

QUADRO 7.1 Classificação de gravidade clínica da bronquiolite aguda			
	Leve	**Moderada**	**Grave**
Comportamento	Normal	Irritabilidade leve/intermitente	Irritabilidade e/ou letargia Fadiga
Frequência respiratória (FR)	Normal	FR elevada Retração traqueal Batimento de asa do nariz	FR muito elevada ou diminuída Retração traqueal Batimento de asa do nariz
Uso de musculatura acessória	Nenhum ou mínimo	Retração da parede torácica moderada	Retração da parede torácica importante
Alimentação	Normal	Dificuldade para se alimentar ou apetite diminuído	Não consegue se alimentar
Oxigênio*	Não (SatO$_2$ >93%)	Hipoxemia leve corrigida com O$_2$ (SatO$_2$ 90% a 93%)	Hipoxemia que pode não responder a O$_2$ (SatO$_2$ < 90%)
Episódios de apneia	Nenhum	Breves apneias	Apneias frequentes ou prolongadas

*A criança com doença cardíaca pode ter SatO$_2$ de base <90%. A correlação entre SatO$_2$ e bronquiolite grave pode variar significativamente. Não use SatO$_2$ como determinante primário de gravidade.
Fonte: The Royal Children's Hospital Melbourne, 2011. Clinical Practice Guidelines.

toxicidade sistêmica e sinais e sintomas, como sonolência, letargia, irritabilidade, palidez, pele mosqueada e taquicardia. Quando presentes, outro diagnóstico deve ser pesquisado. Entre os achados descritos relacionados com a bronquiolite grave se destacam aparência geral "tóxica" ou "doente", saturometria de oxigênio < 90%, idade gestacional ao nascimento < 34 semanas, frequência respiratória ≥ 70irpm e idade < 3 meses.

DIAGNÓSTICO

Os pediatras devem diagnosticar bronquiolite aguda e avaliar a gravidade da doença com base na história e no exame físico. Para o diagnóstico clínico da bronquiolite são necessários os seguintes elementos: lactente que apresente sinais e sintomas de resfriado comum e que após 2 a 3 dias evolui para quadro de obstrução variável de vias aéreas inferiores. A sibilância é comum, mas pode não estar presente, ou ser recorrente.

Os exames complementares geralmente não são necessários para o diagnóstico da bronquiolite. Na grande maioria dos casos, o hemograma e a radiografia de tórax não auxiliam, pois vários estudos demonstraram que os achados são muito inespecíficos. A radiografia pode ser indicada nas situações mais graves que precisem de hospitalização. Entretanto, a função principal do exame não é diagnosticar a bronquiolite em si, mas avaliar complicações como atelectasias, pneumotórax e pneumonia e excluir malformações pulmonares.

A saturometria de oxigênio (SatO$_2$) é método não invasivo para a avaliação da hipoxemia. É considerada um pobre preditor de desconforto respiratório, apesar de estar associada à percepção da necessidade de hospitalização. Além disso, a SatO$_2$ tem sido implicada como determinante primário do tempo de hospitalização em pacientes com bronquiolite. Ademais, a gasometria arterial é método invasivo, podendo ser útil em crianças com insuficiência respiratória aguda.

Para a identificação laboratorial do agente etiológico têm sido utilizados o isolamento do vírus, a detecção antigênica, a resposta sorológica e, mais recentemente, a identificação de patógenos por métodos moleculares (PCR). Pode-se realizar a coleta por aspiração de uma amostra de secreção da nasofaringe e, nos pacientes graves submetidos a ventilação mecânica, a amostra pode ser obtida pelo lavado broncoalveolar, ponderando-se, contudo, os riscos e benefícios desse procedimento.

As vantagens do diagnóstico laboratorial são conhecer o agente etiológico e corroborar o diagnóstico clínico, direcionar adequadamente o tratamento, reduzindo a utilização de antibióticos, e adotar medidas de prevenção de infecções associadas à assistência hospitalar. Entretanto, ainda é incerto se a identificação viral de rotina altera a conduta clínica ou influencia o prognóstico. A pesquisa viral é feita utilizando-se métodos de identificação rápida de antígenos, como a imunofluorescência indireta e os ensaios imunoenzimáticos. A sensibilidade desses testes é em torno de 80% a 90%. A *PCR multiplex* permite a identificação simultânea de diversos vírus com elevada sensibilidade e rapidez (menos de 24 horas).

TRATAMENTO

Tratamento ambulatorial/domiciliar

Após o diagnóstico de bronquiolite aguda, o médico deverá decidir se o lactente deverá ser internado ou não. Como não há tratamento específico para a doença, a indicação para a admissão hospitalar recai sobre a necessidade de suplementação com oxigênio, de alimentação por sonda gástrica, de hidratação venosa/sonda gástrica ou de indicação de suporte respiratório.

Para os lactentes que não precisam ser internados, os familiares devem ser orientados quanto à possibilidade de agravamento nas primeiras 48 a 72 horas do quadro. Caso ocorra, o lactente deverá ser reavaliado e internado.

Nos casos leves, convém estimular a alimentação normal em pequenos volumes e com maior frequência, destacando-se a importância da hidratação adequada. O aleitamento materno não deve ser suspenso, e as secreções das narinas devem ser fluidificadas com solução fisiológica (SF a 0,9%) sempre que necessário. Mantém-se a cabeceira elevada (30 a 45 graus), de modo a proporcionar conforto ao lactente.

Tratamento hospitalar

As indicações para internação hospitalar são:

- **Absolutas:**
  - Cianose ou desconforto respiratório grave (FR >70irpm, batimento de asas de nariz e/ou gemido, tiragem grave);
  - Letargia e recusa alimentar (<50% da ingestão habitual nas últimas 24 horas);
  - Episódios de apneia e
  - Toxemia e/ou febre elevada.
- **Relativas:**
  - Lactentes menores de 2 meses;
  - Lactentes com comorbidades (cardiopatia congênita, doença pulmonar, imunodeficiência, síndrome de Down), prematuridade extrema, lactentes cujos familiares estejam ansiosos ou inseguros em mantê-los em casa.

Tratamento de suporte

O tratamento se baseia em medidas de suporte, como cabeceira elevada (30 a 45 graus), respeitando o conforto do lactente, manutenção de vias aéreas pérvias, oxigenoterapia e hidratação. Revisões sistemáticas e ensaios clínicos randomizados norteiam as melhores evidências científicas no manejo da bronquiolite aguda, como descrito a seguir:

• **Oxigenoterapia:** diretrizes da Academia Americana de Pediatria (AAP) e da Sociedade Brasileira de Pediatria (SBP) divergem a respeito do ponto de corte da $SatO_2$, que deve ser ofertado com oxigênio, variando de 90% a 92%, respectivamente. Seguindo as recomendações mais recentes da AAP (2014), a oxigenoterapia deve ser ofertada sob cateter nasal, ou máscara facial ou de Venturi para manter a saturação acima de 90%. Estudos mais recentes demonstram que uma nova modalidade de ventilação por meio de cânula nasal de alto fluxo de O_2 (até 8L/min) pode gerar pressão positiva na via aérea (CPAP) e reduzir a taxa de intubação e o tempo de internação em unidade de terapia intensiva pediátrica (UTIP). Um estudo australiano demonstrou declínio da taxa de intubação após a introdução da ventilação por meio da cânula nasal de alto fluxo de 37% para 7%.

• **Aspiração das narinas:** diretrizes recomendam aspiração superficial das narinas para desobstruir as vias aéreas, particularmente nas crianças mais jovens. A aspiração das narinas deve ser realizada antes da avaliação da $SatO_2$ e da alimentação por via oral. Não é recomendada a aspiração profunda da nasofaringe em crianças com bronquiolite.

• **Hidratação:** a administração de fluidos é importante intervenção em crianças com bronquiolite, cuja capacidade de se alimentar se encontra prejudicada em virtude do desconforto respiratório, das crises de tosse e da presença de secreções em vias aéreas superiores. Nos casos moderados e graves, a administração de fluidos pode ser feita por via endovenosa ou nasogástrica. No entanto, estudos demonstram que a hidratação por sonda nasogástrica é alternativa segura em relação àquela por via endovenosa em crianças com bronquiolite.

  Ensaio clínico randomizado multicêntrico recente, envolvendo 759 crianças, não encontrou diferença no tempo de permanência hospitalar, na taxa de admissão na UTI e na necessidade de suporte ventilatório ou de eventos adversos entre os dois tipos de intervenção. Entretanto, a taxa de insucesso da inserção da sonda nasogástrica foi muito menor, quando comparada à venopunção para hidratação endovenosa.

• **Fisioterapia respiratória:** vibração, percussão e expiração forçada passiva não são recomendadas no tratamento da bronquiolite aguda. No entanto, estudo com técnicas de expiração passiva encontrou redução significativa na duração da terapia de O_2, mas não demonstrou outros benefícios.

Tratamento farmacológico

• **Beta-2 adrenérgico:** estudos mostraram que o beta-2 é ineficaz no tratamento de bronquiolite. Revisões sistemáticas realizadas em pacientes internados não demonstraram benefícios na melhora da saturação de oxigênio ou na diminuição do tempo de hospitalização, mas discreta melhora nos escores clínicos. A AAP (2014) não defende mais a realização do teste terapêutico com beta-2 adrenérgico isolado ou em associação a anticolinérgico. O uso do beta-2 pode levar ao aumento do *shunt* direita-esquerda, agravando a hipoxemia.

- **Adrenalina:** revisões sistemáticas e ensaios clínicos randomizados recentes revelam que a adrenalina inalada não deve ser usada para tratar a bronquiolite aguda. Um grande ensaio randomizado multicêntrico, comparando a adrenalina inalada administrada com horários fixos *versus* sob demanda, evidenciou aumento do tempo de permanência hospitalar. No entanto, em pacientes com bronquiolite classificados como graves, a adrenalina inalada excepcionalmente pode ser usada como medicação de resgate. O papel da adrenalina inalada no tratamento de pacientes ambulatoriais e na emergência com quadros leves e moderados é controverso. Estudos futuros podem ajudar a definir melhor essa questão.

- **Corticoide:** corticoides sistêmicos e inalatórios têm sido amplamente investigados no tratamento para a bronquiolite. Entretanto, revisões sistemáticas de alta qualidade mostram não haver efeitos clinicamente relevantes quanto à taxa de admissão ou no tempo de internação, não sendo seu uso recomendado. Da mesma forma, estudos não demonstram efeito benéfico sobre a prevenção da sibilância pós-bronquiolite.

- **Adrenalina mais corticoide combinados:** ensaio clínico randomizado multicêntrico de alta qualidade em crianças na emergência mostrou uma redução significativa na taxa de admissão hospitalar. Contudo, foram usadas doses muito elevadas de dexametasona oral: 1mg/kg ($\approx$ 6,7mg/kg da prednisolona), seguido por 0,6mg/kg por mais 5 dias, e o tratamento prolongado nesse grupo etário jovem aumentou a preocupação quanto a possíveis efeitos a curto prazo sobre o prolongamento da eliminação viral e, a longo prazo, sobre o desenvolvimento neurocognitivo da criança. Dessa forma, não existem evidências para seu uso, e novos estudos precisam ser realizados.

- **Salina hipertônica (SH):** a revisão da Cochrane (2013) e a AAP (2014) têm apoiado o uso de solução salina hipertônica nebulizada a 3% (maior número de estudos), 5% e 7%. Os mecanismos de ação incluem redução do edema das vias aéreas, maior *clearance* do muco e secreções menos viscosas. A salina hipertônica a 3% é segura e de baixo custo, e deve ser administrada sem salbutamol, refutando as preocupações anteriores de que a administração da SH poderia desencadear broncoespasmo. Evidências sugerem que o uso da SH a 3% não é indicado em crianças na emergência. Estudo mostra que a SH a 3% deve ser administrada nas crianças hospitalizadas, em especial naqueles locais onde o tempo de hospitalização por bronquiolite aguda exceda 3 dias.

Após as recomendações da Cochrane e da AAP foi publicado um grande estudo multicêntrico aberto randomizado (SABRE) realizado em dez hospitais no Reino Unido, demonstrando que a nebulização com *SH a 3%, quando administrada a cada 6 horas,* não tem diferença significativa, comparada com bom cuidado de suporte com manejo mínimo.

O Quadro 7.2 lista os medicamentos para o tratamento da bronquiolite aguda de acordo com a qualidade da evidência e a força da recomendação.

A morte por bronquiolite é rara em crianças previamente saudáveis, e a maioria evolui para recuperação completa da doença, a qual tem resolução em torno de 1 a 2 semanas, com desaparecimento da tosse e da sibilância. A evolução tende a ser lenta em pacientes portadores de outras afecções associadas (cardiopatas, prematuros, fibrocísticos, imunodeficientes, desnutridos etc.) e, nesses grupos, a mortalidade também pode ser elevada. Em alguns casos, entretanto, a tosse e a sibilância podem persistir ao longo de várias semanas ou meses,

QUADRO 7.2 Tratamento da bronquiolite aguda – Qualidade da evidência e força de recomendação

Medicamento	Qualidade da evidência/ Força da recomendação	Recomendação
Adrenalina	Nível B; Recomendação forte	Não deve ser usado rotineiramente
Antibiótico	Nível B; Recomendação forte	Não deve ser usado
Beta-2 adrenérgico	Nível B; Recomendação forte	Não deve ser usado rotineiramente
Corticoide sistêmico e inalado	Nível A; Recomendação forte	Não deve ser usado
Fisioterapia respiratória	Nível B; Recomendação moderada	Não deve ser usado rotineiramente
Salina hipertônica	Nível B; Recomendação moderada	Não deve ser usado rotineiramente

Fonte: AAP, 2014; Everard ML et al., 2014.

mesmo em crianças previamente hígidas. Diante dessa evolução, o médico deve reconhecer quais pacientes podem cursar com sibilância persistente nos primeiros anos de vida, mas que desaparece ao longo do tempo, e aqueles que podem raramente apresentar complicações, envolvendo a condição conhecida como bronquiolite obliterante.

PREVENÇÃO

Até o momento não existem vacinas para os principais agentes etiológicos da bronquiolite, especialmente para o VSR. As medidas de prevenção ficam restritas, então, às orientações que diminuam a exposição aos vírus causadores da doença em lactentes e crianças pequenas, especialmente para aquelas portadoras de comorbidades. Dentre as orientações destacam-se: evitar não só o contato com pessoas que estejam apresentando evidência de infecção viral das vias aéreas, mas também os locais com aglomeração ou sem boa circulação do ar, assim como o contato com a fumaça de tabaco ou outros poluentes. No contexto hospitalar, os pacientes internados com bronquiolite devem receber atenção especial para que não ocorra a propagação de agentes virais para outros pacientes. Dentre esses cuidados destacam-se as medidas de precaução de contato (lavagem das mãos/uso de álcool gel e de luvas de procedimento).

A profilaxia passiva, que deve ser indicada para pacientes de risco para infecção grave, consiste no uso do anticorpo monoclonal humanizado para o VSR chamado palivizumabe. As administrações são mensais e devem durar por toda a estação em que é a maior ocorrência do vírus. O Ministério da Saúde disponibiliza desde 2013 o uso do palivizumabe de acordo com os seguintes critérios:

- Crianças < 2 anos de vida que nasceram prematuras com idade gestacional ≤ 28 semanas.
- Crianças até 2 anos de vida com doença pulmonar crônica ou doença cardíaca congênita com repercussão hemodinamicamente demonstrada.

Bibliografia

Adams M, Doull I. Management of bronchiolitis. Symposium: respiratory medicine. Disponível online 13 May 2009.

American Academy of Pediatrics Subcommittee on Diagnosis and Management of Bronchiolitis. Diagnosis and management of bronchiolitis. Pediatrics 2014; 134:e1474-502.

Arbiza JR, Chiparelli H, Orvell C et al. Antigenic characterization of respiratory syncytial virus associated with acute respiratory infection in Uruguayan children from 1985 to 1987. J Clin Microbiol 1989; 27:1464-6.

Bezerra PG, Britto MC, Correia JB et al. Viral and atypical bacterial detection in acute respiratory infection in children under five years. PLoS ONE. 2011; 6:e18928.

Bueno Campaña M et al. High flow therapy versus hypertonic saline in bronchiolitis: randomised controlled trial. Arch Dis Child 2014; 99(6):511-5.

Bush A, Thomson AH. Acute bronchiolitis. BMJ 2007; 335;1037-41.

Carvalho WB, Johnston C, Fonseca MC. Bronquiolite aguda, uma revisão atualizada. Rev Assoc Med Bras 2007; 53(2):182-8.

Chanok R, Finberg L. Recovery from infants with respiratory illness of a virus related to chimpanzee coryza agent (CCA). Am J Hyg 1957; 66:291-300.

Da Dalt L, Bressan S, Martinolli F, Perilongo G, Baraldi E. Treatment of bronchiolitis: state of the art. Early Hum Dev. 2013; 89:S31-6.

Dakhama A, Lee YM, Gelfand EW. Virus-induced airway dysfunction: pathogenesis and biomechanisms. Pediatr Infect Dis J 2005; 24(11 suppl):S159-69.

Everard ML et al. SABRE: a multicentre randomised control trial of nebulised hypertonic saline in infants hospitalised with acute bronchiolitis. Thorax. 2014; 69(12):1105-12.

Fernandes RM et al. Glucocorticoids for acute viral bronchiolitis in infants. Cochrane Database Syst Rev 2013.

Gadomski AM, Bhasale AL. Bronchodilators for bronchiolitis. Cochrane Database of Syst Rev 2006.

Gadomski AM, Brower M. Bronchodilators for bronchiolitis. Cochrane Database Syst Rev 2010.

Hall CB. Respiratory syncytial virus and parainfluenza virus. N Engl J Med 2001; 344:1917-28.

Hart CA, Cuevas LE. Acute respiratory infections in children. Rev Bras Saúde Matern Infant 2007; 7:23-9.

Hartling L et al. Epinephrine for bronchiolitis. Cochrane Database Syst Rev. 2011.

Hartling L, Wiebe N, Russell KF et al. Epinephrine for bronchiolitis. Cochrane Database of Syst Rev 2004.

Heidema J, Kimpen JLL, Bleek GM. Pathogenesis of respiratory syncytial virus bronchiolitis: immunology and genetics. In: Kimpen JL, Ramilo O (edits.). The microbe-host interface in respiratory tract infections. 1 ed. Norfolk: Horizon Bioscience 2005:233-52.

Legg JP, Hussain IR, Warner JA et al. Type 1 and type 2 cytokine imbalance in acute respiratory syncytial virus bronchiolitis. Am J Respir Crit Care Med 2003; 168(6):633-9.

McNamara PS, Smyth RL. The pathogenesis of respiratory syncytial virus disease in childhood. Br Med Bull 2002; 61:13-28.

Meissner HC. Selected populations at increased risk from respiratory syncytial virus infection. Pediatr Infect Dis J. 2003; 22:S40-S44; discussion S44-S45.

Oakley E et al. Nasogastric hydration versus intravenous hydration for infants with bronchiolitis: a randomised trial. Lancet Respir Med. 2013; 1(2):113-20.

Plint AC et al. Epinephrine and dexamethasone in children with bronchiolitis. N Engl J Med 2009; 360:2079-89.

Roqué i Figuls M et al. Chest physiotherapy for acute bronchiolitis in paediatric patients between 0 and 24 months old. Cochrane Database Syst Rev 2012.

Russi JC, Delfraro A. Clinical and epidemiologic characteristics of respiratory syncytial virus subgroups A and B infections in Santa Fe, Argentina. J Med Virol 2000; 61:76-80.

Simoes EA, Carbonell-Estrany X. Impact of severe disease caused by respiratory syncytial virus in children living in developed countries. Pediatr Infect Dis J 2003; 2:S13-S18.

Skjerven HO et al. Racemic adrenaline and inhalation strategies in acute bronchiolitis. N Engl J Med. 2013; 368(24):2286-93.

Smyth RL. Innate immunity in respiratory syncytial virus bronchiolitis. Exp Lung Res 2007 Dec; 33(10):543-7.

Smyth RL, Openshaw PJM. Bronchiolitis. Lancet 2006; 368:312-22.

The Royal Children's Hospital Melbourne. Clinical Practice Guidelines. Last updated March 2011. Site: http://www.rch.org.au/clinicalguide/guideline_index/Bronchiolitis_Guideline/

Thomazelli1 LM, Vieira S, Leal AL et al. Surveillance of eight respiratory viruses in clinical samples of pediatric patients in Southeast Brazil. J Pediatr 2007; 83(5):422-8.

Thorburn K. Pre-existing disease is associated with a significantly higher risk of death in severe respiratory syncytial virus infection. Arch Dis Child 2009; 94:99-103.

Van Den Hoogen BG, de Jong JC, Groen J. A newly discovered human pneumovirus isolated from young children with respiratory tract disease. Nat Med 2001; 7:719-24.

Ward JJ. High-flow oxygen administration by nasal cannula for adult and perinatal patients. Respir Care 2013; 58(1):98-122.

Yanney M, Vyas H. The treatment of bronchiolitis. Arch Dis Child 2008; 93(9):793-8.

Zhang L et al. Nebulised hypertonic saline solution for acute bronchiolitis in infants. Cochrane Database Syst Rev 2013.

Capítulo 8

Pneumonia Aguda Comunitária

Maria de Fátima Bazhuni Pombo March
Clemax Couto Sant'Anna

INTRODUÇÃO

Define-se pneumonia como a inflamação do parênquima pulmonar, causada, na maioria das vezes, por microrganismos e raramente por agentes não infecciosos. Há um processo inflamatório que consiste na resposta do hospedeiro ao agente agressor. Pode ser classificada radiológica ou anatomopatologicamente como lobar (ou acinar ou alveolar), lobular ou intersticial, dependendo da sua localização anatômica. A classificação etiológica comprovada ou provável seria também importante, se pudesse ser realizada rotineiramente, para orientação diagnóstica e terapêutica. Em geral, no entanto, o diagnóstico terá como base os dados clínicos e o tratamento empírico, de acordo com dados epidemiológicos da região.

A pneumonia aguda comunitária (PAC) ocorre na criança previamente saudável, ainda que portadora de uma doença de base, ou que teve alta hospitalar há pelo menos 14 dias antes do início dos sintomas em razão da infecção adquirida fora do hospital por agentes infecciosos provenientes da comunidade onde o paciente vive. As queixas mais frequentes são tosse e dificuldade para respirar. Taquipneia sem sibilos, com ou sem dispneia, é o sinal mais encontrado e o mais importante para o diagnóstico. A radiografia de tórax pode ser necessária para confirmação ou avaliação da extensão do processo ou das complicações nos quadros mais graves, mas a condução dos casos pode ser fundamentada, na maior parte das vezes, em dados clínicos e epidemiológicos. Do ponto de vista prático, os sinais clínicos, em geral, são precoces e mais fidedignos do que os achados radiológicos,

Normalmente, para a ventilação ocorrer de forma efetiva é fundamental que diversos mecanismos do corpo humano funcionem coordenadamente, visando à proteção das vias respiratórias. Esses mecanismos atuam na remoção das partículas e microrganismos inalados, constituindo barreira de defesa: barreira mecânica (filtração aerodinâmica), transporte muco-ciliar (batimento ciliar e revestimento mucoso) e defesa imunológica (imunoglobulinas, por exemplo). Havendo falhas nesses mecanismos de defesa, estabelece-se situação vulnerável para a ocorrência de PAC.

As variáveis de risco para a PAC relacionadas com o hospedeiro, segundo a literatura, são: desnutrição, baixa idade, comorbidades, baixo peso ao nascer, episódios prévios de sibilos e de pneumonias, ausência de aleitamento materno, vacinação incompleta e infecções virais respiratórias. Todos esses fatores interferem na proteção gerada por essas barreiras e facilitam a ocorrência da PAC.

EPIDEMIOLOGIA

Estima-se que ocorram cerca de 156 milhões de casos/ano de PAC em crianças, dos quais 151 milhões nos países em desenvolvimento. Em 2004 foi estimada a incidência média por ano de 0,29 episódio de PAC/criança nos países em desenvolvimento. O Brasil concentrava a maioria dos casos de PAC em menores de 5 anos em todo o mundo no início da década de 2000.

No Brasil, em 2012, ocorreram 2.930 mortes por infecção respiratória aguda baixa, cuja maioria era PAC, em menores de 5 anos, permitindo a estimativa da taxa de mortalidade de 1:1.000 nascidos vivos.

A epidemiologia da PAC vem-se modificando ao longo dos anos porque, entre outros fatores, as vacinações contra agentes etiológicos comuns, como o *Streptococcus pneumoniae* (pneumococo) e o *Haemophilus influenzae*, foram incorporadas ao calendário vacinal de crianças nas ultimas décadas em muitos países. Além disso, métodos diagnósticos, como a reação em cadeia da polimerase (PCR), foram desenvolvidos e passaram a fazer parte da rotina de investigação de PAC em diversos serviços de saúde.

A incorporação tecnológica da PCR trouxe à tona o papel dos vírus nas infecções respiratórias na infância, permitindo identificar com mais facilidade e rapidez os vírus conhecidos e os novos ou *emergentes* (como é o caso do metapneumovírus e do bocavírus). Um estudo epidemiológico americano de base populacional prospectivo envolvendo três cidades dos EUA e lançando mão de técnicas para isolamento bacteriano e viral foi capaz de identificar a etiologia da PAC em 81% dos pacientes pediátricos: um ou mais vírus foram os causadores em 66% dos casos, bactérias de 8% e a associação entre vírus e bactérias, 7% do total.

Nesse estudo foi estimado que a taxa de PAC era de 15,7:10.000 crianças com pico de incidência entre as com menos de 2 anos, cuja taxa foi de 62,6:10.000 crianças. O vírus sincicial respiratório (VSR) foi o agente mais encontrado em menores de 5 anos, enquanto o *Mycoplasma pneumoniae* se deu entre os pacientes com mais de 5 anos. A letalidade por PAC foi inferior a 1% dos casos.

Os dados epidemiológicos de pneumonia na infância no Brasil são fragmentados, mas um estudo populacional em Goiânia, na década de 2000, apontou a incidência de pneumonia em 566:100.000 crianças.

Estudo realizado no Brasil por Rodrigues e cols. com dados do DATASUS no período de 1991 a 2007 mostrou que, embora haja diferenças entre as diversas regiões do país, houve decréscimo das taxas de mortalidade por pneumonia ao longo dos anos entre menores de 1 ano e no grupo de 1 a 4 anos, de 0,12% e 0,07%, respectivamente. Outro estudo brasileiro, desenvolvido por Ferreira e cols., evidenciou que a letalidade foi de 3% em um hospital universitário no período de 1996 a 2011 e que sofreu queda expressiva, comparando-se os dados da década de 1990, cujo percentual fora de 5,8%, com os dos anos 2000, cujo percentual foi de 0,2%. Nesse estudo, a maioria dos óbitos foi por pneumococo. As possíveis razões para redução dos óbitos por PAC nesse artigo foram atribuídas ao surto desenvolvimentista da década de 2000 no Brasil, cujo índice de desenvolvimento humano (IDH) é elevado (0,700 a 0,799), embora com desigualdade expressiva.

Outro aspecto a destacar é que, embora tenha havido redução na incidência de PAC nos países que atingiram ampla cobertura com vacina antipneumocócica conjugada em crianças, houve o reaparecimento de casos graves de PAC atribuídos à seleção de cepas vacinais não contidas nas vacinas disponíveis atualmente no mercado.

ETIOLOGIA

As PAC podem ser causadas por vírus, bactérias ou por ambos (coinfecções). A etiologia da PAC varia de acordo com a faixa etária do paciente e as estações do ano (sazonalidade).

Em todas as idades os vírus têm papel importante, sendo o sincicial respiratório o mais frequente. Dentre as bactérias podem-se citar o *Streptococcus pneumoniae* (pneumococo), o *Haemophilus influenzae* e o *Staphylococcus aureus*. No Quadro 8.1 são descritos os agentes etiológicos mais frequentes por faixa etária. O pneumococo se destaca como um dos maiores causadores de PAC em todas as idades. A ampla imunização contra o *H. influenzae* fez com que diminuísse a incidência mundial desse agente na PAC. O *S. aureus* está relacionado principalmente com a baixa faixa etária, em associação a infecção cutânea e gravidade clínica, além de piora rápida e progressiva.

QUADRO 8.1 Descrição dos agentes causadores de PAC por faixa etária	
Idade	**Agentes etiológicos**
Período neonatal	Estreptocococo do grupo B Enterobactérias Citomegalovírus *Listeria monocytogenes* *Staphylococcus aureus*
3 semanas a 3 meses	*Chlamydia trachomatis* Vírus sincicial respiratório (VSR) Parainfluenza *Streptococcus pneumoniae* *Bordetella pertussis*
Lactentes e pré-escolares (< 5 anos)	VSR, parainfluenza, influenza, adenovírus, rinovírus *Streptococcus pneumoniae* *Haemophilus influenzae* *Staphylococcus aureus* *Mycoplasma pneumoniae* *Mycobacterium tuberculosis*
Pré-escolares (> 5 anos) e adolescentes	*Streptococcus pneumoniae* *Mycoplasma pneumoniae* *Chlamydia pneumoniae* *Mycobacterium tuberculosis*

Fonte: Chernick V, Boat T F, Wilmott RW, Bush A. Kendig's disorders of the respiratory tract in children. 7. ed., Elsevier, 2006 (modificado).

Outras bactérias também podem causar pneumonia – como *Mycoplasma pneumoniae* e *Chlamydia pneumoniae* – com características clínicas próprias, consideradas pneumonias atípicas.

Atualmente, alguns estudos demonstram que bactérias antes relacionadas apenas com quadros de pneumonias adquiridas em hospital, como o *Staphylococcus aureus* meticilino-resistente, podem causar PAC, independentemente de internação hospitalar prévia.

Em algumas situações, especialmente no lactente, diante da dificuldade de estabelecimento da etiologia do quadro respiratório, se viral ou bacteriana, a expressão *infecção respiratória do trato respiratório inferior* pode ser empregada. Da mesma forma, *pneumonia viral* muitas vezes se confunde com bronquiolite que, por definição, se refere à ocorrência do primeiro quadro de sibilância em vigência de episódio viral, podendo haver associação das duas afecções.

Vírus podem ser identificados pela inoculação de secreções nasofaríngeas e aspirados pulmonares em cultura de células. O diagnóstico rápido pode ser obtido pela detecção de antígenos virais em secreções respiratórias por meio de imunofluorescência e método imunoenzimático (ELISA). Essa técnica, além de permitir identificação mais rápida do vírus, fornece maior percentual de amostras positivas e evita o risco de contaminação dos sistemas de culturas celulares. O maior problema para sua utilização no Brasil é a importação de reagentes, além do cuidado necessário para a coleta do aspirado nasofaríngeo e seu transporte ao laboratório.

Amostras de material colhido do trato respiratório (*swab* nasal e aspirado de nasofaringe [ANF]) permitem a pesquisa dos agentes virais envolvidos na etiologia da infecção respiratória aguda (IRA) do trato inferior, como o VSR, o bocavírus, o metapneumovírus humano, o adenovírus, os vírus influenza e parainfluenza, dentre outros. O material deve ser processado pelas técnicas de imunofluorescência indireta e PCR. A pesquisa de anticorpos antivirais no soro não é muito útil em crianças, porque a produção de anticorpos pode não ser adequada e a coleta de sangue, em crianças muito pequenas, causa problemas de ordem técnica, já que requer profissionais experientes em virtude do pequeno calibre dos vasos sanguíneos.

Bactérias podem ser isoladas por meio de cultura de escarro ou de secreção obtidos do trato respiratório superior, mas esses materiais fornecem resultados imprecisos, pois há grande número de portadores sãos dos patógenos respiratórios, principalmente em países em desenvolvimento, onde a colonização da nasofaringe pelo pneumococo é mais frequente e precoce do que em países desenvolvidos. Além disso, durante a coleta das secreções podem ser carreados germes contaminantes diferentes dos contidos nos tecidos pulmonares e responsáveis pela pneumonia. No adolescente, assim como no adulto, o exame direto (Gram) e a cultura de escarro podem ser úteis.

Apenas a hemocultura e a cultura obtida por aspiração transtraqueal ou punção pulmonar se mostram capazes de definir de modo fidedigno a etiologia de pneumonias. A sensibilidade da hemocultura é muito baixa: observam-se bactérias em menos de um terço das crianças. A aspiração transtraqueal não tem sido muito difundida em crianças por dificuldades técnicas na realização e por eventuais complicações iatrogênicas.

A punção pulmonar aspirativa seria o melhor método para diagnóstico etiológico das pneumonias na infância. No entanto, não é usada rotineiramente em razão dos riscos potenciais que traz ao paciente. Alguns autores relatam a importância do acompanhamento do paciente após a punção em virtude do risco de complicações.

Como a maioria das PAC é causada por agentes que contêm cápsulas polissacarídeas, como o pneumococo, foram desenvolvidas técnicas imunológicas para detecção de antígenos capsulares no soro e na urina, como a aglutinação no látex e a contraimunoeletroforese. Os antígenos capsulares persistem no soro e na urina vários dias após a infecção e são resistentes ao calor, permitindo a conservação das amostras sem refrigeração. No entanto, existem mais de 90 tipos diferentes de antígenos capsulares de pneumococo que necessitam de anticorpos específicos para serem detectados. Estuda-se a possibilidade de pesquisa de um único antígeno capsular do pneumococo – o polissacarídeo C – presente em todas as cepas invasivas. Testes sorológicos para pesquisa de anticorpos não têm sido muito úteis em crianças, especialmente em menores de 2 anos, em virtude da produção insuficiente de anticorpos aos polissacarídeos capsulares.

O Instituto de Puericultura e Pediatria Martagão Gesteira da Universidade Federal do Rio de Janeiro desenvolve, desde 2007, estudo de identificação viral em lactentes internados com infecção respiratória do trato respiratório inferior em parceria com o Laboratório de Virologia do Hospital Universitário Clementino Fraga Filho da mesma universidade. Já foram coletadas 155 amostras de ANF: 94 (60,6%) foram positivas para algum vírus investigado. Adenovírus (AdV) foi detectado em 10/94 (10,6%) das amostras como único patógeno; 29/94 (30,8%) foram de AdV associado a outro vírus. Dos vírus associados ao AdV, o VSR foi o mais prevalente (25/94; 26,6%), seguido pelo metapneumovírus (16/94; 17%) e pelo parainfluenza (1/94; 1,1%). Um número significativo de lactentes com o VSR apresentou bronquiolite aguda.

Nesse mesmo Instituto, Ferreira e cols. estudaram 860 pacientes internados com PAC grave com idade entre 1 mês e 12 anos de 1996 a 2011. Pneumococo foi o patógeno mais comumente encontrado (50,4%).

QUADRO CLÍNICO

O diagnóstico de PAC consiste em frequência respiratória (FR) elevada e/ou tiragem subcostal em crianças com menos de 5 anos com história clínica de tosse e/ou dificuldade respiratória há 7 ou no máximo 10 dias. Em crianças com menos de 2 meses, tanto a FR aumentada (60 respirações por minuto ou mais) como a tiragem subcostal são consideradas de alto valor preditivo de *pneumonia grave*. Nas crianças de 2 meses a 4 anos, os valores da FR indicativos de que uma criança tenha pneumonia são de 50 ou mais respirações por minuto se a criança tem 2 a 11 meses e 40 ou mais se de 1 a 4 anos. A tiragem subcostal é considerada como sinal de pneumonia grave em crianças de 2 meses a 4 anos. Essa classificação da Organização Mundial da Saúde (OMS) continua sendo adotada na maioria dos países que padroniza condutas em PAC.

Na PAC há início súbito de febre alta, calafrios, sinais de dificuldade respiratória e prostração. Eventualmente o início pode ser insidioso, com tosse, febre baixa e discreta queda do estado geral. À ausculta respiratória é possível detectar murmúrio vesicular (MV) diminuído, estertores finos e/ou sopro tubáreo. Surgem frêmito toracovocal aumentado e percussão com submacicez, em virtude da condensação do parênquima; se houver complicação com derrame pleural, o frêmito deverá estar diminuído e haverá macicez à percussão. Dor abdominal pode estar presente em crianças com pneumonia.

A taquipneia pode estar associada à PAC em crianças com sibilos, mas a história de episódios prévios de sibilância leva ao possível diagnóstico de hiper-reatividade brônquica/asma. Por isso, nesses casos, a FR deve ser medida após o tratamento do quadro de sibilância com broncodilatadores e eventualmente corticosteroides sistêmicos.

No recém-nascido, as manifestações respiratórias são ainda menos evidentes, pois costumam predominar os sinais gerais de sepse, como recusa do alimento, letargia, hipotonia, convulsões, vômitos, distensão abdominal, palidez, cianose e hipotermia com grau variável de comprometimento respiratório (taquipneia, episódios de apneia, tiragem, batimento de asas do nariz e gemido).

Nos lactentes e crianças pequenas, a PAC costuma iniciar-se com um quadro febril brusco. À medida que o quadro progride, aparecem manifestações de maior gravidade: letargia, recusa alimentar, tiragem subcostal, taquipneia, gemido expiratório, cianose, distensão abdominal e taquicardia.

Na pneumonia pelo *Mycoplasma pneumoniae* (causa mais frequente de pneumonia atípica), o início é gradual com mal-estar, febre, cefaleia e tosse irritativa, que se manifestam a partir do terceiro ao quinto dia de doença e acometem principalmente crianças em fase escolar. A ausculta não é significativa quando comparada à intensidade da tosse. Eventualmente pode acompanhar-se de derrame pleural, miringite bolhosa ou otite média, exantemas e meningite. Trata-se de quadro insidioso com período de incubação de 2 a 3 semanas, eventual tosse coqueluchoide e relato de contactantes na família e na escola, além de ausência de resposta clínica ao tratamento habitual para PAC com betalactâmicos.

A *Chlamydia trachomatis* é outro agente causador de pneumonia afebril, principalmente nos lactentes nos 4 primeiros meses de vida nascidos de parto normal. O quadro clínico se caracteriza por início gradual e curso subagudo, com acessos prolongados de tosse intensa, taquipneia e estertores finos bilaterais. Chama a atenção o estado geral regular do paciente. Pode haver relato materno de leucorreia e parto normal.

DIAGNÓSTICO

O diagnóstico da PAC é eminentemente clínico. Os principais sinais e sintomas são: febre, tosse, taquipneia, dificuldade respiratória, com ou sem a presença de tiragem, e estertores crepitantes ou murmúrio vesicular abolido na ausculta pulmonar. De acordo com a OMS, tosse e dificuldade respiratória em associação a taquipneia (sinal mais importante) permitem o diagnóstico da PAC em crianças com menos de 5 anos.

A PAC também pode ser classificada de acordo com a idade. Crianças com menos de 2 meses que, além de tosse e da dificuldade respiratória, apresentem FR elevada (≥ 60) com ou sem tiragem subcostal devem ser consideradas como pacientes com pneumonia grave e devem ser internadas para tratamento hospitalar. Os pacientes com mais de 2 meses são separados em dois grupos:

- *Pneumonia* (apenas FR aumentada para a idade), que irá requerer tratamento ambulatorial com antibioticoterapia.
- *Pneumonia grave* (FR com tiragem subcostal), que será encaminhado para internação hospitalar.

Outros sinais que indicam gravidade e necessidade de internação são: saturação de oxigênio abaixo de 92%; abolição do murmúrio vesicular com possibilidade ou confirmação radiológica de complicações, como derrame pleural e empiema; desnutrição grave; sonolência; rebaixamento do nível de consciência e recusa alimentar.

Exames complementares não são indicados de forma rotineira na maioria dos casos, podendo ser conduzidos sem radiografia de tórax, que deverá ser realizada na suspeita de complicações, como derrame pleural, e nos pacientes que necessitam internação. O mesmo ocorre em relação aos exames para confirmação etiológica, como hemocultura, cultura e análise do líquido pleural, exame de detecção viral e sorologia para *Mycoplasma pneumoniae* e *Chlamydia pneumoniae*.

A medida de marcadores inflamatórios, como proteína C reativa, IL-6 e procalcitonina, mostrou pouco valor na diferenciação de processos virais de bacterianos.

COMPLICAÇÕES
Derrame pleural (DP)

Em crianças, o DP é a complicação mais frequente da pneumonia bacteriana. No Brasil, ocorre em aproximadamente 40% das crianças hospitalizadas por PAC. Define-se como acúmulo de líquido no espaço pleural resultante de desequilíbrio das forças que regulam a formação e a reabsorção do líquido pleural ou de eventos patológicos na pleura. O DP infeccioso é um sinal de complicação de quadro pneumônico e é chamado de DP parapneumônico (DPP). Seu reconhecimento precoce permite definir a melhor forma de tratamento, visando reduzir os riscos de morbidade e de mortalidade.

O DPP é o exsudato que resulta da reação inflamatória da pleura. Inicia-se como exsudato reacional, de aspecto claro, não viscoso, com baixa celularidade, e sem bactérias, com valores baixos de pH, desidrogenase láctica (LDH) e glicose. Se o processo não for controlado, o DP pode se tornar complicado, com aumento do volume de líquido, da celularidade pleural e da LDH e queda acentuada do pH, podendo evoluir para empiema pleural.

A evolução do DPP ocorre em três fases:

- **Exsudativa:** fase em que há formação de líquido seroso rico em proteínas e com pouca celularidade. Geralmente dura 48 horas, e nela o DP pode não estar contaminado.
- **Fibrinopurulenta:** fase de empiema caracterizada pelo acúmulo de pus. Há grande quantidade de bactérias, polimorfonucleares e fibrina. Existe a tendência de formação de lojas pleurais. Dura aproximadamente 7 dias.
- **Organização:** fase em que há proliferação fibroblástica nas superfícies pleurais, em que o aumento da fibrose pode resultar em paquipleuris.

Os agentes etiológicos do DPP são os mesmos da PAC não complicada; em ordem de frequência: *Streptococcus pneumoniae*, *Haemophilus influenzae* e *Staphylococcus aureus*. O *Streptococcus pneumoniae* é o principal agente encontrado, inclusive em lactentes. Apesar do aumento da frequência de pneumococo resistente à penicilina, não tem sido identificada maior incidência de complicações associadas às infecções causadas por cepas resistentes.

Ao exame físico, podem ser encontrados murmúrio vesicular diminuído ou abolido, redução do frêmito toracovocal e macicez à percussão, além de egofonia. Dor pleurítica e desconforto respiratório podem estar presentes.

A maioria dos DPP é resolvida com o tratamento antimicrobiano para PAC, podendo sua presença passar despercebida.

A radiografia de tórax, na maioria das vezes, é suficiente para investigação do DPP. As incidências posteroanterior, de perfil e decúbito lateral com raios horizontais (incidência de Hjelm-Laurell) são as recomendadas. A ultrassonografia do tórax só está indicada nos casos de dúvida ou para definir o melhor local para realização de toracocentese ou drenagem. A tomografia computadorizada (TC) de tórax com contraste venoso é útil nos casos em que se pretende diferenciar espessamento pleural de pulmão consolidado, fornecendo auxílio nos casos cirúrgicos e tendo indicação excepcional nos derrames complicados.

Sempre que houver a possibilidade de toracocentese, o líquido pleural deve ser puncionado e examinado com testes bioquímicos, exame direto para bactérias e bacilos álcool-acidorresistentes, citologia diferencial de células e cultura para bactérias e micobactérias. O DPP menor do que 10mm na radiografia de tórax em decúbito lateral não necessita ser puncionado rotineiramente. Se o líquido não for purulento, a análise bioquímica pode auxiliar a detecção de empiema e determinar a necessidade de drenagem. Líquidos fétidos indicam a presença de anaeróbios. A detecção de líquido pleural purulento estabelece o diagnóstico de empiema e indica drenagem de tórax.

Pneumatocele

Pneumatocele é uma cavidade pulmonar de paredes finas que pode ser complicação da PAC de qualquer etiologia. Embora seja mais caracteristicamente causada por estafilococos, nota-se sua maior frequência na PAC por *Streptococcus pneumoniae*.

A radiografia de tórax é recomendada para seu diagnóstico. A TC de tórax pode contribuir para o diagnóstico diferencial com pneumotórax e cistos pulmonares e para precisar o sítio de drenagem percutânea quando necessário. Na maioria dos casos, as pneumatoceles têm involução espontânea, e o tempo para resolução pode ser de semanas até mais de 1 ano. Por isso, o tratamento é geralmente conservador.

Abscesso pulmonar

Abscesso pulmonar é uma área de cavitação do parênquima pulmonar resultante de necrose e supuração. Pode-se formar após episódio de PAC e de evento aspirativo, por disseminação hematogênica ou por contiguidade.

As primeiras manifestações são inespecíficas, e os sintomas mais frequentes são febre e tosse. A hemoptise é incomum em crianças. Os sinais mais comuns ao exame físico são taquipneia, macicez ou submacicez local à percussão, redução local do murmúrio vesicular e estertores finos localizados.

A radiografia de tórax em PA, em ortostase e perfil é recomendada para o diagnóstico e se observa frequentemente uma cavidade > 2cm, com paredes espessas e nível hidroaéreo.

A tomografia de tórax é mais precisa de que a radiografia para a diferenciação entre empiema e abscesso pulmonar, podendo ser utilizada para guiar aspiração ou drenagem de abscesso e precedendo o tratamento cirúrgico.

O tratamento clínico com antibióticos resolve 80% a 90% dos abscessos pulmonares em crianças. A terapêutica antimicrobiana inicial é geralmente empírica, parenteral, devendo ter atividade contra *Streptococcus pneumoniae, Haemophilus influenzae* e *Staphylococcus aureus*. Como há predomínio do *S. aureus* sobre os outros patógenos nos abscessos da infância, deve-se iniciar o tratamento com isoxazolilpenicilinas (oxacilina) ou cefalosporinas. Se há doença aspirativa e suspeita de anaeróbio, clindamicina ou altas doses de penicilina G são recomendadas. O tempo de tratamento é de 2 a 3 semanas de terapia intravenosa, seguido de curso oral de 4 a 6 semanas para pacientes não complicados. A duração do tratamento depende da evolução clínico-radiológica.

TRATAMENTO

Geralmente a antibioticoterapia inicial na PAC é empírica, pois o isolamento do agente infeccioso nem sempre é realizado e pode demorar. Baseia-se no conhecimento dos principais agentes infecciosos em cada faixa etária, situação clínica e região.

Os sinais clínicos permitem, dependendo da gravidade, avaliar a necessidade ou não de internação, a saber: lactentes com menos de 2 meses com FR ≥ 60irpm ou tiragem subcostal, casos com derrame pleural volumoso, pneumatoceles e pneumotórax, incapacidade da família de tratar o paciente em domicílio e falha na terapêutica ambulatorial, crianças com 2 meses com tiragem subcostal e quadro clínico sugestivo de gravidade.

A amoxicilina é a primeira opção terapêutica no tratamento ambulatorial, sendo recomendada para o tratamento da PAC em crianças de 2 meses a 5 anos na dose de 50mg/kg/dia a cada 8 horas.

Em crianças com mais de 5 anos o fármaco de escolha também é a amoxicilina, nas mesmas doses. Em razão da possibilidade de *M. pneumoniae*, pode-se optar pela introdução de macrolídeos (pneumonia atípica), como eritromicina, claritromicina ou azitromicina. O tratamento inicial da PAC com macrolídeos em crianças com menos de 5 anos não se tem mostrado mais eficaz do que o tratamento convencional com amoxicilina.

A OMS estabelece como critério de falha terapêutica para PAC não grave a não normalização da FR e/ou o aparecimento de tiragem subdiafragmática ou de qualquer outro sinal de gravidade no terceiro dia de tratamento, porém é possível que algumas crianças que terão boa evolução ainda permaneçam com o mesmo grau de taquipneia nessa avaliação. Casos sem piora clínica podem ser avaliados e acompanhados individualmente.

A Figura 8.1 apresenta um fluxograma para o tratamento ambulatorial da PAC.

Toda criança com PAC em condições clínicas de ser tratada em seu domicílio deve ter consulta de reavaliação agendada para 48 a 72 horas após a instituição do tratamento ou a qualquer momento se houver piora clínica. Caso apresente melhora, o tratamento deve ser mantido até completar 7 dias. Por outro lado, se a criança não melhorar ou mantiver seu estado inalterado, cabe avaliar a internação hospitalar.

Os casos classificados como PAC grave devem ser encaminhados para tratamento hospitalar. A conduta nesses casos é apresentada na Figura 8.2.

De maneira geral, as crianças com DPP devem ser hospitalizadas e puncionadas. A terapêutica antimicrobiana deverá ser intravenosa com cobertura para *Streptococcus pneumoniae*, pois este tem sido o agente etiológico mais frequente. Quando disponível, o resultado do estudo microbiológico deve orientar a antibioticoterapia. A possibilidade de *Staphylococcus aureus* deve ser pensada em crianças que tiveram DPP com menos 1 ano, com quadro toxêmico e lesões de pele que sugiram porta de entrada (lesões cutâneas infectadas).

Os valores de glicose <40mg% e pH <7,2 no líquido pleural demonstram intenso processo inflamatório, que podem levar a maior deposição de fibrina, com risco de loculações e espessamento pleural, além de evolução para empiema, dados esses indicativos de drenagem torácica por serem sugestivos de empiema em fase inicial, assim como em casos de derrame pleural purulento. Também é recomendada a drenagem torácica dos derrames no paciente grave que mantém febre, instabilidade ventilatória e/ou aumento da coleção. Pacientes drenados que se mantêm febris devem ser reavaliados quanto à eficácia da drenagem antes de se proceder à troca desnecessária do antibiótico, podendo ocorrer obstrução ou erro na posição do dreno e presença de empiema loculado.

A videotoracoscopia pode ser útil nos casos de crianças com empiema de longa evolução e com sinais de encarceramento pulmonar, pois permite a ruptura das loculações sob visão direta e drenagem efetiva do espaço pleural, reduzindo o tempo de hospitalização.

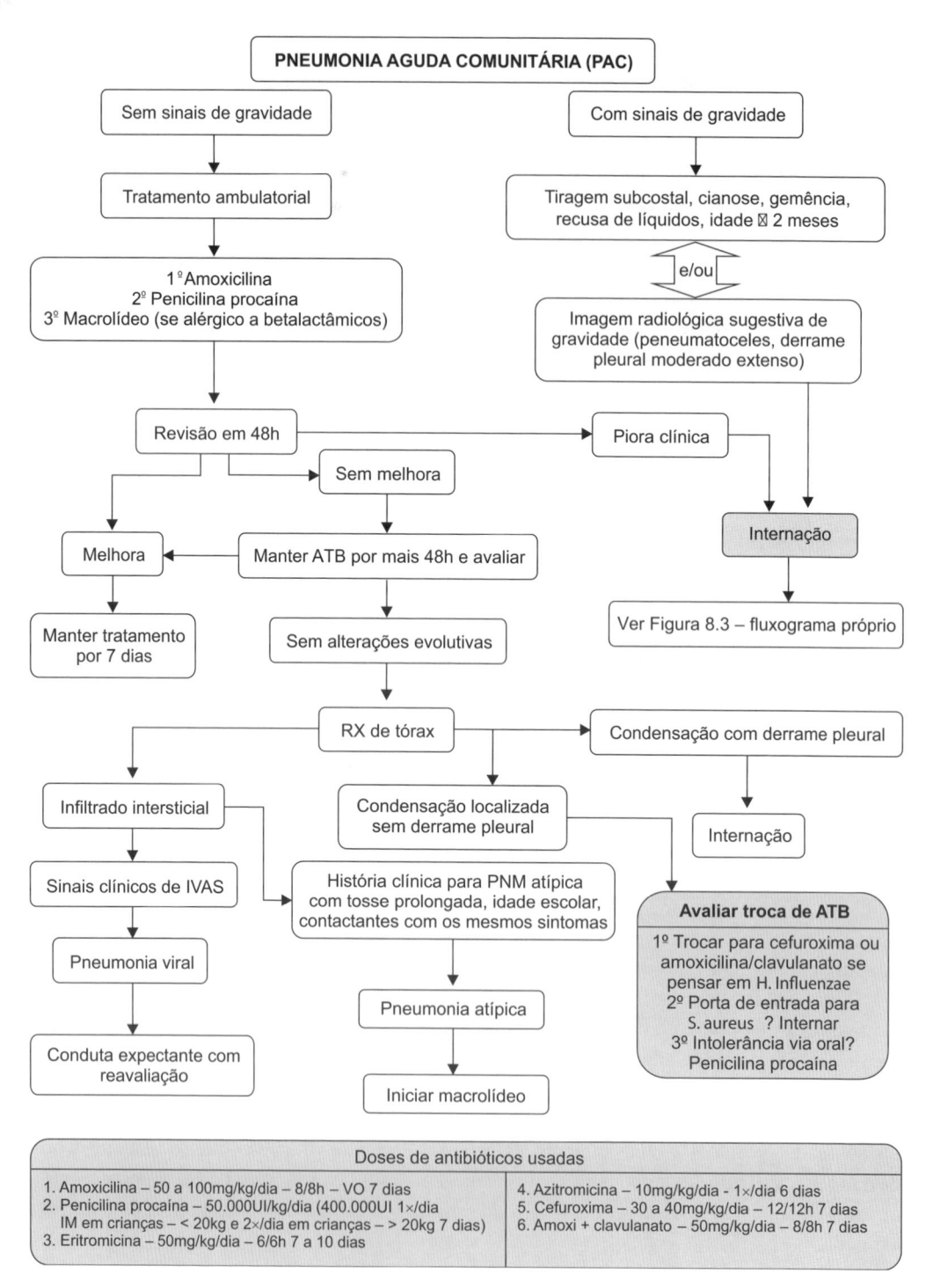

FIGURA 8.1. Tratamento ambulatorial da pneumonia comunitária na infância (PAC).

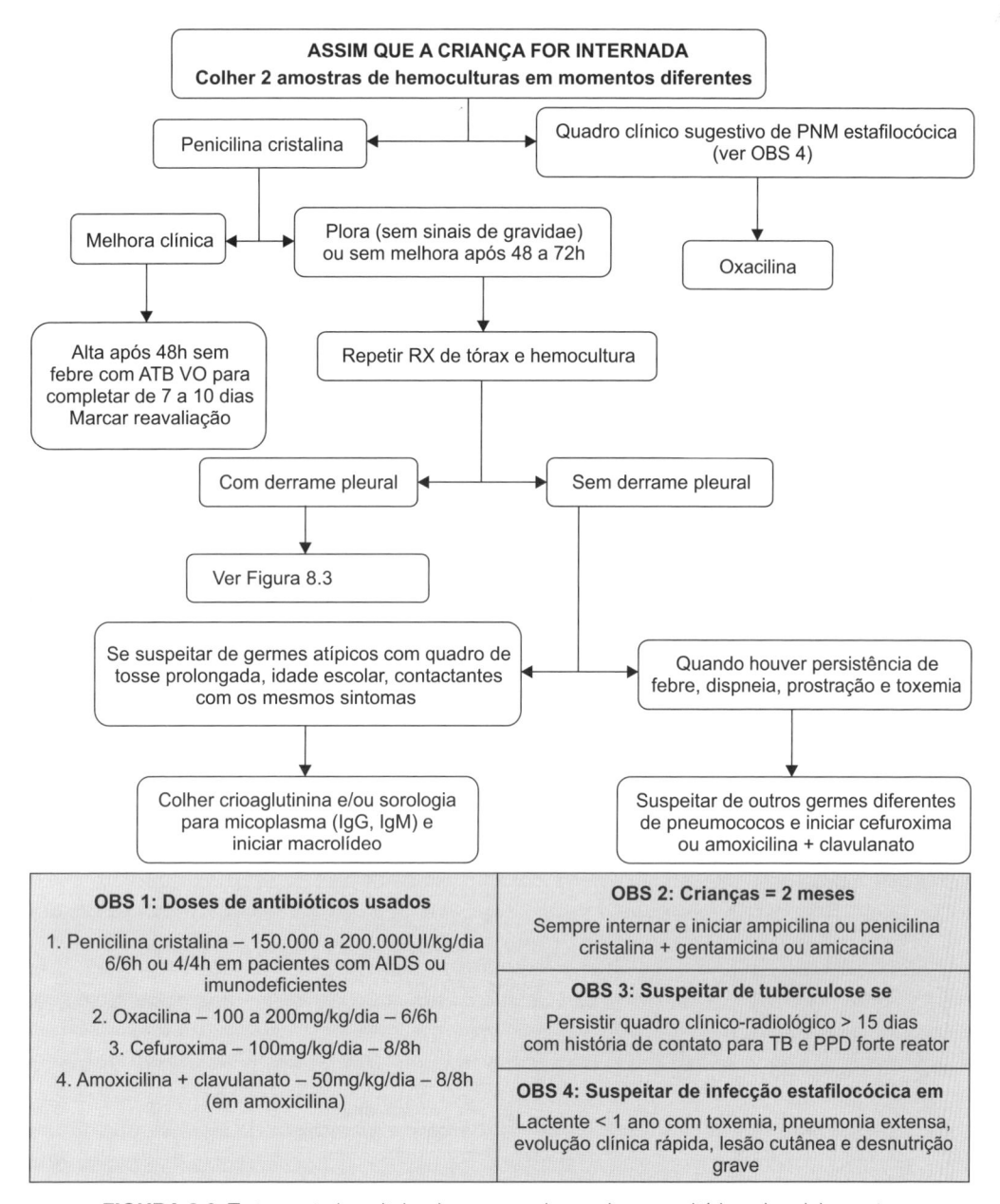

FIGURA 8.2. Tratamento hospitalar da pneumonia aguda comunitária e do adolescente.

Ainda não existem ensaios clínicos randomizados com número suficiente de pacientes para recomendar o uso de fibrinolíticos de rotina em crianças.

A drenagem aberta (pleurostomia) ou decorticação pulmonar pode ser indicada nos casos com empiema na fase fibrinopurulenta ou organizada, que persistem com febre, para promover a expansão pulmonar.

A conduta nos casos com derrame pleural está contida na Figura 8.3.

O acompanhamento do tratamento das PAC deve se basear na evolução clínica do paciente. Nos que recebem antibioticoterapia ambulatorial, a diminuição da FR e da febre, a recuperação do apetite e a melhora progressiva do estado geral são sinais de boa evolução. Nos internados, os mesmos sinais podem ser observados, mas cabe ressaltar que a presença de derrame pleural pode tornar a febre mais persistente, mesmo em vigência de melhora do estado geral. Assim, o acompanhamento clínico pode evitar radiografias repetidas e trocas desnecessárias de antibióticos.

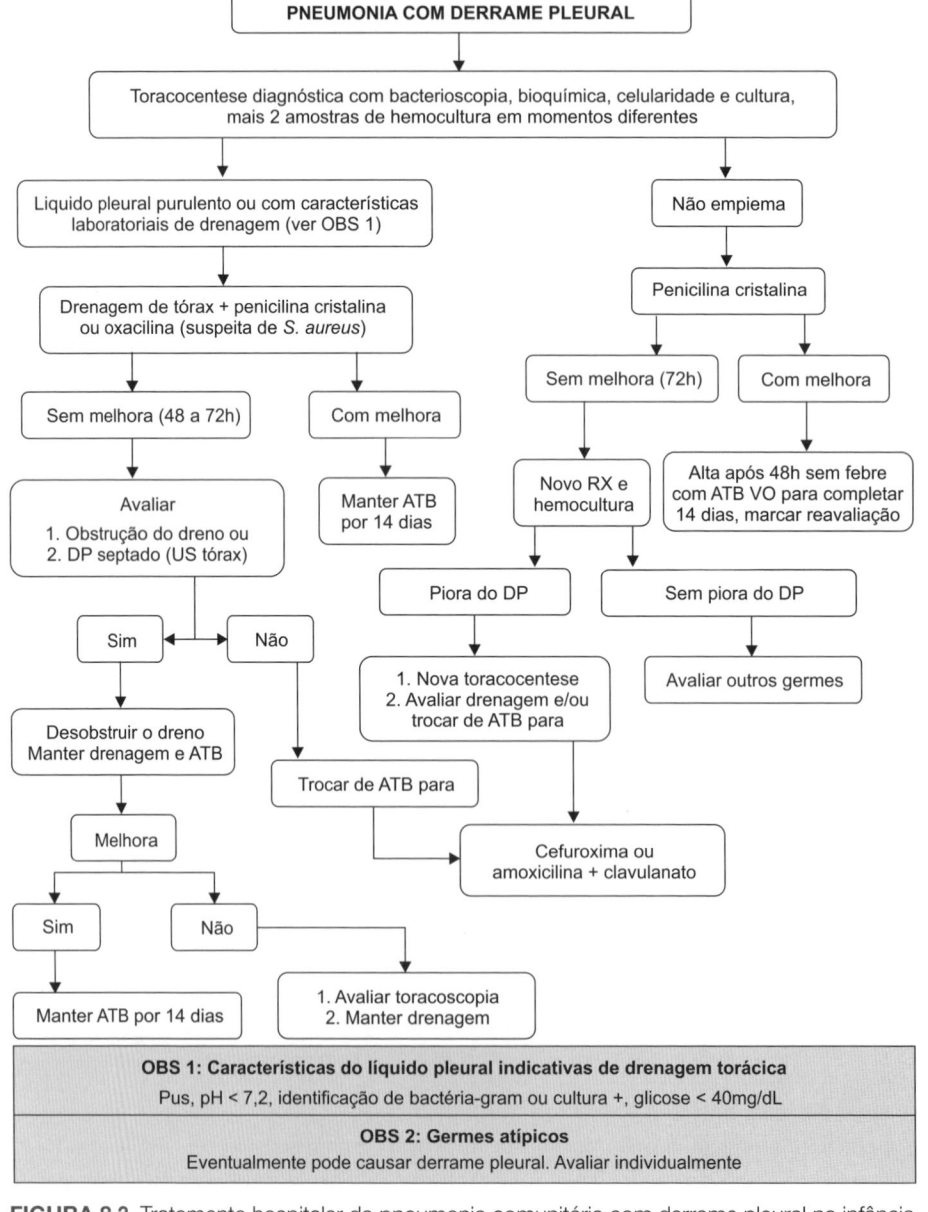

FIGURA 8.3. Tratamento hospitalar da pneumonia comunitária com derrame pleural na infância.

O estudo multicêntrico Caribe, realizado na América do Sul e publicado em 2007, foi elaborado para esclarecer se o uso da penicilina na rotina ainda era eficaz para o tratamento da PAC. Foram acompanhadas crianças graves internadas com PAC, tratadas inicialmente com penicilina. Houve falha terapêutica em 21% dos casos, sem evidências de associação entre a falha e a resistência bacteriana observada *in vitro* e com baixa letalidade. Esse mesmo grupo de estudo publicou em 2009 trabalho mostrando que não houve isolamento de cepa com concentração inibitória mínima > 4μg/mL naqueles casos. Assim, concluiu-se que a penicilina era eficaz para o tratamento da PAC na América Latina.

Ferreira e cols. observaram em 860 pacientes internados com PAC grave em hospital universitário, de 1996 a 2011, que o uso de penicilina como droga de primeira escolha não influenciou a taxa de letalidade por PAC e que apenas a gravidade da doença de base se associou ao óbito.

A utilização do fluxograma ou diretriz para tratamento da PAC visa propor conduta de acordo com as características epidemiológicas locais, de forma a evitar o uso indiscriminado de antibióticos e o aumento da resistência antimicrobiana.

Bibliografia

Andrade ALSSA, Silva AS, Martelli CMT et al. Vigilância populacional de pneumonia em crianças: uso de análise espacial numa área urbana do Brasil Central. Cad. Saúde Pública 2004; (20):411-21.

Aurilio RB. Variáveis de risco em crianças e adolescentes com pneumonia adquirida na comunidade. Mestrado em Clínica Médica, Universidade Federal do Rio de Janeiro 2012.

Cardoso MRA, Nascimento-Carvalho CM, Brandão MA et al. Antimicrobial resistance and serotypes of nasopharyngeal strains of Streptococcus pneumoniae in Brazilian adolescents. Microb Crug Resist 2006; 12(1):29-32.

Cardoso MRA, Nascimento Carvalho CM, Ferrero F and the CARIBE group. Penicillin-resistant pneumoccocus and risk of treatment failure in pneumonia. Arch Dis Child 2008; 93:221-5.

Cavinatto JN, Rodrigues JC. Pneumonias bacterianas agudas. In: Rozov T, Carvalho CRR (eds). Doenças pulmonares em pediatria. São Paulo,1997; 156-89.

Ferreira, S. Tratamento empírico com penicilina em crianças internadas com pneumonia em Hospital Universitário Pediátrico do Rio de Janeiro. Doutorado em Clínica Médica, Universidade Federal do Rio de Janeiro 2014.

Ferreira S, March MFBP. Tratamento das pneumonias comunitárias na infância. Pulmão RJ 2009; (suppl 1):S50-S53.

Ferreira S, Sant Anna CC, March MFBP, Santos MARC, Cunha AJLA. Lethality by pneumonia and risk factors associated to death. J Pediatr (Rio J) 2014; 90(1):92-7.

Galvão MAG, Santos MAR. Pneumonia na infância. Pulmão RJ 2009 (supp1 1); S45-S49.

Harris M, Clark J, Cote N et al. On behalf of the Bristish Thoracic Society Standards of Care Committee. British Thoracic Society guidelines for the management of community acquired pneumonia in children: update 2011. Thorax 2011; 66 (suppl 2):ii1-23.

Izadnegahdar R, Cohen AL, Klugman KP, Qasi AS. Childhood pneumonia in developing countries. Lancet Respir Med 2013; 1 (7):574-84.

Jain S, Williams DJ, Arnold SR et al. Community-Acquired pneumonia requiring hospitalization among U.S. children. N Engl J Med 2015; 372:835.

Lotufo JPB, Lederman HM. Radiologia de tórax para o pediatra. Clínica de tórax para o radiologista. São Paulo; s.n; 2009, 139 p.

Maia PN. Padronização de rotinas em crianças com PAC com e sem comorbidades. [Tese] Rio de Janeiro: Mestrado em Clínica Médica, Universidade Federal do Rio de Janeiro 2014.

March MFBP, Ferreira S, Ribeiro JD, Souza ELS. Pneumonias comunitárias. In: Campos Jr D, Burns DAR, Lopez FA (eds.) Tratado de pediatria. 3. ed, Manole, 2013; 2:2549-58.

March MFBP. Resistência antimicrobiana do pneumococo aos antibióticos betalactâmicos. Pulmão RJ 2013; 22(3):9-13.

Neuman MI, Hall M, Hersh AL et al. Influence of hospital guidelines on management of children hospitalized with pneumonia. Pediatrics 2012; 130: e 823.

Organización Mundial de la Salud. Neumonía. Disponível em: http://www.who.int/mediacentre/factsheets/fs331/es/# Acesso em dez. 2014.

Rodrigues FE, Tatto RB, Vauchinski L et al. Pneumonia mortality in Brazilian children aged 4 years and younger. J Pediatr (Rio J) 2011; 87(2):111-4.

Ross RK, Hersh AL, Kronman MP et al. Impact of Infectious Diseases Society of America/Pediatric Infectious Diseases Society Guidelines on Treatment of Community-Acquired Pneumonia in Hospitalized Children. Clin Infect Dis 2014; 58(6):834-8.

Rudan I, Boschi-Pinto C, Biloglav Z, Mulholland K, Campbell H. Epidemiology and etiology of childhood pneumonia. Bull WHO 2008; 86:408-16.

Smith MJ, Kong M, Cambon A, Woods CR. Effectiveness of antimicrobial guidelines for community-acquired pneumonia in children. Pediatrics 2012; 129: e1326.

Sociedade Brasileira de Pneumologia e Tisiologia. Diretrizes Brasileiras em Pneumonia Adquirida na Comunidade em Pediatria. Jornal Brasileiro de Pneumologia 2007; 33 (suppl. 1):1-50.

Sociedade Brasileira de Pneumologia e Tisiologia. Pneumonia adquirida na comunidade na infância: diagnóstico e tratamento das complicações. Diretrizes clínicas na saúde suplementar. [internet]. 2009 ago [acessado em out 2011]. Disponível em: http://www.projetodiretrizes.org.br/ans/diretrizes.html.

Stein RT, Marostica PJC. Community-acquired bacterial pneumonia. In: Chernick V, Boat TF, Wilmott RW, Bush A (eds.) Kendig's disorders of the respiratory tract in children. 7. d, Elsevier, 2006:441-52.

Toikka P, Irjala K, Juvén T et al. Serum procalcitonin, C-reactive protein and interleukin-6 for distinguishing bacterial and viral pneumonia in children. Pediatr Infect Dis J 2000 Jul; 19(7):598-602.

United Nations Development Programme. Human Development Report 2014. Disponível em: http://hdr.undp.org/sites/default/files/hdr14-report-en-1.pdf Acesso em maio 2014.

World Health Organization. Global Health Observatory Data Repository. Disponível em: http://apps.who.int/gho/data/view.main.ghe100-BRA?lang=en Acesso em dez. 2014.

Capítulo 9

Derrames Pleurais

Joaquim Carlos Rodrigues
Murilo Carlos Amorim de Britto
Patrícia Gomes de Matos Bezerra

INTRODUÇÃO

Os derrames pleurais são caracterizados pelo acúmulo anormal de líquido no espaço pleural, resultante de um desequilíbrio fisiológico das forças que regulam a formação e reabsorção do líquido pleural ou de eventos fisiopatológicos decorrentes de processos inflamatórios ou infiltrativos dos folhetos pleurais.

No Brasil, são relativamente frequentes em crianças e adolescentes, e na maioria das vezes são decorrentes de pneumonia aguda e dos derrames ditos parapneumônicos.

Os derrames parapneumônicos são classificados, de acordo com suas fases evolutivas, em não complicados, característicos da primeira fase, a exsudativa, e complicados, que ocorrem na fase fibrinopurulenta. Se o processo progride, tornam-se empiemáticos ainda nessa segunda fase. No último estágio, o organizacional, ocorre o encarceramento pulmonar. É importante que o pediatra que lida com essas crianças, seja clínico ou cirurgião, tenha noção dessas fases com clareza, para que possa intervir o mais precoce e efetivamente possível, reduzindo o tempo de hospitalização, as complicações e o custo do tratamento.

PATOGENIA

Os derrames pleurais são classificados, de acordo com seu mecanismo de formação, em transudatos e exsudatos. Nas afecções que determinam transudatos não há envolvimento inflamatório das pleuras, e o acúmulo de líquido é resultante do aumento da pressão hidrostática sistêmica ou pulmonar ou da diminuição da pressão coloidosmótica do plasma.

Os exsudatos resultam de processos patológicos que determinam reação inflamatória pleural, com consequente aumento da permeabilidade capilar e extravasamento de proteínas para o espaço pleural. Em adição, ocorre um incremento da pressão hidrostática em razão do aumento do fluxo sanguíneo local secundário ao processo inflamatório. Esses fatores determinam o excesso de formação de um líquido rico em proteínas, dito exsudato. Os exsudatos podem também ocorrer por impedimento ou redução da drenagem linfática, nas afecções que determinam aumento da pressão venosa sistêmica, linfadenopatia mediastinal (linfomas), espessamento da pleura parietal (tuberculose), obstrução do ducto torácico (quilotórax) ou hipoplasia dos canais linfáticos (linfedema hereditário).

Na Figura 9.1 estão ilustrados os principais mecanismos fisiopatológicos de formação de transudatos e exsudatos.

Os derrames pleurais podem ainda ser classificados em quilosos (quilotórax) e hemorrágicos (hemotórax). O quilotórax ocorre por acúmulo de linfa e resulta da obstrução do ducto torácico ou da veia subclávia esquerda. É o tipo de derrame mais comum no período neonatal, e o aspecto do líquido obtido por punção ou drenagem é leitoso em virtude do seu alto conteúdo em gorduras. O hemotórax pode ocorrer por traumatismos de caixa torácica, erosão vascular por neoplasias, ruptura espontânea de vasos subpleurais ou de grandes vasos, hérnia diafragmática estrangulada ou ainda por lesão vascular iatrogênica durante a toracocentese ou drenagem pleural e em diáteses hemorrágicas.

O Quadro 9.1 resume as principais causas e os mecanismos dos derrames pleurais em crianças. É evidente que uma única desordem pode causar derrame pleural por meio de um ou mais mecanismos. No entanto, outros problemas clínicos podem coexistir e influenciar a gênese do derrame, fatos que explicam a grande variação observada nas características clínicas e bioquímicas dessa entidade.

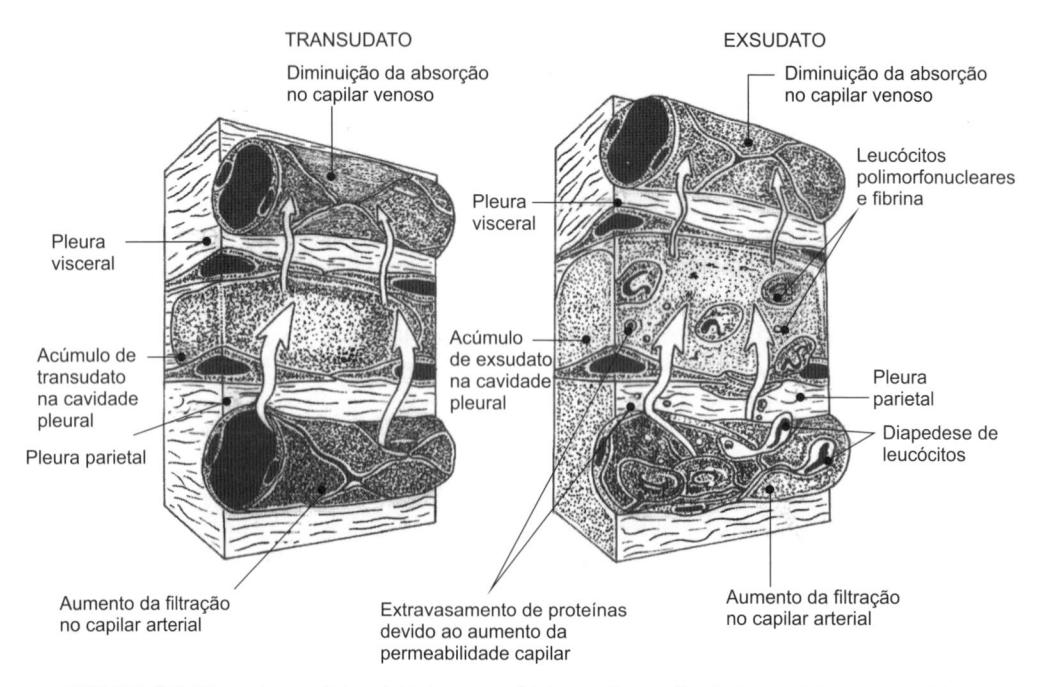

FIGURA 9.1. Mecanismos fisiopatológicos envolvidos na formação de transudatos e exsudatos.

QUADRO 9.1 Principais causas e mecanismos fisiopatológicos dos derrames pleurais

Tipo	Fisiopatologia	Afecções
TRANSUDATOS	↑ da pressão hidrostática capilar pulmonar ↓ da pressão coloidosmótica plasmática	Glomerulonefrite difusa aguda Insuficiência cardíaca congestiva Pericardite Hipertensão pulmonar Síndrome nefrótica Cirrose hepática Desnutrição grave
EXSUDATOS	Aumento da permeabilidade capilar por processo inflamatório pleural	Pneumonia com comprometimento pleural Tuberculose Colagenoses (LES, artrite reumatoide) Sarcoidose Pleurite por toxina circulante (p. ex., febre tifoide) Embolia pulmonar
EXSUDATOS E/OU QUILOSOS	↓ ou obstrução na drenagem linfática	Síndrome da veia cava superior Tuberculose Pericardite Pancreatite Abscesso subfrênico Tumores mediastinais Linfedema hereditário Quilotórax congênito
HEMORRÁGICOS	Lesão vascular por tumores ou iatrogênica	Discrasias sanguíneas Traumatismos torácicos

LES: lúpus eritematoso sistêmico.

Diferenciação entre transudatos e exsudatos

Para a abordagem terapêutica correta de um derrame pleural é importante reconhecer precocemente as condições clínicas que o determinaram e classificá-lo como transudato ou exsudato. Para tanto, são utilizados em crianças os mesmos critérios laboratoriais estabelecidos por Light e cols. para adultos com derrames pleurais e sumarizados no Quadro 9.2.

QUADRO 9.2 Diagnóstico diferencial entre transudato e exsudato

	Transudato	Exsudato
Proteína líquido pleural	< 3g/100mL	> 3g/100mL
Proteína líquido pleural/proteína plasma	< 0,5	> 0,5
DHL líquido pleural	< 200UI	> 200UI
DHL líquido pleural/DHL plasma	< 0,6	> 0,6

ETIOLOGIA

A grande maioria dos derrames pleurais pediátricos tem origem infecciosa, seguida de insuficiência cardíaca congestiva (ICC) e de doenças neoplásicas. As doenças do colágeno, pancreatite e infarto pulmonar são causas frequentes de derrames pleurais em adultos, mas raras em crianças. As crianças com anemia falciforme podem apresentar infarto pulmonar, porém raramente desenvolvem derrame pleural.

Os derrames infecciosos de origem não bacteriana são mais comuns em crianças do que em adultos. As causas mais comuns são as infecções virais (por adenovírus, influenza, parainfluenza e citomegalovírus) e *M. pneumoniae*. Cerca de 20% dos casos de tuberculose pulmonar em crianças e adolescentes são acompanhados de derrame pleural. As infecções por *Pneumocystis jiroveci* em crianças com a síndrome da imunodeficiência adquirida (AIDS) estão associadas a derrames pleurais em cerca de 5% dos casos.

O quilotórax em crianças pode ser idiopático ou associado a tocotraumatismo ou a anomalias congênitas, sendo a causa mais comum de derrame pleural na primeira semana de vida. O hemotórax é raro em crianças e habitualmente resulta de traumatismo torácico, toracocentese, tumores metastáticos e mais raramente de erosão vascular por neoplasias.

Por serem a causa mais comum, os derrames parapneumônicos recebem destaque especial neste capítulo.

DERRAMES PLEURAIS PARAPNEUMÔNICOS

São sempre os exsudatos que resultam da reação inflamatória pleural causada pelo processo infeccioso.

No seu processo evolutivo ocorrem três estágios que não apresentam delimitação clara, mas trata-se um espectro contínuo que pode progredir até o último estágio ou parar precocemente, conforme a reação do hospedeiro contra o agente infeccioso, além da precocidade e efetividade do tratamento médico.

Patologia

Nos derrames parapneumônicos, o agente etiológico atinge o espaço pleural por via hematogênica linfática ou por contiguidade e determina alterações locais em consequência dos mecanismos de resposta imune do hospedeiro à infecção. Classifica-se a reação das pleuras ao processo infeccioso em três estágios consecutivos sem demarcações nítidas:

1. **Fase inicial ou exsudativa:** caracteriza-se pela formação de líquido seroso, rico em proteínas e com baixo conteúdo celular. Nessa fase, o líquido ainda não contém bactérias, a concentração de glicose e o pH são normais e há aumento de polimorfonucleares, o que caracteriza o derrame não complicado. Tem duração média de 48 horas.
2. **Fase fibrinopurulenta:** ocorrem aumento do volume de líquido, surgimento de bactérias, aumento da concentração de polimorfonucleares e deposição de fibrina, que recobre a área inflamada desde a pleura visceral até a parietal. Se há progressão, a deposição de fibrina divide o espaço pleural em múltiplas cavidades, o que dificulta a drenagem pleural cirúrgica. O nível de glicose e o pH são baixos nessa fase. Esse estágio engloba o derrame pleural complicado e

o empiema, que se caracteriza pela presença de pus. O derrame complicado e o empiema são usualmente consequência das pneumonias agudas. No entanto, podem também resultar de infecções originárias de outros sítios e ocorrer após trauma, cirurgia torácica ou perfuração intratorácica do esôfago. Dura de 3 a 7 dias.

3. **Fase de organização:** ocorre proliferação fibroblástica nas superfícies pleurais com formação de uma membrana espessa e inelástica que restringe consideravelmente a expansibilidade pulmonar. Se não adequadamente tratado, o aumento da fibrose resulta em paquipleuris, e o líquido espesso pode drenar espontaneamente, produzindo abaulamento na parede torácica (empiema de necessidade) ou resultar em fístula broncopleural. Essa fase dura cerca de 14 a 21 dias.

Portanto, a sequência das alterações anatomopatológicas e o período de evolução do processo podem modificar-se ou estacionar, dependendo da fase do diagnóstico, da introdução precoce de terapêutica antimicrobiana adequada e do estado imunitário do hospedeiro.

Nas Figuras 9.2 e 9.3 estão ilustrados os estágios e principais eventos fisiopatológicos dos derrames parapneumônicos.

Agentes infecciosos causais

Demonstraram-se mudanças significativas na proporção e na predominância dos vários agentes etiológicos com o tempo. Germes raros emergiram como predominantes por consequência da ação seletiva de antimicrobianos introduzidos em épocas diferentes. Assim, na era pré-antibiótica houve predomínio do pneumococo e dos estreptococos do grupo hemolítico, que diminuíram de frequência na era da sulfa e da penicilina, quando prevaleceu o *S. aureus* até a década de 1960.

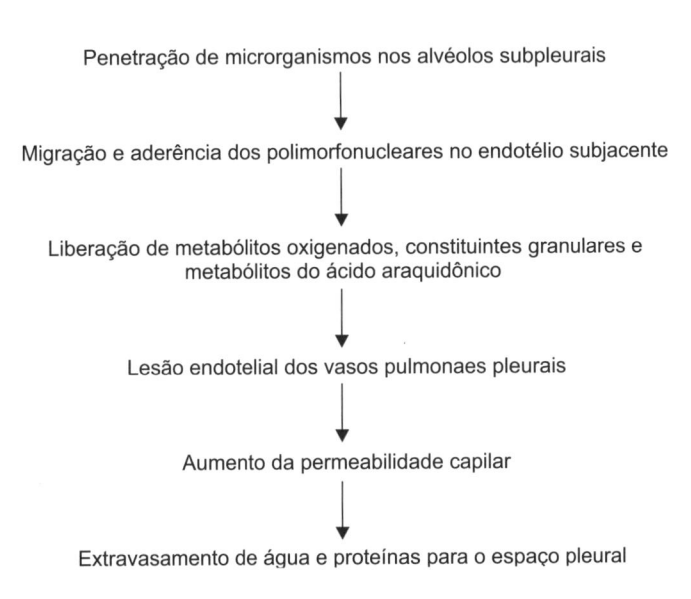

FIGURA 9.2. Fisiopatologia dos derrames parapneumônicos.

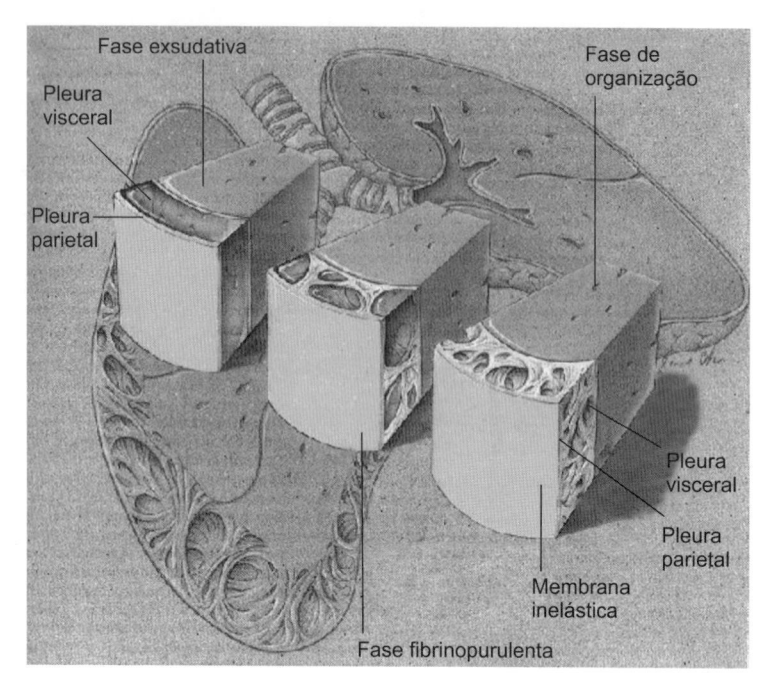

FIGURA 9.3. Representação das três fases de formação de um derrame parapneumônico: exsudativa, fibrinopurulenta e de organização.

Etiologia

Nas duas últimas décadas, após a disponibilidade dos agentes antiestafilocócicos, observaram-se declínio relativo no número de casos por *S. aureus* e aumento concomitante dos casos por *H. influenzae*, permanecendo alta e estável a ocorrência do *S. pneumoniae*.

Na revisão dos estudos etiológicos de derrames parapneumônicos no Brasil e na América Latina se observou, nas últimas duas décadas, maior frequência de isolamento do *S. pneumoniae* (entre 31% e 46%), seguido pelo *H. influenzae* e pela menor atuação do *S. aureus*. Observou-se também que o *S. pneumoniae* foi o agente predominante em todas as faixas etárias, exceto em crianças com menos de 1 ano de vida, em que predominaram o *S. aureus* e o *H. influenzae*.

Em estudo retrospectivo realizado entre 1989 e 1996 no Instituto da Criança do Hospital das Clínicas da FMUSP foram analisadas 308 crianças e foi encontrado o seguinte perfil de isolamento: *S. pneumoniae* (23,3%), *H. influenzae* (10,7%), *S. aureus* (4,5%), enterobactérias (3,1%) e não identificado (55,8%). A alta proporção de agentes não identificados e a queda na frequência de pneumococos foram atribuídas ao uso de antibioticoterapia prévia.

As bactérias anaeróbias raramente são isoladas nos derrames parapneumônicos. No entanto, têm sido recuperadas em crianças e adolescentes portadores de derrames nas pneumonias aspirativas e de abscessos pulmonares, subdiafragmáticos, de origem dentária e de orofaringe.

As enterobactérias geralmente ocorrem em pequena proporção de casos, estando associadas à infecção do trato gastrointestinal.

Outros agentes etiológicos, como adenovírus, *Mycoplasma pneumoniae* e *Chlamydia trachomatis*, estão implicados em menor proporção de casos.

Distribuição dos agentes etiológicos por grupos etários

O *S. pneumoniae* ocorre em todas as faixas etárias, havendo predomínio em crianças acima dos 2 anos. Os derrames por *S. aureus* são mais comuns no primeiro ano de vida. O *H. influenzae* acomete mais frequentemente crianças com menos de 3 anos. No primeiro ano de vida, os pneumococos *S. aureus* e *H. influenzae* ocorrem em proporções semelhantes. No segundo ano ocorre maior frequência dos pneumococos e do *H. influenzae*.

Epidemiologia

Como os derrames parapneumônicos na grande maioria dos casos são consequência de pneumonia aguda, estima-se que sua incidência seja maior em países subdesenvolvidos, intermediária nos países em desenvolvimento e rara nos desenvolvidos. É o que parece demonstrar a comparação do estudo descritivo de um hospital de referência de Luanda, Angola, onde em 8 meses foram diagnosticados 152 casos de empiema pleural em crianças de 2 a 11 anos, com um estudo realizado no nordeste da Inglaterra, onde em 5 anos foram coletados 47 casos.

Os derrames parapneumônicos ocorrem, segundo relatos de diferentes autores em países e períodos diferentes, em 1,5% a 40% das crianças com pneumonias agudas bacterianas. Em um estudo retrospectivo com 4.000 crianças internadas em São Paulo entre 1986 e 1996 com pneumonia aguda, Cirino e cols. encontraram derrame pleural em 14,6% e empiema em 2,9% dos casos. Em um estudo transversal com menores de 5 anos hospitalizados com pneumonia grave no Instituto Materno-Infantil de Pernambuco (IMIP), 25% apresentaram derrame pleural. Foram fatores associados para derrame parapneumônico: procedência da zona rural, baixa condição socioeconômica e baixo peso ao nascer.

Uma vez que os derrames na maioria dos casos têm origem parapneumônica e há escassez de estudos sobre fatores de risco específicos para derrames pleurais, é possível considerar que os fatores de risco dessas afecções são similares aos das pneumonias agudas. Assim, sexo masculino, baixa idade, aglomeração domiciliar, pobreza, baixo peso ao nascer, desmame precoce, exposição à fumaça de tabaco, cobertura vacinal incompleta e doença de base (pulmonar, cardíaca, neurológica ou imunológica) estão relacionados com a afecção. Em estudo transversal realizado com menores de 5 anos em 2000/2001 no Recife, a residência em zona rural, a baixa renda e o baixo peso ao nascer estiveram associados a derrame pleural.

A letalidade por derrames parapneumônicos é relativamente elevada, mesmo na vigência de terapêutica adequada, ocorrendo em 1% a 8,8% dos casos. É significativamente maior nas crianças com menos de 2 anos, naquelas cujo agente é o *S. aureus* e nas com empiemas de aquisição intra-hospitalar.

Diagnóstico

Anamnese e exame físico

O quadro clínico dos derrames parapneumônicos se sobrepõe ao das pneumonias, podendo ocorrer febre diária persistente, queda do estado geral, toxemia, dispneia e gemência. Dor torácica no ombro ou abdome, que piora com a tosse e a inspiração profunda e se modifica com a alternância de decúbito, pode estar relacionada diretamente com o acometimento pleural. Pode ocorrer distensão abdominal em consequência de íleo infeccioso.

Em toda criança com derrame parapneumônico devem ser avaliados cuidadosamente o estado nutricional e a presença de doença de base. Um percentual expressivo das crianças com empiema por *H. influenzae* pode apresentar meningite associada, mesmo na ausência de sinais de irritação meníngea.

Na semiologia torácica dos pequenos derrames pode-se auscultar atrito pleural. À medida que aumenta o derrame, o atrito pleural desaparece e surgem sinais que caracterizam os derrames moderados e graves: diminuição de frêmito toracovocal, diminuição ou abolição do murmúrio vesicular e estertores finos, dentre outros. Pode-se observar escoliose côncava no lado do hemitórax acometido por atitude antálgica, devendo ser lembrado que esses sinais podem não estar presentes em crianças pequenas mesmo nos derrames significativos, uma vez que, embora relativamente volumosos, a quantidade absoluta de líquido não é suficiente para determinar essas manifestações semióticas.

Exame radiológico

Na radiografia de tórax em projeção posteroanterior dos pequenos derrames se observa obliteração do ângulo costofrênico. Os derrames moderados ascendem ao longo da parede torácica e apagam a imagem diafragmática, formando imagem triangular radiopaca com base no diafragma.

Quando a radiografia posteroanterior deixa dúvidas quanto à presença de derrame, é possível realizar adicionalmente uma radiografia com raios horizontais com o paciente em decúbito lateral do lado acometido. Nessa situação podem ser demonstrados o deslocamento líquido (desde que o derrame não esteja loculado) e os derrames subpulmonares, localizados no segmento diafragmático do espaço entre a base do pulmão e o diafragma.

Nos grandes derrames se observam opacidade homogênea em todo o hemitórax, deslocamento da imagem cardíaca e do mediastino para o lado oposto, preenchimento isolateral dos espaços intercostais e rebaixamento diafragmático (Figura 9.4).

O piopneumotórax pode ser documentado radiologicamente quando existe imagem com nível de separação entre ar e líquido e que se estende na porção lateral do hemitórax.

A tomografia computadorizada (TC) pode ser realizada em casos de dúvida no diagnóstico diferencial com abscesso pulmonar, na suspeita de pneumonia necrosante e nos derrames com má evolução clínica.

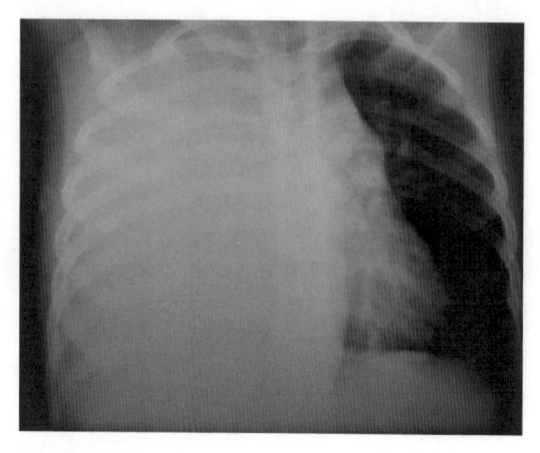

FIGURA 9.4. Imagem radiológica de opacificação completa do hemitórax direito por condensação pneumônica e derrame parapneumônico.

Ultrassonografia

A ultrassonografia de tórax pode detectar derrames pleurais muito pequenos, impossíveis de visualização radiologicamente. Possibilita também estimar o volume de líquido, seu aspecto e conteúdo fibrinoso, sua localização e presença de septações, bem como orientar o local ideal para a toracocentese, podendo ainda fornecer informações importantes com relação à evolução clínica, eficiência da drenagem e avaliação do espessamento pleural (Figura 9.5).

Análise laboratorial do líquido pleural

A toracocentese com obtenção do líquido pleural para exame bioquímico, citológico e microbiológico é fundamental para a caracterização do estágio do derrame e para investigação etiológica, ambos com finalidade terapêutica.

A punção pleural deve ser realizada preferencialmente sob anestesia local, no quinto ou sexto espaço intercostal, na linha axilar média ou posterior, no bordo superior da costela inferior para preservar o feixe vasculonervoso. Nos derrames loculados, a punção pode ser realizada sob orientação ultrassonográfica. Após a toracocentese deve-se realizar controle radiológico com o objetivo de detectar possíveis complicações.

Se o líquido pleural aspirado apresentar aspecto purulento, o diagnóstico é de empiema, e o material deverá ser enviado apenas para análise microbiológica. Se o líquido pleural tiver aspecto seroso (amarelo citrino), deve-se também enviar material para determinação do pH, glicose e desidrogenase láctica (DHL). A colheita do material para medida do pH deve ser realizada anaerobicamente, em seringa heparinizada, conservada em gelo, de maneira semelhante à técnica utilizada para a determinação dos gases arteriais. A finalidade desse procedimento é detectar derrame pleural complicado, fase anterior à empiemática, mas que também necessita de drenagem pleural. Nesses casos se observa geralmente pH <7,1, glicose <40mg/dL e DHL > 1.000UI/L.

Para estudo bioquímico do líquido pleural com o objetivo de diferenciação entre transudato e exsudato é útil a dosagem concomitante de proteínas totais e DHL no sangue e no líquido pleural. As dosagens isoladas da proteína total e da DHL são menos acuradas.

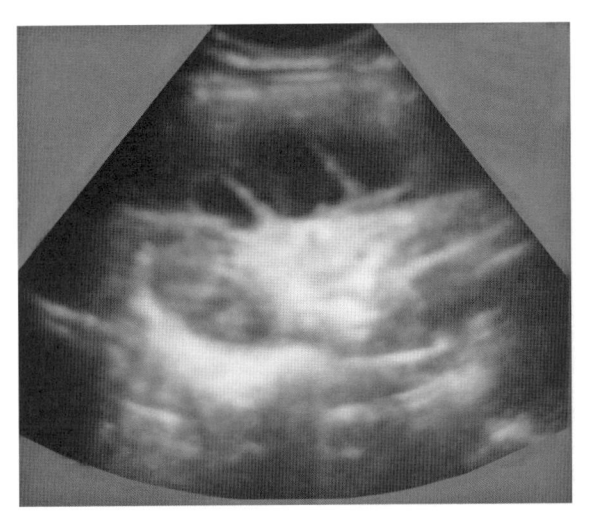

FIGURA 9.5. Imagem ultrassonográfica de derrame parapneumônico com septações e aspecto multiloculado.

Independentemente do aspecto do líquido pleural obtido por punção, o material deve ser encaminhado para análise microbiológica, a qual consiste em bacterioscopia pelo método de Gram, cultura para bactérias aeróbias e anaeróbias e, quando possível, contraimunoeletroforese e/ou aglutinação pelo látex, utilizando-se antissoro polivalente para os 83 tipos de pneumococos existentes e antissoro para *H. influenzae* tipo b. Esses testes imunológicos são úteis como método auxiliar no diagnóstico etiológico, particularmente na situação em que ocorra utilização de antibioticoterapia prévia, quando frequentemente os resultados das culturas são estéreis.

Os antígenos capsulares bacterianos podem persistir por vários dias no líquido pleural e ser detectados por antissoros específicos, mesmo na vigência de antibioticoterapia adequada.

A positividade das hemoculturas nos derrames parapneumônicos é relativamente baixa, cerca de 20% dos casos, em média. No entanto, constitui método complementar no diagnóstico etiológico, particularmente nos derrames parapneumônicos em fase exsudativa ainda não contaminados, na caracterização de uma eventual disseminação hematogênica e septicemia associada. Já a positividade média da cultura para aeróbios no líquido pleural é de 50%. As menores taxas de isolamento bacteriano ocorreram nos estudos em que houve referência ao uso prévio de antimicrobianos.

A detecção de DNA bacteriano por reação de cadeia de polimerase, método ainda incipiente no Brasil, tem se mostrado importante para a investigação epidemiológica e melhora no diagnóstico específico em termos de sensibilidade, especificidade e rapidez de resultados. Em estudo com 37 crianças com derrame parapneumônico em Porto Alegre, o percentual de detecção bacteriana se elevou de 33% para 95%.

Tratamento

Tratamento clínico

De acordo com a Sociedade Torácica Britânica, toda criança com derrame pleural deve ser hospitalizada. A despeito dessa recomendação, cujo nível de evidência é baixo, acreditamos ser conveniente tratar ambulatorialmente os casos leves, sem doença de base, passíveis de reavaliação frequente.

Diante da criança portadora de derrame parapneumônico, duas decisões são importantes: a introdução de terapêutica antimicrobiana empírica adequada e a necessidade de drenagem pleural.

Terapêutica antimicrobiana

A escolha da antibioticoterapia ideal deve levar em conta o resultado do exame bacterioscópico do líquido pleural, faixa etária, estado geral do paciente, presença de toxemia, doenças de base, outras infecções prévias recentes e concomitantes, além das condições imunológicas do hospedeiro. No entanto, em virtude da demora nos resultados das culturas e do grande percentual de culturas estéreis decorrentes principalmente do uso prévio de antibióticos, a conduta inicial é geralmente empírica e orientada pelos dados clínicos e os exames complementares.

Assim, recomendamos a utilização do seguinte esquema terapêutico inicial até o reconhecimento do agente etiológico e sua sensibilidade antimicrobiana:

* **Menores de 2 anos:** quando é bom o estado geral, não há toxemia ou sinais de insuficiência respiratória, e o derrame é de pequena monta, recomendamos o uso de ampicilina. Na ausência de melhora clínica após 72 horas recomenda-se a verificação dos resultados antimicrobianos.

Caso não forneçam a informação adicional, deve-se considerar a possibilidade de *H. influenzae* produtor de betalactamase. Recomenda-se então a administração de amoxicilina-clavulanato, ampicilina-sulbactam ou uma cefalosporina de segunda ou de terceira geração com atividade anti-hemolítica. Nos pacientes inicialmente mais graves e com comprometimento de estado geral, toxemiados e/ou com outras complicações (pneumatoceles, abscessos, piopneumotórax) é prudente a cobertura antimicrobiana dos três principais agentes (pneumococo, *Haemophilus* e *S. aureus*) até que os resultados bacteriológicos sejam conhecidos. Nesse caso, pode-se utilizar a associação amoxicilina-clavulanato ou cefalosporina de segunda ou terceira geração associada à oxacilina.

- **Crianças maiores de 2 anos:** a ampicilina é a droga de escolha. Nas pneumonias graves com derrame pleural, acompanhadas de insuficiência respiratória, de focos múltiplos de condensação e/ou pneumatoceles e de comprometimento do estado geral, deve-se suspeitar de *S. aureus* e, então, se introduz a oxacilina. A mesma conduta é adotada em caso de traumatismo torácico com ou sem solução de continuidade.

A duração da antibioticoterapia é variável e depende fundamentalmente do agente isolado, da resposta inicial à terapêutica empregada, da presença de outros focos infecciosos concomitantes (meningite, pericardite, diarreia, septicemia) e da ocorrência de complicações (empiema septado, abscesso pulmonar). Geralmente os derrames estafilocócicos não complicados devem ser tratados pelo período mínimo de 3 a 4 semanas, e aqueles causados pelo *H. influenzae*, *S. pneumoniae* e outros estreptococos devem receber tratamento por no mínimo 10 a 14 dias.

Drenagem pleural

Os objetivos da drenagem pleural são permitir a completa reexpansão pulmonar, reduzir o desconforto respiratório e prevenir a formação de uma camada pleural que restrinja a expansibilidade pulmonar. Dessa forma, o tratamento cirúrgico apropriado não deve ser retardado e se possível instituído na fase de derrame complicado, quando a deposição de fibrina e a formação de septos são mínimas ou ausentes.

Os derrames serosos devem ser completamente esvaziados durante a punção pleural, e o material deve ser enviado para análise microbiológica e bioquímica. Se pH >7,1, glicose >60mg/dL e DHL <1.000UI/L, trata-se de derrame benigno em fase exsudativa sem necessidade de drenagem. Se pH <7,1, glicose <40mg/dL e DHL >1.000UI/L, com bacterioscopia e/ou cultura e/ou testes imunológicos positivos (contraimunoeletroforese, aglutinação pelo látex), trata-se de derrame complicado, devendo-se proceder à drenagem pleural nos casos em que haja quantidade de líquido de moderada a intensa.

Crianças portadoras de derrames parapneumônicos serosos cujo pH seja maior do que 7,1 devem ser submetidas a punções e ultrassonografias repetidas. Se durante a evolução houver reacúmulo de líquido pleural, a punção esvaziadora pode ser realizada a cada 48 a 72 horas por duas a três vezes consecutivas. Se não houver melhora clínica e radiológica, ou se a análise seriada dos parâmetros bioquímicos demonstrar evolução para empiema, indicar-se-á drenagem pleural.

Nos derrames purulentos moderados e graves é indicada a drenagem pleural fechada ou por toracostomia videoassistida, devendo ser mantida até que a quantidade de material drenado seja mínima, a coluna líquida pare de oscilar na sua posição mais distal e não existam evidências de fístula broncopleural. Se a drenagem de secreção pleural exigir tempo de permanência maior do que 15 dias, procede-se à drenagem pleural aberta, visto que nesse período já não ocorre risco de colapso pulmonar na ausência de selo-d'água. A suspeita de fístula broncopleural ocorre quando existe borbulhamento espontâneo no frasco de drenagem na fase expiratória ou durante a tosse voluntária.

O procedimento deve ser feito preferencialmente sob anestesia geral e o dreno a ser inserido deve ser o menor possível para reduzir o desconforto, uma vez que drenos mais grossos não reduzem o tempo de drenagem ou o risco de obstrução.

Na drenagem pleural fechada está indicado o uso concomitante de substâncias fibrinolíticas. A estreptocinase e a estreptodornase foram utilizadas inicialmente; no entanto, estudos mostraram reações antigênica e pirogênica que mimetizavam a persistência do empiema. Atualmente está recomendada a instilação intrapleural de urocinase, que causa menos reações febris ou alérgicas. Cada dose consiste em 40.000 unidades de urocinase diluídas em 40mL de solução salina estéril a 0,9%, administradas duas vezes ao dia por 3 dias. A solução é instilada pelo dreno e mantida no espaço pleural por clampeamento do dreno por pelo menos 2 a 4 horas.

A escolha do tipo de abordagem cirúrgica dos derrames parapneumônicos em crianças – drenagem pleural fechada *versus* toracoscopia videoassistida – ainda é motivo de discussão e muitos tendem a adotar condutas mais conservadoras, por meio da drenagem fechada, justificando a boa recuperação observada, ainda que mais lenta.

A cirurgia torácica videoassistida (CTVA) foi inicialmente aplicada nas situações de falência do tratamento conservador como alternativa à toracotomia. A utilização da técnica em crianças vem aumentando e são várias as descrições de seus benefícios. Avansino e cols., em revisão sistemática comparando a CTVA (363 casos) com a drenagem pleural fechada (3.418 casos) na abordagem primária do empiema em crianças, observaram menores letalidade, necessidade de reintervenção e duração de antibioticoterpia, da drenagem torácica e da admissão hospitalar. Uma revisão sistemática da Cochrane sobre o tema evidencia, embora com apenas um ensaio randomizado, resultados que também favorecem a CTVA.

Todavia, um ensaio randomizado comparando CTVA *versus* drenagem fechada com urocinase em crianças com empiema demonstrou evolução similar nos dois grupos, justificando, assim, a associação de fibrinolíticos quando não se utiliza o procedimento endoscópico. Na Figura 9.6 observa-se a evolução radiológica de um paciente com empiema multiloculado submetido à CTVA.

A toracotomia aberta tem sido proposta para tratamento dos derrames pleurais com a mesma finalidade da CTVA há cerca de 100 anos. É classicamente indicada quando o empiema se encontra muiltiloculado e não se dispõe da CTVA. Por ser uma cirurgia de grande porte, é mais propensa a apresentar efeitos indesejáveis mais frequentemente.

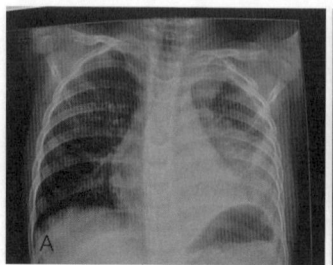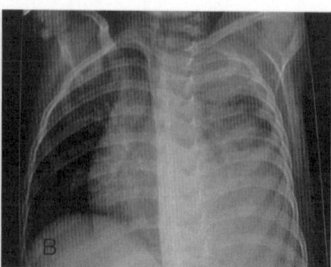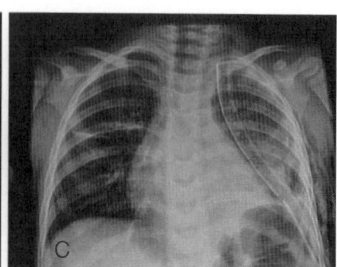

FIGURA 9.6. Evolução radiológica (**A** a **C**) de empiema multiloculado após intervenção cirúrgica e drenagem por toracoscopia videoassistida.

Evolução

Crianças com derrames pleurais parapneumônicos geralmente têm tempo prolongado de permanência hospitalar. Em uma série do Rio Grande do Sul, 95% das crianças com derrame não complicado permaneceram internadas por mais de 7 dias. As drenadas permaneceram, em média, 17 dias. A resolução radiológica em geral ocorre após 3 meses. Um estudo de seguimento a longo prazo mostrou que os testes de função pulmonar se normalizam após 18 meses. Apesar de a evolução ser favorável na criança, embora faltem estudos que corroborem essa postura, é recomendável seguir clínica e radiologicamente de forma periódica esses pacientes até seu completo restabelecimento. Se há persistência de infiltrados, espessamento pleural ou outras alterações radiológicas a longo prazo, é útil realizar TC de tórax e outros exames necessários.

Bibliografia

Avansino JR, Goldman B, Sawin RS, Flum DR. Primary operative versus nonoperative therapy for pediatric empyema: a meta-analysis. Pediatrics 2005; 115:1652-9.

Balfour-Lynn IM, Abrahamson E, Cohen G et al. BTS guidelines for the management of pleural infection in children. Thorax 2005; 60(suppl 1):i1-i21.

Britto MCA, Silvestre SMMC, Duarte MCM, Bezerra PGM. Clinical profile of pleural empyema and associated factors with prolonged hospitalization in paediatric tertiary centre in Angola, Luanda. Trop Doctor 2008; 38:118-20.

Cirino LM, Gomes FM, Batista BN. The etiology of extensive pleural effusions with troublesome clinical course among children. São Paulo Med J 2004; 122:269-72.

Coote N, Kay ES. Surgical versus non-surgical management of pleural empyema. Cochrane Database of Systematic Reviews 2005, Issue 4.

Eastham KM, Freeman R, Kearns AM et al. Clinical features, aetiology and outcome of empyema in children in the north east of England. Thorax 2004; 59:522-5.

Fraga JC, Kim P. Surgical treatment of parapneumonic pleural effusion and its complications. J Pediatr 2002; 78(suppl 2):S161-S170.

Givan DC, Eigen H. Common pleural effusions in children. Clin Chest Med 1998; 19:363-9.

Light RW, MacGregor MI, Luchsinger PC, Ball WC, Jr. Pleural effusions: the diagnostic separation of transudates and exudates. Ann Intern Med 1972; 77:507-13.

McLaughlin FJ, Goldmann DA, Rosenbaum DM et al. Empyema in children: clinical course and long-term follow-up. Pediatrics 1984; 73:587-93.

Menezes-Martins LF, Menezes-Martins JJ, Michaelsen VS et al. Diagnosis of parapneumonic pleural effusion by polymerase chain reaction in children. J Pediat Surg 2005; 40:1106-10.

Mocelin HT, Fischer GB. Epidemiology, presentation and treatment of pleural effusion. Paediatr Respir Rev 2002; 3:292-7.

Montgomery M, Sigalet D. Air and liquid in the pleural space. In: Chernick V, Boat TF, Wilmott RW, Bush A (eds.) Kendig's disorders of the respiratory tract in children. 7. ed. Philadelphia, WB Saunders. Elsevier, 2006: 368-87.

Pinto KD, Maggi RR, Alves JG. Analysis of social and environmental risk for pleural involvement in severe pneumonia in children younger than 5 years of age. Rev Panam Salud Publica 2004; 15:104-9.

Rodrigues JC, Rozov T, Melles CEA et al. Derrames pleurales parapneumônicos en la infância: analisis de la importância de los métodos de laboratório en el diagnóstico etiológico. In: Investigaciones operativas sobre el control de las infecciones respiratorias agudas (IRA) en Brasil – Benguigui, Yehuda, ed. Washington, DC, OMS/OPAS, 1999 173p. (OPAS, Série HCT/AIEPI-2.E).

Rodrigues JC. Derrames pleurais. In Rozov T. doenças pulmonares em pediatria: diagnóstico e tratamento. São Paulo, Ed. Atheneu 1999: 233-44.

Saglani S, Harris KA, Wallis C, Hartley JC. Empyema: the use of broad range 16S rDNA PCR for pathogen detection. Arch Dis Child 2005; 90:70-3.

Sonnappa S, Cohen G, Owens CM et al. Comparison of urokinase and video-assisted thoracoscopic surgery for treatment of childhood empyema. Am J Respir Crit Care Med 2006; 174:221-7.

Sonnappa S, Jaffe A. Treatment approaches for empyema in children. Paediatr Respir Rev 2007; 8:164-70.

Victora CG. Fatores de risco nas IRAs baixas. In: Benguigui Y, Antuñano FJL, Schmunis G, Yunes J(eds.) Infecções respiratórias em crianças. OPAS/OMS. Washington DC, 1998: 43-61.

Capítulo **10**

Pneumonias Atípicas

Patrícia Gomes de Matos Bezerra
Rita de Cássia Coelho Moraes de Brito

INTRODUÇÃO

A expressão *pneumonia atípica* foi empregada pela primeira vez por Reimann, em 1938, para descrever casos graves de pneumonias clinicamente diferentes das comumente descritas naquela época. Atualmente, essa expressão é aplicada para designar os casos de pneumonia associados a organismos que não se enquadram nas categorias de bactérias ou vírus. O primeiro agente a ser reconhecido como atípico foi o *Mycoplasma pneumoniae*, em 1944, por Eaton.

Os demais agentes posteriormente incorporados ao grupo de pneumonia atípicas são: *Chlamydia trachomatis, Chlamydophila pneumoniae, Chlamydophila psittaci* (psitacose), *Hantavirus, Legionella pneumophila* (doença do legionário), *Bacillus anthracis, Francisella tularensis* (tularemia), *Coxiella burneti* (febre Q) e *Yersinia pestis* (praga pneumônica). Por sua importância epidemiológica, este capítulo abordará as pneumonias atípicas causadas por *M. pneumoniae, C. pneumoniae, C. trachomatis* e *C. psittaci*.

MYCOPLASMA PNEUMONIAE

O agente *Mycoplasma pneumoniae* foi identificado inicialmente no gado há mais de 100 anos e, em humanos, em 1937. No ano seguinte, Eaton fez a primeira associação do agente como causador de pneumonia atípica em adultos. Os micoplasmas são as menores formas conhecidas de vida livre (150 a 250nm), e o que os diferencia de bactérias e vírus são a ausência de parede celular, a presença de uma membrana celular única, contendo esteróis, e o fato de não necessitarem de uma célula para replicação. O termo *Mycoplasma* advém de sua plasticidade, que se assemelha a elementos fúngicos. Apesar de reconhecidas mais de 200 espécies desse agente, apenas algumas são associadas a doenças em crianças, em especial o *M. pneumoniae*.

Epidemiologia

A transmissão do *M. pneumoniae* se dá por meio de gotículas respiratórias durante contato próximo com o doente, e a infecção tem um período de incubação que varia de 2 a 3 semanas. O *M. pneumoniae* é a causa mais comum de pneumonia adquirida na comunidade em crianças maiores de 5 anos, e não é raro abaixo dessa idade. Entretanto, a real incidência não é conhecida porque a maioria dos casos é tratada de forma empírica e sem confirmação etiológica. A infecção pelo *M. pneumoniae* não segue um padrão sazonal e é descrita em todo o mundo. Epidemias podem ocorrer de tempos em tempos, e os surtos são mais comuns em escolas e universidades.

A maioria das infecções pelo *M. pneumoniae* leva a sintomas clínicos aparentes das vias aéreas superiores. Em cerca de 5% a 10% dos pacientes, a infecção progride para traqueobronquite ou pneumonia, sendo geralmente autolimitada. Em alguns pacientes, a infecção respiratória pode ser acompanhada de manifestações extrapulmonares. As crianças portadoras de imunodeficiências, doença falciforme e síndrome de Down com cardiopatia podem evoluir com complicações mais graves.

Fisiopatologia

Logo após o contato das secreções com a superfície do epitélio respiratório, o *M. pneumoniae* adere às células epiteliais da mucosa respiratória por meio de um grupo de proteínas da membrana. Esse ponto de ligação (receptor) é um carboidrato complexo que induz uma resposta anticorpo, resultando na produção das crioaglutininas, que atuam como autoanticorpos. Após a fixação, o *M. pneumoniae* também pode causar dano citotóxico direto às células hospedeiras, por meio da geração de radicais oxidativos, ou citólise, por meio de uma resposta mediada pela ativação de linfócitos, ou pela produção de citocinas inflamatórias. A opsonização e a fagocitose por macrófagos ativados ocorrem quando o *M. pneumoniae* atinge as vias aéreas inferiores. As células epiteliais respiratórias infectadas perdem seus cílios e diminuem o consumo de oxigênio e glicose, resultando em exsudato inflamatório e esfoliação.

Quadro clínico

A infecção pelo *M. pneumoniae* pode passar despercebida em cerca de 20% dos pacientes. Nos demais, os sintomas iniciais são insidiosos e semelhantes a uma infecção inespecífica das vias aéreas superiores, como dor de garganta, rouquidão, mialgia, tosse discreta e cefaleia. A febre pode estar presente e, geralmente, não é elevada. Com a progressão da doença para as vias aéreas inferiores, a frequência e a intensidade da tosse podem aumentar e torná-la debilitante, causando dor torácica paraesternal. A tosse é em acessos, seca, mas ocasionalmente pode haver expectoração de secreção mucoide com raios de sangue. No exame físico são observados hiperemia de orofaringe, ausculta com roncos discretos, sibilos (especialmente nos pacientes com asma) e estertores finos esparsos, além de diminuição ou abolição do murmúrio vesicular nos casos que evoluem para derrame pleural. Apesar de a doença durar cerca de 2 semanas, a tosse pode persistir por 1 mês ou mais, configurando bronquite pós-infecciosa.

Outras manifestações clínicas da infecção pelo *M. pneumoniae* podem surgir, como o exantema maculopapular, o eritema nodoso e a miringite bolhosa. As complicações extrapulmonares podem ser graves e incluem miocardite, pericardite, artrite, glomerulonefrite, anemia hemolítica e acometimento do sistema nervoso.

Diagnóstico

O diagnóstico pode ser presuntivo com base no quadro clínico, uma vez que os achados de leucometria e de imagem podem ser variados e inespecíficos. Os achados na radiografia de tórax mais comuns incluem: opacidades lineares peri-hilares, infiltrado difuso reticulonodular ou condensação lobar. O derrame pleural pode estar presente em cerca de 20% dos casos, assim como a linfadenopatia hilar. A tomografia de tórax não está rotineiramente indicada.

Os exames laboratoriais para a detecção do *M. pneumoniae* são mais úteis para os pacientes internados e com maior risco de desenvolver doença mais grave e complicações extrapulmonares. A cultura não é feita na prática por conta do lento crescimento do organismo e da necessidade de meios de cultura exigentes, e a dosagem das crioaglutininas também não é recomendada, pois é inespecífica. Os testes sorológicos detectam os anticorpos IgM e IgG, que geralmente surgem em 7 a 10 dias e 3 semanas após a infecção, respectivamente. A presença de anticorpo IgM indica infecção recente, porém pode persistir por vários meses. Apesar das boas sensibilidade e especificidade, o exame não é útil na tomada de decisão diagnóstica e terapêutica, uma vez que a detecção da IgM pode ser negativa nos primeiros 7 a 10 dias de infecção.

A coleta de aspirado nasofaríngeo ou *swab* de orofaringe para a realização do teste da reação em cadeia da polimerase (PCR) em tempo real estará, em breve, disponível na prática clínica diária. Como o teste não depende de uma resposta imunológica e, sim, da detecção do gene da proteína de adesão do *M. pneumoniae*, o diagnóstico é mais precoce e o exame tem elevadas sensibilidade e especificidade.

Tratamento

A maioria dos pacientes deve ser tratada em ambiente ambulatorial. A internação é indicada para os pacientes com pneumonia grave, derrame pleural, complicações extrapulmonares e naqueles com risco de desenvolver doença mais grave (p. ex., cardiopatas, portadores de anemia falciforme).

Os antibióticos de escolha são os macrolídeos em doses habituais. Eles encurtam a duração da febre e podem, talvez, reduzir a transmissão aos contactantes, apesar de haver alguns relatos de resistência. Outras alternativas são as tetraciclinas para os adolescentes (nunca para crianças menores de 8 anos) e as novas fluoroquinolonas (as quais são menos efetivas do que os macrolídeos).

Prevenção

Apesar de pesquisadas e desenvolvidas desde a década de 1960, ainda não existe perspectiva a curto prazo para que as vacinas contra o *M. pneumoniae* sejam introduzidas na prática clínica diária. A vacinação dos grupos de risco seria medida importante para reduzir a morbidade e a mortalidade desses pacientes.

CHLAMYDOPHILA PNEUMONIAE

Por conta dos avanços nas técnicas diagnósticas de biologia molecular, a *C. pneumoniae* foi recentemente reconhecida como patógeno distinto e com implicações em muitas afecções agudas e crônicas, tanto em crianças como em adultos. Esse patógeno pertence ao mesmo gênero da *Chlamydia trachomatis,* porém foi recentemente deslocado para um gênero separado – a *Chlamydophila –*, juntamente com a *C. psittaci*. A *C. pneumoniae* é um organismo Gram-negativo intracelular obrigatório e, diferentemente do *M. pneumoniae*, contém lipopolissacarídeos em sua parede celular.

Epidemiologia

A transmissão da *C. pneumoniae* se dá provavelmente pelas gotículas respiratórias durante contato próximo com o doente ou por fômites, e a infecção tem período de incubação de cerca de 21 a 28 dias. As evidências de estudos internacionais demonstram que as infecções pela *C. pneumoniae* são comuns, sem comportamento sazonal, porém epidemias são descritas a cada 4 anos aproximadamente. É estimado que a *C. pneumoniae* cause 10% a 20% das pneumonias adquiridas na comunidade, normalmente ocorrendo entre os 5 e os 15 anos de idade em crianças residentes em países desenvolvidos, mas também pode acometer crianças menores em países não desenvolvidos. As reinfecções são comuns, principalmente nos pacientes idosos.

Fisiopatologia

Após o contato com as secreções infectadas, a *C. pneumoniae* adere às membranas exteriores do epitélio respiratório. Em seguida, penetra por endocitose no interior das células e inicia a produção de inclusões citoplasmáticas dentro do fagossoma. Após cerca de 36 a 48 horas em processo de diferenciação, o conteúdo do fagossoma é liberado, infectando as células adjacentes.

Quadro clínico

A maioria dos pacientes infectados é assintomática, e os demais cursam com sintomas inespecíficos, como febre baixa, dor de garganta, rouquidão, cefaleia e tosse. O curso da doença pode ser bifásico e durar até 6 semanas. A tosse se torna persistente, pouco produtiva, e podem ser auscultados roncos, sibilos e estertores. As crianças e adolescentes podem evoluir para pneumonia e desenvolver complicações, como derrame pleural, pneumotórax e pneumatoceles. À semelhança do *M. pneumoniae*, a infecção pela *C. pneumoniae* também pode resultar em complicações extrapulmonares, como otite média, eritema nodoso, endocardite e miocardite, entre outras.

Diagnóstico

O diagnóstico da infecção pela *C. pneumoniae* também é presuntivo. Os achados laboratoriais são inespecíficos, assim como as alterações radiológicas. Dentre as últimas se destacam o infiltrado subsegmentar principalmente nos lobos inferiores e o infiltrado alveolar difuso. As condensações pneumônicas são mais raras.

Os testes sorológicos para a detecção da *C. pneumoniae* incluem a detecção do anticorpo por imunofluorescência, que requerem um título de IgM maior do que 1:16 ou um aumento de quatro vezes no título do IgG. Entretanto, a elevação do IgM pode levar até 3 semanas após o início da infecção. Em breve, espera-se que a PCR para *C. pneumoniae* esteja disponível na prática clínica.

Tratamento

A *C. pneumoniae* é suscetível aos macrolídeos, às tetraciclinas e às quinolonas. No entanto, a resposta ao tratamento é mais lenta quando comparada ao *M. pneumoniae*. Em crianças, as opções são a eritromicina, por 14 dias, a claritromicina, por 10 dias, ou a azitromicina, por 5 dias. Em os adolescentes, a tetraciclina também pode ser usada por 14 a 21 dias. Os pacientes que desenvolvem quadros mais graves, com comorbidades (p. ex., anemia falciforme) ou coinfecção por outros patógenos (p. ex., *S. pneumoniae*), devem ser hospitalizados.

CHLAMYDIA TRACHOMATIS

A *C. trachomatis* é uma importante causa de doença sexualmente transmissível. Em adultos pode causar tracoma e doença inflamatória pélvica. A pneumonia é mais comumente observada em recém-nascidos e lactentes, pelo fato de 5% a 20% das gestantes apresentarem a *C. trachomatis* no colo uterino e a transmissão ocorrer durante a passagem do feto pelo canal de parto.

Quadro clínico

Um dos principais aspectos da pneumonia pela *C. trachomatis* é a ausência de febre (pneumonia afebril). O paciente pode apresentar hiperemia secreção conjuntival (conjuntivite) e obstrução nasal. Quando progride para pneumonia, apresenta tosse seca e taquipneia. A ausculta respiratória revela estertores discretos e não há sibilância.

Diagnóstico

O diagnóstico é presuntivo, especialmente diante de um lactente evoluindo sem febre, com histórico de parto vaginal e sinais de conjuntivite. A radiografia de tórax pode evidenciar um infiltrado difuso intersticial ou um padrão lobar.

Tratamento

Os lactentes devem ser tratados com eritromicina por 14 dias em doses habituais.

CHLAMYDOPHILA PSITTACI

A *C. psittaci* causa a psitacose ou a ornitose, sendo esse segundo termo mais adequado, uma vez que qualquer pássaro infectado pode transmitir a bactéria. A *C. psittaci* é um organismo intracelular obrigatório que contém tanto o DNA quanto o RNA dentro da sua parede celular. O primeiro surto foi descrito no século 19, após o óbito de três de sete pessoas que tiveram contato com papagaios doentes.

Epidemiologia

A ornitose tem distribuição mundial. Pela dificuldade de se firmar o diagnóstico, acredita-se que seja mais comum do que se preconiza. A doença é transmitida das aves infectadas pela *C. psittaci* para os humanos por contato direto (pelo contato da boca com o bico da ave ou pelo manuseio da plumagem) ou pela inalação dos organismos sob a forma de aerossol, proveniente das fezes ou secreções dos pássaros. O período de incubação varia de 7 a 14 dias.

Quadro clínico

A infecção cursa desde uma forma assintomática, uma pneumonia leve ou, raramente, resulta em doença sistêmica fatal. O início é abrupto, com febre, astenia, mialgia, cefaleia e tosse seca. Desconfia-se da ornitose quando, em associação ao quadro pneumônico, surgem esplenomegalia, exantema maculopapular e outros sinais de acometimento sistêmico. A encefalite e a miocardite são complicações raras.

Diagnóstico

O diagnóstico de ornitose deve ser suspeitado quando o paciente apresenta antecedentes de contato recente com aves. Entretanto, muitas vezes esse dado não se revela na anamnese. Os achados de leucometria são inespecíficos. A radiografia de tórax pode evidenciar mais comumente consolidação dos lobos inferiores até um infiltrado intersticial difuso.

Para o diagnóstico etiológico são solicitadas culturas das secreções respiratórias e exames de fixação de complemento ou de microimunofluorescência. Para o diagnóstico é necessária a elevação do anticorpo em quatro vezes ou mais entre as amostras da fase aguda e de convalescença ou a presença de título de anticorpos IgM iguais ou superiores a 1:16. Em breve estará disponível para a prática clínica o diagnóstico pela PCR.

Tratamento

As crianças menores de 8 anos devem ser tratadas com os macrolídeos em doses habituais. Nas crianças maiores, as tetraciclinas são as medicações de escolha. A duração do tratamento é de 10 a 14 dias.

Bibliografia

Beeckman DSA, Vanrompay DCG. Zoonotic Chlamydophila psittaci infections from a clinical perspective. Clin Microbiol Infect 2009; 15:11-7.

Blasi F, Tarsia P, Aliberti S. Chlamydophila pneumoniae. Clin Microbiol Infect 2009; 15:29-35.

Burillo A, Bouza E. Chlamydophila pneumoniae. Infect Dis Clin North Am 2010; 24:61-71.

Defilippi A, Silvestri M, Tacchella A et al. Epidemiology and clinical features of Mycoplasma pneumoniae infection in children. Respir Med 2008; 102:1762-8.

Dowell SF, Peeling RW, Boman J et al. Standardizing Chlamydia pneumoniae assays: Recommendations from the Centers of Disease Control and Prevention (USA) and the Laboratory Center for disease control (Canada). Clin Infect Dis 2001; 33:492-503.

Eaton MD, Meiklejohn G, VanHerick W. Studies on the etiology of primary atypical pneumonia: a filterable agent transmissible to cotton rats, hamsters, and chick embryos. J Exp Med 1944; 79:649-67.

Hammerschlag MR. Chlamydial and gonococcal infections in infants and children. Clin Infect Dis 2011; 53:S99-102.

Hammerschlag MR. Pneumonia due to Chlamydia pneumoniae in children. Pediatr Pulmonol 2003; 36:384-90.

Hammerschlag MR. The intracellular life of Chlamydia. Semin Pediatr Infect Dis 2002; 13:239-48.

Harris JS, Kolokathis A, Campbell M et al. Safety and efficacy of azithromycin in the treatment of community-acquired pneumonia in children. Pediatr Infect Dis J 1998; 17:865-71.

Kirchner J. Psittacosis. Postgrad Med J 1997; 102:181-94.

Loens K, Goossens H, Ieven M. Acute respiratory infection due to Mycoplasma pneumoniae: current status of diagnostic methods. Eur J Clin Microbiol Infect Dis 2010; 29:1055-69.

Lu Y-J, Chen T-H, Lin L-H et al. Macrolide use shortens fever duration in Mycoplasma pneumoniae infection in children: a 2 year experience. J Microbiol Immunol Infect 2008; 41:307-10.

McIntosh K. Community-acquired pneumonia in children. N Engl J Med 2002; 346:429-37.

Nelson C. Mycoplasma and Chlamydia pneumonia in pediatrics. Semin Respir Infect 2002; 17:10-4.

Neumayr L, Lennette E, Kelly D et al. Mycoplasma disease and acute chest syndrome in sickle cell disease. Pediatrics 2003; 112:87-95.

Reimann HA. An acute infection of the respiratory tract with atypical pneumonia: a disease entity probably caused by a filtrable virus. JAMA 1938; 111:2377-84.

Waites K, Balish M Atkinson T. New insights into the pathogenesis and detection of Mycoplasma pneumoniae infections. Future Microbiol 2008; 3:635-48.

Capítulo 11

Abscesso Pulmonar

Constantino Giovanni Braga Cartaxo

INTRODUÇÃO

O abscesso pulmonar é doença infecciosa do pulmão que se apresenta radiologicamente como imagem de cavitação com mais de 2cm de diâmetro, total ou parcialmente preenchida por material purulento, resultante de necrose parenquimatosa.

CLASSIFICAÇÃO

Os abscessos podem ser classificados, quanto à origem, em primários e secundários:

- **Primários:** ocorrem em pacientes sem doença pulmonar preexistente. Em geral, os agentes etiológicos associados a esses abscessos são: *Streptococcus pneumoniae, Staphylococcus aureus, E. coli, Klebsiella pneumoniae, Pseudomonas aeruginosa* e *Entamoeba histolytica*.
- **Secundários:** ocorrem em pacientes com comorbidades pulmonares, ou não, associadas ao quadro. São exemplos: bronquiectasias, fibrose cística, síndromes aspirativas, neuro ou miopatias, malformação congênita, imunodeficiência primária ou secundária, traumatismo torácico, doenças abdominais, endocardite bacteriana com embolização, procedimentos cirúrgicos ou valvulopatias de coração direito e uso de cateteres centrais.

FISIOPATOLOGIA

Em geral, o abscesso pulmonar em pediatria se origina com aspiração usual ou acidental de material das vias aéreas superiores ou do trato digestivo (incluindo cavidade bucal), alimentos sólidos ou líquidos e/ou corpo estranho. São determinantes na evolução da doença: a resposta imunológica do hospedeiro, o volume e o conteúdo do material aspirado e a obstrução vascular, os quais, em conjunto, irão determinar necrose parenquimatosa, fistulização, drenagem do material purulento, aparecimento da cavitação e fibrose pericavitária.

ETIOLOGIA

Embora o agente etiológico do abscesso pulmonar possa ser variável, dependendo se primário ou secundário e da origem do material contaminante, são mais comumente encontrados germes como *Streptococcus pneumoniae*, *Staphylococcus aureus*, *Streptococcus pyogenes*, *Pseudomonas aeruginosa*, *Klebsiella pneumoniae*, *E. coli*, bacteroides, *Actinomyces*, *Candida albicans* e *Aspergillus*.

No período neonatal, *Streptococcus* grupo B, *Staphylococcus aureus* e Gram-negativos são os mais comuns.

DIAGNÓSTICO CLÍNICO

Inicialmente, os sintomas do abscesso pulmonar são aqueles relacionados com o quadro infeccioso, como febre, calafrios, dor torácica, tosse persistente, expectoração de volume variado, fétida, com ou sem sangue, astenia, anorexia e perda de peso com ou sem dor pleurítica. Com a evolução do quadro, podem ocorrer emagrecimento e hipocratismo digital.

Os fatores predisponentes que devem ser averiguados na história clínica do paciente incluem: distúrbios da deglutição (fendas palatinas, micrognatia, engasgos durante a alimentação ou refluxo gastroesofágico), má conservação dentária, neuropatias, cirurgias e procedimentos com sedação e/ou anestesia, imunodeficiências primárias ou secundárias, medicações em uso e pneumonias.

Alterações como redução da expansibilidade do hemitórax comprometido, macicez ou submacicez a digitopercussão, posição antálgica e redução do murmúrio vesicular no local da lesão podem ser evidenciadas em decorrência de abscesso ou de comprometimento pleural. Em havendo drenagem do material purulento, no local da lesão podem evidenciar-se som timpânico à percussão e ausculta de som cavitário.

DIAGNÓSTICO ETIOLÓGICO

No paciente com abscesso pulmonar devem ser realizados hemograma, hemocultura, coleta de escarro para realização de bacterioscopia e cultura com antibiograma para germes aeróbicos e anaeróbicos, bacilo de Koch, fungos e a pesquisa de parasitas (amebíase).

DIAGNÓSTICO POR IMAGEM

O estudo radiológico de tórax em posteroanterior e perfil e a tomografia computadorizada (TC) de alta resolução permitem avaliar a espessura do halo inflamatório, localizar a lesão e auxiliar o acompanhamento. Em geral, os locais mais comprometidos são os segmentos apicais dos lobos inferiores ou o segmento posterior do lobo superior, sendo mais comumente afetado o pulmão direito.

A ultrassonografia do tórax é útil nas lesões periféricas e quando a presença de ar dificulta a análise tomográfica.

OUTROS EXAMES

Hemograma, ureia, creatinina, AST, ALT, gamaglutamil transpeptidase, teste tuberculínico, prova de atividade inflamatória, proteínas totais e frações, ionograma, parasitológico de fezes e sorologia.

A broncoscopia pode ser diagnóstica ou terapêutica em casos de corpo estranho ou rolha ou tampão de muco para realização de biópsia, remoção de debris, coleta de material para análise e diagnóstico diferencial com neoplasias pulmonares.

DIAGNÓSTICO DIFERENCIAL

O abscesso de pulmão deve ser diferenciado principalmente de tumores pulmonares abscedados ou não, infarto pulmonar ou embolia séptica pulmonar com necrose, doenças fúngicas, malformações congênitas (cisto broncogênico ou pulmonar, malformação adenomatoide cística, sequestro pulmonar) e parasitoses pulmonares.

TRATAMENTO

O abscesso pulmonar, uma vez diagnosticado, deve ser tratado em regime de internação hospitalar e antibioticoterapia com cobertura para os germes mais comuns por, no mínimo, 14 a 21 dias. Cuidados com suporte nutricional (dieta hipercalórica), hidratação venosa, oxigenoterapia para manter saturação maior do que 93%, fisioterapia adequada para não determinar ruptura do abscesso ou da cavitação e tratamento para casos de sibilância com broncodilatadores e corticosteroides quando necessário. Drenagem de secreções das vias aéreas deve ser realizada com fisioterapia, aspiração mecânica por sonda ou broncoscopia com intubação orotraqueal.

A antibioticoterapia deve ser direcionada para agentes mais comuns ou identificados. Até os resultados dos exames podem ser utilizados:

- Penicilina cristalina + aminoglicosídeo + mitronidazol.
- Clindamicina com aminoglicosídeo ou cefalosporina de terceira geração ou carbapenem.
- Vancomicina ou amoxicilina + clavulanato ou ampicilina + sulbactam.
- Fluoroquinolonas moxifloxacino ou gemifloxacino em crianças maiores e adolescentes.
- Associar ao esquema em uso antifúngico em pacientes imunodeprimidos.
- Esquema tríplice para tuberculose quando necessário.

Em pacientes instáveis ou com má resposta terapêutica, com hemoptoicos, com fistulização do abscesso para pleura, mediastino ou escapes de ar, procedimentos cirúrgicos (toracotomia com lobectomia) ou de radiologia intervencionista estão indicados. Em abscessos periféricos, a punção percutânea guiada por tomografia é opção a ser considerada.

COMPLICAÇÕES

- Fistulização do abscesso para brônquio, pleura, mediastino; ruptura da cavidade do abscesso com escape de ar para pleura, mediastino e/ou subcutâneo; disseminação infecciosa e sepse; aspiração maciça do material fistulizado com asfixia grave.
- Outras complicações podem decorrer dos procedimentos invasivos realizados ou das medicações utilizadas no tratamento.

Bibliografia

Desai H, Agrawal A. Pulmonary emergencies: pneumonia, acute respiratory distress syndrome, lung abscess and empyema. Med Clin North Am 2012; 96(6):1127-48.

Garrido-Pérez JI, Lasso-Betancor CE, Escassi-Gil A. Thoracoscopic treatment of pediatric lung abscess. Arch Bronconeumol 2012; 48(10):382-3.

Loizzi M, De Palma A, Pagliarulo V et al. Pulmonary infections of surgical interest in childhood. Thorac Surg Clin 2012; 22(3):387-401.

Puligandla PS, Laberge JM. Respiratory infections: pneumonia, lung abscess and empyema. Semin Pediatr Surg 2008; 17(1):42-52.

Capítulo 12

Tuberculose

Joakim Cunha Rego
Francylene Malheiros Cezar de Macedo

INTRODUÇÃO

A tuberculose é uma doença infectocontagiosa causada pelo complexo *Mycobacterium tuberculosis*, que compreende cinco espécies (Quadro 12.1). Trata-se de um bacilo não formador de esporos, sem flagelos, não produtor de toxinas, aeróbico estrito e intracelular facultativo, capaz de sobreviver e se multiplicar no interior de fagócitos. Mede 1 a 4µm de comprimento e tem de 0,3 a 0,6µm de largura. Seu período de duplicação é de 18 a 48 horas, dependendo da oferta de oxigênio e nutrientes e do pH do meio. Sua parede celular o protege de agentes químicos, mas é facilmente destruída por agentes físicos (calor e radiação ultravioleta).

EPIDEMIOLOGIA

A Organização Mundial da Saúde (OMS), em seu relatório anual publicado em 2014, estima que em 2013 houve cerca de 9 milhões de casos de tuberculose (TB) com aproximadamente 1,5 milhão de mortes. Do total se estima que haja 1,1 milhão de HIV-positivos, e nesse grupo houve 360 mil mortes. Dos 9 milhões foram notificados 6,1 milhões de ca-

QUADRO 12.1 Complexo *Mycobacterium tuberculosis*
Mycobacterium tuberculosis tipo *hominis*
Mycobacterium bovis
Mycobacterium africanum
Mycobacterium microti
Mycobacterium ulcerans

sos, sendo o restante (2,9 milhões) uma estimativa de regiões com dificuldade de notificação e que não foram diagnosticados e tratados adequadamente ou o foram, mas não houve notificação apropriada.

Outras características importantes em nível global são:

- A taxa de sucesso no tratamento foi de 86% em nível mundial nos casos notificados, o que é considerado satisfatório, porém não se tem informação quanto aos casos que não foram notificados (cerca de 2,9 milhões), o que representa problema sério de saúde pública.
- A incidência de TB no mundo vem caindo lentamente e se estima que cerca de 37 milhões de vidas foram salvas entre 2000 e 2013 em razão de melhorias no diagnóstico e no tratamento. De modo geral, a taxa de incidência vem caindo 1,5% ao ano desde o ano 2000.
- A mortalidade global caiu cerca de 45% entre 1990 e 2013 e a prevalência sofreu redução de 41% no mesmo período. Cerca de 56% dos casos novos se concentram na Ásia e na Região do Pacífico, com a China liderando como o país com maior número de casos de TB (24% do total), seguido pela Índia (11%).
- O Brasil faz parte do grupo dos 22 países priorizados pela OMS que concentram 80% dos casos de tuberculose no mundo, ocupando a 16ª posição em número absoluto de casos. Nos últimos 10 anos, o Brasil reduziu em 22,8% a incidência de casos novos de TB e em 20,7% a taxa de mortalidade da doença. Em 2014, a incidência da doença no Brasil foi de 33,5 casos por 100 mil habitantes, contra 43,4 casos por 100 mil em 2004. A taxa de mortalidade de 2013 foi de 2,3 óbitos por 100 mil habitantes, abaixo dos 2,9 óbitos por 100 mil habitantes registrados em 2003. O número de casos novos teve redução de 12,5%, passando de 77.694, em 2004, para 67.966 casos novos registrados em 2014.
- O Ministério da Saúde do Brasil assumiu o compromisso de reduzir em 95% os óbitos e em 90% o coeficiente de incidência da TB até 2035. A iniciativa acontece após a instituição já ter batido as metas dos Objetivos do Milênio de combate à doença com 3 anos de antecedência.

TRANSMISSÃO

Praticamente todos os casos de TB são adquiridos por transmissão pessoa a pessoa por meio de gotículas respiratórias formadas pela tosse, espirros e fala. A infecção ocorre quando há inalação de partículas infectantes, havendo necessidade de que essas partículas cheguem ao alvéolo; caso contrário, serão eliminadas pelo movimento mucociliar. Uma partícula infectante típica tem menos de 5µm de diâmetro e carreia de um a três bacilos. Um indivíduo bacilífero elimina cerca de 250 partículas infectantes por hora e pode infectar cerca de sete a 15 pessoas por ano na comunidade.

Após chegar ao alvéolo, a evolução para infecção ou doença dependerá principalmente da imunidade do hospedeiro e da virulência do bacilo.

INFECÇÃO PRIMÁRIA

A defesa inicial no alvéolo envolve a fagocitose pelos macrófagos alveolares. Nessa fase inicial, os macrófagos não estão ativados e o bacilo, mesmo fagocitado, continua a se multiplicar lentamente no seu interior. Quando o número de bacilos se torna maior do que 10^3 a 10^4, ocorre a resposta da imunidade celular com ativação macrocitária, processo este que demora cerca de 4 semanas para ocorrer, sendo detectado pela positivação do teste tuberculínico (caso o teste seja feito muito precocemente, o resultado pode ser falso-negativo). Forma-se, então, um tubérculo ou granuloma no tecido pulmonar, sendo este o foco primário da infecção (foco de Ghon). A partir do foco primário ocorre disseminação para os gânglios mediastinais, formando o complexo de Ghon, que consiste no foco primário, na linfangite e na adenite mediastinal. A partir do complexo de Ghon pode ocorrer progressão da infecção para doença primária progressiva ou sua contenção pela imunidade celular.

Na maioria dos indivíduos adultos imunocompetentes (95%), a imunidade celular consegue controlar a infecção, ocorrendo cicatrização com fibrose do complexo primário, podendo haver deposição de cálcio e formação de pequenos nódulos calcificados na radiologia de tórax.

O risco de evolução de TB *infecção* para TB *doença* se correlaciona com a idade do paciente. Em crianças com menos de 1 ano é de cerca de 50%, sendo muito alto em relação aos adultos, que é de 5%, o que torna a avaliação dessas crianças necessidade de primeira ordem. De 1 a 5 anos a taxa de conversão é de cerca de 30%, reduzindo-se gradativamente até a adolescência, quando atinge níveis semelhantes aos do adulto.

TUBERCULOSE LATENTE

Uma criança recebe o diagnóstico de TB latente quando apresenta evidência de que se infectou com o bacilo da TB (teste tuberculínico positivo) e não apresenta evidência de que esteja doente (sem quadro clínico sugestivo de TB e radiografia de tórax sem alterações).

O diagnóstico de TB *latente* se reveste de grande importância clínica, pois a maioria das crianças com essa condição tende a adoecer no período de 1 ano, uma vez que na faixa etária infantil a taxa de conversão de TB *infecção* para TB *doença* é alta e a criança tende a apresentar com maior frequência as formas disseminadas da doença. Outro motivo é que, se essas crianças não forem adequadamente diagnosticadas e tratadas, tornar-se-ão adultas com possibilidade de adoecer e transmitir o bacilo, perpetuando o ciclo epidemiológico da doença.

O teste tuberculínico pode ser interpretado como sugestivo de infecção por *M. tuberculosis* quando igual ou superior a 5mm em crianças não vacinadas com BCG, em crianças vacinadas há mais de 2 anos ou em crianças imunodeprimidas.

Nas crianças que foram vacinadas há menos de 2 anos é considerado sugestivo de infecção teste tuberculínico igual ou superior a 10mm.

Um fato novo vem ocorrendo em relação ao teste tuberculínico: em nota técnica emitida em 2014, a Coordenação Geral do Programa Nacional de Controle da Tuberculose (CGPNCT) informou que o Ministério da Saúde vinha enfrentando sérias dificuldades na negociação com a empresa produtora para aquisição do derivado proteico purificado (PPD) e elaborou uma série de orientações sobre a investigação da TB sem a disponibilidade do teste de Mantoux.

Recomenda-se o tratamento da infecção latente da TB, mesmo *sem prova tuberculínica* (PT), nas seguintes situações:

a. Recém-nascido coabitante de caso índice bacilífero (tratar com isoniazida 6 meses e depois desse período vacinar para BCG).
b. Pessoa vivendo com HIV/AIDS com cicatriz radiológica sem tratamento prévio da infecção latente da tuberculose.

c. Pessoa vivendo com HIV/AIDS com contato de caso de tuberculose pulmonar.

d. Pessoa vivendo com HIV/AIDS com registro documental de ter tido PT ≥ 5mm e não submetida ao tratamento da ILTB na ocasião.

Para o *controle de contatos* na indisponibilidade do PPD é recomendado proceder à investigação de todos os contatos com avaliação clínica e radiológica com vistas a identificar casos de TB ativa:

- **Contatos sintomáticos**: proceder à investigação de TB; caso exclua TB, proceder conforme estas orientações.
- **Contatos ≤ 15 anos assintomáticos:** após exclusão da TB, tratar a ILTB sem a PT, prioritariamente em crianças menores de 5 anos.
- **Contatos > 15 anos assintomáticos:** após exclusão da tuberculose, avaliar individualmente a indicação de profilaxia com isoniazida sem a PT. Levar em consideração o grau de exposição, a presença de comorbidades e o risco-benefício.

QUADRO CLÍNICO

TB pulmonar na criança

As manifestações clínicas podem ser variadas. O achado clínico mais comum é a febre, habitualmente moderada, que persiste por 15 dias ou mais e é frequentemente vespertina. Outras manifestações são a perda de peso, que é significativa quando maior ou igual a 10% do peso corporal em período de 3 meses, e a sudorese noturna (que faz diagnóstico diferencial com linfoma), podendo a tosse estar ou não presente e ser seca ou produtiva, sendo rara a hemoptise. Muitas vezes, há suspeita de TB em crianças com diagnóstico de pneumonia de resolução prolongada sem melhora com o uso de antimicrobianos para bactérias comuns.

Os achados radiográficos mais sugestivos da TB pulmonar em crianças são:

- Adenomegalias hilares e/ou paratraqueais (gânglios mediastínicos aumentados de volume).
- Pneumonias com qualquer aspecto radiológico, de evolução lenta, às vezes associadas a adenomegalias mediastínicas, ou que cavitam durante a evolução.
- Infiltrado nodular difuso (padrão miliar).

TB extrapulmonar na criança

Cerca de 20% dos casos de TB em crianças têm apresentação extrapulmonar. As formas mais frequentes são linfadenite periférica, meningoencefalite tuberculosa e TB osteoarticular.

A linfadenopatia tuberculosa geralmente acomete uma única cadeia ganglionar, e o local mais frequente são as cadeias cervicais. Caracteriza-se inicialmente por aumento do gânglio, com ou sem sinais flogísticos, com posterior drenagem espontânea.

A tuberculose osteoarticular frequentemente acomete mais as vértebras T12-L1-L2, sendo denominada mal de Pott, seguidas da articulação do quadril, do joelho e do tornozelo, e, por último, das articulações dos membros superiores. Caracteriza-se por dor local, restrição de movimentação e destruição articular/óssea cuja gravidade vai depender do tempo de doença antes do diagnóstico.

A meningite tuberculosa é a forma mais grave da tuberculose, persistindo ainda com alta letalidade e risco grande de sequelas neurológicas mesmo com o diagnóstico precoce. Apresenta uma fase inicial com sinais e sintomas inespecíficos e insidiosos, como febre baixa, astenia, inapetência e irritabilidade, seguidos de uma fase que sugere comprometimento maior do sistema nervoso central (SNC) com sonolência e convulsões, podendo evoluir para coma e morte se não tratada a tempo.

DIAGNÓSTICO DA TB NA CRIANÇA

A TB na criança, principalmente em menores de 10 anos, apresenta especificidades que devem ser consideradas durante sua investigação diagnóstica. A forma pulmonar difere da encontrada no adulto, pois costuma ser abacilífera, isto é, negativa ao exame bacteriológico, em razão do reduzido número de bacilos nas lesões.

Ao término da infância e no início da adolescência (10 anos ou mais) aparecem formas semelhantes às encontradas em adultos. As lesões passam a ser mais extensas, nos terços superiores dos pulmões, escavadas e disseminadas bilateralmente. Os pacientes quase sempre têm sintomas respiratórios e são mais frequentes os resultados positivos à baciloscopia. Nessa faixa de idade é fácil realizar o exame de escarro, com o diagnóstico podendo ser comprovado pelos métodos bacteriológicos convencionais (baciloscopia e cultura).

Como toda infecção de comprometimento sistêmico e de evolução lenta ou crônica, a TB pode mimetizar inúmeros outros processos patológicos de evolução prolongada e, por isso, devemos sempre incluir a TB no diagnóstico diferencial quando diante de pacientes que apresentam desnutrição, associada ou não a baixas condições socioeconômicas, perda de peso insidiosa, febre persistente há mais de 15 dias e evidências de imunodeficiência com comprometimento da imunidade celular (sobretudo AIDS).

O padrão-ouro para o diagnóstico da tuberculose é o isolamento do agente etiológico na baciloscopia e/ou cultura. Caracteristicamente, a criança é oligobacilífera, e esse fenômeno apresenta duas consequências fundamentais. A *primeira* é que raramente a criança transmite a doença, sendo necessário buscar um adulto bacilífero responsável pelo contágio, o que torna muito importante a avaliação da epidemiologia familiar. A *segunda* é que dificilmente temos um diagnóstico de certeza na tuberculose infantil.

Em razão da dificuldade de se isolar o bacilo da TB em crianças, o profissional de saúde tem que lidar quase sempre com diagnóstico de probabilidade, no qual são importantes quatro parâmetros básicos:

1. Epidemiologia, principalmente intradomiciliar. Pesquisar a presença de adultos no domicílio ou que tenham contato prolongado com a criança, já apresentando sintomas da doença ou com seu diagnóstico.
2. Quadro clínico.
3. Avaliação radiológica, principalmente radiografia de tórax. A tomografia computadorizada (TC) vem ganhando importância como meio diagnóstico.
4. Teste de Mantoux.

O Ministério da Saúde indica escore validado que pode ser utilizado no diagnóstico da TB pulmonar em crianças (Quadro 12.2).

O sistema de pontuação do escore consiste em:

- **40 pontos:** permite iniciar o tratamento do paciente;
- **30 pontos:** pode ser considerado indicativo de tuberculose e orienta o início de tratamento da criança a critério clínico;
- **< 30 pontos:** a criança deverá continuar a ser investigada. Deverá ser feito diagnóstico diferencial com outras doenças pulmonares, podendo ser empregados métodos complementares de diagnóstico nesse sentido, como lavado gástrico, broncoscopia, escarro induzido, punções e métodos rápidos.

QUADRO 12.2 Diagnóstico de tuberculose pulmonar em crianças e adolescentes negativos à baciloscopia

Quadro clínico radiológico		Contato com adulto tuberculoso	Teste tuberculínico	Estado nutricional
Febre ou sintomas como tosse, adinamia, expectoração, emagrecimento, sudorese > 2 semanas (15 pontos)	Adenomegalia hilar ou padrão miliar Condensação ou infiltrado (com ou sem escavação) inalterado > 2 semanas Condensação ou infiltrado (com ou sem escavação) > 2 semanas evoluindo com piora ou sem melhora com antibióticos para germes comuns (15 pontos)	Próximo, nos últimos 2 anos (10 pontos)	≥ 5mm em não vacinados com BCG, vacinados há 2 anos, imunossuprimidos ou ≥ 10mm em vacinados < 2 anos (15 pontos)	Desnutrição grave (5 pontos)
Assintomático ou com sintomas < 2 semanas	Condensação ou infiltrado de qualquer tipo < 2 semanas (5 pontos)	Ocasional ou negativo (0 ponto)	0 a 4mm (0 ponto)	0 ponto
Infecção respiratória com melhora após uso de antibióticos para germes comuns ou sem antibióticos	Radiografia normal			

Nota: esta interpretação não se aplica a revacinados em BCG:

Interpretação:	≥ 40 pontos: diagnóstico muito provável	30 a 35 pontos: diagnóstico possível	≤ 25 pontos: diagnóstico pouco provável

Radiologia

O padrão radiológico mais comum da TB na infância é a adenomegalia hilar uni ou bilateral. Outros padrões, como condensação pneumônica, padrão miliar ou derrame pleural, também são vistos (Figuras 12.1 a 12.3).

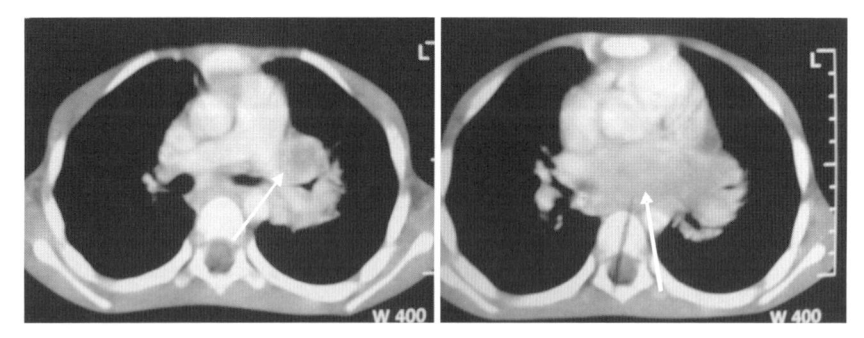

FIGURA 12.1. Adenomegalias mediastinais e hilares múltiplas em escolar de 8 anos internado na enfermaria do Instituto Materno-Infantil de Pernambuco (IMIP). Note a diminuição da atenuação no centro do gânglio, sugestiva de necrose caseosa. O paciente evoluiu com boa resposta ao tratamento e regressão total das alterações radiológicas.

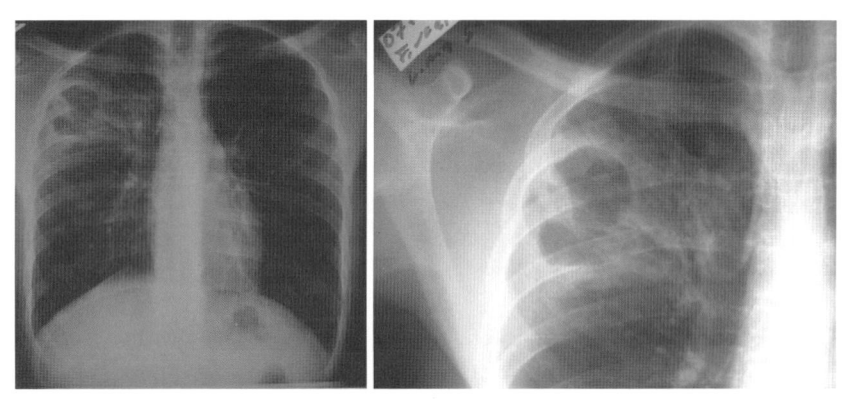

FIGURA 12.2. Caverna tuberculosa associada à condensação pneumônica em adolescente de 16 anos.

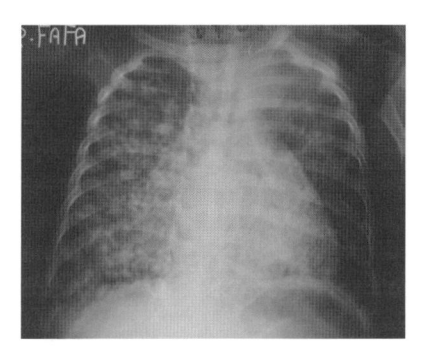

FIGURA 12.3. Padrão miliar em lactente de 6 meses internado na enfermaria do IMIP que evoluiu para o óbito no oitavo dia de internação hospitalar.

TRATAMENTO

Em 2009, o Programa Nacional de Controle da Tuberculose, juntamente com o seu comitê técnico assessor, reviu o tratamento da TB no Brasil. Com base nos resultados do II Inquérito Nacional de Resistência aos Medicamentos contra a TB, que evidenciou aumento da resistência primária à isoniazida (de 4,4% para 6,0%), decidiu-se pela introdução do etambutol como o quarto fármaco na fase intensiva de tratamento (os primeiros 2 meses) do Esquema Básico.

A apresentação farmacológica do novo esquema passa a ser em comprimidos de doses fixas combinadas dos quatro medicamentos (RHZE), nas seguintes dosagens por comprimido: **R** 150mg, **H** 75mg, **Z** 400mg e **E** 275mg.

Essa recomendação e a apresentação farmacológica são as preconizadas pela OMS e utilizadas na maioria dos países para adultos e adolescentes. Para crianças abaixo de 10 anos permanece a recomendação do Esquema RHZ.

Outras mudanças no sistema de tratamento da TB são a extinção do Esquema I reforçado e do Esquema III. Para todos os casos de retratamento deverá ser solicitada a cultura para identificação do bacilo com teste de sensibilidade, iniciando-se o retratamento com o Esquema Básico até o resultado desses exames.

Os casos que evoluem para falência do tratamento devem ser cuidadosamente avaliados quanto a histórico terapêutico, adesão aos tratamentos anteriores e comprovação de resistência aos medicamentos. Esses casos receberão o Esquema Padronizado para Multirresistência ou Esquemas Especiais individualizados, segundo a combinação de resistências apresentadas pelo teste de sensibilidade.

Em todos os esquemas terapêuticos a medicação é de uso diário e deverá ser administrada em única tomada pela manhã, período do dia em que o bacilo se reproduz. A ingesta em jejum (meia hora antes da refeição matinal) é recomendada em razão do aumento da biodisponibilidade sistêmica das medicações.

1. **Esquema Básico para adultos e adolescentes (EB) (2RHZE/4RH)**(Quadro 12.3):
   Indicação:
   - Casos novos em adultos e adolescentes (>10 anos): todas as formas de TB pulmonar e extrapulmonar (exceto a forma meningoencefálica), infectados ou não por HIV.
   - Retratamento: recidiva (independentemente do tempo decorrido do primeiro episódio) ou retorno após abandono com doença ativa em adultos e adolescentes (>10 anos), exceto a forma meningoencefálica.
2. **Esquema Básico 2RHZ/4RH para crianças (EB) (2RHZ /4RH)**(Quadro 12.4):
   Indicação:
   - Casos novos em crianças (< 10 anos): todas as formas de TB pulmonar e extrapulmonar (exceto a forma meningoencefálica), infectados ou não pelo HIV.
   - Retratamento: recidiva (independentemente do tempo decorrido do primeiro episódio) ou retorno após abandono com doença ativa em crianças (< 10 anos), exceto a forma meningoencefálica.
3. **Esquema para a forma meningoencefálica da TB em adultos e adolescentes** (Quadro 12.5):
   Indicação:
   - Casos novos de TB na forma meningoencefálica ou retratamento em adultos e adolescentes (> 10 anos).

4. **Esquema para a forma meningoencefálica na criança (<10 anos):**
   Indicação:
   • Utilizar o Esquema Básico para crianças, prolongando a fase de manutenção.

QUADRO 12.3 Esquema básico para o tratamento da TB em adultos e adolescentes				
Regime	**Fármacos**	**Faixa de peso**	**Unidade/Dose**	**Meses**
2 RHZE Fase intensiva	RHZE 150/75/400/275 comprimido em dose fixa combinada	20kg a 35kg 36kg a 50kg > 50kg	2 comprimidos 3 comprimidos 4 comprimidos	2
4 RH Fase de manutenção	RH Comprimido ou cápsula de 300/200mg ou de 150/100mg ou comprimidos de 150/75mg*	20 a 35kg	1 comprimido ou cápsula de 300/200mg ou 2 comprimidos de 150/75mg*	
		36kg a 50kg	1 comprimido ou cápsula de 300/200mg + 1 comprimido ou cápsula de 150/100mg ou 3 comprimidos de 150/75mg*	4
		> 50kg	2 comprimidos ou cápsulas de 300/200mg ou 4 comprimidos de 150/75mg*	

Obs.: O esquema com RHZE pode ser administrado nas doses habituais para gestantes e está recomendado o uso de piridoxina (50mg/dia) durante a gestação em virtude da toxicidade neurológica (em razão da isoniazida) no recém-nascido.
*As apresentações em comprimidos de rifampicina/isoniazida de 150/75mg estão substituindo as apresentações de R/H 300/200mg e 150/100mg e deverão ser adotadas tão logo estejam disponíveis.

QUADRO 12.4 Esquema básico para o tratamento da TB em crianças (< 10 anos)					
Fases do tratamento	**Fármacos**	**Peso do doente**			
		Até 20kg	**> 21kg a 35kg**	**> 35kg a 45kg**	**> 45kg**
		mg/kg/dia	**mg/dia**	**mg/dia**	**mg/dia**
2 RHZ Fase de ataque	R	10	300	450	600
	H	10	200	300	400
	Z	35	1.000	1.500	2.000
4 RH Fase de manutenção	R	10	300	450	600
	H	10	200	300	400

QUADRO 12.5 Esquema para o tratamento da TB meningoencefálica em adultos e adolescentes				
Regime	**Fármacos**	**Faixa de peso**	**Unidade/Dose**	**Meses**
2 RHZE Fase intensiva	RHZE 150/75/400/275 comprimido em dose fixa combinada	20kg a 35kg	2 comprimidos	2
		36kg a 50kg	3 comprimidos	
		> 50kg	4 comprimidos	
7RH Fase de manutenção	RH Comprimido ou cápsula de 300/200mg ou de 150/100mg ou comprimidos de 150/75mg*	20kg a 35kg	1 comprimido ou cápsula de 300/200mg ou 2 comprimidos de 150/75mg*	7
		36kg a 50kg	1 comprimido ou cápsula de 300/200mg + 1 comprimido ou cápsula de 150/100mg ou 3 comprimidos de 150/75mg*	
		> 50kg	2 comprimidos ou cápsulas de 300/200mg ou 4 comprimidos de 150/75mg*	

Obs.:

1. Nos casos de concomitância entre tuberculose meningoencefálica e qualquer outra localização, usar o esquema para a forma meningoencefálica.
2. Na meningoencefalite tuberculosa deve ser associado corticosteroide ao esquema anti-TB: prednisona oral (1 a 2mg/kg/dia) por 4 semanas ou dexametasona intravenosa nos casos graves (0,3 a 0,4mg/kg/dia), por 4 a 8 semanas, com redução gradual da dose nas 4 semanas subsequentes.
3. A fisioterapia na tuberculose meningoencefálica deverá ser iniciada o mais cedo possível.

*As apresentações em comprimidos de rifampicina/isoniazida de 150/75mg estão substituindo as apresentações de R/H 300/200mg e 150/100mg e deverão ser adotadas tão logo estejam disponíveis.

Tópicos muito importantes

- **Sem tratamento**: doente que nunca se tratou ou se tratou por menos de 30 dias.
- **Abandono:** deixar de usar as medicações por mais de 30 dias (em caso de interrupção por menos de 30 dias, o tratamento deve ser continuado, descontando-se os dias sem medicação).
- **Retorno após abandono**: doente que retorna após iniciado o tratamento para TB e que deixou de comparecer à unidade de saúde por mais de 30 dias consecutivos a partir da data marcada para seu retorno ou da última tomada de medicação.
- **Recidiva:** tuberculose em atividade, já tratada e curada, independentemente do tempo do tratamento anterior.
- **Falência:** persistência de baciloscopia positiva ao final do tratamento, fortemente positiva (++ ou +++) no início do tratamento, mantendo essa situação até o quarto mês de tratamento ou positividade inicial seguida de negativação e nova positividade a partir do quarto mês de tratamento.

- **Tuberculose multirresistente:** resistente, pelo menos, à rifampicina e à isoniazida. As drogas deverão ser administradas juntas e em jejum, 1 hora antes ou 2 horas após o café da manhã, em única tomada diária. Em caso de intolerância digestiva, tomar juntamente com a refeição.
- O tratamento das formas extrapulmonares (exceto a meningoencefálica) terá a duração de 6 meses, assim como o tratamento dos pacientes coinfectados com HIV, independentemente da fase de evolução da infecção viral.
- Nos casos de concomitância entre TB meningoencefálica e qualquer outra localização, usar o esquema para a forma meningoencefálica.

Apresentações de medicamentos

- Coxcip 4: nova apresentação do Ministério da Saúde para tratamento da TB na rede pública, que inclui, em um único comprimido, rifampicina 150mg, isoniazida 75mg, pirazinamida 400mg e etambutol 275mg.
- Rifampicina: frasco de 60mL com 100mg/5mL.
- Isoniazida: comprimido de 100mg. Orientar a mãe a esmagar o comprimido e oferecer com pequena quantidade de água. Pode-se partir o comprimido ao meio e fazer arredondamento da dose maior (não dar um terço do comprimido, mas metade). Pode-se manipular o comprimido para isoniazida a 2% (20mg/mL = 100mg/5mL) com quantidade total para 30 dias.
- Pirazinamida: frasco de 150mL com 150mg/5mL; comprimido de 500mg.
- Associação de rifampicina (150mg) e isoniazida (75mg) em comprimido sulcado.
- Etambutol: comprimido de 400mg, podendo ser partido ou manipulado. Ver orientação para isoniazida.
- Na meningoencefalite tuberculosa, a terapia com corticosteroide deve ser associada ao esquema contra a TB (Quadros 12.4 e 12.5): prednisona oral (1 a 2mg/kg/dia) por 4 semanas ou dexametasona intravenosa nos casos graves (0,3 a 0,4mg/kg/dia), por 4 a 8 semanas, com redução gradual da dose nas 4 semanas subsequentes.
- A fisioterapia na tuberculose meningoencefálica deverá ser iniciada o mais cedo possível.

Controle do tratamento

O controle do tratamento na criança deve ser clínico e radiológico, verificando-se a evolução da febre, que tende a regredir nos primeiros 15 dias de tratamento, bem como a melhora geral depois de retorno do apetite e ganho de peso. A radiografia de tórax, que deve ser realizada com 1 mês de tratamento ambulatorial, com o objetivo de confirmar se houve melhora, também deve ser utilizada em casos de evolução desfavorável, antes da solicitação de exames mais complexos, como a TC de tórax. Ao final do tratamento, a criança deve realizar nova avaliação radiológica com nova radiografia e TC de tórax, se houver suspeita de sequelas como fibrose extensa ou bronquiectasias.

Formas extrapulmonares devem ser avaliadas ao final do tratamento com o mesmo objetivo. Deve-se raciocinar que a doença sempre produz fibrose com destruição tecidual, retrações e estenoses (p. ex., estenose intestinal ou ureteral). São necessários exames de imagem para avaliar o comprometimento dessas estruturas.

Bibliografia

Global Tuberculosis Control: WHO report 2014. WHO Home Page (www.who.int)

Manual de recomendações para o controle da tuberculose no Brasil/Ministério da Saúde, Secretaria de Vigilância em Saúde, Departamento de Vigilância Epidemiológica. – Brasília: Ministério da Saúde, 2011. Home page (www.saude.gov.br/svs)

Ministério da Saúde. Secretaria de Vigilância em Saúde. Departamento de Vigilância de Doenças Transmissíveis. Coordenação Geral do Programa Nacional de Controle da Tuberculose. NOTA TÉCNICA No 4 /2014/CGPNCT/DEVIT/SVS/MS. Brasília, 10 de setembro de 2014.

Secretaria de Vigilância em Saúde – Ministério da Saúde. Boletim epidemiológico, 2015(46):9. Home Page (http://portalsaude.saude.gov.br)

Tuberculosis Coalition for Technical Assistance. International Standards for Tuberculosis Care (ISTC). The Hague: Tuberculosis Coalition for Technical Assistance 2006. Home Page (www.stoptb.org)

Shaaf HS, Zumla A. Tuberculosis – a comprehensive clinical reference. Saunders Elsevier 2009.

Capítulo 13

Coqueluche

Paulo Neves Baptista Filho

INTRODUÇÃO, CONCEITUAÇÃO E EPIDEMIOLOGIA

A coqueluche, importante causa de tosse prolongada, é ocasionada pela infecção do epitélio ciliado do trato respiratório causada pela bactéria *Bordetella pertussis*. É doença de alta transmissibilidade, com taxa de ataque secundário de 90% entre os contatos domiciliares não imunes. Pode ser grave entre os menores de 1 ano de vida, sendo uma das dez causas mais comuns de óbito nessa faixa etária. Cerca 50% das notificações dos casos de coqueluche no Brasil se referem a crianças com menos de 1 ano. Apesar da existência de vacina, a Organização Mundial da Saúde (OMS) estima que ocorrem no mundo, todos os anos, cerca de 16 milhões de casos e 195 mil mortes por coqueluche. É uma doença de notificação compulsória.

Os adolescentes e adultos são a principal fonte de infecção. Dados recentes sobre a epidemiologia da coqueluche na America Latina são escassos, porém a OMS estima que esses países tenham uma das maiores prevalências da doença. A partir dos anos de 1970 foi observado aumento na notificação de casos de coqueluche, particularmente entre os adolescentes e adultos. Foram relatadas epidemias mesmo em países com boa cobertura vacinal. No Brasil, uma média de 2.000 casos de coqueluche é notificada anualmente, mas vem ocorrendo aumento nas notificações. Entre 2011 e 2013 foram notificados 14.059 casos e 251 óbitos por coqueluche. Em 2013 a OMS recebeu a notificação de 136.036 casos, estimando 89 mil mortes.

ETIOLOGIA, PATOGENIA E PATOLOGIA MORFOLÓGICA E FUNCIONAL

A *Bordetella pertussis*, bactéria Gram-negativa isolada apenas em seres humanos, é transmitida por inalação de gotículas eliminadas pelo doente durante acessos de tosse. Nos indivíduos que não fazem uso de quimioprofilaxia, o período de transmissão se inicia no quinto dia após o contato e se prolonga por 3 semanas após o começo da tosse paroxística, podendo chegar a 6 semanas nos menores de 6 meses.

A *B. pertussis* contém a hemaglutinina filamentosa que adere ao epitélio ciliado respiratório. Após a aderência, uma série de fatores de virulência, como toxina *pertussis*, adenilato ciclase, pertactina e citotoxina traqueal, atua no hospedeiro, sendo responsável pelos sintomas e a resposta imune. As toxinas paralisam e destroem os cílios do epitélio respiratório, dificultando a eliminação das secreções respiratórias. É bactéria não invasiva, mas tem sido isolada em macrófagos nos alvéolos.

Em exames anatomopatológicos após a morte se observam lesões do epitélio respiratório, broncopneumonia, edema pulmonar, hemorragias focais, trombos de leucócitos em veias pulmonares, bronquite e bronquiolite necrosante.

QUADRO CLÍNICO

Após período de incubação que varia de 7 a 21 dias, os sintomas iniciais da coqueluche são semelhantes aos do resfriado comum com tosse. Febre baixa a moderada raramente é referida. A tosse paroxística característica da coqueluche surge 7 a 10 dias após os sintomas iniciais e pode persistir por várias semanas. O acesso de tosse é súbito, as tossidas são rápidas, curtas, em uma única expiração, e seguidas por uma inspiração profunda que dá origem ao guincho característico e/ou vômito pós-tosse. O paciente pode apresentar ainda protrusão da língua, congestão facial, cianose e algumas vezes apneia. A tosse pode permanecer durante meses.

Em crianças vacinadas, adolescentes e adultos, esses sintomas característicos podem estar ausentes. A presença apenas de tosse torna o diagnóstico de coqueluche pouco lembrado. Em adultos com tosse por mais de 14 dias, sem outra causa aparente, infecção por *B. pertussis* tem sido evidenciada em 8% a 25% dos casos. Em menores de 1 ano, particularmente entre os com menos de 6 meses, a coqueluche pode ser mais grave e com maior incidência de complicações e letalidade.

Infecções respiratórias de variada etiologia podem cursar com tosse coqueluchoide, dificultando o diagnóstico diferencial. As etiologias mais frequentes de tosse coqueluchoide não causadas pela *B. pertussis* são: *Bordetella parapertussis*, *Mycoplasma pneumoniae*, *Chlamydia trachomatis*, *Chlamydia pneumoniae* e adenovírus (1, 2, 3 e 5).

Broncopneumonia é a complicação respiratória mais comum, podendo ser causada por *H. influenzae* b, *Pneumococcus* e *Staphylococcus* ou mesmo pela *B. pertussis*, podendo ainda ocorrer atelectasias e mais raramente pneumotórax e enfisema. Convulsão é a complicação neurológica mais frequente, mas também podem ocorrer hemorragias intracranianas, atrofia cerebral, encefalite, cegueira e surdez, com a mesma intensidade. Alguns pacientes podem evoluir com hipoglicemia e distúrbio hidroeletrolítico. A elevação da pressão intra-abdominal e torácica durante os paroxismos de tosse pode causar epistaxe, hemorragia subconjuntival, petéquias, hérnias e prolapso retal.

Cerca de 90% dos óbitos por coqueluche ocorrem entre os menores de 6 meses de vida e a forma grave da coqueluche com hiperleucocitose apresenta letalidade de 80%. Tem sido realizada exsanguineotransfusão nesses pacientes com o objetivo de reduzir a hiperleucocitose e a consequente estase pulmonar.

DIAGNÓSTICO

É considerado caso suspeito de coqueluche todo indivíduo que apresente tosse por mais de 14 dias, associada a um dos seguintes sintomas: tosse paroxística, guincho inspiratório e vômitos pós-tosse. Para confirmação, os seguintes critérios devem ser seguidos: *critério laboratorial* – cultura ou reação em cadeia de polimerase (PCR) positiva para *Bordetella pertussis*; *critério epidemiológico* – todo caso suspeito por contato de um caso de coqueluche confirmado por cultura ou PCR.

O isolamento da *B. pertussis* por meio de cultura de secreção de nasofaringe tem sensibilidade variável. Sua positividade é maior quando colhida na fase catarral e até as primeiras 2 semanas de tosse paroxística. Sua positividade depende da técnica de coleta, da idade do paciente, da situação vacinal e do uso prévio de antibiótico. A técnica de coleta do material de nasofaringe para realização de cultura e PCR está descrita no Guia de Vigilância Epidemiológica do Ministério da Saúde.

A PCR em tempo real é método rápido e sensível. No entanto, a sua positividade pode significar apenas um estado de portador transitório. Para confirmação do diagnóstico por PCR é necessário que o paciente preencha os critérios de caso suspeito de coqueluche:

* Sorologia – O uso da sorologia para diagnóstico da coqueluche tem-se restringido a pesquisas ou a alguns laboratórios de órgãos de saúde pública.
* Hemograma – Linfocitose absoluta acima de 10.000 linfócitos/mm^3 tem sido associada à cultura positiva para *B. pertussis*.
* Imagem de infiltrado peribrônquico, "coração borrado", pode ser observada na radiografia de tórax.

TRATAMENTO

A coqueluche em crianças com mais de 1 ano de vida pode ser tratada em domicílio. É importante considerar a hidratação e a nutrição, que podem ficar comprometidas em consequência dos episódios repetidos de vômitos pós-tosse. Nos menores de 1 ano, complicações como cianose, apneia, pneumonia, vômitos e desidratação são frequentes. Os lactentes com cianose durante acessos de tosse, particularmente os menores de 6 meses e prematuros, em razão do risco de evoluírem com apneia, devem ser tratados em ambiente hospitalar. Durante os episódios de tosse paroxística, a drenagem postural nos lactentes ajuda a eliminação das secreções e previne a aspiração do vômito. Nos episódios de apneia, as secreções devem ser aspiradas delicadamente. O Ministério da Saúde preconiza o uso da azitromicina como primeira escolha, seguida da claritromicina. Em casos de contraindicação a esses macrolídeos, recomenda-se o uso de sulfametoxazol (SMX)-trimetoprima (TMP) (Quadro 13.1).

O paciente deve ser informado de que o uso do antibiótico tem pouco ou nenhum efeito na evolução da tosse quando iniciado de 7 a 14 dias após o começo dos sintomas. Em crianças menores de 1 mês de vida, o uso da eritromicina tem sido associado ao desenvolvimento de estenose de piloro, sendo indicado o uso de azitromicina.

Na presença de intolerância à eritromicina é indicada a associação sulfametoxazol-trimetoprima nas doses de 40mg e 8mg/kg/dia (dose máxima de 1.600mg/dia de SMX e 320mg/dia de TMP) em duas tomadas e durante 14 dias (não indicada para menores de 2 meses de idade). Salbutamol, na dose de 0,3mg/kg/dia em quatro tomadas nas primeiras 2 semanas da fase paroxística, e prednisona, na dose de 1mg/kg/dia durante 7 dias, têm sido indicados para reduzir a intensidade dos acessos de tosse. Não existem evidências suficientes sobre a efetividade desses

Quadro 13.1 Tratamento e quimioprofilaxia da coqueluche segundo o Ministério da Saúde

Primeira escolha: Azitromicina	
Idade	**Posologia**
<6 meses	10mg/kg em uma dose ao dia durante 5 dias
≥6 meses	10mg/kg (máximo de 500mg) em uma dose no 1º dia e 5mg/kg (máximo de 250mg) em uma dose ao dia do 2º ao 5º dia
Adultos	500mg em uma dose no 1º dia e 250mg em uma dose ao dia do 2º ao 5º dia
Claritromicina	
<1 mês	Não recomendado
1 a 24 mese	≤8kg: 7,5mg/kg de 12/12h durante 7 dias; >8kg: 62,5mg de 12/12h durante 7 dias
3 a 6 anos	125mg de 12/12h durante 7 dias
7 a 9 anos	187,5mg de 12/12h durante 7dias
≥10 anos	250mg de 12/12h durante 7 dias
Adultos	500mg de 12/12h durante 7 dias

fármacos na tosse da coqueluche. Na presença de complicações bacterianas, suspender a eritromicina e iniciar antibiótico de acordo com a provável etiologia. O uso de barbitúricos, como o fenobarbital, pode aumentar o tempo de internação.

Os casos suspeitos devem ser notificados ao Sistema de Informação de Agravos de Notificação (SINAN).

PROGNÓSTICO

Apesar de o paroxismo de tosse vir algumas vezes acompanhado de cianose e apneia, levando à necessidade de internação prolongada, a criança em geral mantém o aspecto saudável nos intervalos entre os paroxismos de tosse com boa evolução.

Pneumonia é complicação comum. O óbito é raro e ocorre geralmente nos menores de 6 meses de idade não vacinados.

PREVENÇÃO

A transmissibilidade se inicia na fase catarral e se prolonga até a terceira semana de tosse paroxística. Em crianças com menos de 6 meses, o período de transmissibilidade pode ser prolongado por 4 a 6 semanas.

QUIMIOPROFILAXIA

As drogas, doses e duração são semelhantes às usadas para o tratamento. A quimioprofilaxia está indicada para os contatos íntimos de menores de 1 ano, independentemente da situação vacinal. Os maiores de 1 e menores de 7 anos com esquema vacinal incompleto ou desconhecido devem receber a quimioprofilaxia e completar o esquema vacinal. Os contatos maiores de 7 anos e comunicantes íntimos menores de 1 ano devem receber a quimioprofilaxia e, caso seu trabalho envolva crianças menores de 1 ano, devem ser afastados de suas atividades por 5 dias. Contatos imunodeprimidos ou com doença crônica grave também recebem quimioprofilaxia.

VACINAS

As vacinas para coqueluche de células inteiras (Pw) ou acelulares (Pa) são recomendadas para os menores de 7 anos. Apesar de as reações locais e sistêmicas serem mais comuns após uso da vacina Pw, ambas (Pw e Pa) são seguras. Para os menores de 1 ano, o Ministério da Saúde recomenda a vacina combinada pentavalente (DPT + Hib + hepatite B) ou a tríplice bacteriana (DPT). O esquema vacinal básico é composto de três doses, devendo ser iniciado a partir dos 2 meses de vida, com intervalo de 2 meses entre as doses (mínimo de 30 dias). O primeiro reforço deve ser aplicado no prazo de 6 a 12 meses, após a terceira dose, e o segundo reforço entre 4 e 6 anos de idade. A vacina é efetiva em prevenir doença moderada a grave em cerca de 80% dos vacinados, diminuindo também a transmissibilidade dos vacinados que adquirem a coqueluche. A efetividade da vacina diminui com o tempo e é muito pouca ou nenhuma 10 anos após a última dose.

O Ministério da Saúde recomenda vacinar as gestantes com dTpa a cada gestação entre a 27ª e a 36ª semana de gestação ou até 20 dias antes da data provável do parto.

A vacina contra coqueluche está contraindicada para crianças com quadro neurológico em atividade; reação anafilática a doses anteriores; hipersensibilidade aos componentes da vacina; encefalopatia nos primeiros 7 dias após a aplicação de uma dose anterior desse produto ou outro com componente *pertussis*; convulsões até 72 horas após a administração da vacina; colapso circulatório, com choque ou episódio hipotônico-hiporresponsivo até 48 horas após a administração da vacina.

Entre os eventos adversos, as reações locais, como vermelhidão, calor, endurecimento e edema, acompanhadas ou não de dor, são as mais frequentes. Febre, irritabilidade e sonolência podem ocorrer nas primeiras 48 horas após aplicação da vacina. Episódio hipotônico-hiporresponsivo e convulsão são eventos raros; para esses pacientes está indicada a vacina de componentes acelulares (DTPa) disponível nos Centros de Referência de Imunobiológicos Especiais (CRIE).

Bibliografia

Baptista PN, Magalhães V, Rodrigues LC et al. Source of infection in household transmission of culture confirmed pertussis in Brazil. Pediatr Infect Dis J 2005; 24(11):1027-8.

Baptista PN, Magalhães V, Rodrigues LC. The role of adults in household outbreaks of pertussis. Int J Infect Dis 2010; 14 (2): e 111-4.

Baptista PN. Coqueluche. In: Alves JGB et al. Fernando Figueira: Pediatria. 4. ed. Rio de Janeiro: MedBook, 2011:424-7.

Brasil. Ministério da Saúde. Secretaria de Vigilância em Saúde. Departamento de Vigilância Epidemiológica. Coqueluche. Disponível em: http://portalsaude.saude.gov.br/index.php/o-ministerio/principal/leia-mais-o-ministerio/635-secretaria-svs/vigilancia-de-a-a-z/coqueluche/11196-situacao-epidemiologica-dados

Brasil. Ministério da Saúde. Secretaria de Vigilância em Saúde. Departamento de Vigilância Epidemiológica. Coqueluche. In: Guia de vigilância epidemiológica/Ministério da Saúde, Secretaria de Vigilância em Saúde, Departamento de Vigilância Epidemiológica. – Brasília: Ministério da Saúde, 2014. Acessível em: http://portalsaude.saude.gov.br/images/pdf/2015/fevereiro/06/guia-vigilancia-saude-atualizado-05-02-15.pdf.

CDC. Pertussis. In: Surveillance manual 5 ed. 2011. Disponível em: http://www.cdc.gov/vaccines/pubs/surv-manual/chpt10-pertussis.pdf.

Donoso AF, Cruces PI, Camacho JF et al. Exchange transfusion to reverse severe pertussis-induced cardiogenic shock. Pediatr Infect Dis J 2006; 25(9):846-8 – Parte inferior do formulário.

Hewitt M, Canning BJ. Coughing precipitated by Bordetella pertussis infection. Lung 2010; 188(suppl 1):S73-S79.

Kuperman A, Hoffmann Y, Glikman D et al. Severe pertussis and hyperleukocytosis: is it time to change for exchange? Transfusion 2014; 54(6):1630-3.

Pimentel AM, Baptista PN, Ximenes RA, Rodrigues LC, Magalhães V & Pert–Pertussis Study Group (2014). Pertussis may be the cause of prolonged cough in adolescents and adults in the interepidemic period. Braz J Infec Dis 2015; 19(1):43-6.

Senzilet LD et al. Pertussis is a frequent cause of prolonged cough illness in adults and adolescents. Clinical Infectious Diseases 2001; 32:1691-7.

Wang K et al. A Symptomatic treatment of the cough in whooping cough. The Cochrane Library 2014; 9:1-46.
18.   Baptista PN, Magalhães V, Rodrigues LC. Pertussis vaccine effectiveness in reducing clinical disease, transmissibility and bacteriologically positive cases after household exposure in Brazil. Pediatr Infect Dis J 2006; 25(9):844-6.

Waters V, Jamieson F, Richardson SE et al. Outbreak of atypical pertussis detected by polymerase chain reaction in immunized preschool-aged children. Pediatr Infect Dis J 2009; 28:582-7.

Wendelboe AM et al. Estimating the role of casual contact from the community in transmission of Bordetella pertussis to young infants. Emerging Themes in Epidemiology 2007; 4:15.

WHO, Vaccines and Diseases. Pertussis. Disponível em : http://www.who.int/immunization/monitoring_surveillance/burden/vpd/surveillance_type/passive/pertussis/en/SD.

WHO. Global Burden of Disease Estimates 2002. Disponível em http://www.who.int/healthinfo/bodgbd2002revised/en/index.html.

WHO. Pertussis vaccine: WHO position paper. Weekly epidemiological record no 40, 2010, 85, 385-400. Disponível em: http://www.who.int/immunization/topics/pertussis/en/

Capítulo 14

Micoses Pulmonares

Laura Janne Lima Aragão

INTRODUÇÃO

As infecções fúngicas do pulmão são menos frequentes do que as infecções bacterianas, porém são igualmente importantes. A relevância dos fungos nas pneumonias reside no fato de que esses agentes são responsáveis por formas graves de doença. As complicações pulmonares se constituem na maior causa de morbidade e mortalidade no hospedeiro imunocomprometido, podendo levar o indivíduo rapidamente à insuficiência respiratória e ao óbito.

Nas últimas décadas houve importante aumento na incidência das infecções fúngicas decorrente de quatro fatores: medicina agressiva (drogas imunossupressoras e transplantes, assim como o uso e o excesso de antibióticos); doenças malignas da infância (incidência maior de leucemia e linfoma), doenças neonatais e cirúrgicas pediátricas com incremento da sobrevida dos pacientes com doenças autoimunes e AIDS; maior conhecimento da micologia clínica; e maior acurácia das técnicas diagnósticas.

As micoses podem ser divididas em sistêmicas e oportunistas. As *micoses sistêmicas* são basicamente doenças pulmonares, em que a porta de entrada é quase invariavelmente o pulmão. Os agentes dessas micoses são patógenos primários com capacidade de causar doença no hospedeiro normal, na dependência da densidade de propágulos no ambiente e no tempo de exposição (dose infectante). Paralelamente, as defesas do hospedeiro determinam o caráter de progressividade e a gravidade da doença. Destacam-se como patógenos primários a *blastomicose,* a *coccidioidomicose* (CM), a *histoplasmose* e a *paracoccidioidomicose* (PCM).

As *micoses oportunistas* estão ligadas a fatores predisponentes do indivíduo que aumentam a frequência e a gravidade dessas infecções, incluindo os distúrbios das barreiras mucocutâneas, os defeitos ou disfunções em neutrófilos e fagócitos mononucleares e os defeitos ou disfunções na imunidade mediada por linfócitos T. Entre as micoses oportunistas se destacam *aspergilose, candidose, criptococose, pneumocistose* e *zigomicose*.

DIAGNÓSTICO

A história clínico-epidemiológica e os exames de imagem levam ao diagnóstico presuntivo que orienta o médico para a colheita do espécime clínico. Esses dados indicam o processo mais adequado para o esclarecimento etiológico, incluindo a escolha da técnica para o exame microscópico e do meio de cultivo a ser utilizado. Todos esses fatores se encontram interligados, e a sua ausência ou a escolha do procedimento incorreto em qualquer dessas etapas pode prejudicar a interpretação do seu resultado.

O diagnóstico laboratorial definitivo pode ser realizado de forma direta, por meio da pesquisa do microrganismo, ou indireta, mediante a busca de resposta específica do hospedeiro ao fungo (Quadro 14.1).

No entanto, cabe ressaltar que a interpretação dos achados laboratoriais deve ser feita à luz da história clínico-epidemiológica. A triagem soromicológica, a histopatologia e o resultado do exame microscópico direto orientarão a correta interpretação dos achados laboratoriais e a decisão terapêutica inicial. Os resultados dos cultivos corroborarão ou modificarão essa decisão. A combinação ideal para o diagnóstico de uma infecção fúngica pulmonar inclui:

- Evidência clínica (febre, estertores, roncos e alteração radiológica).
- Isolamento e identificação fúngica compatível.
- Demonstração de elementos fúngicos invadindo o tecido.
- Semelhança micromorfológica do fungo isolado às características observadas no exame histopatológico ou no exame direto.
- Resposta imunológica ao fungo identificado.

QUADRO 14.1 Testes utilizados para o diagnóstico direto e indireto de micoses pulmonares		
1. Diagnóstico direto – pesquisa do agente		
Exame micológico		
Exame direto	Cultivo	
Detecção de antígenos		
Prova do látex	ELISA sanduíche GM-D glucana	
Detecção de DNA fúngico		
Reação em cadeia da polimerase		
Exame histopatológico		
Grocott, Mucicarmin de Mayer, Fontana-Masson		
2. Diagnóstico indireto – pesquisa da resposta do hospedeiro		
Exames de imagem		
Radiografias	Tomografia computadorizada	
Pesquisa de anticorpos		
Testes intradérmicos*	Imunodifusão	ELISA
Exame histopatológico		
H&E		

*Não têm valor diagnóstico.

Blastomicose

A blastomicose é causada pelo *B. dermatides*, encontrado na América do Norte e na África, principalmente nos vales dos rios. A infecção resulta da inalação dos conídios transportados pelo ar. A doença se desenvolve após período médio de 45 dias e mimetiza quadro de influenza ou pneumonia bacteriana. Os principais sintomas são febre alta, calafrios e tosse produtiva, podendo ocorrer dor torácica, com manifestações indistinguíveis da tuberculose. A maioria dos pacientes apresenta pneumonia crônica com manifestações indistinguíveis de tuberculose (TB).

Radiologicamente, a blastomicose pulmonar crônica não apresenta aparência patognomônica. Geralmente acomete os lobos superiores. Nessa doença extrapulmonar, que acomete 25% a 40% dos pacientes, os locais mais comuns são pele, ossos e trato geniturinário. Em pacientes imunocomprometidos por AIDS, doenças malignas e transplantados, essa enfermidade apresenta manifestações graves, levando o paciente muitas vezes à insuficiência respiratória.

- **Diagnóstico diferencial:** doença maligna, tuberculose e sarcoidose.

Coccidioidomicose

A CM é causada por *C. immitis* e *C. posadasii*, presentes no continente americano, especialmente no solo árido e semiárido. A apresentação comum é a de pneumonia aguda ou subaguda autolimitada, que se torna evidente 1 a 3 semanas após a infecção, com febre, *rash*, dor de garganta, mal-estar e cefaleia. Em 5% a 10% dos casos deixa sequelas pulmonares residuais, em geral nódulos ou cavidades periféricas de paredes finas. Quando a resposta local da infecção não é efetiva, pode haver disseminação hemática em muitos órgãos, principalmente pele, ossos, articulações e meninges. Sexo masculino, crianças com menos de 1 ano de idade, uso de medicamentos imunossupressores e AIDS são fatores de risco para disseminação. No Brasil, foram relatadas microepidemias em regiões semiáridas do Nordeste relacionadas com a caça do tatu *(Dasypus novemcintus)* com isolamento no solo.

- **Diagnóstico diferencial:** tuberculose, paracoccidioidomicose, histoplasmose, neoplasias e leishmaniose visceral (calazar).

Histoplasmose

A histoplasmose é causada pelo *H. capsulatum*, cujo hábitat é o solo contaminado por excrementos de morcegos ou pássaros, especialmente nos vales dos grandes rios. Os pacientes infectados podem ser assintomáticos ou ter sintomas leves que não são diagnosticados. A gravidade da doença depende da intensidade da exposição, da quantidade de esporos inalados e da imunidade do hospedeiro. Quando ocorre intensa exposição, os pacientes podem apresentar doença pulmonar grave que leva à insuficiência respiratória e até mesmo à morte.

A histoplasmose pulmonar aguda ou epidêmica pode apresentar-se de forma isolada, de difícil diagnóstico, ou sob a forma de microepidemias, de mais fácil diagnóstico, com febre alta, tosse persistente, cefaleia, astenia e intensa prostração. A palidez cutânea é sinal marcante. O aumento dos gânglios linfáticos e a hepatoesplenomegalia são comuns. Os achados radiológicos mais frequentes são adenomegalias hilares reticulonodulares bilaterais. A disseminação hematogênica por meio do sistema reticuloendotelial pelos macrófagos parasitados ocorre em pacientes transplantados, em corticoterapia prolongada, em crianças menores de 1 ano e com AIDS. O tratamento será recomendado, mas dependerá da gravidade da doença e da competência imunológica do doente.

- **Diagnóstico diferencial:** tuberculose, sarcoidose, leucemia, síndrome de Hamman-Rich.

Paracoccidioidomicose

A PCM é causada pelo *P. brasiliensis*, encontrado na América Latina, em solo da mata nativa ou em encostas de morros, com a maior incidência sendo registrada em países como Brasil, Argentina, Colômbia e Venezuela. Tem caráter endêmico entre as populações da zona rural relacionadas com atividades agrícolas, na faixa etária de 30 a 50 anos,e é muito rara abaixo dos 14 anos de idade, não existindo predomínio de sexo.

A porta de entrada do fungo é a via inalatória, a maioria das vezes incidindo nos indivíduos jovens. Os propágulos infectantes chegam à via aérea inferior, em que se dá a formação do complexo primário com possível disseminação do fungo por vias linfáticas e hematogênicas para outros órgãos, na dependência da quantidade de inócuos, da patogenicidade e da virulência do fungo, da integridade do sistema de defesa e de possíveis fatores genéticos.

Em indivíduos com resposta imunológica satisfatória, o desenvolvimento da infecção fica contido, havendo resolução do processo. O fungo permanece nesses locais, em meio a lesões fibróticas, em estado latente, porém viável. Após período prolongado, a infecção pode progredir, dando origem às formas crônicas do adulto ou à forma aguda/subaguda da infância/adolescência:

- **Forma aguda/subaguda da infância/adolescência:** é a forma clínica da PCM da infância, do adolescente e do adulto até os 35 anos e representa 3% a 5% dos casos dessa doença. Linfonodomegalias superficiais e profundas com supuração de massa ganglionar, hepatoesplenomegalias, sintomas digestivos, cutâneos e osteoarticulares são as principais manifestações da PCM, além de anemia, febre e emagrecimento, com rápida deterioração do estado geral da criança. É raro o comprometimento pulmonar.
- **Diagnóstico diferencial**: tuberculose pulmonar, micobactérias atípicas, sarcoidose, histoplasmose, leishmaniose visceral, hanseníase.

Aspergilose

A aspergilose, causada por fungos do gênero *Aspergillus*, tem distribuição mundial e é encontrada em praticamente todos os ambientes, podendo provocar largo espectro de complicações pulmonares, como doença invasiva, colonização de cavidades e hipersensibilidade aspergilar. Na primeira, o fungo é agente infectante; na segunda, um colonizador; e na última, se comporta como alergênico.

A aspergilose invasiva é extremamente rara em crianças imunocompetentes e ocorre nas situações em que há comprometimento do sistema imune, como após quimioterapia, transplante de órgãos e medula óssea e terapia imunossupressora. Oitenta por cento dos casos de aspergilose são causados pela espécie do grupo *fumigatus* e o restante, por *A. flavus, A. niger ou A. terreus*. Os esporos do *Aspergillus* são termorresistentes, medindo 2 a 3,5μm de diâmetro, e, portanto, são capazes de atingir vias aéreas terminais e alvéolos, onde crescem à temperatura humana.

A colonização em cavidades previamente existentes pode determinar o aspergiloma intraca-vitário ou a bola fúngica, ocorrendo com maior frequência em pacientes com doença pulmonar obstrutiva, como os portadores de fibrose cística e asma brônquica grave, manifestando-se com hemoptise de repetição. A aspergilose pulmonar alérgica ocorre no paciente asmático que tem crises de dispneia e só responde à corticoterapia.

Aspergilose pulmonar invasiva (API)

A API é doença infecciosa de altas morbidade e mortalidade que acomete os imunocompro-metidos. Os principais fatores de risco são: doentes com neutropenia prolongada (< 500 células/μL), quimioterapia ou transplantados de medula óssea. O paciente começa com febre prolongada persistente, dor pleurítica e tosse seca. Hemoptoicos e hemoptise são infrequentes, mas esta úl-tima pode ser abundante e fatal no caso de lesões próximas aos grandes vasos. Sem tratamento, rapidamente há disseminação das lesões pulmonares com múltiplas áreas de necrose pulmonar e rápida progressão para falência respiratória.

Em virtude do potencial de progressão da doença, recomenda-se o tratamento precoce nos casos altamente suspeitos enquanto a avaliação diagnóstica é conduzida. O voriconazol apresenta melhor resposta terapêutica, proporcionando maiores sobrevida e segurança do que a anfotericina B.

Aspergiloma

O aspergiloma, também conhecido como "bola fúngica", é caracterizado por tosse produtiva crônica e hemoptise em portadores de doença pulmonar crônica, associadas a uma cavidade contendo massa arredondada, por vezes móvel, e separada da parede por espaço aéreo. O qua-dro clínico às vezes é assintomático, sendo o achado radiológico a única indicação da doença fúngica. Pacientes sintomáticos apresentam tosse crônica, febre baixa e emagrecimento. Esses, se tiverem boa condição clínica, devem ser submetidos à cirurgia para retirada total da lesão, pois a ressecção cirúrgica é o tratamento definitivo. Antifúngicos triazólicos podem ser associados, pois promovem benefício terapêutico a longo prazo com risco mínimo.

Aspergilose broncopulmonar alérgica (ABPA)

A ABPA tem como característica uma forma de hipersensibilidade pulmonar associada à destruição das vias aéreas em resposta ao *Aspergillus* spp. Caracteriza-se por episódios de asma aguda responsiva a corticosteroide ou por asma corticoide-dependente, com sintomas não usuais de febre e hemoptise e destruição da via aérea. Se tratada inadequadamente, o dano pulmonar permanente progride para fibrose com faveolamento pulmonar [PR1] [PR2] [PR3].

O diagnóstico de ABPA tem base em critérios clínicos e reatividade imunológica ao *A. fumi-gatus*. Os critérios de maior significância exigidos para o diagnóstico de ABPA são:

- Obstrução brônquica episódica.
- Eosinofilia.

- Teste cutâneo para *Aspergillus* positivo.
- Precipitinas positivas contra antígenos do *Aspergillus*.
- Nível de IgE sérica total ≥ 1.000ng/mL .
- Radiografias do tórax evidenciando infiltrados fixos ou transitórios.
- Bronquiectasias centrais.

Critérios adicionais de menor significância podem incluir:

- Escarro contendo espécies de *Aspergillus*.
- Escarro acastanhado.
- Teste cutâneo tardio positivo.

A terapêutica consiste em *corticosteroide sistêmico na dose de 30 a 50mg/dia ou 0,5 a 0,75mg/kg/dia de prednisona por 2 a 4 semanas*. Depois do controle clínico e laboratorial, a dose deve ser ajustada para dias alternados durante 3 meses. Ao fim desse tempo, a prednisona deve ser retirada gradualmente em uma duração de mais de 1 a 2 meses. O *itraconazol* deve ser associado para aquele paciente que não responde de forma adequada à retirada dos corticoides sistêmicos, sendo utilizado *na dose de 200mg a cada 12 horas, por 4 a 6 meses,* e essa dose é reduzida gradualmente por mais 4 a 6 meses. O *voriconazol* pode ser usado *na dose de 200mg 2×/dia.*

Criptococose

A criptococose é causada pelo *C. neoformans*, frequente na natureza e encontrado nas regiões tropicais e subtropicais. A espécie *neoformans* também é encontrada em fezes ou ninhos de pombo. Suas principais manifestações clínicas são a meningoencefalite e a criptococose pulmonar. A forma aguda, associada à exposição maciça a fezes de pombo em indivíduos normais, é frequente e autolimitada. Alguns casos podem apresentar tosse, febre baixa e dor pleurítica. A insuficiência respiratória aguda é rara e está associada à disseminação da doença e à mortalidade elevada. As formas subagudas e crônicas mais comuns, em geral associadas a reativação de lesão quiescente, estão frequentemente associadas à meningite ou a outras localizações. Em pacientes infectados pelo vírus HIV, a criptococose pulmonar é comumente diagnosticada em concomitância à disseminação extapulmonar. Por essa razão, todos os pacientes devem realizar punção lombar mesmo na ausência de sintomas neurológicos.

- **Diagnóstico diferencial:** tuberculose pulmonar, meningite tuberculosa e viral, neoplasia pulmonar.

Pneumocistose

A pneumocistose é causada pelo *Pneumocystis jiroveci (P. jiroveci)*, anteriormente denominado *Pneumocystis carinii*. Seu hábitat não é conhecido e sua forma de transmissão ainda não está bem esclarecida. A hipótese de que a transmissão ocorra pelo ar se baseia no fato de esse fungo, ocasionalmente, ser detectado em secreção respiratória. A colonização parece ser mais comum nos pacientes imunocomprometidos, porém menos frequente naqueles imunologicamente competentes.

Nos pacientes com imunodeficiência congênita ou doença maligna, os sintomas são inespecíficos com dispneia, febre e tosse. A cianose ocorre tardiamente, mas a hipoxemia com alcalose respiratória leve é achado comum e precoce. Pacientes com AIDS apresentam longa duração dos sintomas e apresentação mais insidiosa, e a hipoxemia pode ser menos intensa, havendo na alto índice de falência respiratória e necessidade de ventilação mecânica.

A infecção pelo *P. jiroveci* pode ser a apresentação inicial na criança que com HIV durante o período perinatal. Geralmente há início agudo de tosse seca, febre alta, taquipneia, desconforto respiratório e hipoxemia. Se a terapia não ocorrer, o paciente vai a óbito. Nos lactentes maiores, o início é insidioso, com apatia, recusa alimentar e diarreia. Taquipneia e cianose central se desenvolvem mais tardiamente. A insuficiência respiratória progride em 1 a 4 semanas com piora significativa.

O diagnóstico é feito com escarro induzido com salina hipertônica, com positividade de 50% a 90% com microscopia de imunofluorescência direta com anticorpo monoclonal, devendo ser o procedimento inicial particularmente em pacientes com AIDS, em razão do número elevado de organismos presentes nos pulmões. Quando negativo, o diagnóstico se baseia na identificação microscópica do fungo realizada por meio do lavado broncoalveolar por broncoscopia ou no tecido pulmonar.

Os achados laboratoriais incluem contagem normal de leucócitos, aumento na desidrogenase láctica (LDH) e níveis normais de IgG. A radiografia de tórax geralmente apresenta infiltrado reticulonodular difuso em região peri-hilar, com extensão para a periferia. A tomografia computadorizada (TC) de tórax mostra opacidades bilaterais e simétricas em vidro fosco; as lesões podem ser difusas e localizadas, entre outras alterações.

O tratamento de escolha é com *sulfametoxazol-trimetoprima em altas doses: 75 a 100mg/kg/dia 4×/dia por 21 dias.* A alternativa ao tratamento é a *pentamidina*, que pode ser usada intramuscular (IM) ou intravenosa (IV) na dose de *3 a 4mg/kg/dose, 1×/dia,* quando não há resposta clínica ou quando a sulfa não é bem tolerada. Crianças com história prévia de infecção pelo *P. jiroveci* devem receber tratamento profilático durante toda a vida.

- **Diagnóstico diferencial:** tuberculose, histoplasmose, citomegalia.

TRATAMENTO
Drogas mais utilizadas
Sulfametoxazol/trimetoprima
- **Dose:** 40/8mg/kg/dia.
- **Para infecções graves e pneumocistose:** 75/15mg/kg/dia a 100/20mg/kg/dia por 14 a 21 dias.
- **Profilaxia**: 50/10mg/kg/dia 2×/dia por 3 dias por semana.
- **Efeitos colaterais:** náuseas, vômitos, anorexia, glossite, estomatite, pancreatite, esplenomegalia.
- Evitar o uso em crianças menores de 2 meses.

Itraconazol: cápsulas de 100mg
- **Dose:** 100 a 200mg/dia.
- **Crianças:** < 30kg ou > 5 anos: 5 a 10mg/kg/dia, mínimo de 3 semanas.

- **Efeitos colaterais:** distúrbios digestivos com náuseas, dor abdominal e dispepsia. Em tratamentos > 1 mês: fraqueza muscular, icterícia, urina escura, edema e disfunção hepática reversível.
- A segurança dos antifúngicos sistêmicos em crianças não foi bem estabelecida, não sendo a primeira escolha em crianças: pesar o risco/benefício.

Anfotericina B – 50mg/frasco

- Antifúngico poliênico de primeira escolha para a maioria das infecções fúngicas graves.
- **Indicação:** formas graves, alergia, resistência e intolerância à sulfa.
- **Dose:** dose inicial de 0,50mg/kg/dia (0,25mg/kg em recém-nascidos) em infusão lenta (2 a 6 horas) e aumentar progressivamente (0,25mg/kg/dia) até 1mg/kg/dia. Na manutenção podem-se usar doses de até 1,5mg/kg, cada dose em dias alternados. Em casos muito graves de imunodepressão pode-se começar com a dose de 1mg/kg/dia já no primeiro dia. Não ultrapassar 1,5mg/kg/dia ou 100mg/dia. A dose total acumulada preconizada depende da doença e varia de 10 a 40mg/kg ou 1 a 3g em 6 a 12 semanas. Durante a infusão; vigiar efeitos adversos e monitorar temperatura, frequência cardíaca (FC), pulso e pressão arterial.
- **Efeitos colaterais:** reação febril aguda com tremores, calafrios, náuseas, taquicardia, hipotensão.
- **Outras apresentações:** anfotericina de dispersão coloidal (1mg/kg/dia), anfotericina lipossomal (3 a 5mg/kg/dia) e anfotericina complexo lipídico (2,5 a 5mg/kg/dia).

Voriconazol – comprimidos de 50 a 200mg e frasco de 200mg

- Não está recomendada para crianças menores de 2 anos de idade.
- **Dose:** crianças de 2 a 12 anos: 6mg/kg a cada 12h (primeiras 24h); dose de manutenção (após 24h): 4mg/kg a cada 12h; adolescentes >12 anos: primeiro dia: 12mg/kg/dia 2×/dia; depois do segundo dia: 8mg/kg/dia 2×/dia ou <40kg: 100mg/dose 2×/dia; >40kg: 200mg/dose 2×/dia.
- **Efeitos colaterais:** fotofobia, visão borrada, alterações visuais, febre, calafrios, vômitos, taquicardia, hipertensão.

Pentamidina (pó) 300mg IV ou IM

- Pode ser usado a partir de 4 meses de idade.
- **Dose:** 3 a 4mg/kg, 1×/dia por 14 a 21 dias.
- **Efeitos colaterais:** nefrotoxicidade, hipotensão, efeitos hepáticos, leucopenia, anorexia, vômitos e reações no local da injeção.

CONSIDERAÇÕES FINAIS

Independentemente da causa da imunossupressão, as complicações pulmonares são a principal causa de morbidade e mortalidade no hospedeiro imunocomprometido em razão da deficiência nos mecanismos básicos de defesa.

Na última década, os estudos com pacientes pediátricos e a farmacologia antifúngica e sua segurança reduziram a problemática quanto ao tratamento desses pacientes, porém ainda há a necessidade de estudos na faixa pediátrica para melhorar a qualidade de vida desses pacientes.

Bibliografia

Aidé MA. Histoplasmoses. J Bras Pneumol 2009; 35:1145-51.

Alexander BD. Diagnosis of fungal infection: new technologies for themycology laboratory. Transpl Infect Dis 2002; 4(suppl 3):32-7.

Almeida MB, Bussamara MHCF, Rodrigues JC – Aspergilose broncopulmonar alérgica. In: Doenças Respiratórias – Pediatria Instituto da Criança – Hospital das Clínicas. 2. ed. – Barueri, SP: Manole, 2011; 26:451-62.

Aurilio RB. Pneumonia por Pneumocystis jiroveci. In Doenças pulmonares em pediatria – Diagnóstico e tratamento/Tatiana Rosov – 2a ed. São Paulo: Editora Atheneu, 2011; 38:46-9.

Barnes PD, Marr KA. Aspergillosis: spectrum of disease, diagnosis, and treatment. Infect Dis Clin North Am 2006; 20(3):545-61.

Deus Filho A. Coccidioidomicose. J Bras Pneumol 2009; 35(9):920-30.

Greenberger PA, Miller TP, Roberts M, Smith LL. Allergic bronchopulmonary aspergillosis in patients with and without bronchiectasis. Ann Allergy 1993; 70:333-8.

Greenberger PA. Allergic bronchopulmonary aspergillosis. In: Adkinson Jr NF, Yunginger JW, Busse WW, Bochner BS, Holgate ST, Simons FER (edits.). Allergy: principles and practice. St Louis: Mosby; 2003:1353-71.

Kirchner SG, Hernanz-Schulman M, Stein SM et al. Imaging of pediatric mediastinal histoplasmosis. Radiographics 1991; 11:365-81.

Kurup VP, Kumar A. Immunodiagnosis of aspergillosis. Clin Microbiol Rer. 1991; 4(4):439-56.

LaRocco MT, Burgert SJ. Fungal infections in the transplant recipiente and laboratory methods for diagnosis. Rev Iberoam Micol 1997; 14(4):143-6.

Leroy P, Smismans A, Seute T. Invasive pulmonary and central nervous system aspergillosis after near-drowning of a child: case report and review of the literature. pediatric August 2006; 118(2).

Oliveira RG et al. Antifúngicos sistêmicos. In: BLACKBOOK – Manual de referência de pediatria. 3. ed. 2005:50-52.

Pasqualotto AC, Denning DW. Diagnosis of invasive fungal infections – current limitations of classical and new diagnostic methods. Eur Oncol Rev 2005:1-5.

Patterson R, Greenberger PA, Radin RC, Roberts M. Allergic bronchopulmonary aspergillosis: staging as an aid to management. Ann Intern Med 1982; 96:286-91.

Sales MPU. Aspergilose: do diagnóstico ao tratamento. J Bras Pneumol 2009; 35(12):1238-44.

Severo LC, Gazzoni AF, Severo CB. Criptococose pulmonar. Curso de Atualização em Micoses. J Bras Pneumol 2009; 35(11):1136-44.

Severo LC, Severo CB, Oliveira FM, Aide MA. Micoses pulmonares. In: Prática pneumológica. Rio de Janeiro: Guanabara Koogan, 2010; 31:392-411.

Souza GRM. Micoses pulmonares. In: Conde MB, Souza GRM (eds.) Pneumologia e tisiologia – uma abordagem prática. São Paulo: Atheneu, 2009:202-22.

Steinbach WJ, Walsh TJ. Mycoses in pediatric patients. Infect Dis Clin N Am 2006; 20:663-78.

Stevens DA, Moss R, Kurup VP et al. Allergic bronchopulmonary aspergillosis in cystic fibrosis: Cystic Fibrosis Foundation Consensus Conference. Clin Infect Dis 2003; 37(suppl):S225-64.

Tuan IZ, Dennison D, Weisdorf DJ. Pneumocystis carinii pneumonitis following bone marrow transplantation bone marrow transplant. 1992; 10(3):267-72.

Walsh TJ, Anaissie EJ, Denning DW et al. Treatment of aspergillosis: clinical practice guidelines of the Infectious Diseases Society of America. Clin Infect Dis 2008; 46(3):327-60.

Xavier MO, Oliveira FM, Severo LC. Diagnóstico laboratorial das micoses pulmonares. J Bras Pneumol 2009; 35(9):907-19.

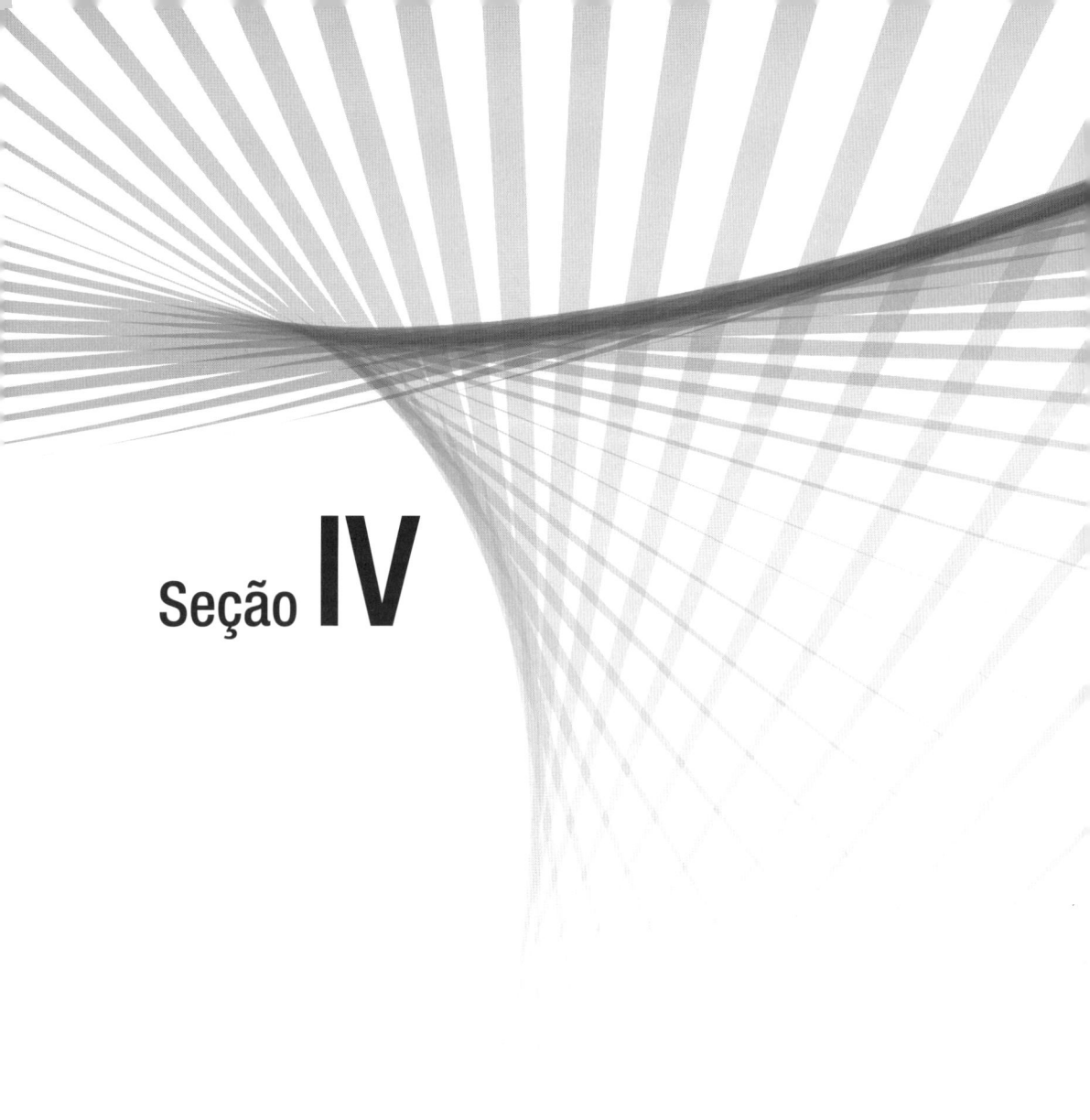

Seção **IV**

Doenças
Não Infecciosas

Capítulo **15**

Sibilância Recorrente do Lactente e do Pré-escolar

José Dirceu Ribeiro
Murilo Carlos Amorim de Britto

INTRODUÇÃO

A sibilância recorrente no lactente ou no pré-escolar (SRLP) é classificada como uma síndrome que abrange várias afecções com o objetivo de estabelecer tratamento etiológico específico. Diferentemente da sibilância na criança em fase escolar ou no adolescente, nas quais a asma é causa da grande maioria dos casos, nos mais jovens o diagnóstico diferencial é mais amplo e a detecção etiológica mais difícil, uma vez que os exames da função pulmonar são menos acurados e ainda não validados, e os testes alérgicos são menos sensíveis.

Vários termos foram utilizados para designar os quadros de sibilância recorrentes no período da lactância: asma infecciosa do lactente, bronquite asmática, pseudoasma, síndrome obstrutiva brônquica, bronquite catarral, asma do lactente, sibilância associada às doenças das vias respiratórias inferiores, bronquite obstrutiva crônica, bronquite viral recorrente, doença pulmonar obstrutiva crônica do lactente etc. Todavia, o expressão *lactente sibilante* parece ser a mais apropriada. Inicialmente denominada bebê chiador, essa manifestação foi descrita pela primeira vez no Brasil por Rozov, que a definiu como a persistência de sibilos por 30 dias, ou mais, ou a presença de três ou mais episódios de sibilância no período de 6 meses. A falta de definição validada por estudos clínicos mantém essa denominação aceita do ponto de vista prático.

Da mesma forma que no lactente, a necessidade de "rotular" uma criança pré-escolar como sibilante recorrente tem o mesmo sentido. Um estudo de coorte nos EUA conduzido por Martinez e cols. ilustra bem esse aspecto. Os autores acompanharam cerca de 1.200 crianças do nascimento aos 6 anos de idade. Das que apresentaram sibilância, foram identificados três grupos: os sibilantes precoces, que exibiam o sintoma apenas até os 3 anos de vida; os sibilantes tardios, que apresentavam o sintoma somente a partir dos 3 anos; e os sibilantes persistentes, que exibiam o sintoma antes e após os 3 anos. Sibilância precoce foi relacionada com o nascimento com pulmões funcionalmente pequenos e com exposição ao fumo materno. Já os restantes foram associados à asma e à atopia.

Os critérios de Tabachnik e Levison possibilitam caracterizar a síndrome em pré-escolares como a presença de três ou mais episódios de sibilância durante esse período da vida.

O objetivo deste capítulo é fornecer subsídios para o pediatra ou pneumologista aprofundar o conhecimento sobre a epidemiologia e o manejo da sibilância recorrente em crianças menores de 6 anos.

EPIDEMIOLOGIA

Prevalência

Desconhece-se a prevalência de sibilância em pré-escolares, pois os estudos epidemiológicos abordam, em sua maioria, crianças maiores, adolescentes ou adultos.

Em lactentes, a prevalência é conhecida e elevada. Em estudo multicêntrico de base populacional em 17 centros da América Latina e da Europa, onde foram investigadas mais de 30 mil crianças entre 2005 e 2007, 20,3% tiveram sibilância recorrente. No Brasil, dos sete centros participantes (Belém, Belo Horizonte, Curitiba, Fortaleza, Porto Alegre, Recife e São Paulo), a prevalência variou entre 21,9% e 36,3%.

Nos EUA e na Inglaterra, estudos de coorte evidenciaram uma prevalência de sibilância no lactente variando entre 10% e 42%, e 8% a 17,2% dos casos apresentaram mais de três episódios.

Fatores de risco

Dos fatores que determinam o aparecimento de sibilância em lactentes e pré-escolares e de asma na infância e adolescência, três são mais importantes: a atopia (geneticamente determinada), as infecções respiratórias de origem viral e os fatores ambientais que determinam sensibilização alérgica precoce. Na criança pré-escolar, sobretudo no lactente, cujo sistema imunológico ainda está em desenvolvimento, os mecanismos de atopia mediados por IgE podem não estar presentes.

Dessa forma, uma criança asmática nesses períodos etários pode não ter sintomas e sinais desencadeados por aeroalérgenos, mas por vírus respiratórios. Outro aspecto importante a ser considerado é que estratégias de prevenção nesse período podem ter efeito a longo prazo, mas não de imediato, ou seja, podem atuar na prevenção de surgimento de doença (prevenção primária) e não na redução de desencadeantes de sintomas (prevenção secundária).

Atopia

Os mecanismos pelos quais a atopia determina sibilância no lactente e no pré-escolar estão relacionados com a asma e são vistos com mais detalhes neste capítulo.

O aparecimento de atopia é determinado pela interação entre fator genético e fator ambiental. Na criança, cuja interação entre esses fatores é suficiente para expressar o fenótipo, se desenvolve a marcha atópica, uma progressão de manifestações clínico-patológicas que se iniciam no lactente com o eczema atópico, progredindo para a rinite alérgica e, por fim, a asma. A alergia alimentar pode coexistir com o eczema no início da vida.

Vírus respiratórios

A relação entre as infecções virais respiratórias e o desenvolvimento de asma, apesar de muito estudada, ainda é pouco conhecida. Em contrapartida, não há dúvidas de que os principais desencadeantes de sibilância em crianças são as infecções virais. Sabe-se que essas, particularmente as causadas pelo vírus sincicial respiratório (VSR), ocorrem frequentemente em lactentes e causam sibilância em atópicos e não atópicos.

As infecções virais no lactente podem ser indutoras de sibilância ou protegê-lo da asma de origem alérgica quando se tornar maior. Os mecanismos ainda não estão completamente conhecidos. Na Figura 15.1 está esquematizada a patogênese das infecções virais na sibilância do lactente e do pré-escolar.

A relação entre a infecção pelo VSR e o desenvolvimento subsequente de asma não está clara. Um estudo de coorte na Suécia com 47 lactentes com bronquiolite por VSR e 93 controles mostrou predisposição para asma aos 7 anos de idade. Por outro lado, no estudo de coorte de Tucson, EUA, a infecção por RSV nos primeiros anos não se associou a asma aos 11 anos de idade. Resultado concordante ao último estudo foi obtido por Thomsen e cols. na Dinamarca.

O papel do rinovírus (HRV), contudo, parece estar mais bem estabelecido como fator de risco para o desenvolvimento subsequente de asma. Um estudo de coorte de nascimento com 259 participantes nos EUA até os 6 anos de idade mostrou risco relativo de asma de 9,8 quando a criança adquiria o vírus nos seus primeiros 3 anos de vida.

Teoria da higiene

Essa teoria foi proposta há cerca de duas décadas com o intuito de explicar o possível aumento da prevalência de doença alérgica respiratória em populações ocidentais. De modo geral, estabelece que a criança geneticamente predisposta a manifestar atopia, se no período de desenvolvimento do sistema imune, que corresponde aos primeiros meses de vida, for exposta a determinados antígenos, como os de algumas bactérias e de animais de fazenda, pode reduzir a probabilidade de manifestar asma ou rinite em razão do desvio na diferenciação de *linfócitos T helper 2* (TH2) para *T helper 1* (TH1), os quais estimulam a produção de IgG4, que atuam contra agentes infecciosos, e os TH2 são responsáveis pelo estímulo à produção de IgE pelos linfócitos B.

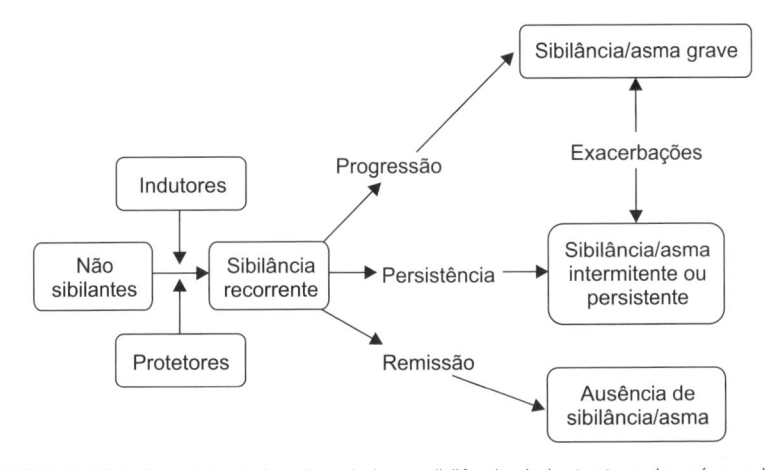

FIGURA 15.1. Papel das infecções virais na sibilância do lactente e do pré-escolar.

Embora essa teoria seja em muitos aspectos contestada em ensaios de laboratório, estudos epidemiológicos corroboram sua relação causal. Um estudo de coorte inglês com cerca de 10 mil crianças seguidas desde o nascimento demonstrou que escores elevados de higiene anti-infecciosa (lavagem de mãos e banhos frequentes) se associou a eczema e sibilância aos 3 anos de idade. Um estudo transversal com cerca de 500 mil registros militares em Israel apontou que a prevalência de asma foi inversamente proporcional ao número de crianças na família.

Probióticos

Uma vez que a exposição precoce a determinados tipos de micróbio pode proteger contra atopia, que a microbiota intestinal parece exercer papel importante no desenvolvimento do sistema imunológico e que o tipo de colonização intestinal do recém-nascido pode ter influência no surgimento de atopia, é possível que os probióticos exerçam efeito na redução no risco de desenvolver atopia em crianças geneticamente predispostas. Todavia, as evidências atuais não suportam essa assertiva. Uma revisão da Cochrane com seis ensaios randomizados e quase andomizados, incluindo pouco mais de 2.000 lactentes, mostrou redução significante no risco de eczema, porém com número elevado de perdas e heterogeneidade nos resultados, o que torna as evidências insuficientes para definir a eficácia da intervenção.

Exposição tabágica passiva

O efeito desse fator no desenvolvimento de doença respiratória na criança é conhecido. A exposição intrauterina determina redução da função pulmonar no recém-nascido e aumenta o risco de desenvolver infecção respiratória associada a sibilos. A redução da função pulmonar ocorre em função da inflamação, da diminuição do calibre das vias aéreas, do espessamento e aumento da complacência da árvore brônquica, do aumento do tônus da musculatura lisa e da diminuição do recolhimento elástico. No período pós-natal, os efeitos do fumo decorrem basicamente da irritação no trato aéreo. Há ainda evidências que determinam distúrbios imunológicos na produção de citocinas, na função das células mononucleares e na imunidade inata. Estudos longitudinais têm comprovado essa relação de risco tanto da exposição intrauterina quanto pós-natal.

Aleitamento materno

Embora o efeito protetor do aleitamento materno exclusivo seja evidente na prevenção de infecção de vias aéreas superiores, seu efeito é controverso na asma em escolares. Todavia, na sibilância do lactente e do pré-escolar, tem efeito protetor, como evidenciado em estudos de coorte realizados no Brasil e em outros países.

Consumo de fármacos

Pelo menos dois medicamentos parecem estar relacionados com o risco de sibilância e asma nesse grupo etário – os antibióticos e o paracetamol. Um estudo de coorte de nascimento com 4.921 participantes na Suécia revelou que lactentes que consumiram antibiótico no período neonatal tiveram 2,8 vezes mais chance de sibilar do que os que não o utilizaram. Com relação ao paracetamol, um estudo de coorte com crianças etíopes mostrou relação de dose-resposta entre o consumo de paracetamol e a incidência de sibilância com 1 e 3 anos de idade. Uma metanálise de ensaios e estudos observacionais com 425.140 indivíduos corrobora esses achados, tendo demonstrado associação entre o consumo do fármaco e o risco de asma em crianças e adultos.

Sexo

A maioria dos estudos aponta maior prevalência de sibilância nos lactentes do sexo masculinos, o que pode ser explicado pelo fato de os meninos apresentarem até a puberdade vias aéreas mais estreitas do que as meninas, maior prevalência de atopia e mais hiper-reatividade brônquica.

Prematuridade e baixo peso ao nascimento

Uma proporção significativa dos recém-nascidos (RN) é pré-termo ou de baixo peso. Apesar disso, as evidências sobre a relação desses com a asma são controversas. Sabe-se que RN que desenvolvem displasia broncopulmonar apresentam valores reduzidos de função pulmonar aos 7 anos de idade.

No Brasil, um estudo transversal com 303 pais de bebês de 12 a 15 meses em Curitiba mostrou os seguintes fatores de risco para sibilância: história familiar de asma, antecedentes de dermatite atópica, presença de animais em casa durante a gestação, frequência em creche, seis ou mais episódios de resfriado e presença de mofo na casa. Imunização atualizada e domicílio com banheiro foram fatores de proteção. Fumo passivo, aleitamento exclusivo prolongado e instrução materna não foram fatores de risco.

PATOGÊNESE E PATOLOGIA

Ao serem analisados a patogênese e os aspectos patológicos da SRLP é importante considerar sua natureza multifatorial. Adicionalmente, a literatura é escassa a esse respeito e os mecanismos da asma na criança maior e no adulto não se aplicam ao lactente e ao pré-escolar.

Sabe-se que a criança pequena é mais predisposta a manifestar insuficiência respiratória em razão do menor recolhimento elástico do tecido pulmonar, redução da circulação aérea colateral, calibre reduzido das vias aéreas, maior complacência da caixa torácica e maior predisposição a infecções, entre outros fatores. Apesar de as vias aéreas aumentarem de diâmetro com o progredir da idade, em lactentes e pré-escolares é maior a relação entre o diâmetro dessas vias e o volume alveolar. Na medida em que o número de alvéolos cresce, essa relação diminui.

Apesar da natureza multifatorial, alguns achados comuns da SRLP devem ser considerados. Um estudo de seguimento de 53 crianças finlandesas até os 3 anos com sintomas recorrentes de doença de vias aéreas inferiores, submetidas a medidas da função pulmonar e broncoscopia no primeiro ano de vida, mostrou associação entre função pulmonar alterada, espessamento da membrana basal reticular e concentração de mastócitos (mas não de eosinófilos) com sintomas respiratórios recorrentes e consumo de corticosteroide inalado.

Asma no lactente e pré-escolar

Diferentemente do que se observa na asma do adulto e de crianças maiores, quando são avaliados pré-escolares com asma intermitente não atópica por meio de lavado broncoalveolar (LBA), não se observam evidências de inflamação. A concentração de eosinófilos também é menor do que a de crianças maiores, assim como os marcadores de resposta inflamatória do tipo TH2.

DIAGNÓSTICO

Aspectos clínicos

De modo similar à asma da criança maior, no lactente e no pré-escolar os sintomas são: sibilância recorrente, tosse espasmódica noturna e desconforto respiratório, que podem determinar despertares noturnos nos quadros mais graves. São os seguintes os dados que auxiliam o diagnóstico de asma: resposta a broncodilatador e corticosteroide inalado e antecedentes pessoais e familiares de atopia. Excetuando-se os antecedentes de atopia (que podem estar presentes em crianças com outras afecções afora a asma), os achados descritos são inespecíficos e podem ocorrer nas diversas entidades que causam SRLP.

Deve-se considerar que os pais muitas vezes têm conhecimento inadequado do que vem a ser sibilância/chiado no peito. Em inquérito feito na Inglaterra com pais de crianças de 4 meses a 16 anos, a concordância entre a percepção dos pais e a dos médicos foi menor do que 50%. Vale salientar que a percepção de sibilância foi associada tanto ao "som" quanto à "dificuldade de respirar". Em outro inquérito com 92 pais de lactentes ingleses, a percepção de sibilância inicial caiu de 59% para 36% após visualizarem vídeo ou simulação de sintomas de sibilância, estridor e roncos de obstrução respiratória alta.

O estudo de coorte de Tucson, de Martinez e cols., possibilitou diferenciar fenótipos de sibilância recorrente em crianças pequenas. Todavia, só é possível utilizá-los de forma retrospectiva, na idade escolar ou além, quando já é possível realizar testes alérgicos e provas de função pulmonar. Para que seja feita a suspeita diagnóstica no lactente, Castro-Rodrigues e cols., utilizando o mesmo estudo de coorte de Tucson, desenvolveram critérios para diagnóstico de asma no lactente:

- **Critérios maiores:** (1) um dos pais com asma; (2) dermatite atópica na criança.
- **Critérios menores:** (1) presença de rinite alérgica; (2) sibilância na ausência de resfriado, (3) eosinofilia sanguínea $\geq 4\%$.

A presença de um critério maior e/ou de dois menores em lactente sibilante recorrente caracteriza o diagnóstico de asma. É oportuno lembrar que nesse estudo a sensibilidade e o valor preditivo positivo foram baixos, de 41,6% e 59,1%, respectivamente, além do que diferenças étnicas e socioambientais podem limitar ainda mais a aplicação desses critérios em outros países.

De modo alternativo, um grupo de peritos da European Respiratory Society descreveu critério diferente: caracteriza a sibilância recorrente de lactentes e pré-escolares em: (1) episódica (viral): quando geralmente é desencadeada por infecções virais de vias aéreas superiores e a criança se apresenta bem entre os episódios; (2) de múltiplos desencadeantes, além dos resfriados, choro, riso, exercício físico, variação climática, poeira etc. A sibilância episódica é predominantemente transitória, enquanto a de múltiplos desencadeantes é persistente e relacionada com a asma.

Exames complementares

- **Testes alérgicos:** considerando que a resposta TH2 não está plenamente desenvolvida antes da idade escolar, é de supor que esses testes sejam menos acurados em lactentes e pré-escolares. Todavia, a pesquisa de aeroalérgenos por dosagem de IgE específica no sangue ou por testes cutâneos está indicada em crianças pequenas.

- **Radiografia de tórax:** pode ser exame útil na abordagem inicial da SRLP, visto permitir detectar malformações, infecções e outros diagnósticos etiológicos.
- **Testes de função pulmonar:** exames que não exigem cooperação ativa, como a técnica de diluição de hélio e a medida da resistência das vias aéreas por técnica do interruptor, estão disponíveis normalmente para fins de pesquisa. Testes de função pulmonar convencionais também podem ser realizados em pré-escolares com algumas modificações de técnica. Contudo, também não estão ainda disponíveis na prática diária.
- **Fração exalada do óxido nítrico (FE$_{NO}$):** esse método não invasivo permite detectar inflamação específica de asma em crianças maiores e adultos. Todavia, seu uso em lactentes e pré-escolares ainda não está bem definido. Em estudo de caso-controle com 96 pré-escolares e 62 controles sadios pareados na Finlândia, Malmberg e cols. demonstraram que o FE$_{NO}$ mostra-se superior à medida da responsividade a broncodilatador com oscilometria para identificar asma provável. Todavia, um estudo de coorte de nascimento até os 6 anos com 256 crianças na Dinamarca mostrou que níveis elevados de FE$_{NO}$ no recém-nascido se correlacionam com sibilância transitória, mas não com sibilância persistente.

Exames complementares invasivos, como tomografia computorizada (TC) de alta resolução, broncoscopia com lavado broncoalveolar e pHmetria, podem ser úteis nos casos em que a avaliação inicial é inconclusiva e/ou as manifestações de doença são graves.

SRLP e doença de refluxo gastroesofágico (DRGE)

Nas últimas três décadas, inúmeras pesquisas têm sido realizadas sobre a associação entre DRGE e afecções ou síndromes respiratórias, que incluem asma, síndrome do lactente chiador, fibrose cística, pneumonias recorrentes, pneumonite aspirativa, fibrose pulmonar, tosse crônica, crises de apneia, bronquietasia, bronquite, abscesso pulmonar, manifestações otorrinolaringológicas, hemoptise e atelectasia.

O refluxo gastroesofágico (RGE) pode ocorrer de maneira fisiológica em qualquer indivíduo. A distinção entre RGE e DRGE é estabelecida em função da frequência e intensidade do RGE, bem como de suas repercussões clínicas. No entanto, apesar de a associação entre doenças respiratórias e RGE ser reconhecida, o significado exato dessa relação e suas implicações clínicas permanecem controversos.

A DRGE pode causar doença respiratória por micro ou macroaspiração de conteúdo gástrico, reflexo vagal, aumento da reatividade brônquica ou liberação de taquicininas. Por outro lado, a própria doença respiratória pode determinar RGE por meio de aumento do gradiente de pressão transdiafragmática, retificação do diafragma pela hiperinsuflação crônica, uso de medicamentos para tratar a doença respiratória (metilxantinas, simpaticomiméticos, antibióticos) e tosse induzindo RGE.

De modo a fornecerem subsídios a pediatras e subespecialistas quanto à avaliação e ao manejo do RGE e da DRGE, as sociedades norte-americana e europeias de gastroenterologia, hepatologia e nutrição pediátricas desenvolveram diretriz de RGE em pediatria. Com relação à doença reativa das vias aéreas, os autores se referem especificamente à asma, embora pareça racional extrapolar a abordagem para a SRLP. Se a criança se queixa de pirose ou apresenta regurgitação, está indicado o tratamento com inibidor de bomba de prótons (IBP). Se a criança é muito pequena para relatar os sintomas ou tem sintomas de início noturno e outras causas de sibilância são afastadas, recomenda-se realizar pHmetria. Se alterada, convém proceder ao teste terapêutico com IBP.

DIAGNÓSTICO DIFERENCIAL

Partindo do pressuposto de que inúmeras afecções ou síndromes podem determinar SRLP, a investigação sistemática das causas prováveis está indicada, na maioria dos casos, guiada por dados de anamnese e exame físico. Seguem algumas causas de SRLP conforme a frequência:

- **Causas frequentes:** bronquiolite viral aguda e asma.
- **Causas pouco frequentes:** DRGE, outras síndromes aspirativas (p. ex., incoordenação cricofaríngea), bronquiolite obliterante, fibrose cística, displasia broncopulmonar, tuberculose.
- **Causas raras:** aspiração de corpo estranho, síndrome eosinofílica pulmonar, insuficiência cardíaca, anel vascular, fístula traqueoesofágica, traqueomalácia, cisto broncogênico, enfisema lobar congênito, tumores mediastinais, discinesia ciliar, imunodeficiências, micoses pulmonares.

TRATAMENTO

Dada a multiplicidade de causas da SRLP, a meta básica do tratamento deve estar voltada para a causa específica. Todavia, quando não se consegue o diagnóstico definitivo, o tratamento deve ser fundamentado do mesmo modo que na asma. Crianças com sibilância intermitente deverão utilizar beta-agonistas pela via inalatória apenas nas crises. Portadores de sintomas persistentes deverão receber beta-agonistas nas crises e corticoide inalatório ou antagonista de leucotrieno de forma contínua.

Os benefícios potenciais dos anti-inflamatórios na SRLP, cujos tipos nesse grupo etário incluem os corticoides inalados e os antagonistas de leucotrieno, incluem: redução na gravidade dos sintomas, redução na frequência dos sintomas, consultas de urgência e internamentos e prevenção do comprometimento da função pulmonar.

Corticoides inalados

Em relação aos dois primeiros benefícios, uma metanálise de ensaios randomizados comparando corticoide inalado com placebo, incluindo 3.592 lactentes e pré-escolares, mostrou redução de $32 \times 18\%$ dos episódios agudos. Todavia, quanto ao último benefício potencial, os resultados de ensaio randomizado comparando fluticasona com placebo durante 2 anos consecutivos não mostram modificação no surgimento de sintomas ou na melhora da função pulmonar no ano seguinte sem tratamento. No que concerne aos efeitos adversos, revisão sistemática mostra que esses fármacos em lactentes e pré-escolares são tão seguros quanto em crianças maiores, adolescentes e adultos.

Leucotrienos

São potentes mediadores inflamatórios liberados nas reações alérgicas e nas infecções pelo VSR. A ação desses mediadores pode ser inibida por substâncias antagonistas, como o montelucaste. Um estudo-piloto com essa droga constatou sua utilidade na redução dos sintomas de intercrise em lactentes sibilantes após infecção pelo VSR. Todavia, ensaio randomizado com 979 lactentes com o mesmo problema, comparando o fármaco com placebo durante 4 e 20 semanas, não mostrou ineficácia em reduzir sintomas pós-bronquiolite.

Recomendações específicas para farmacoterapia inalatória em lactentes e pré-escolares

- Medicamentos de crises e de uso a longo prazo devem ser utilizados preferentemente sob a forma de inaladores dosimetrados, com espaçadores valvulados. Inaladores de pó não podem ser utilizados em crianças desse grupo etário.

- Menores de 4 anos devem utilizar, tanto nos espaçadores quanto nos nebulizadores, máscara acoplada ao dispositivo. Crianças de 4 e 5 anos devem utilizar preferentemente adaptador bucal (boquilha).

- Os beta-agonistas de longa ação não são recomendados para menores de 4 anos. Havendo necessidade de um fármaco poupador de corticoide nesse grupo, recomenda-se o montelucaste.

PREVENÇÃO PRIMÁRIA

Ainda não existem meios para se evitar infecção por VSR e outros agentes que acometem lactentes e pré-escolares, determinando sibilância recorrente. Com respeito à asma, por outro lado, revisão sistemática de literatura mostrou que, em lactentes assintomáticos com antecedentes de atopia em parentes próximos, o desmame com dieta hipoalergênica e o controle ambiental para aeroalérgenos reduzem em 50% o risco de apresentar asma diagnosticada por médico aos 5 anos de idade.

Bibliografia

Alm B, Erdes L, Möllborg P et al. Neonatal antibiotic treatment is a risk factor for early wheezing. Pediatrics 2008; 121:697-702.

Amberbir A, Medhin G, Alem A et al. The role of acetaminophen and geohelminth infection on the incidence of wheeze and eczema: a longitudinal birth-cohort study. Am J Respir Crit Care Med. 2011; 183:165-70.

Beydon N, Davis SD, Lombardi E et al. An official American Thoracic Society/European Respiratory Society statement: pulmonary function testing in preschool children. Am J Respir Crit Care Med 2007; 175:1304-45.

Beydon N, Pin I, Matran R et al. Pulmonary function tests in preschool children with asthma. Am J Respir Crit Care Med 2003; 168:640-4.

Bisgaard H. Study Group on Montelukast and Respiratory Syncytial Virus. A randomized trial of montelukast in respiratory syncytial virus postbronchiolitis. Am J Respir Crit Care Med 2003; 167:379-83.

Bisgaard H, Flores-Nunez A, Goh A et al. Study of Montelukast for the Treatment of Respiratory Symptoms of Post-Respiratory Syncytial Virus Bronchiolitis in Children. Am J Respir Crit Care Med 2008; 178:854-60.

Brand PL, Baraldi E, Bisgaard H et al. Definition, assessment and treatment of wheezing disorders in preschool children: an evidence-based approach. Eur Respir J. 2008; 32(4):1096-110.

Busse WW, Lemanske Jr RF, Gern JE. Role of viral respiratory infections in asthma and asthma exacerbations. Lancet 2010; 376:826-34.

Cane RS, Ranganathan SC, McKenzie SA. What do parents of wheezy children understand by "wheeze"? Arch Dis Child 2000; 82:327-32.

Castro-Rodriguez JA, Holberg CJ, Wright AL et al. A clinical index to define risk of asthma in young children with recurrent wheezing. Am J Respir Crit Care Med 2000; 162:1403-6.

Castro-Rodriguez JA, Rodrigo GJ. Efficacy of inhaled corticosteroids in infants and preschoolers with recurrent wheezing and asthma: a systematic review with meta-analysis. Pediatrics 2009; 123:e519-25.

Chawes BL, Buchvald F, Bischoff AL et al. Elevated exhaled nitric oxide in high-risk neonates precedes transient early but not persistent wheeze. Am J Respir Crit Care Med 2010; 182:138-42.

Chong Neto HJ, Rosário NA. Grupo EISL Curitiba (Estudio Internacional de Sibilancias en Lactantes). Risk factors for wheezing in the first year of life. Rio de Janeiro: J Pediatr 2008; 84:495-502.

Crump C, Winkleby MA, Sundquist J, Sundquist K. Risk of asthma in young adults who were born preterm: a Swedish national cohort study. Pediatrics 2011; 127:e913-20.

Elphick HE, Sherlock P, Foxall G. Survey of respiratory sounds in infants. Arch Dis Child 2001; 84:35-9.

Ennis M, Turner G, Schock BC et al. Inflammatory mediators in bronchoalveolar lavage samples from children with and without asthma. Clin Exp Allergy 1999; 29:362-6.

Etminan M, Sadatsafavi M, Jafari S et al. Acetaminophen use and the risk of asthma in children and adults: a systematic review and metaanalysis. Chest. 2009; 136:1316-23.

Fríguls B, García-Algar O, Puig C et al. Perinatal exposure to tobacco and respiratory and allergy symptoms in first years of life. Arch Bronconeumol 2009; 45:585-90.

Giwercman C, Halkjaer LB, Jensen SM et al., Increased risk of eczema but reduced risk of early wheezy disorder from exclusive breast-feeding in high-risk infants. J Allergy Clin Immunol 2010; 125:866-71.

Goldberg S, Israeli E, Schwartz S et al. Asthma prevalence, family size, and birth order. Chest 2007; 131:1747-52.

Guilbert TW, Morgan WJ, Zeiger RS et al. Long-term inhaled corticosteroids in preschool children at high risk for asthma. N Engl J Med 2006; 354:1985-97.

Henderson AJ, Sherriff A, Northstone K et al. Pre-and postnatal parental smoking and wheeze in infancy: cross cultural differences. Avon Study of Parents and Children (ALSPAC) Study Team, European Longitudinal Study of Pregnancy and Childhood (ELSPAC) Co-ordinating Centre. Eur Respir J 2001; 18:323-9.

Just J, Belfar S, Wanin S et al. Impact of innate and environmental factors on wheezing persistence during childhood. J Asthma 2010; 47:412-6.

Kaditis AG, Winnie G, Syrogiannopoulos GA. Anti-inflammatory pharmacotherapy for wheezing in preschool children. Pediatr Pulmonol 2007; 42:407-20.

Kramer MS, Matush L, Vanilovich I et al. Effect of prolonged and exclusive breast feeding on risk of allergy and asthma: cluster randomised trial. Brit Med J 2007; 335:815-20.

Lai CK, Beasley R, Crane J et al. International Study of Asthma and Allergies in Childhood Phase Three Study Group. Global variation in the prevalence and severity of asthma symptoms: Phase Three of the International Study of Asthma and Allergies in Childhood (ISAAC). Thorax 2009; 64:476-83.

Lemanske Jr RF. The childhood origins of asthma (COAST Study). Pediatr Allergy Immunol 2002; 13(suppl 15):38-43.

Lopez N, Barros-Mazon S, Vilela MMS et al. Genetic and environmental influences on atopic immune response in early life. J Investig Allergol Clin Immunol 1999; 9:392-8.

Maas T, Kaper J, Sheikh A et al. Mono and multifaceted inhalant and/or food allergen reduction interventions for preventing asthma in children at high risk of developing asthma. Cochrane Database of Systematic Reviews. CD006480.

Magnusson LL, Olesen AB, Wennborg H, Olsen J. Wheezing, asthma, hayfever, and atopic eczema in childhood following exposure to tobacco smoke in fetal life. Clin Exp Allergy 2005; 35:1550-6.

Mallol J, García-Marcos L, Solé D, Brand P. International prevalence of recurrent wheezing during the first year of life: variability, treatment patterns and use of health resources. Thorax 2010; 65:1004-9.

Malmberg LP, Pelkonen AS, Haahtela T, Turpeinen M. Exhaled nitric oxide rather than lung function distinguishes preschool children with probable asthma. Thorax 2003; 58:494-9.

Malmström K, Pelkonen AS, Malmberg LP et al. Lung function, airway remodelling and inflammation in symptomatic infants: outcome at 3 years. Thorax 2011; 66:157-62.

Martinez FD, Wright AL, Taussig LM et al. Morgan WJ and the Group Health Medical Associates. Asthma and wheezing in the first six years of life. N Engl J Med 1995; 332:133-8.

Morgan WJ, Stern DA, Sherrill DL et al. Outcome of asthma and wheezing in the first 6 years of life. Follow-up through adolescence. Am J Respir Crit Care Med 2005; 172:1253-8.

Nagayama Y, Odazima Y, Nakayama S et al. Eosinophils and basophilic cells in sputum and nasal smears taken from infants and young children during acute asthma. Pediatr Allergy Immunol 1995; 6:204-8.

Nakaie CMA, Bussarra MH, Rozov T. Lactente com sibilância. In Grumach AS. Alergia e Imunologia na infância e na adolescência. São Paulo: Editora Atheneu; 2001; 9:97-112.

Osborn DA, Sinn JK. Probiotics in infants for prevention of allergic disease and food hypersensitivity. Cochrane Database Systematic Review 2011; CD006475.

Pedersen SE, Hurd SS, Lemanske RF et al. Global strategy for the diagnosis and management of asthma in children 5 years and younger. Pediatr Pulmonol 2011; 46:1-17.

Prescott SL. Effects of early cigarette smoke exposure on early immune development and respiratory disease. Paediatr Respir Rev 2008; 9:3-10.

Prescott SL, Bjorkstén B. Probiotics for the prevention or treatment of allergic diseases. J Allergy Clin Immunol 2007; 120:255-62.

Rech VV, Vidal PC, Melo Júnior HT et al. Airway resistance in children measured using the interrupter technique: reference values. J Bras Pneumol 2008; 34:796-803.

Ribeiro JD. Gastroesophageal reflux and respiratory diseases in children. Rio de Janeiro: J. Pediatr 2001; 77:65-6.

Rozov T BA. A síndrome do lactente chiador. In: Sampaio MMSC GA, ed. Alergia e imunologia em pediatria.1. ed. São Paulo: Sarvier, 1992:51-9.

Saglani S, Nicholson AG, Scallan M et al. Investigation of young children with severe recurrent wheeze: any clinical benefit? Eur Respir J 2006; 27:29-35.

Sherriff A, Golding J. Hygiene levels in a contemporary population cohort are associated with wheezing and atopic eczema in preschool infants. Arch Dis Child 2002; 87:26-9.

Sigurs N, Bjarnason R, Sigurbergsson F, Kjellman B. Respiratory syncytial virus bronchiolitis in infancy is an important risk factor for asthma and allergy at age 7. Am J Respir Crit Care Med 2000; 161:1501-7.

Siltanen M, Wehkalampi K, Hovi P et al. Preterm birth reduces the incidence of atopy in adulthood. J Allergy Clin Immunol 2011; 127:935-42.

Stein RT, Holberg CJ, Sherrill D et al. Influence of parental smoking on respiratory symptoms during the first decade of life: the Tucson Children's Respiratory Study. Am J Epidemiol 1999; 149:1030-7.

Stein RT, Sherrill D, Morgan WJ et al. Respiratory syncytial virus in early life and risk of wheeze and allergy by age 13 years. Lancet 1999; 354:541-5.

Strassburger SZ, Vitolo MR, Bortolini GA et al. Nutritional errors in the first months of life and their association with asthma and atopy in preschool children. Rio de Janeiro: J Pediatr 2010; 86:391-9.

Tabachnik E, Levison H. Postgraduate course presentation. Infantile bronchial asthma. J Allergy Clin Immunol 1981; 67:339-47.

Tarazona SP, Diego JA, Madramany AA et al. Incidence of wheezing and associated risk factors in the first 6 months of life of a cohort in Valencia (Spain). An Pediatr (Barc). 2010; 72:19-29.

Tepper RS, Jones M, Davis S et al. Rate constant for forced expiration decreases with lung growth during infancy. Am J Respir Crit Care Med 1999; 160:835-8.

Teran LM, Seminario MC, Shute JK et al. RANTES, macrophage-inhibitory protein 1alpha, and the eosinophil product major basic protein are released into upper respiratory secretions during virus-induced asthma exacerbations in children. J Infect Dis 1999; 179:677-81.

Thomsen SF, Van Der Sluis S, Stensballe LG et al. Exploring the association between severe respiratory syncytial virus infection and asthma: a registry-based twin study. Am J Respir Crit Care Med 2009; 179:1091-7.

Vandenplas Y, Rudolph CD, Di Lorenzo C et al. Pediatric gastroesophageal reflux clinical practice guidelines: joint recommendations of the North American Society for Pediatric Gastroenterology, Hepatology, and Nutrition (NASPGHAN) and the European Society for Pediatric Gastroenterology, Hepatology, and Nutrition (ESPGHAN). J Pediatr Gastroenterol Nutr. 2009; 49:498-547.

Vercelli D. Mechanisms of the hygiene hypothesis – molecular and otherwise. Current Opin Immunol. 2006; 18:733-7.

Vogt H, Lindström K, Bråbäck L, Hjern A. Preterm birth and inhaled corticosteroid use in 6- to 19-year-olds: a Swedish national cohort study. Pediatrics 2011; 127:1052-9.

Weinberger M, Abu-Hasan MN. Asthma in the preschool child. In: chernick V, Boat TF, Wilmott RW, Buush A (eds.) Kendig's disorders of the respiratory tract in children. 7ed. Philadelphia: Saunders, 2006: 795-809.

Wright AL, Stern DA, Kauffmann F, Martinez FD. Factors influencing gender differences in the diagnosis and treatment of asthma in childhood: the Tucson Children's Respiratory Study. Pediatr Pulmonol 2006; 41:318-25.

Young S, Arnott J, O'Keeffe PT et al. The association between early life lung function and wheezing during the first 2 yrs of life. Eur Respir J 2000; 15:151-7.

Zheng T, Yu J, Oh MH, Zhu Z. The atopic march: progression from atopic dermatitis to allergic rhinitis and asthma. Allergy Asthma Immunol Res 2011; 3:67-73.

Capítulo 16

Asma

Patrícia Gomes de Matos Bezerra
Emanuel Sávio Cavalcanti Sarinho
Edjane Figueiredo Burity

INTRODUÇÃO

A asma é uma doença inflamatória crônica dos brônquios caracterizada por hiper-reatividade das vias aéreas, resultando em limitação variável ao fluxo aéreo. A manifestação clínica habitual consiste em episódios recorrentes de sibilância, dispneia, aperto no peito e tosse. Trata-se da doença inflamatória crônica mais comum da infância e resulta de uma interação entre a predisposição genética e a agressão ambiental, representada principalmente por infecções respiratórias virais, exposição aos alérgenos e aos fatores irritativos inespecíficos, como fumaça de cigarro e produtos químicos.

EPIDEMIOLOGIA

No Brasil a prevalência de asma em crianças é elevada, até mesmo com a participação de estudos realizados em Recife e Caruaru, ficando em torno de 18%, o que pode ocasionar significativa morbidade com perda de potencialidades e absenteísmo escolar. O risco de mortalidade pode ser perfeitamente abolido nos casos mais graves, quando o acesso ao sistema de saúde e o manejo são adequados. Muitos desses pacientes com asma bem estabelecida na idade escolar e na adolescência apresentam sintomatologia de rinite alérgica associada.

A asma tende a ser mais grave nas crianças de baixa condição socioeconômica, pois a exposição aos fatores ambientais predisponentes é maior e, por outro lado, o acesso ao manejo adequado é bem mais difícil. Os custos com tratamento de urgência e internamento são altos e responsáveis por elevadas despesas no Sistema Único de Saúde (SUS). O Programa Nacional de Asma, que fornece medicamento por meio da alocação de impostos, precisa ser aprimorado.

HISTÓRIA NATURAL DA ASMA

Muitas crianças com episódios recorrentes de asma apresentam remissão completa da doença na adolescência. A exposição aos agravantes ambientais pode interferir nesse curso potencialmente favorável. A infecção pelo vírus sincicial respiratório (VSR) e pelo rinovírus (RV) pode ampliar e manter o processo inflamatório. Da mesma forma, a exposição precoce e prolongada aos alérgenos, especialmente aos ácaros, que resulta em sensibilização pode prejudicar a função pulmonar na idade escolar. A exposição à fumaça de cigarro na gestação e nos primeiros anos de vida também aumenta o risco de a doença permanecer pelo restante da vida.

FISIOPATOGENIA

A reação inflamatória é o fator patogênico mais marcante da asma, e essa inflamação é resultante de interações entre células inflamatórias, mediadores inflamatórios e células estruturais das vias aéreas. A inflamação está presente desde o início da doença, mesmo as formas leves, e até nos pacientes assintomáticos.

Embora a inflamação ocorra já nos estágios iniciais da doença e em crianças jovens, a reação IgE-mediada atinge a plenitude a partir da idade escolar. As crises asmáticas dos mais jovens são geralmente desencadeadas por infecções virais respiratórias que induzem a liberação de citocinas inflamatórias. Após a idade escolar, além dos vírus, os aeroalérgenos, a atividade física e os aspectos emocionais passam a ter papel importante como desencadeantes e agravantes de crises.

A resposta inflamatória alérgica é desencadeada pela interação de alérgenos ambientais com algumas células que têm como função apresentá-los ao sistema imunológico, mais especificamente aos linfócitos TH2. Acredita-se que alguns genes predisponentes à atopia retardem a maturação dos linfócitos T auxiliares do tipo 1 (TH1 – resposta imunoprotetora), favorecendo o predomínio dos linfócitos T auxiliares do tipo 2 (TH2 – resposta inflamatória alérgica). Em decorrência dessa ativação dos linfócitos TH2, vários mediadores inflamatórios são liberados pelos mastócitos (histamina, leucotrienos, triptase e prostaglandinas), pelos macrófagos (fator de necrose tumoral, IL-6, óxido nítrico), pelos linfócitos T (IL-2, IL-3, IL-4, IL-5, fator alfa de crescimento de colônias de granulócitos [GM-CSF]), pelos eosinófilos (proteínas básicas ou catiônicas), neutrófilos (elastase) e células epiteliais (endotelina-1, mediadores lipídicos, óxido nítrico [NO]). Esses mediadores lesam o epitélio brônquico e alteram o controle neural autonômico do tônus da via aérea e a permeabilidade vascular, levando à hipersecreção de muco, à mudança na função mucociliar e ao aumento da reatividade do músculo liso da via aérea.

Em fases mais avançadas pode-se observar ruptura do epitélio ciliado, o que resulta na proliferação das células epiteliais e dos miofibroblastos, que iniciam o depósito intersticial de colágeno na membrana basal, espessando-a. Todas essas alterações (hipertrofia e hiperplasia do músculo liso, aumento do número de células caliciformes, aumento das glândulas submucosas e espessamento da membrana basal) constituem o remodelamento das vias aéreas e são responsáveis pela irreversibilidade da obstrução que se observa em alguns pacientes.

Apesar da diferente origem embriológica, existem importantes semelhanças entre o nariz e os pulmões. Em pessoas saudáveis, as mucosas do nariz e dos brônquios têm estrutura semelhante, constituída de um epitélio colunar pseudoestratificado ciliar, em razão da presença, nas submucosas, de glândulas mucosas, vasos sanguíneos, tecido conjuntivo, nervos e células inflamatórias, representadas por eosinófilos, mastócitos, linfócitos T e células da linhagem monocítica. Repetidas e prolongadas exposições das vias aéreas ao ar, em baixas condições de filtração, umidificação e aquecimento, podem levar a desordens funcionais e inflamatórias e induzir o remodelamento das vias aéreas.

PATOLOGIA

Macroscopicamente se observam, de forma geral, pulmões distendidos com brônquios e bronquíolos contendo tampões de muco.

Microscopicamente se observam hipertrofia de glândulas submucosas, formação de rolhas mucosas compostas por células epiteliais descamadas e aglutinadas (corpos de Creola), cristais de lisolecitina derivados de eosinófilos (cristais de Charcot-Leyden) e glicoproteínas (espirais de Curshmann), vasodilatação, hipertrofia da musculatura lisa, espessamento da membrana basal por deposição de colágeno e neoformação vascular, edema de mucosa e submucosa e infiltrado por eosinófilos, neutrófilos, plasmócitos, macrófagos e linfócitos.

Os principais componentes do remodelamento brônquico na asma são: a alteração do depósito/degradação de componentes da matriz extracelular, neovascularização da submucosa, hiperplasia e hipertrofia do músculo liso, hiperplasia das glândulas mucosas, hiperplasia de células caliciformes e alterações do epitélio brônquico, as quais levam a uma alteração permanente, resultando em sintomas mais graves proporcionalmente ao dano. A unidade trófica mesenquimal epitelial existe na rinite, mas o dano epitelial é mínimo e a membrana basal reticular aparentemente não parece estar espessada.

Nos pacientes com asma moderada e grave se observa que o infiltrado eosinofílico é mais intenso no brônquio do que no nariz, enquanto pacientes com quadros leves têm infiltrado eosinofílico semelhante em ambos os locais. Pacientes com asma apresentam espessamento da membrana basal, hipertrofia da musculatura lisa e extensa descamação epitelial, enquanto o epitélio daqueles que têm apenas rinite é bem menos danificado.

DIAGNÓSTICO CLÍNICO

O diagnóstico da asma é clínico, com base nos parâmetros gravidade e frequência dos sintomas. A gravidade será estabelecida de acordo com a frequência e intensidade de sibilância, sensação de aperto no peito e tosse, episódios de exacerbação, sintomas relacionados com as atividades diárias e comprometimento na qualidade de vida. Esses parâmetros estão relacionados com a intensidade do processo inflamatório e se correlacionam com a variação da obstrução ao fluxo aéreo. Nas crianças, o diagnóstico se baseia no reconhecimento do padrão característico e episódico de sintomas respiratórios, desde que excluída a explicação alternativa para esses sintomas.

O diagnóstico de asma é provável se um ou mais sintomas, como sibilância, tosse, dificuldade respiratória, aperto no peito, são recorrentes, mais intensos à noite e pela manhã, se ocorrem em resposta a exercícios ou se são intensificados, além de outros desencadeantes, após a exposição intensa à poeira domiciliar, ao ar frio e seco, ou com as emoções ou o riso. A ocorrência em pessoas com história familiar e/ou pessoal de atopia, a presença de sibilância ao exame físico e a melhora dos sintomas ou da função pulmonar em resposta à terapêutica adequada também norteiam esse diagnóstico.

Algumas perguntas devem ser formuladas aos pacientes ou aos pais para se estabelecer o diagnóstico clínico, incluindo a investigação do ambiente, com o objetivo de detectar fatores predisponentes e precipitantes. O exame físico deve ser completo, podendo frequentemente ser normal ou, excepcionalmente, apresentar alterações como dispneia e deformidade da caixa torácica com aumento do diâmetro anteroposterior nos casos mais graves e crônicos. Na ausculta, os sibilos são os achados mais comuns; entretanto, podem não ser audíveis na crise aguda grave por diminuição do fluxo respiratório (tórax silencioso).

Nos lactentes e pré-escolares podem ser usados os critérios de diagnóstico de asma, modificados de Gilbert em 2004, em que se estabelecem critérios maiores – antecedentes familiares (pai, mãe, irmãos), dermatite atópica, sensibilização aos aeroalérgenos – e os critérios menores, como eosinofilia >500 células/mm^3 (> 4%), coriza frequente sem febre, sibilância sem infecção viral associada e sensibilização ao leite, ovo e/ou amendoim (o que não indica alergia a esses alimentos, mas sim tendência de o indivíduo a produzir resposta IgE exacerbada). A presença de dois critérios maiores ou de um critério maior e dois menores sugere asma em um lactente ou pré-escolar.

CLASSIFICAÇÃO

O grau de limitação ao fluxo aéreo e sua variabilidade permitem dividir a gravidade da asma na intercrise em intermitente, persistente leve, persistente moderada e persistente grave, com base na frequência e intensidade dos sintomas, na frequência de uso de medicação de alívio e nos testes de função pulmonar. A gravidade não é característica fixa do paciente com asma, podendo variar de acordo com os meses ou anos, sendo relevante avaliação periódica. O Quadro 16.1 mostra os principais parâmetros para classificação inicial da gravidade da asma.

O lactente apresenta algumas peculiaridades que tornam mais graves as crises de sibilância. Nessa faixa etária, a laringe é relativamente alta, condição que permite respirar e deglutir simultaneamente até a idade aproximada de 3 a 4 meses. A traqueia é mais curta, tornando-se vulnerável à entrada de bactérias e substâncias irritantes. Anatomicamente, o alinhamento relativamente horizontal da caixa torácica, associado à forma arredondada do tórax, a natureza cartilaginosa do esqueleto torácico e o ângulo horizontal de inserção do diafragma são condições que dificultam a ação dos músculos intercostais e auxiliares. As vias aéreas têm diâmetro reduzido: 0,4mm dos brônquios e 0,1mm dos bronquíolos em comparação com os 12mm e 0,6mm nos adultos. Há maior

QUADRO 16.1 Classificação inicial da gravidade da asma*	Intermitente	Persistente		
		Leve	Moderada	Grave
Sintomas	Raros	Semanais	Diários	Diários ou contínuo
Despertares noturnos	Raros	Mensais	Semanais	Quase diários
Necessidade de B$_2$ para alívio	Rara	Eventual	Diária	Diária
Limitações de atividades	Nenhuma	Presente nas exacerbações	Presente nas exacerbações	Contínua
Exacerbações	Raras	Afeta atividades e sono	Afeta atividades e sono	Frequentes
VEF$_1$ ou PFE	> 80% predito	> 80% predito	60% a 80%	< 60% predito
Variação VEF$_1$ ou PFE	< 20%	< 20% a 30%	> 30% predito	> 30%

Obs.: adaptado de Global Initiative for Asthma (GINA).
*Convém classificar o paciente sempre pela manifestação de maior gravidade.
VEF$_1$: volume expiratório forçado no primeiro segundo; PFE: pico de fluxo expiratório.

número de glândulas mucosas no epitélio, e a musculatura peribrônquica tem função e disposição diferentes das do adulto. Menor quantidade de elastina e colágeno no interstício e menor número de alvéolos e de comunicações interalveolar e bronquíolo-alveolar potencializam a gravidade da doença inflamatória nessa faixa de idade.

Classicamente, de acordo com a provável história natural, os fenótipos de sibilância entre os lactentes podem ser classificados em:

- **Sibilância transitória:** sibilos durante os primeiros 2 e 3 anos de vida e não mais após essa idade.
- **Sibilância não atópica:** sibilância desencadeada principalmente por vírus, que tende a desaparecer com o tempo.
- **Asma persistente:** caracterizada por sibilância associada a um dos seguintes itens: manifestações clínicas de atopia (eczema; rinite e conjuntivite; alergia alimentar; eosinofilia e/ou níveis séricos elevados de IgE total); sensibilização comprovada pela presença de IgE específica a alimentos na infância precoce e, a seguir, IgE específica a aeroalérgenos; sensibilização a aeroalérgenos antes dos 3 anos de idade, especialmente se exposto aos níveis elevados de alérgenos perenes no domicílio e ter pai e/ou mãe com asma.
- **Sibilância intermitente grave:** episódios pouco frequentes de sibilância aguda, associados a poucos sintomas fora dos quadros agudos e à presença de características de atopia (eczema, sensibilização alérgica, eosinofilia em sangue periférico).

EXAMES COMPLEMENTARES

A asma é doença de diagnóstico clínico. Habitualmente são desnecessários exames complementares, contudo a monitoração da função pulmonar se faz necessária para acompanhar a gravidade ao longo do tempo de determinado paciente, e a avaliação de hipersensibilidade aos aeroalérgenos pode nos auxiliar na presunção de tendência à persistência da doença.

Espirometria

Exame importante para o diagnóstico da função pulmonar. Os testes de função pulmonar são exames muito importantes na avaliação de doenças respiratórias em adultos, porém ainda subutilizados na faixa pediátrica. Entre os testes existentes, o mais utilizado é a espirometria, que quantifica o volume de ar inspirado e expirado e os fluxos expiratórios, podendo ser realizada durante respiração lenta ou expiração forçada – manobra expiratória forçada (MEF).

É pela análise dos dados derivados dessa manobra que se obtêm melhores informações sobre as anormalidades da função pulmonar. A espirometria é um teste esforço-dependente que requer cooperação e atenção da criança, assim como um técnico bem treinado em espirometria com crianças, experiente e paciente. Na criança, a espirometria é mais frequentemente indicada na avaliação do diagnóstico clínico de asma, tosse ou chiado recorrente/crônicos e da tosse ou dispneia induzidas por exercício e de sintomas respiratórios recorrentes. Deve ser utilizada também para seguimento dos casos mais graves e atípicos.

Em 2005 foram publicadas curvas de padronização de espirometria para crianças modificadas pela American Thoracic Society (ATS) e a European Respiratory Society (ERS). Em 2007 foram publicadas normas para espirometria em crianças pré-escolares pelas mesmas sociedades reguladoras. Pré-escolares têm maior dificuldade para a realização desse exame por falta de coordenação e colaboração. Porém, estudos mais recentes têm mostrado a utilidade do volume expiratório forçado no primeiro segundo da capacidade vital forçada ($VEF_{0,5}$) para na avaliação da resposta ao broncodilatador (BD) em pré-escolares. Na espirometria, uma resposta significante ao BD em crianças é critério diagnóstico de asma.

Em adultos com obstrução das vias aéreas inferiores considera-se resposta ao BD a variação do volume expiratório forçado no primeiro segundo da capacidade vital forçada (VEF_1) em relação ao previsto > 7% e ≥ 200mL 15 a 20 minutos após a inalação de 400µg de β2-agonista. Para pacientes adultos sem obstrução das vias aéreas, o percentual de resposta ao BD é uma variação ≥ 10% em relação ao previsto. Em crianças menores de 12 anos, esses percentuais ainda não foram padronizados pela ATS/ERS.

Em 2005, estudo brasileiro avaliou a resposta ao BD em pacientes asmáticos de 6 a 20 anos de idade (média de 12 anos), ficando estabelecido o ponto de corte dessa resposta como variação no VEF_1 de 265mL ou 14,2% em relação ao basal e 10% em relação ao previsto. Para maiores de 12 anos o ponto de corte foi > 6,8% em relação ao previsto, semelhante ao aplicado a pacientes adultos obstruídos, > 7%. Em pré-escolares, documento da ATS/ERS mais recente apenas recomenda que sejam realizados estudos para definir a resposta ao BD nessa faixa etária.

São sugestivos de asma os seguintes achados:

- Distúrbio ventilatório obstrutivo caracterizado por redução do VEF_1 (inferior a 80% do previsto) e da relação VEF_1/CVF (inferior a 75% em adultos e 86% em crianças).
- Aumento de VEF_1 de 7% em relação ao valor previsto e de 200mL em valor absoluto após inalação de BD de ação curta.
- Aumentos espontâneos do VEF_1 após uso de corticosteroides (30 a 40mg/dia VO por 2 semanas) de 20%, excedendo 250mL em valor absoluto.

Em pacientes sintomáticos com espirometria basal normal e ausência de resposta ao uso de BD, o diagnóstico pode ser confirmado pela detecção de hiper-responsividade das vias aéreas por meio de testes de broncoprovocação com agentes broncoconstritores (metacolina, histamina e carbacol) e com exercício físico.

O pico de fluxo expiratório (PFE) pode ser utilizado para diagnóstico, monitoração e controle da asma. São indicativos de asma:

- Diferença percentual média entre a maior de três medidas de PFE efetuadas pela manhã e à noite com amplitude superior a 20% em um período de 2 a 3 semanas.
- Aumento de 20% em adultos e 30% em crianças no PFE 15 minutos após uso de BD de ação curta.
- **Oscilometria de impulso**: esse exame é relativamente independente do esforço e da colaboração do paciente. Avalia a resistência e a impedância das vias aéreas, mas necessita de maior evidência em termos de acurácia diagnóstica.
- **Diagnóstico de alergia**: importante ressaltar que nem todo paciente apresenta quadro de asma decorrente de alergia. O fato de existir uma hipersensibilidade a determinado aeroalérgeno requer interpretação adequada do médico e para isso é fundamental uma anamnese cuidadosa para a identificação da exposição a alérgenos relacionados com a asma. Como a asma é doença imunomediada em boa parte dos casos, o diagnóstico de alergia

pode ser confirmado pelos testes cutâneos ou determinação de IgE sérica específica. A técnica mais utilizada para testes cutâneos é a de punctura, podendo ser realizada em qualquer idade, mas a expressão da sensibilidade aos aeroalérgenos costuma aparecer a partir dos 2 anos de idade. Os testes cutâneos devem ser realizados utilizando extratos biologicamente padronizados.

Os antígenos predominantes são os inaláveis, sendo os mais frequentes os ácaros (*Dermatophagoides pteronyssinus, Dermatophagoides farinae* e *Blomia tropicalis),* fungos (*Alternaria, Aspergillus*), baratas (*Blatella germanica)* e epitélio de gatos e cães. O cuidado com a qualidade do extrato, a execução, a leitura e a interpretação adequada é fundamental, pois, apesar de ser um teste simples, não é simplório. A determinação de IgE sérica total e específica tem resultados comparáveis aos testes cutâneos. O diagnóstico de alergia ajuda o médico no sentido de fornecer alguma ideia de persistência do quadro, já que a asma alérgica tende a ser persistente. Além disso, o estudo da atopia do paciente pode ajudar na identificação e seleção daqueles que podem apresentar boa resposta à imunoterapia específica ou, mesmo nos casos mais graves, a identificar aqueles que podem ser beneficiados com o uso de anti-IgE.

DIAGNÓSTICO DIFERENCIAL

A asma é diagnóstico de exclusão em lactentes, devendo previamente ser descartadas outras possibilidades diagnósticas que variam de acordo com a idade do paciente:

- **Em menores de 3 meses:** os possíveis diagnósticos são displasia broncopulmonar, laringomalácia, paralisia de cordas vocais, angiomatose laríngea, cistos laríngeos, tumores, anomalias congênitas do pulmão e das vias aéreas.
- **Entre os 3 e 12 meses:** o diagnóstico diferencial deve ser feito com doença do refluxo gastroesofágico, síndromes aspirativas, fibrose cística e anomalias cardíacas.
- **Entre os maiores de 1 ano de vida:** devem ser afastadas as possibilidades de aspiração de corpo estranho, discinesia ciliar primária, anomalias congênitas do trato respiratório, além das previamente citadas para menores de 1 ano. Os diagnósticos de bronquiolite e de displasia broncopulmonar também devem ser afastados, dependendo da história clínica.

    Entre os lactentes e pré-escolares, a doença também pode expressar-se sem dispneia e sibilância, tendo como característica a tosse recorrente, noturna e seca, e que responde favoravelmente ao BD. Esse quadro é conhecido como tosse variante da asma.
- **Na criança maior e no adolescente:** os sintomas e sinais são geralmente de fácil reconhecimento, quando se manifestam por dispneia e sibilância recorrentes. Uma forma menos frequente de apresentação, porém importante nesse grupo etário, consiste em dispneia, sibilância, tosse ou dor torácica que surgem após exercícios, choro ou ato de sorrir ou atividades físicas e que podem funcionar como fator de confusão com cardiopatias.

TRATAMENTO

Os objetivos a longo prazo do tratamento da asma são o controle dos sintomas e a redução dos riscos. Por asma controlada se entende aquela na qual as manifestações estão controladas com ou sem tratamento. Visando melhorar a qualidade de vida dos pacientes com asma é necessário criar estratégias terapêuticas que consigam controlar sintomas e prevenir exacerbações. Para se atingir o objetivo é necessário estabelecer parceria entre o cuidador/paciente e o profissional de saúde. O tratamento da asma para o controle dos sintomas e redução dos riscos inclui:

- Orientações sobre uso da medicação de alívio.
- Tratamento para os fatores de riscos modificáveis.
- Tratamento e estratégias não farmacológicas.
- Treinamento do paciente para habilidades específicas e automanejo (informações sobre asma, terapia inalatória, adesão, plano de ação por escrito para tratamento da exacerbação aguda).

A Iniciativa Global para a Asma (Global Initiative for Asthma – GINA) sugere um ciclo contínuo de cuidados caracterizado por:

- **Avaliar:** diagnóstico, controle de sintomas, técnica inalatória e adesão e preferência do paciente.
- **Ajustar tratamento:** medicações, estratégias não farmacológicas e tratamento dos fatores de risco modificáveis.
- **Avaliar a resposta:** sintomas, exacerbações, efeitos adversos e satisfação do paciente.

Tratamento não farmacológico

Educação do paciente e familiares

Todos os pacientes com asma e seus familiares devem receber orientações sobre sua doença e noções de como eliminar ou controlar fatores desencadeantes, especialmente os domiciliares e ocupacionais, de modo a minimizar a interferência dessa doença na qualidade de vida dessas crianças, uma vez que esses pacientes habitualmente apresentam importantes limitações quanto à atividade física, à permissão para brincadeiras e ao uso de alimentos frios. Se o controle esperado não for obtido, antes de quaisquer mudanças terapêuticas devem ser considerados: a adesão do paciente ao tratamento, os erros na técnica de uso dos dispositivos inalatórios e a presença de fatores desencadeantes e/ou agravantes, como rinite persistente, sinusite crônica, doença do refluxo gastroesofágico, exposição a alérgenos, tabagismo e transtornos psíquicos e sociais.

Controle ambiental

Uma possível explicação para o aumento do número de indivíduos com doenças alérgicas pode ser a exposição maior a aeroalérgenos e aos poluentes domiciliares, tais como poeira doméstica, ácaros, mofo, fumaça de cigarros, contato com animais com pelos e irritantes químicos.

No manejo do controle da asma é sugerida a redução da exposição do paciente a alérgenos domiciliares, particularmente à poeira doméstica. Há, porém, alguns estudos na literatura questionando a importância do papel desse controle ambiental no desenvolvimento da asma e de outras doenças alérgicas. A única medida que tem utilidade extensamente confirmada consiste no afastamento da exposição passiva à fumaça do cigarro. Encapar colchões e a limpeza com pano úmido para não levantar poeira podem ser de alguma utilidade em casos individualizados. As outras medidas são extremamente questionáveis, mas é prudente individualizar o controle do ambiente para cada paciente de acordo com sua sensibilização. Uma dieta rica em alimentos integrais, azeite e probióticos e a exposição adequada à luz solar e um ambiente familiar saudável são também medidas de controle ambiental.

Tratamento farmacológico

A escolha dos medicamentos utilizados no controle da asma depende da classificação clínica inicial de gravidade da doença (Quadro 16.1). A terapia anti-inflamatória de manutenção é essencial nos pacientes com asma persistente leve, moderada ou grave. No entanto, o tratamento para a manutenção do controle da asma deve basear-se fundamentalmente no nível de controle dos sintomas, isto é, em asma bem controlada, parcialmente controlada e não controlada. Para essa análise utilizam-se as questões apresentadas no Quadro 16.2.

A terapêutica pode ser estabelecida em passos para o controle dos sintomas (Quadro 16.3).

Os corticosteroides inalados, por sua ação anti-inflamatória, são os principais medicamentos utilizados no tratamento de manutenção, tanto em adultos como em crianças. O uso dessas medicações reduz a frequência e a gravidade das exacerbações, o número de hospitalizações e de atendimentos nos serviços de emergência, melhora a qualidade de vida, a função pulmonar e a hiper-responsividade brônquica, além de diminuir a broncoconstrição induzida pelo exercício. A dose utilizada se encontra na dependência da gravidade e frequência dos sintomas (Quadro 16.4).

A via inalatória é a preferencialmente escolhida para o tratamento da asma, por permitir a deposição direta das medicações nas vias aéreas inferiores por meio dos dispositivos inalatórios, minimizando a possibilidade de efeitos adversos das medicações utilizadas. Nas últimas décadas foram desenvolvidos três tipos básicos de inaladores com base na fragmentação de líquidos, soluções ou suspensões ou na dispersão de pó seco: os nebulizadores a jato, os nebulizadores ultrassônicos e os

QUADRO 16.2 Níveis de controle do paciente com asma

Nas últimas 4 semanas o paciente teve:		Bem controlada	Parcialmente controlada	Não controlada
Sintomas diários >2×/semana?	Sim ( ) Não ( )	Nenhum	1-2	3-4
Despertar noturno?	Sim ( ) Não ( )			
Uso de B_2 de alívio >2×/semana?	Sim ( ) Não ( )			
Limitação de atividades?	Sim ( ) Não ( )			

Obs.: adaptado da revisão do GINA 2014.

QUADRO 16.3 Abordagem passo a passo para o tratamento da asma

	Etapa 1	Etapa 2	Etapa 3	Etapa 4	Etapa 5
Medicação de controle de escolha		CI em baixa dose	CI em dose média*	CI em média/alta dose + LABA	Acrescentar anti-IgE
Outras opções de controle	Considerar dose baixa de CI	Antagonista de leucotrieno	CI em baixa dose + LABA**	CI em alta dose + antagonista de leucotrieno	Baixa dose de corticoide oral
Medicação de alívio	B_2 de curta ação quando necessário		B_2 de curta ação quando necessário ou CI em baixa dose + formoterol		

* Para crianças entre 6 e 11 anos.
** Para crianças maiores de 11 anos.
Obs.: adaptado da revisão do GINA 2014.

QUADRO 16.4 Doses baixas, médias e altas diárias dos corticoides inalados (em μg)						
Corticoide inalado	**Adolescentes e adultos**			**Crianças de 6 a 11 anos**		
	Baixa	Média	Alta	Baixa	Média	Alta
Beclometasona (HFA, MDI)	100 a 200	>200 a 400	>400	50 a 100	>100 a 200	>200
Budesonida (pó)	200 a 400	>400 a 800	>800	100 a 200	>200 a 400	>400
Budesonida (suspensão)	–	–	–	250 a 500	>500 a 1.000	>1.000
Ciclesonida (HFA, MDI)	80 a 160	>160 a 320	>320	80	>80 a 160	>160
Fluticasona (pó)	100 a 250	>250 a 500	>500	100 a 200	>200 a 400	>400
Fluticasona (HFA, MDI)	100 a 250	>250 a 500	>500	100 a 200	>200 a 500	>500
Mometasona (pó)	110 a 220	>220 a 440	>440	110	>220 a <440	>440

HFA: propelente hidrofluoralcano; MDI: inalador dosimetrado.
Fonte: adaptado da revisão do GINA 2014.

inaladores dosimetrados, acoplados ou não com os espaçadores e inaladores de pó. No mercado brasileiro se encontram disponíveis várias apresentações farmacêuticas.

Outras medicações, como os antagonistas dos leucotrienos e os broncodilatadores de ação prolongada, também podem ser utilizadas para controle da asma. Os antagonistas de leucotrienos (montelucaste sódico) têm como vantagens sua utilização por via oral em tomada única ao dia e o fato de poderem ser prescritos como monoterapia na asma persistente leve. Sua outra indicação é na asma persistente moderada ou grave, associada ao corticosteroide inalado. Em relação ao uso de broncodilatadores de ação prolongada, não devem ser administrados isoladamente para controle da inflamação, devendo seu uso estar sempre associado ao corticosteroide inalado. O cromoglicato de sódio foi retirado do mercado brasileiro por sua formulação em aerossol dosimetrado conter CFC, gás propelente proibido pela legislação vigente.

Após o início do tratamento de controle, convém agendar consulta de seguimento para 2 ou 3 meses, com o objetivo de avaliar a resposta e a necessidade de aumento ou redução das medicações. Nesse momento, é importante retornar ao ciclo de cuidados contínuos proposto pela iniciativa GINA. Outros cuidados também incluem acompanhar o crescimento dos pacientes a fim de observar possível desaceleração e encaminhar para avaliação oftalmológica regular para checar efeitos adversos oculares, especialmente naqueles em uso de doses altas de corticoide inalado por tempo prolongado.

Nos lactentes, a indicação formal de corticoterapia ocorre quando o paciente apresenta sintomas contínuos ou mais de duas vezes por semana, crises de sibilância mais de duas vezes por mês com risco de morte (insuficiência respiratória grave) e função pulmonar anormal entre as crises. Considerar o diagnóstico de asma se em período inferior a 6 meses ocorreram três ou mais episódios de obstrução brônquica reversível. Quando a sibilância está relacionada com infecções virais, a terapia diária com antagonistas de leucotrienos é opção terapêutica; entretanto, quando há evidência de alergia, as medicações de primeira linha são os corticosteroides inalatórios.

Nos casos mais graves de asma em crianças maiores de 6 anos, com hipersensibilidade aos aeroalérgenos e resistentes a doses elevadas de esteroides inalados associados a broncodilatadores de liberação prolongada, pode ser tentado o uso de omalizumabe em casos individualizados.

Bibliografia

American Thoracic Society Documents. An Official American Thoracic Society/European Respiratory Society Statement: Pulmonary Function Testing in Preschool Children. Am J Respir Crit Care Med 2007; 175(12):1304-45.

Bacharier LB, Boner A, Carlsen KH et al. Diagnosis and treatment of asthma in childhood: a PRACTALL consensus report. Allergy 2008; 63(1):5-34.

Bel EH, Sousa A, Fleming L et al. Unbiased Biomarkers for the Prediction of Respiratory Disease Outcome (U-BIOPRED) Consortium, Consensus Generation. Diagnosis and definition of severe refractory asthma: an international consensus statement from the Innovative Medicine Initiative (IMI). Thorax 2011; 66(10):910-7.

Burity EF. Manobra expiratória forçada em crianças pré-escolares: aplicação de critérios de aceitação e reprodutibilidade. Dissertação de Mestrado – Mestrado em Saúde da Criança e do Adolescente – UFPE Recife, 2006.

Burity EF, Pereira CAC, Rizzo JA et al. Efeito da terminação precoce da expiração nos parâmetros espirométricos em crianças pré-escolares saudáveis. J Bras Pneumol 2011; 37(4):464-70.

Bussamra MH, Cukier A, Stelmach R, Rodrigues JC. Evaluation of the magnitude of the bronchodilator response in children and adolescent with asthma. Chest 2005; 127(2):530-5.

Diretrizes da Sociedade Brasileira de Pneumologia e Tisiologia para o Manejo da Asma - 2012. J Bras Pneumol 2012; 38:S1-S46.

Entzsch NS, Camargos PAM, Melo EM. Adesão às medidas de controle ambiental em lares de crianças e adolescentes asmáticos. J Bras Pneumol. 2006; 32(3):189-94.

Gøtzsche PC, Johansen HK, Burr ML, Hammarquist C. House dust mite control measures for asthma (Cochrane Review). In The Cochrane Library, Issue 2, 2002. Oxford: Update Software.

Martinez FD, Wright AL, Taussig LM, Holberg CJ, Halonen M, Morgan WJ, and the group health medical associates. Asthma and wheezing in the first six years of life. N Engl J Med 1995; 133-8.

Miller MR, Hankinson J, Brusasco V et al. Standardization of spirometry. Eur Respir J 2005; 26(2):319-38.

Moraes LSL, Barros MD, Takano AO, Assami NMC. Fatores de risco, aspectos clínicos e laboratoriais da asma em crianças. J Pediatr 2001; 77:447-54.

National Institutes of Health and National Heart, Lung and Blood Institute. Global initiative for asthma. Global strategy for asthma management and prevention. 2014.

Plotnick LH, Ducharme FM. The Cochrane Library, Issue 3, 2002. Oxford: Update Software.

Rotta ET, Amantéa SE, Froehlich PE. Principles of the aerosol-therapy in the children acute asthma. Revista da AMRIGS 2007; 51(1):70-7.

Sociedade Brasileira de Pneumologia e Tisiologia. Diretrizes para Testes de Função Pulmonar. J Bras Pneumol 2002; 28(Suppl 3):S61.

Vilela MMS. Asma. In: Rozov T(ed.) Doenças pulmonares em pediatria – diagnóstico e tratamento. São Paulo: Atheneu 2012; 1062p.

Capítulo 17

Acometimento Respiratório na Fibrose Cística

José Dirceu Ribeiro
Murilo Carlos Amorim de Britto
Patrícia Gomes de Matos Bezerra
Taciana Sá Barreto Carneiro de Albuquerque

INTRODUÇÃO

Fibrose cística (FC) é doença genética autossômica recessiva causada por mutações em gene localizado no braço longo do cromossomo 7. Até o momento foram descritos cerca de 1.900 tipos de mutação que determinam alterações funcionais da proteína denominada *Cystic Fibrosis Transmembrane Regulator* (CFTR). Essa proteína se localiza na superfície apical das células das vias respiratórias e funciona como canal de cloro, transporte de cloro e bicarbonato e regulador de sódio nos pulmões e em outros órgãos (Figura 17.1). Tanto o gene onde acorrem as mutações quanto o seu produto (o canal de cloro) têm o mesmo nome: gene e proteína CFTR.

Assim como o conhecimento da doença aumentou nas últimas décadas, o conceito da doença também se tornou mais complexo. Existem evidências de que indivíduos heterozigotos, ou seja, portadores de apenas uma mutação nos dois alelos, podem apresentar sintomas, caracterizando a *cystic fibrosis-like lung disease*. Da mesma forma, há relato de indivíduos assintomáticos portadores das mutações F508del e R117H, o que explica a heterogeneidade com que a afecção se manifesta, variando desde as formas clássicas, graves e precocemente letais, até quadros oligossintomáticos, com ou sem acometimento respiratório, sem interferência na expectativa de vida.

São descritas seis classes de mutações no gene CFTR, representadas na Figura 17.2. As mutações de classe I, II e III conferem fenótipos graves de FC e as restantes se associam a manifestações clínicas mais leves e maior sobrevida.

Alguns estudos sugerem que a gravidade da FC depende e pode ser modulada por outros fatores, além do tipo de mutação, como as condições ambientais e socioeconômicas, genes modificadores e polimorfismos, entre outros.

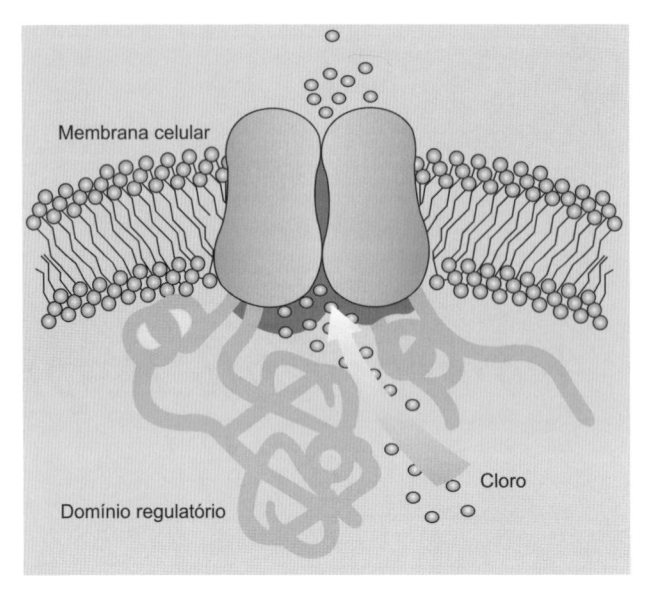

FIGURA 17.1. Representação esquemática da CFTR (canal de cloro).

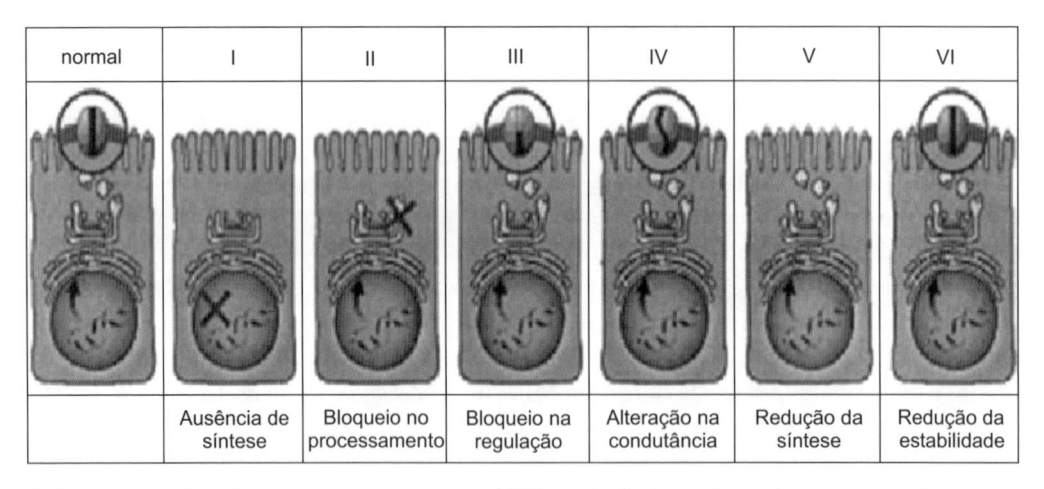

FIGURA 17.2. Classificação das mutações da CFTR: **I.** Ausência total de síntese do canal de cloro; **II.** Bloqueio no processamento; **III.** Bloqueio na regulação; **IV.** Condutância alterada; **V.** Síntese reduzida; **VI.** *Turnover* acelerado.

PATOGÊNESE E FISIOPATOLOGIA

A inflamação decorrente da ausência ou diminuição qualitativa ou quantitativa do canal de cloro na superfície das células epiteliais na FC é o mecanismo mais precoce e importante que ocorre nos pulmões. A sequência de inflamação e infecção no trato respiratório pode ser esclarecida com o auxílio das Figuras 17.3 e 17.4. De modo geral, o curso natural da doença se inicia com a expressão ineficiente da CFTR, que promove desidratação do muco. Com o decorrer do tempo ocorrem obstrução nas vias aéreas, inflamação e infecção que, atuando de forma sinérgica, aceleram a cadeia de eventos, culminando com a formação de bronquiectasias, que levam ao *cor pulmonale* e ao óbito.

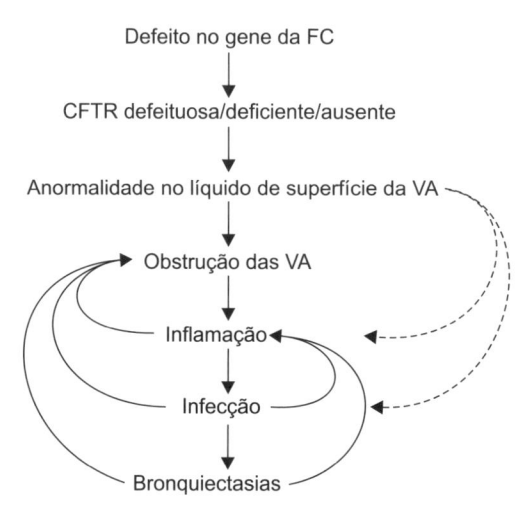

FIGURA 17.3. Patogênese da doença pulmonar.

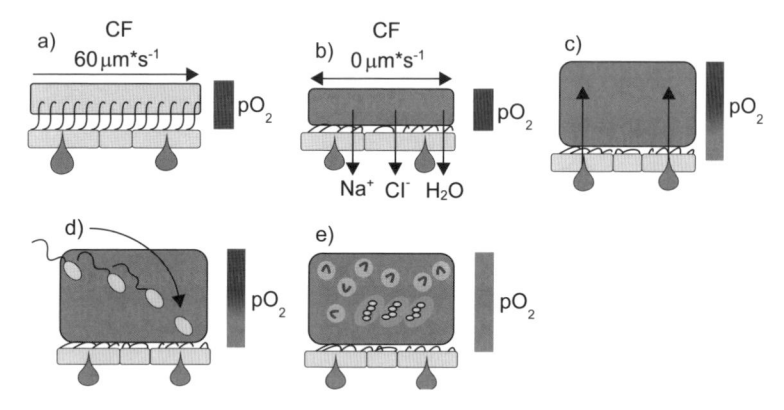

FIGURA 17.4. Patogênese da colonização por pseudomonas e do espessamento mucoso. (**A**) *Clearance* mucociliar normal. (**B**) A disfunção da CFTR reduz o líquido da superfície das vias aéreas, "empacota" os cílios sobre as células epiteliais e reduz o *clearance* mucoso. (**C**) Ocorrem aumento progressivo da produção de muco e redução do batimento ciliar e da pO_2. (**D**) O muco se torna mais volumoso e espesso, a atividade ciliar está quase ausente e surge *P. aeruginosa*. (**E**) As pseudomonas se tornam mucoides e se agregam em colônias. Surgem neutrófilos em grande número.

A injúria causada pela inflamação decorre basicamente da ação de neutrófilos que afluem aos pulmões. Embora atuem contra as bactérias, também são responsáveis pela manutenção e perpetuação da inflamação pulmonar. A infecção crônica/recorrente por *P. aeruginosa* causa ativação e subsequente morte dos neutrófilos, que liberam elastase, DNA e radicais de oxigênio, reduzindo ainda mais o *clearance* mucociliar já comprometido pela disfunção da CFTR. Esses três elementos provocam uma série de alterações, que são resumidas na Figura 17.5.

Infecções pulmonares e seus patógenos

A maioria dos estudos mostra que os pulmões fibrocísticos são estruturalmente normais ao nascimento. Embora a inflamação seja o evento precedente, as infeções pulmonares potencializam a inflamação e aceleram o dano pulmonar. Indivíduos fibrocísticos não apresentam defeitos

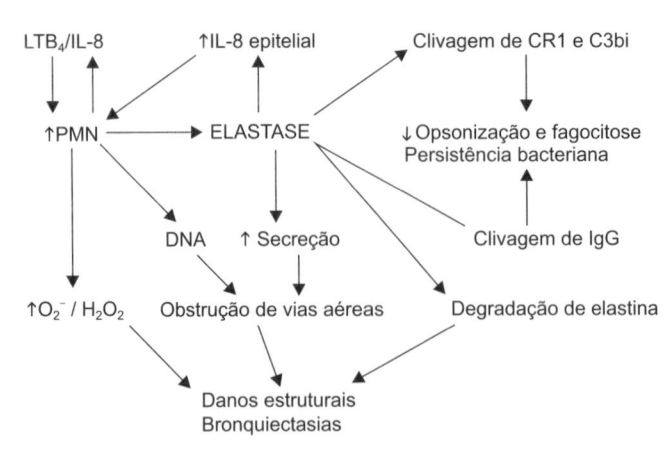

FIGURA 17.5. Mecanismos inflamatórios das vias aéreas. (PMN: neutrófilo polimorfonuclear; IL-8: inter-leucina 8; LTB_4: leucotrieno B4; IgG: imunoglobulina G; CR1: receptor 1 do complemento; *C3bi*: fator inativador do complemento C3b; O_2^-: ânion superóxido; H_2O_2: peróxido de hidrogênio.)

imunes nem infecções de repetição em outros órgãos que não nas vias aéreas. Estudos *in vitro* mostram que a *P. aeruginosa* adere com muito mais intensidade e facilidade ao epitélio das vias aéreas desses pacientes do que em indivíduos saudáveis.

Dentre as espécies bacterianas que acometem as vias respiratórias dos portadores da doença se destacam os patógenos *S. aureus* e *H. influenzae*, os oportunistas *P. aeruginosa*, *Achromobacter xylosoxidans*, *Stenotrophomonas maltophilia* (estes de origem nosocomial), além do complexo *Burkholderia cepacia* e das micobactérias atípicas, dentre outros.

- **Pseudomonas aeruginosa**: é universalmente o agente bacteriano mais comum nas infec-ções pulmonares dos fibrocísticos. Nos contatos iniciais ocorrem infecções intermitentes por múltiplas cepas não mucoides. Com a interação mais prolongada com o hospedeiro surgem formas mucoides, cujas bactérias são envoltas por uma cobertura de lipopolissacá-ride e são originárias de uma única cepa. A forma de aquisição e transmissão do germe não está clara. Estudos epidemiológicos demonstram que os pacientes de uma comunidade al-bergam diferentes cepas de pseudomonas adquiridas no ambiente. Todavia, também foram descritas "epidemias" por cepas específicas do germe em alguns centros de tratamento de fibrocísticos na Europa e América do Norte. No Brasil, um estudo com 43 pacientes acom-panhados em um centro do Sul do país com análise do DNA cromossômico revelou que os pacientes fibrocísticos são colonizados por mais de uma cepa de *P. aeruginosa* durante longos períodos e que ocasionalmente a cepa mucoide infectante pode ser substituída por outra presente na via aérea.
- **Staphylococcus aureus:** é geralmente o primeiro patógeno a colonizar as vias aéreas dos pacien-tes com fibrose cística, embora possa ocorrer em qualquer fase da vida. A emergência de cepas meticilino-resistentes tem se tornado problema frequente em outros países e no Brasil.
- **Complexo Burkholderia cepacia:** quando se encontra este germe no trato aéreo de um fibro-cístico por meio de cultura, é possível que se trate de uma das 17 espécies (genomovares) do complexo atualmente identificadas como patogênicas ao homem, que só são identificadas por análise filogenética: *B. ambifaria, B. anthina, B. arboris, B. cenocepacia, B. cepacia, B. contami-*

nans, B. difusa, B. dolosa, B. lata, B. latens, B. metallica, B. multivorans, B. pyrrocinia, B. seminalis, B. stabilis, B. ubonensis ou *B. vietnamiensis*. Embora a *B. gladioli* não faça parte desse complexo, pode infectar uma proporção significativa desses pacientes e é incluída no conjunto.

Segundo a Cystic Fibrosis Foundation, a prevalência de *B. cepacia* nos pacientes norte--americanos é de 3% a 4%. No Brasil parece ser mais elevada. Martins e cols. identificaram o germe por meio de PCR do gene *recA* em 11,4% dos pacientes de um centro da cidade de São Paulo. Em Campinas, Dentini e cols. encontraram por método similar uma prevalência de 22,5%. Em Recife, Magalhães e cols. identificaram germes do complexo por meio de cultura sem métodos moleculares em 29,2% dos casos.

O primeiro relato de infecção por *B. cepacia* ocorreu no final dos anos 70 em um centro canadense, onde se observou quadro grave em cerca de 20% dos infectados, em que ocorriam septicemia e deterioração pulmonar rapidamente progressiva – a *síndrome Cepacia*. Essa síndrome foi posteriormente relatada em outros centros, e ficou caracterizada a transmissão interpessoal do germe. Sabe-se hoje que nem todos os genomovares do complexo determinam a *S. cepacia* e que as espécies apresentam características clínicas diversas. Lipase, proteases, sideróforos e proteínas são alguns dos produtos liberados de modo variável entre as diferentes espécies do complexo que interferem na virulência e sobrevida do germe no organismo.

Outros mecanismos adaptativos e de virulência também estão presentes em algumas espécies, como o sistema de *quorum-sensing*, que facilita a adaptação ao meio e o desenvolvimento de resistência a antibióticos e a formação de biofilme. Da mesma forma que as pseudomonas, algumas espécies de *Burkholderia* podem produzir biofilme, tornando-se menos virulentas, porém com possibilidade de não serem erradicadas do organismo (formas mucoides ou planctônicas). A *Burkholderia* mais virulenta, a *B. cenocepacia*, é na maioria das vezes não mucoide. Diferentemente das pseudomonas, esses germes podem variar de não mucoides para mucoides e vice-versa. Um estudo realizado com 59 fibrocísticos do Rio de Janeiro colonizados por *B. cepacia* demonstrou que nenhum dos isolados continha o gene de virulência *cblA*. Diferentemente, o perfil de secreção de protease, hemolisina, fosfolipase C e lipase diferiu entre as espécies, demonstrando perfil variável de virulência.

- **Stenotrophomonas maltophilia:** ao contrário do *P. aeruginosa* e da *B. cepacia*, não é relatada a transmissão interpessoal desse germe em fibrocísticos. Sua prevalência tem aumentado progressivamente nos EUA e na Europa, fenômeno que parece estar relacionado com o consumo de antibióticos de largo espectro. No Brasil, estudo transversal com fibrocísticos adultos de Campinas mostrou prevalência de 9%. Seus efeitos nos pacientes não são tão claros quanto os dos coliformes citados. Um estudo longitudinal com quase 3.000 pacientes colonizados com mediana de seguimento de 3,8 anos não demonstrou deterioração significativa da função pulmonar.

- **Achromobacter xylosoxidans:** sua taxonomia não é consensual e alguns a consideram como *Alcaligenes dentrificans*, subespécie *xylosoxidans*, ou *Alcaligenes xylosoxidans*, subespécie *xylosoxidans*. Sua prevalência em norte-americanos é de 6%, tendo aumentado nos últimos anos. Possivelmente ocorre transmissão interpessoal em pacientes com FC.

- **Micobactéria:** das 175 espécies conhecidas, destacam-se os germes do complexo *M. tuberculosis* (*M. tuberculosis, M. bovis* etc.) e as micobactérias não tuberculosas oportunistas: o complexo *M. avium, M. abscessus, M. kansasii* e outros. A prevalência desses germes em fibrocísticos não é bem conhecida. Nos EUA, estudo multicêntrico mostrou uma prevalência de 13%, sendo os mais comuns os germes do complexo *M. avium* e *M. abscessus*. Os fatores de risco de aquisição são ainda desconhecidos, assim como seus efeitos. Um estudo com mais de 1.200 portadores de FC maiores de 8 anos mostrou que a infecção crônica por *M. abscessus* acelera o declínio da função pulmonar. Um estudo brasileiro com pacientes adultos na cidade de Campinas revelou uma prevalência de 11%.

- **Aspergilose broncopulmonar:** pacientes com FC podem infectar-se por *Aspergillus fumigatus* sob três formas de apresentação: aspergilose broncopulmonar alérgica (ABPA), bola fúngica e pneumonia. Para todos os tipos, o tratamento se baseia em corticoides e antifúngicos. O tratamento cirúrgico fica restrito à doença localizada e refratária ao tratamento clínico. A prevalência de aspergilose em fibrocísticos varia de 2% a 60%, sendo ao menos em parte dependente do método utilizado para coleta e definição de doença. A apresentação mais comum nesse grupo é a ABPA, que cursa com exacerbação da dispneia, dor torácica e sibilância.

O diagnóstico se baseia nos sintomas e na deterioração radiológica, associados à elevação da IgE total sérica, ao teste cutâneo ou IgE específica positiva para *A. fumigatus* e à presença de IgG sérica específica elevada. Acreditamos que no Brasil a prevalência seja mais elevada nas regiões de clima mais frio, visto não ser achado frequente no Norte e Nordeste, embora essa suspeita deva ser confirmada por estudos prospectivos. Inquérito de prevalência na Bahia mostrou prevalência de 2,7% em 74 pacientes maiores de 6 anos.

Correlação entre genótipo e fenótipo

Embora seja clara a natureza monogênica da FC, não se consegue correlacionar isoladamente o tipo de mutação com a gravidade da doença. Estudos com fibrocísticos homozigóticos F508del e com gêmeos homozigóticos e dizigóticos demonstraram que fatores ambientais e outros genes além do CFTR, os chamados genes modificadores, alteram a progressão e a gravidade da afecção.

Estudos com bases de dados de pacientes da Cystic Fibrosis Foundation (CFF) dos EUA e da Europa demonstraram que as mutações de classes I, II e III são associadas a doença mais grave do que as de classe IV e V. Essa maior gravidade é basicamente relacionada com as infecções pulmonares por *P. aeruginosa* e insuficiência pancreática.

Em estudo longitudinal retrospectivo com 47 pares de gêmeos homozigóticos, 10 pares dizigóticos e 231 pares não gemelares atendidos nos centros dos EUA, Vanscoy e cols. encontraram controle genético significativo da variação da função pulmonar independentemente do genótipo da CFTR atribuído aos genes modificadores.

Fatores ambientais também são importantes na evolução da doença para formas graves. Alguns estudos demonstram aumento da letalidade de FC em pacientes do sexo feminino. É possível que esse achado não se deva a motivos biológicos, mas a fatores socioculturais. A atitude das mulheres com relação à morte, à imagem corporal e à profissão pode torná-las propensas à menor aderência ao tratamento medicamentoso, dietético e fisioterapêutico e à atividade física saudável. Condição socioeconômica desfavorável também interfere negativamente na evolução da doença, como demonstrado em estudos na Inglaterra e nos EUA. A exposição ao fumo passivo agrava o comprometimento da função pulmonar e aumenta a frequência de infecções pulmonares e a letalidade.

A aquisição precoce de germes, assim como a não erradicação precoce de *P. aeruginosa*, aumenta a velocidade de declínio da função pulmonar. A precocidade com que se faz o diagnóstico da doença também interfere no desfecho. O diagnóstico de bebês assintomáticos por meio do teste de triagem neonatal se associa a melhor situação nutricional, crescimento, desenvolvimento cognitivo e menor letalidade. A influência desses fatores ambientais em pacientes brasileiros não tem sido muito estudada. Todavia, nos centros especializados de atendimento de fibrocísticos do Norte ao Sul do país parece evidente o prejuízo das más condições socioeconômicas no prognóstico desses indivíduos.

Estudo recente utilizando grande base de dados de fibrocísticos norte-americanos e australianos demonstrou que o clima mais elevado está relacionado com maior deterioração da função pulmonar e com colonização mais precoce e mais frequente por *P. aeruginosa*.

Anatomia patológica

A maioria dos autores acredita que os pulmões são normais ao nascimento, embora haja descrição de acúmulo de mucina nas glândulas traqueobrônquicas no pulmão fetal. Antes mesmo das primeiras infecções ocorrem hipertrofia glandular na submucosa, hiperplasia de células mucosas, obstrução dos ductos e hipersecreção de muco. Uma vez que a infecção se estabelece de forma crônica ou recorrente, as vias aéreas se enchem de material purulento espesso rico em neutrófilos e bactérias. Os substratos patológicos das infecções são tipicamente a bronquite e a bronquiolite, sendo menos comum a pneumonia alveolar. O infiltrado inflamatório é predominantemente neutrofílico. Hiperplasia folicular também é encontrada.

A persistência do processo inflamatório leva ao surgimento de bronquiectasias, predominantemente centrais e localizadas nos lobos superiores e médios, na língula e nos segmentos superiores dos lobos inferiores. Pode haver formação de abscesso endobrônquico, assim como colapso por rolha de muco ou enfisema por obstrução parcial das vias aéreas. Juntamente com a fibrose peribrônquica, as bronquiectasias provocam hipertensão pulmonar, inicialmente por compressão vascular, posteriormente agravada pela hipóxia, que leva a hiperplasia e hipertrofia da camada muscular dos vasos. Hemoptise ocorre por erosão de vasos brônquicos dilatados. Com a progressão da hipertensão, surge o *cor pulmonale,* que resulta em óbito, sendo a principal causa na maioria dos pacientes. Na Figura 17.6 se observam as alterações histológicas características.

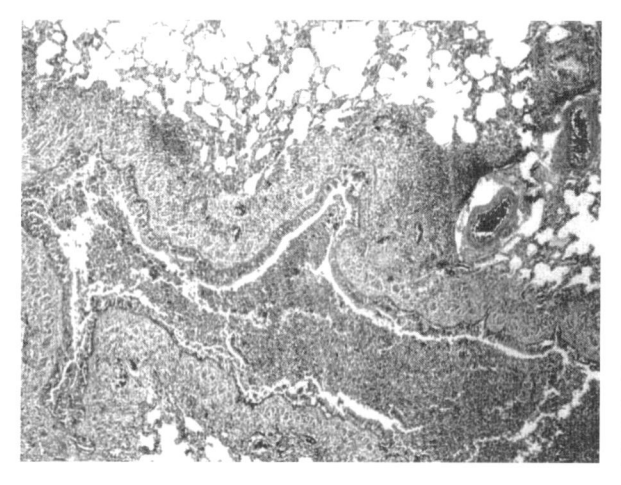

FIGURA 17.6. Necrópsia de fibrocístico do HC/FCM/Unicamp. Verificam-se brônquio repleto de material mucopurulento e inflamação intra e peribrônquica.

A história natural das infecções pulmonares pode ser sumarizada do seguinte modo: a maior parte das crianças se coloniza inicialmente por *S. aureus*. Poucos meses ou semanas após passam a ser colonizadas por *P. aeruginosa*, de início não mucoide, e com o decorrer do tempo com formas planctônicas, mucoides. Por fim podem adquirir outros germes, como *B. cepacia*, *S. maltophylia* e outros.

A pleura também é comprometida na doença pulmonar avançada. Pneumotórax decorrente de ruptura de cistos subpleurais pode complicar a evolução dos pacientes. A extensão da reação pleural pode ser agravada por toracotomia e tornar mais difícil a realização de transplante pulmonar posteriormente. As vias aéreas superiores são também comumente afetadas, podendo ocorrer sinusite e pólipos nasais.

MANIFESTAÇÕES CLÍNICAS

Uma vez que a fibrose cística tem expressão variável de gravidade, suas manifestações também são pleomórficas. Embora as formas com infecções pulmonares de repetição, tosse crônica e bronquiectasias sejam mais comuns, manifestações leves, sem doença de vias aéreas inferiores, são algumas vezes as únicas manifestações de doença respiratória. Alguns pacientes podem até apresentar doença exclusiva de outro sistema fora das vias aéreas. Adicionalmente, como o diagnóstico precoce determina maiores sobrevida e qualidade de vida, os sintomas respiratórios iniciais podem ser leves na criança de baixa idade.

A tosse crônica é a manifestação respiratória mais comum, podendo ocorrer desde as primeiras semanas de vida, perturbando o sono e a alimentação do lactente. O excesso de produção de catarro mucoso, espesso e às vezes purulento, também é frequente. Bronquiolite viral aguda grave com sibilância persistente e de repetição, infecções recorrentes do trato respiratório ou infecções pulmonares recidivantes podem fazer parte do quadro clínico. Intolerância a exercícios, emagrecimento e dependência de oxigênio ocorrem com a evolução da doença.

Alguns pacientes ficam oligossintomáticos por vários anos, o que não impede a progressão silenciosa das bronquiectasias. No entanto, a maioria exibe frequentes reagudizações de bronquite, pneumonias e doença pulmonar supurativa. Grande parte dos portadores de doença pulmonar evolui para *cor pulmonale*. Nas fases terminais e avançadas da doença, os pacientes se apresentam com tórax enfisematoso, broncorreia purulenta, principalmente matinal, taquipneia, dificuldade expiratória, cianose periungueal e baqueteamento digital. Nessa fase se queixam de falta de ar durante exercícios e posteriormente em repouso. As complicações incluem hemoptises recorrentes, impactação mucoide brônquica, atelectasia, empiema, enfisema progressivo, pneumotórax, fibrose pulmonar e o próprio *cor pulmonale*.

As vias respiratórias superiores são comprometidas na totalidade dos pacientes na forma de sinusite crônica com reagudizações, otite média crônica ou recorrente, anosmia, déficit auditivo e rouquidão. A polipose nasal recidivante ocorre em aproximadamente 20% dos pacientes e pode ser a primeira manifestação da doença.

Como já exposto no início deste capítulo, a doença pode apresentar-se por meio de formas clássicas, tal como já descrito, ou como formas não clássicas, oligossintomáticas, muitas vezes sem acometimento pulmonar. O conhecimento dessas manifestações foi possível a partir dos estudos de Groman e cols., que observaram 74 pacientes com quadro "atípico". Desses, 29 exibiam duas mutações da CFTR, 15, uma, e 30 não apresentavam mutação detectável. Por meio de análise de diferença de potencial transnasal se identificou a doença nesses indivíduos. Dessa forma, é possível detectar fibrocísticos com bom estado nutricional, sem doença pulmonar, sem insuficiência pancreática, exibindo apenas achados leves e inespecíficos, ou doença exclusiva de vias aéreas superiores, como sinusite ou polipose ou azoospermia.

MANIFESTAÇÕES DE INFECÇÃO PULMONAR

É importante que o médico que lida com pacientes com FC saiba identificar as exacerbações de doença pulmonar e quando ocorre colonização sem infecção, situações em que é necessário intervir energicamente com antibioticoterapia combinada de largo espectro. Segundo o consenso europeu de antibioticoterapia na infecção por *P. aeruginosa*, considera-se o seguinte:

- **Colonização:** presença de *P. aeruginosa* nas vias aéreas sem sinais clínicos de inflamação (febre, decaimento geral etc.) ou laboratoriais (presença de anticorpos específicos, aumento de proteases séricas).
- **Colonização crônica:** presença de *P. aeruginosa* no trato aéreo por pelo menos 6 meses, com base em três ou mais culturas positivas com pelo menos 1 mês de intervalo entre essas, sem sinais de infecção, ou de dano tissular.
- **Infecção pulmonar:** presença de pseudomonas no trato aéreo com sinais clínicos (aumento de anticorpos específicos) e/ou laboratoriais de inflamação.
- **Infecção crônica:** presença de *P. aeruginosa* na via aérea por pelo menos 6 meses, com base em três ou mais culturas positivas com pelo menos 1 mês de intervalo entre essas, com sinais clínicos ou laboratoriais de infecção.

Observações:

1. Nas Américas, incluindo o Brasil, não são dosados rotineiramente anticorpos antipseudomonas. Todavia, a identificação de cepa mucoide na cultura equivale à pesquisa de anticorpos séricos.
2. Na prática é possível aplicar essa classificação para outros germes, como *B. cepacia*, *A. xylosoxidans* e *S. aureus*, embora se sabendo que não existem estudos validando essa aplicação e que essas bactérias muitas vezes se comportam de forma diferente das pseudomonas.

As exacerbações de infecção pulmonar (bronquites) exibem achados mais sutis do que a pneumonia aguda e não há consenso sobre os critérios diagnósticos. De modo geral, pode ocorrer aumento da dispneia em repouso ou durante atividade física, surgimento ou agravamento da tosse, aumento da produção de muco ou mudança da sua coloração, que passa de esbranquiçada ou amarelada para esverdeada. O escarro também pode tornar-se mais viscoso. Sintomas gerais, como febre, mal-estar e anorexia, podem estar presentes, assim como perda de peso, dor de garganta e aumento da secreção de vias aéreas superiores.

Segundo um dos escores utilizados, a presença de quatro dos seguintes achados é indicativa de exacerbação: alteração no escarro, surgimento ou aumento de hemoptise, aumento da tosse, aumento da dispneia, mal-estar, febre, anorexia ou perda de peso, dor facial, descarga nasal purulenta, alteração do exame físico pulmonar, redução dos parâmetros prévios de função pulmonar maior do que 10% e alterações radiográficas sugestivas.

DISTÚRBIOS DO SONO

São decorrentes de disfunção da mecânica ventilatória no recrutamento dos músculos respiratórios, alteração na relação ventilação/perfusão e possivelmente redução na oxigenação venosa mista.

São distúrbios frequentes em portadores de FC. Em uma amostra sequencial de 67 fibrocísticos de 2 a 14 anos sem exacerbação de doença pulmonar, uso de oxigênio domiciliar ou diagnóstico prévio de distúrbio do sono de um centro de referência da Bahia, Ramos e cols. observaram um ou mais episódios de apneia obstrutiva na polissonografia em 57% dos casos.

Em adultos, a dessaturação durante o sono tem relação com a função pulmonar, sendo comum quando o VEF_1 é menor do que 65% do previsto. Em caso-controle com 30 fibrocísticos estáveis de idade média de 12,3 anos e VEF_1 previsto médio de 65%, 10 pacientes com idade média de 13,3 anos e VEF_1 médio de 99% e 20 controles sadios sem FC, Castro-Silva e cols. também encontraram relação entre dessaturação e $VEF_1 < 65\%$ do previsto.

São descritas ainda alterações da "arquitetura" do sono nesses pacientes – redução da eficiência, prolongamento do período de latência do sono REM e redução relativa do tempo de sono REM – não relacionadas com hipoventilação ou hipoxemia. Hipopneias e dessaturações noturnas são associadas a despertares mais frequentes em adultos com FC, embora a suplementação de oxigênio não reduza a ocorrência desse distúrbio. Ramos e cols. também encontraram nas crianças que apresentaram apneia obstrutiva menor tempo total de sono nos estágios 4 e REM, maior tempo de latência de sono REM e maior índice de dessaturação.

Outras causas de perturbação no sono incluem tosse, aumento do trabalho respiratório e efeitos colaterais de medicações (insônia por uso de beta-2 agonistas, dor epigástrica por antibióticos, anti-inflamatórios etc.).

Os escassos estudos sobre interferência desses distúrbios na qualidade de vida revelam menores níveis de satisfação, predisposição à fadiga e redução da capacidade cognitiva associados aos distúrbios do sono, não relacionados diretamente com a gravidade da doença pulmonar.

AVALIAÇÃO DA GRAVIDADE E PROGRESSÃO DO ACOMETIMENTO PULMONAR

Nas formas clássicas de FC, o acometimento pulmonar é progressivo e rápido, determinando insuficiência respiratória grave com poucas décadas de vida. A monitoração periódica do dano pulmonar e a intervenção subsequente são importantes não só para determinar o prognóstico e a expectativa de vida, mas para intervir prontamente no retardo ou na minimização da progressão da doença, devendo ser meta de seguimento em todo centro de atendimento de fibrocísticos. Essa monitoração é feita por meio de avaliação clínica, provas de função pulmonar, radiografia do tórax e tomografia computorizada de alta resolução (TCAR), exames microbiológicos das secreções respiratórias e determinação da inflamação das vias aéreas por análise do escarro ou do lavado broncoalveolar (LBA).

• **Avaliação clínica:** exames clínicos periódicos e padronizados são importantes para pacientes com FC. A avaliação por escores possibilita que vários médicos meçam de forma reprodutível variações ao longo da doença de um indivíduo e que diferentes pacientes sejam comparados entre si de forma acurada e reprodutível. O escore clínico de Shwachman e Kulczycki é o mais antigo e utilizado pelos centros de atendimento de FC (Quadro 17.1). Suas limitações são a falta de determinação de reprodutibilidade e a subjetividade de alguns de seus parâmetros, como "tosse ocasional". Outros escores foram elaborados, como o de Shwachman modificado por Doershuk, do NIH e outros. Alguns desses são validados, porém não são tão amplamente utilizados quanto o primeiro.

- **Provas de função pulmonar:** esse exame apresenta pouca sensibilidade nas fases precoces da doença pulmonar, cujas alteração funcional detectável mais precoce é o aumento da relação volume residual (VR)/capacidade pulmonar total (CPT), perceptível por pletismografia de corpo inteiro. Posteriormente ocorre redução progressiva do VEF_1, que se correlaciona com a gravidade da doença. A pletismografia de corpo inteiro tem pouca utilidade na determinação da progressão do comprometimento pulmonar. A espirometria deve ser realizada rotineiramente a cada 6 a 12 meses.

- **Radiografia e TCAR de tórax:** a radiografia de tórax é pouco sensível para detectar alterações precoces. Todavia, auxilia a determinação do escore de Shwachman e deve ser realizada anualmente. A TCAR apresenta alta sensibilidade para detecção precoce de alterações do trato respiratório, visto que as bronquiectasias iniciais podem ser detectadas antes de alterações de função pulmonar. De modo geral deve ser feita bianualmente ou mais frequentemente se necessário. Deve ser realizada com parcimônia na criança de baixa idade e com protocolo de baixa radiação, considerando o risco de câncer. Para se realizar uma avaliação da gravidade e da progressão do dano pulmonar de forma mais acurada, reprodutível e objetiva do que a radiografia de tórax é utilizado o escore tomográfico de Bhalla, que se correlaciona com os valores de função pulmonar (veja Quadro 17.2). A TCAR apresentada na Figura 17.7A mostra um paciente com FC e com espirometrias normais (VEF_1 >100% do previsto para a idade). Na Figura 17.7B pode-se observar que a TCAR apresenta achados de bronquiectasia.

- **Microbiologia das secreções respiratórias:** o controle da infecção pulmonar é considerado o principal fator relacionado com o aumento da expectativa de vida. Por isso, a monitoração microbiológica das secreções respiratórias é fundamental no manejo de fibrocísticos com comprometimento pulmonar e naqueles detectados precocemente, quando ainda não é possível determinar se ocorrerá ou não esse desfecho. Deve ser feita a cada consulta agendada e durante

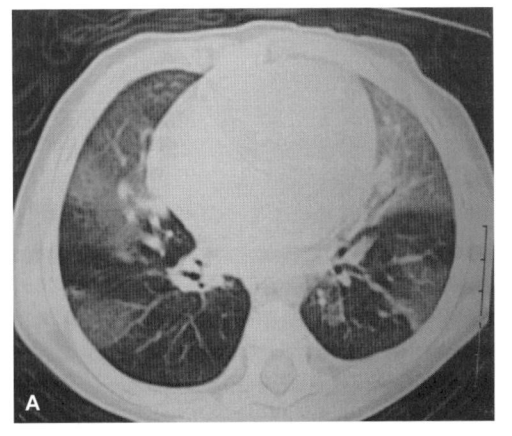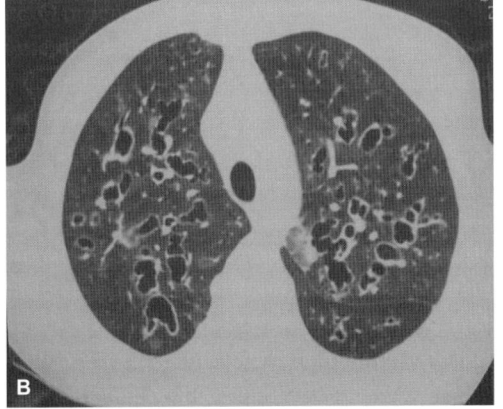

FIGURA 17.7. A. Corte tomográfico de pulmão de paciente com FC do HC/FCM/Unicamp, evidenciando sinais clássicos de atenuação em mosaico. **B.** Corte tomográfico de pulmão de paciente com FC avançada do HC/FCM/Unicamp, em que se observam extensas áreas de bronquiectasia.

QUADRO 17.1 Representação do escore de Shwachman-Kulczycki para classificação de gravidade das manifestações clínicas da fibrose cística

Graduação (%)	Pontos	Atividade geral	Exame físico	Nutrição	Achados radiológicos
Excelente (86 a 100)	25	Atividade normal plena Brinca, joga bola, vai à escola regularmente	Normal Não tosse FC e FR normais Pulmões livres Boa postura	Mantém peso e estatura > percentil 25 Fezes bem formadas Boa musculatura e tônus	Campos pulmonares limpos
Bom (71 a 85)	20	Irritabilidade e cansaço no fim do dia Boa frequência na escola	FC e FR normais em repouso Tosse rara Pulmões livres Pouco enfisema	Peso e altura entre percentis 15 e 20 Fezes discretamente alteradas	Pequena acentuação da trama vasobrônquica Enfisema discreto
Médio (56 a 70)	15	Necessita repousar durante o dia Cansaço fácil após exercícios Diminui a frequência à escola	Tosse ocasional, às vezes de manhã FR levemente aumentada Médio enfisema Discreto baqueteamento de dedos	Peso e altura >3º percentil Fezes anormais, pouco formadas Distensão abdominal Hipotrofia muscular	Enfisema de média intensidade Aumento da trama vasobrônquica
Moderado (41 a 55)	10	Dispneia após pequenas caminhadas Repouso em grande parte do tempo	Tosse frequente e produtiva Retração torácica Enfisema moderado Pode haver deformidade no tórax Baqueteamento 2/3+	Peso e altura < 3º percentil Fezes anormais Volumosa diminuição da massa muscular	Moderado enfisema Áreas de discreta infecção Bronquiectasia
Grave (40% ou menos)	5	Ortopneia Confinado ao leito	Tosse intensa Períodos de taquipneia e taquicardia e extensas alterações pulmonares Pode mostrar sinais de falência cardíaca discreta Baqueteamento 3/4+	Desnutrição intensa Distensão abdominal Prolapso retal	Extensas alterações Fenômenos obstrutivos Infecção, atelectasia, bronquiectasia

QUADRO 17.2 Escore de Bhalla para classificação de tomografia computorizada (TC) de tórax				
Categoria	0	1	2	3
Gravidade da bronquiectasia	ausente	leve (luz sutilmente maior do que o vaso adjacente)	moderada (luz 2/3× maior do que o vaso adjacente)	grave (luz 3× maior do que o vaso adjacente)
Espessamento peribrônquico	ausente	leve (espessamento da parede igual ao do vaso)	moderado (espessamento maior/dobro do vaso)	grave (espessamento 2× maior do que o vaso)
Extensão da bronquiectasia (nº segmentos broncopulmonares)	ausente	1 a 5	6 a 9	> 9
Extensão de rolhas de muco (nº de segmentos broncopulmonares)	ausente	1 a 5	6 a 9	> 9
Abscessos ou saculações (nº de segmentos broncopulmonares)	ausente	1 a 5	6 a 9	> 9
Generalidades da divisão bronquial envolvida (bronquiectasia/rolha)	ausente	> 4ª geração	> 5ª geração	> 6ª geração e distal
Número de bolhas	ausente	unilateral (não > 4)	bilateral (não > 4)	> 4
Enfisema (nº de segmentos BP)	ausente	1 a 5	> 5	
Colapso/Consolidação	ausente	subsegmental	segmento lobar	

as exacerbações de infecção pulmonar. Geralmente se utiliza cultura de escarro ou de aspirado nasotraqueal naqueles que não conseguem escarrar ou, ainda, o escarro induzido. O *swab* de orofaringe tem baixa acurácia e deve ser evitado. Ocasionalmente se pode coletar LBA por broncoscopia. O cultivo das secreções é mais complexo e caro para FC do que em qualquer outra doença. Conforme recomendações da CFF, a cultura deve ser feita em meio não automatizado, incubada em meio para germes aeróbicos comuns, uma placa ou jarra para *H. influenzae* e uma em meio específico para *B. cepacia*. O não seguimento dessas recomendações pode reduzir a frequência de identificação de alguns germes, como a *B. cepacia* e outros. Idealmente, deve-se estabelecer o genomovar de *B. cepacia* pelas técnicas de PCR quando esse germe é encontrado na cultura.

- **Determinação da inflamação:** uma vez que a inflamação constitui um evento-chave para a progressão da doença pulmonar, a monitoração da inflamação passou a ser valorizada nos últimos anos. A determinação de parâmetros, como citocinas, contagem de leucócitos e proteína C reativa no sangue, não é útil para determinar inflamação das vias aéreas. Por outro lado, a determinação no escarro é utilizada e pode ser feita não só por LBA, mas por procedimento não invasivo, como o escarro induzido por salina hipertônica. Todavia, esses procedimentos necessitam ainda de validação para sua incorporação na rotina diária.

Fase de transplante e fase de cuidados paliativos

Enquanto não se dispuser de um tratamento eficaz em aumentar a sobrevida de pacientes com FC a um patamar similar ao da população geral, existirão pacientes cuja expectativa de vida não será modificada por um regime terapêutico diário e agressivo. É importante poder definir essa etapa porque, de modo similar à oncologia, devem ser tratados os pacientes que se encontram nessa fase de forma paliativa, de modo a melhorar a qualidade de vida e promover conforto. Essa definição é, contudo, difícil, pois não existem parâmetros claros para delimitar esse período e também porque, uma vez definido, também há relutância tanto por parte do paciente e da família quanto da equipe de saúde em instituir os cuidados paliativos.

A fase terminal é geralmente acompanhada de aumento da frequência e gravidade das infecções pulmonares, deterioração acelerada da função pulmonar, especialmente em pacientes femininos, dependência de oxigênio e presença de dor. Valores de VEF_1 inferiores a 30% do previsto, PaO_2 menor do que 55torr e $PaCO_2$ maior do que 50torr em ar ambiente são indicadores de estágio terminal da FC. O aparecimento de diabetes e a colonização por patógenos menos frequentes (*B. cepacia, A. xylosoxidans*) são também motivo de maior preocupação.

A FC é a principal indicação de transplante pulmonar duplo. É um procedimento complexo e caro, cuja indicação deve ser a mais precisa possível. De acordo com estudos prévios, o transplante pulmonar passa a ser benéfico quando a expectativa de sobrevida em 5 anos é menor do que 30%. São fatores de pior prognóstico para o transplante: idade menor que 18 anos, artropatia relacionada diretamente com FC e colonização em adultos por *B. cepacia*.

DIAGNÓSTICO DIFERENCIAL

Embora o reconhecimento precoce não seja papel do especialista em doença pulmonar pediátrica, para quem este livro é dirigido, mas do médico que cuida de crianças desde os primeiros dias de vida, seja pediatra, seja médico de saúde da família, a determinação precoce dos sinais e sintomas da FC é altamente desejável, devendo ser feita também pelo pneumologista. Por ser doença rara e pleomórfica, seu diagnóstico é mais difícil. Em países desenvolvidos, o diagnóstico sem triagem neonatal é mais precoce. Na Inglaterra, a média de idade para o diagnóstico nos pacientes não triados é de 6 meses e, nos EUA, de 14,5 meses.

Em Campinas, São Paulo, a média para o diagnóstico em pacientes atendidos entre 1990 e 2000 (antes de haver triagem de rotina) foi de 2,3 anos. É possível que no Nordeste do nosso país o retardo no diagnóstico seja ainda maior. Em inquérito com a quase totalidade dos médicos da rede de atenção básica de três cidades do interior de Pernambuco, Paraíba e Ceará, constatou-se conhecimento insuficiente dos sintomas iniciais da doença em crianças.

A FC clássica, que usualmente se inicia na infância, está associada a doença pulmonar e insuficiência pancreática em níveis elevados de cloretos no suor. Outros fibrocísticos com disfunção leve da CFTR (formas não clássicas) geralmente têm o diagnóstico estabelecido na adolescência ou na vida adulta. Esses geralmente não apresentam sinais de insuficiência pancreática e têm níveis de cloretos no suor entre 40 e 60mEq/L ou normais e pelo menos uma das mutações da CFTR.

Na Figura 17.8 é mostrada a sequência de procedimentos diagnósticos de FC.

No Quadro 17.3 são listadas afecções que fazem parte do diagnóstico diferencial do acometimento pulmonar da afecção.

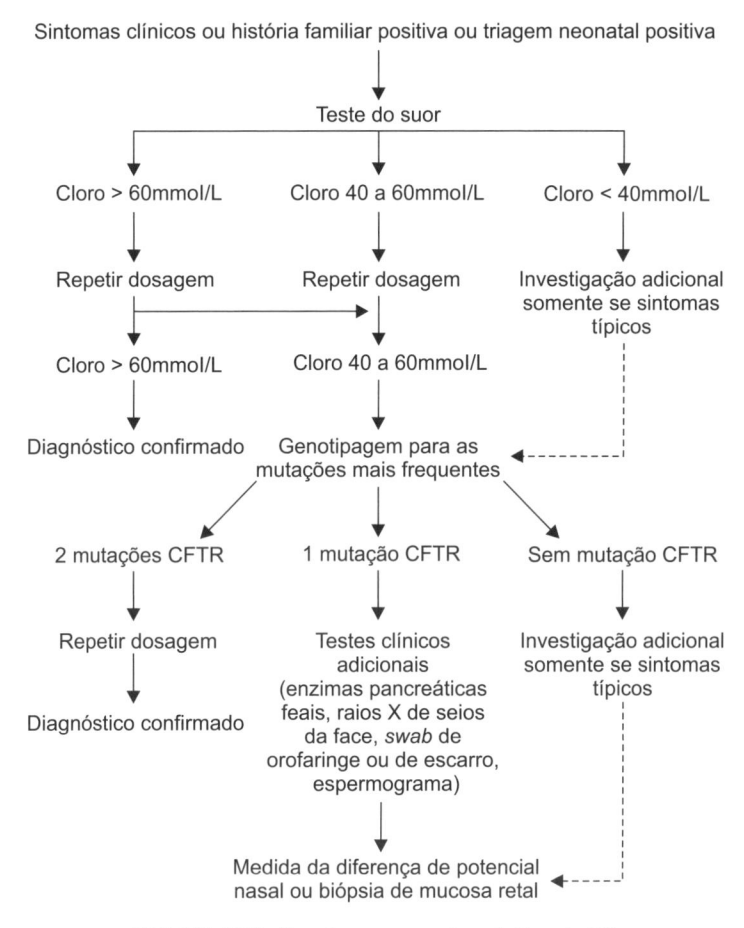

FIGURA 17.8. Algoritmo para o diagnóstico da FC.

TRATAMENTO

As evidências apontam não somente que o tratamento dos portadores de FC deva ser feito em centro especializado, como também que os centros que alcançam melhores resultados em termos de sobrevida e qualidade de vida são aqueles cujos pacientes são consultados mais frequentemente, mais monitorados do ponto de vista de microbiologia do escarro e utilizam mais antibioticoterapia.

Mesmo com os avanços da terapia gênica, a transferência definitiva da CFTR funcionante ainda não é possível. No entanto, a aplicação de restauradores da sua função já é viável.

Um deles, o ivacaftor, já é comercializado nos EUA. Em ensaio randomizado com fibrocísticos portadores da mutação Gly551Asp em maiores de 12 anos de idade durante 48 semanas, para a qual o fármaco é específico, observou-se melhora do VEF_1 maior do que 10% do previsto, redução de 55% das exacerbações de infecção pulmonar e melhora significante do estado nutricional e da qualidade de vida, sem aumento de efeitos colaterais. Nenhuma outra terapia utilizada até o momento resultou em desfechos tão favoráveis quanto esses. Um estudo *in vitro* recente demonstrou eficácia em outras mutações similares. Essa classe de medicamentos abre uma importante perspectiva para o aumento da sobrevida e da qualidade de vida de pacientes com FC.

QUADRO 17.3 Diagnóstico diferencial da doença pulmonar	
Achado de FC	**Afecção**
Qualquer idade	
Baqueteamento digital	Bronquiectasias de outras etiologias
	Pneumopatia intersticial crônica
	Cardiopatia congênita cianótica
	Cirrose hepática
	Doença de Crohn e retocolite ulcerativa
Infecção pulmonar por *P. aeruginosa* mucoide	Discinesia ciliar primária
	Panbronquiolite difusa
Tosse crônica	Asma
	DPOC/deficiência de α-1-antitripsina
	Exposição tabágica
	Doença de refluxo gastroesofágico e outras síndromes aspirativas
	Rinite alérgica e sinusite crônica/recorrente
	Fármacos (inibidores de enzima de conversão etc.)
	Insuficiência cardíaca
Lactentes e pré-escolares	
Sibilância contínua ou recorrente	Asma
	Bronquiolite
	Displasia broncopulmonar
	Síndromes aspirativas
	Aspiração de corpo estranho
	Malformações pulmonares
	Cardiopatia com hiperfluxo pulmonar
Hemoptise	Pneumonia
	Tuberculose pulmonar
	Bronquiectasias
Escolares	
Bronquiectasias e deformidade torácica	Bronquiectasias de outras etiologias
	Anomalias osteomusculares
Adolescentes e adultos	
Bronquiectasias e deformidade torácica	Bronquiectasias de outras etiologias
Pansinusite crônica e polipose nasal	Anomalias osteomusculares
	Rinite alérgica
Hemoptise	Discinesia ciliar primária
	Tuberculose pulmonar
	Micoses pulmonares
	Bronquiectasias de outras etiologias

Os pilares do tratamento da doença pulmonar da FC são suporte nutricional adequado (não abordado neste capítulo), prevenção e tratamento agressivo das infecções pulmonares, terapia anti-inflamatória, desobstrução das vias aéreas (medicamentosa e fisioterapêutica) e reabilitação pulmonar. Oxigenoterapia e suporte ventilatório não invasivo são procedimentos importantes para indivíduos com doença grave, assim como o transplante pulmonar. Para o manejo adequado são importantes o diagnóstico precoce e, como referido, a monitoração clínica e laboratorial contínua e frequente.

PREVENÇÃO E TRATAMENTO DAS INFECÇÕES PULMONARES

Embora anti-inflamatórios e mucolíticos exerçam efeito na descolonização, na redução da concentração bacteriana e no tratamento das bronquites, os antibióticos específicos para os agentes bacterianos envolvidos no processo são os agentes de primeira linha. Embora a azitromicina seja um antibiótico, em FC é utilizada como anti-inflamatório, sendo inativa para a maioria dos patógenos.

A monitoração microbiológica adequada das secreções é essencial para a prevenção e o tratamento das infecções pulmonares. Seguem alguns princípios da terapia antimicrobiana:

Alguns princípios da terapia antimicrobiana em FC

- É possível erradicar o germe na colonização inicial quando se apresenta na forma planctônica.
- Em geral não é possível erradicar *P. aeruginosa* mucoide, mas apenas reduzir a concentração do patógeno nas vias aéreas. Bactérias envoltas em biofilme (cepas mucoides) podem resistir a concentrações de antibióticos até 1.000 vezes maiores do que a concentração inibitória mínima.
- A antibioticoterapia deve ser guiada pela cultura, embora com restrições. A primeira a ser considerada é que o antibiograma das culturas não se aplica para antibióticos usados por via inalatória, cuja concentração no escarro é bem superior à concentração inibitória mínima com base na antibioticoterapia sistêmica. Outra limitação é o fato de a colonização pulmonar ocorrer geralmente por diversos morfotipos de uma mesma bactéria com diferentes padrões de suscetibilidade, sendo o teste de suscetibilidade antimicrobiana feito para um único morfotipo. Um estudo retrospectivo recente mostrou que a suscetibilidade do germe não modifica a melhora da função pulmonar ou do estado nutricional.
- No tratamento das infecções pulmonares é recomendado que se combinem dois antibióticos intravenosos de diferentes mecanismos de ação com efeito sinérgico potencial, visando reduzir a chance de resistência. Utilizam-se cursos de 10 a 14 dias, embora sem evidências de que sejam mais efetivos do que períodos mais curtos. Nas infecções pulmonares mais leves pode-se utilizar antibiótico oral associado a um por via inalatória (p. ex., ciprofloxacino oral e tobramicina inalada).

Esquemas terapêuticos

1. **Profilaxia antiestafilocócica:** corresponde ao uso de antibióticos antes do surgimento do *S. aureus* na cultura de secreções respiratórias. A revisão sistemática de Smyth e Walters, com ensaios randomizados com 401 fibrocísticos de até 7 anos de idade, não encontrou vantagens da terapia. A diretriz norte-americana de manejo de lactentes com fibrose cística não recomenda a profilaxia antiestafilocócica e conclui que há evidências insuficientes para qualquer tentativa de erradicação de *S. aureus* em lactentes assintomáticos. Já o consenso europeu de intervenção precoce e prevenção de doença pulmonar recomenda a tentativa de erradicação inicial com antibioticoterapia por 2 a 4 semanas. Se a tentativa falhar, tratar por 1 a 3 meses. Nossa recomendação segue de acordo com a diretriz norte-americana. Só há justificativa para a terapia antiestafilocócica em pacientes sintomáticos, mesmo quando se trata da primeira colonização.
2. **Erradicação inicial de *P. aeruginosa*:** existem fortes evidências sobre o efeito benéfico da erradicação precoce do *P. aeruginosa* na manutenção de boas condições pulmonares. Um estudo de seguimento a longo prazo com 146 pacientes mostrou que o tratamento precoce evita a colonização crônica em 80% dos casos por até 15 anos. Em outro estudo de coorte com 282 pacientes

diagnosticados pela triagem neonatal se observou risco de exacerbações de infecção pulmonar de 2,5 (IC95%: 1,26-4,93) quando ocorria falha na erradicação do *P. aeruginosa*. Existem alguns esquemas antibióticos propostos, aparentemente com eficácia equivalente. Os europeus utilizam ciprofloxacino oral associado à colistina inalada por 3 meses. Já os norte-americanos recomendam tobramicina inalada por 28 dias.

3. **Colonização crônica por *P. aeruginosa*:** diferentemente do tratamento da colonização inicial, cuja meta é erradicar o germe e evitar a colonização persistente, o objetivo da terapia da colonização crônica por *P. aeruginosa* é prevenir as exacerbações de infecção com vistas a reduzir a progressão da deterioração da função pulmonar, melhorar a qualidade de vida e prolongar a sobrevida. Uma revisão sistemática da Cochrane feita por Gerard e cols. sem metanálise (dada a variabilidade de desenho dos estudos e da apresentação dos resultados) com 1.724 participantes demonstrou melhora da função pulmonar e da frequência das exacerbações, sendo as melhores evidências dirigidas à tobramicina inalada, o antibiótico mais estudado.

   Existem duas formas de administrar tobramicina: por nebulização e por inalador de pó, este parecendo ser boa alternativa, visto reduzir os riscos de contaminação do paciente pelo nebulizador e por reduzir o tempo de administração do fármaco. Todavia ainda não foi liberada para uso no Brasil. A tobramicina nebulizada é recomendada na dose de 300mg 2×/dia, em meses alternados, para todos os pacientes maiores de 6 anos com colonização crônica. Existem poucas evidências em relação à eficácia da colistina inalada. O aztreonam inalado é opção recentemente descrita, mas também não está liberado para uso no Brasil. Uma revisão sistemática com cinco ensaios randomizados mostrou que o antibiótico nebulizado é seguro e eficaz.

4. **Exacerbação de infecção pulmonar por *P. aeruginosa*:** conforme recomendações da CFF, a terapia deve ser feita por via intravenosa, em domicílio, se o paciente não necessitar de cuidados especiais além da infusão parenteral, e com dois antibióticos de diversos mecanismos de ação em vez de monoterapia. Com relação aos aminoglicosídeos venosos, é preferível utilizar uma dose diária, tão eficaz quanto a infusão a cada 8 ou 12 horas e menos tóxica. Quanto à duração do tratamento, não há consenso a respeito do período adequado, pois as evidências atuais são conflitantes quanto à utilização de 2 a 3 semanas de tratamento *versus* períodos mais curtos.

   Se estudos de farmacodinâmica apontam que por via inalada a concentração de antibiótico nas vias aéreas é maior do que a parenteral, seria lógico supor que a terapia domiciliar com antibiótico inalado evitasse a terapia intravenosa. Recente revisão sistemática da Cochrane sobre o assunto concluiu que ainda não há evidências suficientes que comprovem sua eficácia, visto que os estudos primários são escassos e heterogêneos. Apesar disso, o uso de antibiótico inalado associado a antibiótico oral, geralmente tobramicina e ciprofloxacino, é uma alternativa terapêutica utilizada em pacientes com exacerbações leves de infecção em alguns centros do Brasil.

5. **Infecção e colonização por *B. cepacia*:** não só o diagnóstico, mas a terapia desse grupo de germes é ainda pouco conhecida. Embora a aplicação clínica de testes de suscetibilidade antimicrobiana *in vitro* seja controversa, é usada como referência para tratamento, especialmente naqueles casos com evidências de colonização inicial ou de infecção aguda. Em um inquérito de 1996 a 2004 em que foram analisados os dados anuais de cerca de 1/3 dos pacientes norte-americanos cadastrados com cultura de escarro positiva para esses germes, minociclina, meropenem e ceftazidima foram os antibióticos de maior sensibilidade, inibindo de 1/3 a 1/4 das cepas. Tobramicina em concentrações elevadas (similares às obtidas por via inalatória) inibiu

45% das cepas. Resistência completa a todos os antimicrobianos testados foi encontrada em 18% dos isolados.

Em revisão sistemática de literatura à procura dos antibióticos mais utilizados em fibrocísticos colonizados com *B. cepacia*, com 48 relatos de caso e oito estudos de coorte (nenhum ensaio clínico), observou-se que, além de sulfametoxazol-trimetoprima, meropenem, penicilinas (especialmente piperacilina) e ceftazidima, isolados ou em combinação, são opções terapêuticas para esses casos.

O conhecimento a respeito da erradicação inicial de *B. cepacia* é pobre. Em estudo retrospectivo com 370 fibrocísticos adultos de um centro inglês, entre 2002 e 2001, foram observadas 22 novas colonizações pelo complexo, sendo 73% de *B. multivorans* e 17% de *B. vietnamiensis*. Destes, três foram excluídos e sete (37%) dos 19 restantes foram erradicados. Dentre esses últimos, três não receberam antibióticos.

A literatura também é escassa sobre o tratamento antimicrobiano de pacientes cronicamente colonizados. Uma revisão sistemática da Cochrane não encontrou ensaios sobre o assunto. Em uma série de casos com quatro adultos colonizados cronicamente por *B. cepacia* que usaram tobramicina associada à amilorida inaladas durante 1 mês, houve erradicação em três deles. Esse resultado favorável não foi, contudo, obtido em sete crianças colonizadas de outro centro inglês.

6. **Infecção por outras bactérias:** não está claro o significado do achado de *S. maltophilia* no escarro. Se for considerado que há apenas colonização, o tratamento específico é desnecessário. Se há grande possibilidade de ser agente infectante, recomenda-se utilizar sulfametoxazol-trimetoprima isoladamente ou associados a ticarcilina/clavulanato ou a doxiciclina. O tratamento antimicrobiano de infecções por outros agentes como *A. xylosoxidans* deve ser guiado pelo antibiograma.

7. **Infecção por micobactérias atípicas:** até o momento falta uma normatização específica para o tratamento de micobacteriose atípica em portadores de FC. A diretriz mais utilizada é a da American Thoracic Society para portadores de micobacterioses em geral. Para infecção provocada pelo complexo *M. avium*, quando a forma é nodular/bronquiectásica, utiliza-se claritromicina ou azitromicina com rifampicina três vezes por semana. Na forma cavitária, diariamente claritromicina ou azitromicina mais rifampicina e etambutol. Em casos refratários, considerar a associação de amicacina ou estreptomicina três vezes por semana. O período de tratamento é de 12 meses ou até a negativação de cultura. Para infecção por *M. abscessus* recomenda-se claritromicina juntamente com ressecção cirúrgica. Em caso de infecção por *M. kansasii*, utiliza-se isoniazida associada a rifampicina e etambutol durante 12 meses ou até a negativação de cultura.

TERAPIA ANTI-INFLAMATÓRIA

1. **Anti-inflamatórios não esteroides (AINE):** embora uma revisão da Cochrane sobre o assunto não recomende os AINE no tratamento a longo prazo, a CFF se posiciona favoravelmente ao uso do ibuprofeno em pacientes com 6 anos de idade ou mais, apesar de as evidências serem poucas e dos potenciais efeitos colaterais sobre os rins.

2. **Macrolídeos:** tanto uma revisão sistemática da Cochrane quanto a diretriz de Flume e cols. mostraram efeito benéfico do tratamento a médio prazo (o efeito não foi avaliado além de 6 meses) da azitromicina em pacientes colonizados com *P. aeruginosa*. Um ensaio randomizado

com crianças e adolescentes não colonizados por esse germe não mostrou benefícios na função pulmonar. Dessa forma, a azitromicina é recomendada para pacientes de 6 anos ou mais velhos cronicamente colonizados com *P. aeruginosa*.

Desobstrução farmacológica das vias aéreas

1. **Beta-2 agonistas:** a CFF, com base em revisão sistemática da Cochrane com estudos primários de qualidade variável, recomenda o uso prolongado de beta-2 agonistas em pacientes que apresentam hiper-responsividade brônquica ou resposta clínica a broncodilatador. Em um ensaio com desenho antes e depois do uso de salbutamol inalado em fibrocísticos com doença leve/moderada submetidos a fisioterapia respiratória na Unicamp, observou-se que a deposição de tobramicina inalada diminuiu após a administração do beta-agonista.
2. **Anticolinérgicos:** a CFF determina que as evidências são insuficientes para utilizar esses fármacos a longo prazo.
3. **Desoxirribonuclease humana recombinante (rh-DNAse ou Dornase alfa):** é uma proteína glicosilada recombinante humana de desoxirribonuclease que degrada o DNA presente no muco, reduzindo a sua viscosidade. Uma revisão sistemática da Cochrane com quase 2.500 participantes, comparando a enzima com placebo ou salina hipertônica durante 6 a 24 meses, mostrou melhora da função pulmonar com o tratamento. A CFF recomenda o uso em fibrocísticos com 6 anos ou mais, com doença pulmonar leve, moderada ou grave. Temos indicado a rh-DNAse em maiores de 5 anos com obstrução das vias aéreas comprovada por espirometria e com produção crônica de escarro.
4. **Solução salina hipertônica (SSH):** na revisão da Cochrane, comparando o medicamento com placebo ou outro mucolítico, que incluiu 12 ensaios com 442 participantes, a SSH se mostrou eficaz em melhorar o VEF_1 a curto prazo, mas não com 48 semanas, e sua eficácia foi inferior à da dornase alfa. A CFF recomenda o uso em pacientes com 6 anos ou mais. Mesmo sendo terapia de baixo custo, dado que sua manipulação para formulação artesanal pode favorecer a contaminação e que o uso contínuo de mais uma medicação inalatória prejudica a qualidade de vida dos pacientes, não temos prescrito a SSH de forma rotineira.
5. **N-acetilcisteína:** A CFF aponta que não há evidências que justifiquem seu uso nos portadores da doença e por isso não a recomenda.

Fisioterapia respiratória e reabilitação pulmonar

As técnicas de fisioterapia respiratória constituem recursos para retardar a progressão da doença pulmonar em pacientes com FC. Apesar de a metanálise da Cochrane sinalizar para a falta de evidências de eficácia da fisioterapia na FC, estudos mais recentes têm comprovado a eficácia e a eficiência das técnicas de fisioterapia respiratória no tratamento da afecção. Desmond e cols. demonstraram que a interrupção da fisioterapia respiratória por 3 semanas reduz significativamente a VEF_1, retornando a valores basais após a retomada do tratamento. Em um ensaio randomizado recente, Elbasan e cols. demonstraram eficácia da fisioterapia associada a exercício aeróbico durante 6 semanas no rendimento físico de pacientes de 5 a 13 anos de idade. A diretriz da CFF recomenda, com nível de evidência moderada, que a fisioterapia respiratória deva ser utilizada em todo fibrocístico com acometimento pulmonar.

A reabilitação pulmonar consiste no conjunto de medidas geralmente coordenadas por equipe de fisioterapia com o objetivo de melhorar a capacidade aeróbica, a qualidade de vida e outros parâmetros clínicos importantes por meio de programa de atividade física. Uma revisão sistemática recente evidenciou efeito benéfico de atividades aeróbicas e de desenvolvimento de força muscular em portadores da doença.

Esses métodos são discutidos com mais detalhes no Capítulo 3.

Oxigenoterapia domiciliar e ventilação não invasiva (VNI)

Estima-se que 1% a 2% dos pacientes pediátricos com FC necessitam de oxigenoterapia domiciliar prolongada. O tratamento melhora o rendimento escolar e físico, mas seus efeitos sobre a frequência de hospitlização a longo prazo e a redução da letalidade são desconhecidos. Sua utilização não se restringe apenas a pacientes com doença grave; crianças com doença leve ou moderada podem apresentar episódios noturnos de dessaturação que justifiquem a terapia. Oxigenoterapia domiciliar prolongada está indicada em pacientes que durante o dia apresentem: PaO_2 < 55torr ou < 59torr associada a hematócrito > 55%, ou onda p elevada no eletrocardiograma; durante a noite: SaO_2 < 90% mais 10% do tempo de sono ou durante exercícios se cai abaixo de < 88%.

Todo paciente recebendo oxigenoterapia deve ser submetido a monitoração transcutânea do CO_2, pois a melhora da oxigenação é muitas vezes seguida de hipercapnia. Nesse caso se recomenda a VNI. Sobre esse assunto, uma revisão da Cochrane com 106 participantes demonstrou melhora na troca gasosa a curto prazo, sendo desconhecidos os efeitos sobre a progressão da doença ou nas exacerbações de infecção pulmonar.

Transplante pulmonar

A FC é a terceira causa de transplante pulmonar no mundo. Muito embora a intervenção aumente a sobrevida da doença, os resultados a longo prazo são modestos quando comparados com os transplantes de outros órgãos.

São indicações de transplante: VEF_1 consistentemente < 30% do previsto, deterioração rápida do VEF_1 (especialmente em pacientes do sexo feminino), hemoptise maciça ou pneumotórax recorrente. Parâmetros adicionais: pO_2 < 55torr ou pCO_2 > 50torr. Hipertensão pulmonar não contraindica a cirurgia. Dentre as infecções pulmonares que ocorrem nesse grupo, apenas a determinada por *B. cepacia* (principalmente a espécie *B. cenocepacia*) reduz a sobrevida pós-transplante e é contraindicada em muitos centros. Outras comorbidades consideradas contraindicação relativa são *diabetes mellitus* relacionado com FC, osteoporose, doença de refluxo gastroesofágico, doença hepática, desnutrição e sinusite.

Bibliografia

Alvarez AE, Ribeiro AF, Hessel G et al. Fibrose cística em um centro de referência no Brasil: características clínicas e laboratoriais de 104 pacientes e sua associação com o genótipo e a gravidade da doença Cystic fibrosis at a Brazilian center of excellence: clinical and laboratory characteristics. J Pediatr 2004; 80:371-9.

Avgeri SG, Matthaiou DK, Dimopoulos G. Therapeutic options for Burkholderia cepacia infections beyond co-trimoxazole: a systematic review of the clinical evidence. Internat J Antimicrob Agents 2009; 33:394-404.

Balfour-Lynn IM. Newborn screening for cystic fibrosis: evidence for benefit. Arch Dis Child 2008; 93:7-10.

Balfour-Lynn IM, Field DJ, Gringras P et al. BTS guidelines for home oxygen in children. Thorax 2009; 64 (suppl 2:ii):1-26.

Ball R, Brownlee KG, Duff AJA, Denton M, Conway SP, Lee TWR. Can Burkholderia cepacia complex be eradicated with nebulised amiloride and TOBI? J Cyst Fibros 2010; 9:73-4.

Balpur-Lynn IM, Karen W. Inhaled corticosteroids for cystic fibrosis. Cochrane Database of Systematic Reviews 2014: 10.

Banner KH, De Jonge H, Elborn S et al. Highlights of a workshop to discuss targeting inflammation in cystic fibrosis. J Cyst Fibros 2009; 8:1-8.

Borowitz D, Robinson KA, Rosenfeld M et al. Cystic Fibrosis Foundation Evidence-Based Guidelines for Management of Infants with Cystic Fibrosis. Journal of Pediatrics. 2009; 155:s73-93.

Britto M, Bezerra P, Lima R et al. Conhecimento dos médicos da atenção básica sobre o diagnóstico de FC no interior urbano do NE do Brasil. Pôster do IV Congresso Brasileiro de Fibrose Cística. Florianópolis 2012.

Carneiro ACC, Lemos ACM, Arruda SM, Santana MAPS. Prevalência de aspergilose broncopulmonar alérgica em pacientes com fibrose cística na Bahia, Brasil. J Bras Pneumol 2005; 34:900-6.

Chmiel JF, Berger M, Konstan MW. The role of inflammation in the pathophysiology of CF lung disease. Clin Rev Allergy & Immunol 2002; 23:5-27.

Collaco JM, Mcgready J, Green DM et al. Effect of temperature on cystic fibrosis lung disease and infections: a replicated cohort study. PloS one 2011; 6:1-7.

Conese M, Ascenzioni F, Boyd AC et al. Gene and cell therapy for cystic fibrosis: from bench to bedside. J Cyst Fibros 2011; 10(suppl 2):S114-28.

Cystic Fibrosis Foundation. Patient Registry Annual Data Report 2009. Lung. 2009. Available from: http://www.cff.org/UploadedFiles/research/ClinicalResearch/Patient-Registry-Report-2009.pdf

D'Allicourt ACP, Ventura MGC, Pereira CB et al. Burkholderia cenocepacia, B. multivorans, B. ambifaria and B. vietnamiensis isolates from cystic fibrosis patients have different profiles of exoenzyme production. APMIS 2007; 115:311-8.

Davis PB. Pulmonary disease in cystic fibrosis. In Cherncik V, Kendig EL (eds.) Kendig's risorders of the respiratory tract in children. 7 ed. Philadelphia: Elsevier inc, 2006:873-86.

De Castro-Silva C, De Bruin VMS, Cavalcante AGM. Nocturnal hypoxia and sleep disturbances in cystic fibrosis. Pediatr Pulmonol 2009; 44:1143-50.

Dentini P. Complexo Burkholderia cepacia em pacientes com fibrose cística em um Centro de Referência no Brasil: identificação, prevalência e importância clínica. Tese. Universidade Estadual de Campinas 2010.

Desmond KJ, Schwenk WF, Thomas E, Beaudry PH, Coates AL. Immediate and long-term effects of chest physiotherapy in patients with cystic fibrosis. J Pediatr 1983; 103:538-42.

Döring G, Conway SP, Heijerman HGM et al. Antibiotic therapy against Pseudomonas aeruginosa in cystic fibrosis : a European consensus. Eur Respir J. 2000; 16:749-67.

Döring G, Høiby N, Consensus Study Group. Early intervention and prevention of lung disease in cystic fibrosis: a European consensus. J Cyst Fibros 2012; 3:67-91.

Downey DG, Bell SC, Elborn JS. Neutrophils in cystic fibrosis. Thorax 2009; 64:81-8.

Drumm M, Konstan M, Schluchter M et al. Genetic mdifiers in cystic fibrosis. N Engl J Med. 2005; 353:1443-53.

Elbasan B, Tunali N, Duzgun I, Ozcelik U. Effects of chest physiotherapy and aerobic exercise training on physical fitness in young children with cystic fibrosis. Ital J Pediatr 2012; 38:2.

Esther CR, Esserman DA, Gilligan P. Chronic Mycobacterium abscessus infection and lung function decline in cystic fibrosis. J Cyst Fibros 2010; 9:117-23.

Fidelma M, Bradley JM, Piper AJ. Non-invasive ventilation for cystic fibrosis. Cochrane Database of Systematic Reviews 2012; (12).

Flume PA, Mogayzel PJ, Robinson KA et al. Cystic fibrosis pulmonary guidelines: treatment of pulmonary exacerbations. Am J Respir Crit Care Med 2009; 180:802-(8).

Flume PA, O'Sullivan BP, Robinson KA et al. Cystic fibrosis pulmonary guidelines: chronic medications for maintenance of lung health. Am J Respir Crit Care Med 2007; 176:957-69.

Flume PA, Robinson KA, Sullivan BPO, Finder JD, Vender RL, White TB. Special Articles Cystic Fibrosis Pulmonary Guidelines: Airway Clearance Therapies. Respir Care 2009; 54:522-37.

Frangolias DD, Willcox PG. Predictability of oxygen desaturation during sleep in patients with cystic fibrosis: clinical, spirometric and exercise parameters. Chest 2001; 119:434-41.

Gallati S. Genetics of cystic fibrosis. Sem Respir Crit Care Med 2003; 24:629-38.

Gerard R, Meenu S, Kerry D. Inhaled antibiotics for long term therapy in cystic fibrosis. Cochrane Database of Systematic Reviews 2012; 12.

Gerard R, Nikki J, Tracey R. Inhaled antibiotics for pulmonary exacerbations in cystic fibrosis. Cochrane Database of Systematic Reviews 2012; 12.

Goss CH, Burns JL. Exacerbations in cystic fibrosis. 1: Epidemiology and pathogenesis. Thorax 2007; 62(4): 360-7.

Goss CH, Mayer-Hamblett N, Aitken ML. Association between Stenotrophomonas maltophilia and lung function in cystic fibrosis. Thorax 2004; 59:955-9.

Govan JR. Other Gram-Negative Organisms. Burkholderia cepacia complex and Stenotrophomonas maltophilia. In: Bush A, Alton E, Davies J, Griesenbach U, Jaffe A (eds.). Cystic Fibrosis in the 21st Century. London: Karger 2006:145-52.

Griffith DE, Aksamit T, Brown-Elliott B a, Catanzaro A, Daley C, Gordin F et al. An official ATS/IDSA statement: diagnosis, treatment, and prevention of nontuberculous mycobacterial diseases. Am J Respir Crit Care Med 2007; 175:367-416.

Groman JD, Meyer ME, Wilmott RW Variant cystic fibrosis phenotypes in the absence of CFTR mutations. N Engl J Med. 2002; 347:1892-3.

Grotta MB, Cristina E, Camargo DS et al. Deposição pulmonar de tobramicina inalatória antes e após o uso de salbutamol inalatório em pacientes com fibrose cística colonizados por Pseudomonas aeruginosa. J Bras Pneumol 2009; 35:35-43.

Haardt M, Benharouga M, Lechardeur D et al. C-terminal truncations destabilize the cystic fibrosis transmembrane conductance regulator without impairing its. Biochemistry. 1999; 274:21873-7.

Hafen GM, Ranganathan SC, Robertson CF, Robinson PJ. Clinical scoring systems in cystic fibrosis. Pediatr Pulmonol 2006; 41:602-17.

Hansen CR, Pressler T, Høiby N. Early aggressive eradication therapy for intermittent Pseudomonas aeruginosa airway colonization in cystic fibrosis patients: 15 years experience. J Cyst Fibros 2012; 7:523-30.

Høiby N. Recent advances in the treatment of Pseudomonas aeruginosa infections in cystic fibrosis. BMC Med. 2011; 9:32.

Horsley A, Jones AM. Antibiotic treatment for Burkholderia cepacia complex in peolple with cystic fibrosis experiencing a pulmonary exacerbation. Cochrane Database of Systematic Reviews 2012; (12).

Horsley A, Webb K, Bright-Thomas R et al. Can Early Burkholderia cepacia Complex Infection in Cystic Fibrosis be Eradicated with Antibiotic Therapy? Front Cell Infect Microbiol 2011; 1:18.

Hurley MN, Ariff AHA, Bertenshaw C et al. Results of antibiotic susceptibility testing do not influence clinical outcome in children with cystic fibrosis. J Cyst Fibros 2012; 11:288-92.

Jones Ashley P, Wallis C. Dornase alfa for cystic fibrosis. Cochrane Database of Systematic Reviews 2012; (12).

Knowles MR, Durie PR. What is cystic fibrosis Arch Dis Child. 2002; 347:6-11.

Langton HSC, Smyth AR. Antibiotic strategies for eradicating Pseudomonas aeruginosa in people with cystic fibrosis. Cochrane Database of Systematic Reviews 2009; (1).

Leitão JH, Sousa SA, Ferreira AS, Moreira LM. Pathogenicity, virulence factors, and strategies to fight against Burkholderia cepacia complex pathogens and related species. Infect Immunity 2010; 31-40.

Lipuma JJ. The changing microbial epidemiology in cystic fibrosis. Clin Microbiol Rev. 2010; 23:299-323.

Magalhães M, Britto MCA, Bezerra PGM, Veras A. Prevalência de bactérias potencialmente patogênicas em espécimes respiratórios de fibrocísticos do Recife. J Bras Patol Med Laborat 2004; 40:223-7.

Mahenthiralingam E, Baldwin a, Dowson CG. Burkholderia cepacia complex bacteria: opportunistic pathogens with important natural biology. J Appl Microbiol 2008; 104:1539-51.

Martins KM, Fongaro GF, Dutra Rodrigues AB et al. Genomovar status, virulence markers and genotyping of Burkholderia cepacia complex strains isolated from Brazilian cystic fibrosis patients. J Cyst Fibros 2008; 7:336-9.

Matsui H, Wagner VE, Hill DB et al. A physical linkage between cystic fibrosis airway surface dehydration and Pseudomonas aeruginosa biofilms. Proceed Nat Acad Sci USA 2006; 103:18131-6.

Mattewal AS, Subramanian S. Sleep Disturbances in Cystic Fibrosis. Sleep Med 2009; 5:230-2.

Mayer-Hamblett N, Kronmal RA, Gibson RL et al. Initial Pseudomonas aeruginosa treatment failure is associated with exacerbations in cystic fibrosis. Pediatr Pulmonol 2011; 47:125-34.

McKone EF, Goss CH, Aitken ML. CFTR genotype as a predictor of prognosis in cystic fibrosis. Chest 2006; 130:1441-7.

Middleton PG, Kidd TJ, Williams B. Combination aerosol therapy to treat Burkholderia cepacia complex. Eur Respir J 2005; 26:305-8.

Miller MB, Gilligan PH, Hill C, Carolina N. Laboratory aspects of management of chronic pulmonary infections in Patients with Cystic Fibrosis. J Clin Microbiol 2003; 41:4009-15.

O'Sullivan BP, Freedman SD. Cystic fibrosis. Lancet 2009; 373:1891-904.

Paschoal IA, Villalba W de O, Bertuzzo CS, Cerqueira EMFP, Pereira MC. Cystic Fibrosis in Adults. Lung 2007; 185:81-7.

Pesaturo KA, Horton ER, Belliveau P. Inhaled aztreonam lysine for cystic fibrosis pulmonary disease-related outcomes. Annals Pharmacother 2012; 46:1076-85.

Ramos RTT, Salles C, Daltro CHDC. Arquitetura do sono e perfil respiratório polissonográfico de crianças e adolescentes com fibrose cística. J Pediatr. 2011; 87:63-9.

Ramsey BW, Davies J, McElvaney G et al. A CFTR potentiator in patients with cystic fibrosis and the G551D mutation. N Engl J Med 2011; 365:1663-72.

Randell SH, Boucher RC. Effective mucus clearance is essential for respiratory health. Am J Respir Cell Molecular Biol. 2006; 35:20-8.

Ratjen F, Döring G. Cystic fibrosis. Lancet 2003; 361:681-9.

Ratjen F, Munck A, Kho P, Angyalosi G. Treatment of early Pseudomonas aeruginosa infection in patients with cystic fibrosis: the ELITE trial. Thorax 2012; 65:286-91.

Reiter KC, Beatriz A, Pinheiro M et al. High prevalence of methicillin-resistant Staphylococcus aureus with SCCmec type III in cystic fibrosis patients in southern, Brazil. Alta prevalência de Staphylococcus aureus resistente à meticilina com SCCmec tipo III em pacientes com fibrose cística. Rev Soc Bras Med Trop 2010; 43:377-81.

Ribeiro JD. Fibrose cística. In: Zamboni M, Pereira CA de C (eds.) Pneumologia, diagnóstico e tratamento. Livro da Sociedade Brasileira de Pneumologia e Tisiologia. São Paulo: Atheneu, 2006: 193-207.

Ribeiro JD, Ludwig-Neto N, Camargos PAM. Fibrose cística. In: Lopez FA, Campos Jr D (eds.) Tratado de pediatria. 1. ed. Barueri: Manole Ltda, 2006:1845-57.

Ribeiro JD, Ribeiro MAGDO, Ribeiro AF. Controvérsias na fibrose cística – do pediatra ao especialista. Controversies in cystic fibrosis – from pediatrician to specialist. J Pediatr 2002; 78:171-86.

Rogers GB, Hoffman LR, Döring G. Novel concepts in evaluating antimicrobial therapy for bacterial lung infections in patients with cystic fibrosis. J Cyst Fibros. 2011; 10:387-400.

Rosenfeld M, Emerson J, Accurso F et al. Diagnostic accuracy of oropharyngeal cultures in infants and young children with cystic fibrosis. Pediatr Pulmonol 1999; 28:321-8.

Rosenthal M. Annual assessment spirometry, plethysmography, and gas transfer in cystic fibrosis: do they predict death or transplantation. Pediatr Pulmonol 2008; 43:945-52.

Sagel SD, Chmiel JF, Konstan MW. Sputum biomarkers of inflammation in cystic fibrosis lung disease. Am J Respir Crit Care Med 2007; 4:406-17.

Sagel SD, Kapsner R, Osberg I et al. Airway inflammation in children with cystic fibrosis and healthy children assessed by sputumInduction. Critical Care Medicine 2001; 164:1425-31.

Saiman L, Anstead M, Goss CH. Effect of Azithromycin on Pulmonary Function in Patients With Cystic Fibrosis Uninfected With Pseudomonas aeruginosa. J Am Med Assoc. 2010; 303:1707-15.

Salvatore D, Buzzetti R, Baldo E et al. An overview of international literature from cystic fibrosis registries. Part 3. Disease incidence, genotype/phenotype correlation, microbiology, pregnancy, clinical complications, lung transplantation, and miscellanea. J Cyst Fibros 2011; 10:71-85.

Sands D, Repetto T, Dupont LJ et al. End of life care for patients with cystic fibrosis. J Cyst Fibros. 2011; 10(suppl 2):S37-44.

Santos IC da S, Ribeiro JD, Ribeiro AF, Hessel G. Análise crítica dos escores de avaliação de gravidade da fibrose cística: Estado da arte. J Bras Pneumol 2004; 286-98.

Schluchter MD, Konstan MW, Drumm ML et al. Classifying severity of cystic fibrosis lung disease using longitudinal pulmonary function data. Am J Respir Crit Care Med 2006; 174:780-6.

Sheppard M. The pathology of cystic fibrosis. Current Diag Pathol, 2002: 8:50-9.

Shreve MR, Butler S, Kaplowitz HJ et al. Impact of microbiology practice on cumulative prevalence of respiratory tract bacteria in patients with cystic fibrosis. J Clin Microbiol 1999; 37:753-7.

Silbert S, Barth AL, Sader HS. Heterogeneity of Pseudomonas aeruginosa in Brazilian Cystic Fibrosis Patients. J Clin Microbiol. 2001; 39:3976-81.

Smyth A, Walters S. Prophylactic anti-staphylococcal antibiotics for cystic fibrosis. The Cochrane Library 2007; 4.

Southern KW, Barker PM, Solis-Moya A, Patel L. Macrolide antibiotics for cystic fibrosis. Cochrane Database of Systematic Reviews 2012:CD002203.

UK CF Trust Working Group. Antibiotic treatment for cystic fibrosis. Report of the UK Cystic Fibrosis Trust Antibiotic Working Group. 2009.

Van der Schans CP, Prasad A, Main E. Chest physiotherapy compared to no chest physiotherapy for cystic fibrosis. Cochrane Database of Systematic Reviews. 2012; (12).

Van Doorn N. Exercise programs for children with cystic fibrosis: a systematic review of randomized controlled trials. Disability and Rehabilitation. 2010; 32:41-9.

Vanscoy LL, Blackman SM, Collaco JM et al. Heritability of lung disease severity in cystic fibrosis. Am J Respir Crit Care Med 2007; 175:1036-43.

Wark P, McDonald VM. Nebulised hypertonic saline for cystic fibrosis. Cochrane Database of Systematic Reviews 2012; (12).

Wolfenden LL, Schechter MS. Genetic and non-genetic determinants of outcomes in cystic fibrosis. Paediat Respir Rev 2009; 10:32-6.

Yu H, Burton B, Huang C-J et al. Ivacaftor potentiation of multiple CFTR channels with gating mutations. J Cyst Fibros 2012;Epub ahead. Available from: http://www.ncbi.nlm.nih.gov/pubmed/22293084

Zhou J, Chen Y, Tabibi S et al. Antimicrobial susceptibility and synergy studies of Burkholderia cepacia complex isolated from patients with cystic fibrosis. Antimicrob Agents Chemother 2007; 51:1085-8.

Capítulo 18

Doença do Refluxo Gastroesofágico e Doenças Respiratórias

Rita de Cássia Coelho Moraes de Brito

Kátia Galeão Brandt

Manuela Torres Camara Lins

Margarida Maria de Castro Antunes

Michela Cynthia da Rocha Marmo

INTRODUÇÃO

A associação entre doenças do pulmão e do sistema gastrointestinal foi reconhecida há mais de um século, em 1892, quando William Osler sugeriu, pela primeira vez, a relação entre a asma e o refluxo gastroesofágico (RGE). A intimidade entre esses dois sistemas é decorrente da origem embriológica comum e de sua proximidade anatômica e fisiológica. A formação dos tratos gastrointestinal e respiratório tem início na terceira semana de vida intrauterina, enquanto o embrião ainda é tridérmico (ou trilaminar), constituído por ectoderma, mesoderma e endoderma. Durante a formação desses dois tratos, o mesoderma lateral esplâncnico dará origem ao tecido conjuntivo e aos músculos dos sistemas respiratório e digestivo. O endoderma originará o revestimento epitelial interno de ambos os sistemas. A estreita relação anatômica das vias respiratórias e do pulmão também se estende à parte neurológica. A inervação autonômica também é similar, realizada pelo X par craniano, o nervo vago. Os sistemas são destinados muitas vezes a interagir e compartilhar sintomas em suas morbidades.

O RGE consiste em processo fisiológico normal associado ao relaxamento do esfíncter esofágico inferior, quando, em geral, há a passagem do conteúdo do esôfago para o estômago, podendo acontecer algumas vezes ao dia sem traduzir necessariamente processo patológico. A presença da doença do reflexo gastroesofágico (DRGE) pode ser identificada pelos sinais e sintomas que comprometem o paciente, como perda de peso, azia, choro, pirose, rouquidão, tosse, dispneia e cianose. Esses sinais são associados ao quadro de regurgitações que nem sempre são identificados ou relatados pelo paciente.

A DRGE pode ocorrer em qualquer idade. O RGE fisiológico é mais frequente entre os 4 e os 6 meses de vida em razão das características fisiológicas e de desenvolvimento dessa idade, resolvendo-se espontaneamente. A DRGE pode ocorrer também em qualquer idade, sendo frequente nos menores de 6 meses.

O principal mecanismo fisiopatológico da DRGE é o relaxamento transitório do esfíncter esofágico inferior em todas as faixas etárias. A distensão gástrica, o período pós-prandial e o tempo de esvaziamento gástrico aumentado, este último comum em neuropatas, são fatores que podem contribuir para a fisiopatologia da DRGE. Os lactentes, em particular, estão mais sujeitos à ocorrência de episódios de refluxo e DRGE em função da necessidade de dieta frequente com grandes volumes líquidos, do pouco controle do tronco e do esôfago mais curto. Até aproximadamente os 4 meses de idade, a laringe é relativamente alta, de modo a permitir que os lactentes respirem e deglutam simultaneamente, o que pode contribuir para a ocorrência de doença respiratória.

MANIFESTAÇÕES CLÍNICAS

A sintomatologia clássica pode estar diretamente relacionada com o trato gastrointestinal ou o paciente pode apresentar sintomas atípicos quando relacionados com outros sistemas, como o respiratório.

O lactente apresenta manifestações clínicas variadas, algumas vezes inespecíficas, como recusa alimentar, vômitos recorrentes, baixo ganho ponderal, irritabilidade e distúrbios do sono. Alguns sintomas respiratórios exigem atenção por conferir, muitas vezes, risco de manifestações graves com consequente ameaça à vida. Os sintomas respiratórios mais comuns são estridores, dispneia, episódios de cianose e apneia, que devem ser exaustivamente investigados e imediatamente tratados se há evidência da presença da DRGE. Por sua vez, o escolar e o adolescente apresentam quadro clínico mais parecido com o do paciente adulto, sendo dor abdominal, pirose, vômitos recorrentes e disfagia os sintomas mais predominantes.

A tosse é um sintoma que pode ocorrer em grande variedade de patologias pulmonares e extrapulmonares, sendo de fundamental importância a elucidação de sua etiologia. Na investigação diagnóstica de tosse crônica, a história clínica e o exame físico detalhado são extremamente importantes no diagnóstico etiológico. Entre as possíveis etiologias de tosse crônica na criança, a asma, a DRGE e a síndrome do gotejamento pós-nasal devem ser aventadas, e muitas vezes pode haver a associação dessas enfermidades em um mesmo paciente, como asma e DRGE.

A tosse seca, o pigarro e a asma de difícil controle podem configurar sintomas atípicos da DRGE. Os pacientes com esses sintomas e que não têm etiologia esclarecida devem ser investigados para a DRGE, pois os sintomas respiratórios podem ocorrer em resposta aos episódios de relaxamento do esfíncter esofágico inferior e refluxo do conteúdo gástrico.

O paciente com quadro clínico sugestivo de DRGE deve ser sempre triado de acordo com os sinais de alerta. A ampla gama de sintomas tanto gastrointestinais quanto respiratórios promove confusão com outras doenças, o que exige diagnóstico diferencial apurado, e a atenção a esses sinais de complicações e de alerta pode evitar confusões e retardo no diagnóstico de doenças que não a DRGE e que exijam tratamento diferenciado. São considerados sinais de alerta: vômitos biliosos, sangramentos, vômitos que persistem ou se iniciam após os 6 meses de vida, diarreia e constipação intestinal associadas. A persistência do baixo ganho ponderal depois que o tratamento adequado para a DRGE foi instituído e a presença de febre, letargia, hepatoesplenomegalia, abaulamento da fontanela, convulsões, macro ou microcefalia e distensão abdominal devem ser considerados e o diagnóstico de DRGE revisto. Esses sintomas podem sugerir alterações imunológicas, anatômicas ou metabólicas mascaradas em suposto quadro de refluxo gastroesofágico.

A possibilidade de síndrome genética e metabólica também deve ser lembrada no momento da avaliação clínica.

Por outro lado, os pacientes portadores de doença neurológica, obesidade, atresia do esôfago corrigida ou outra doença esofágica congênita, fibrose cística ou hérnia hiatal, que passaram por transplante de pulmão e têm história familiar de DRGE e adenocarcinoma de esôfago estão sujeitos a maior risco de desenvolver DRGE, assim como suas manifestações atípicas, como os sintomas respiratórios, exigindo também atenção especial quando avaliados.

SITUAÇÕES ESPECIAIS
DRGE e asma

Das doenças do aparelho digestivo relacionadas com as manifestações respiratórias, a DRGE é a que mais se apresenta no nosso cotidiano, enquanto, entre as respiratórias, a asma é a mais frequente.

A asma e a doença do refluxo são doenças comuns em nosso meio. A asma é uma das condições crônicas mais comuns, afetando tanto crianças quanto adultos, sendo um problema mundial de saúde e acometendo cerca de 300 milhões de indivíduos. Estima-se que, no Brasil, existam aproximadamente 20 milhões de asmáticos. De acordo com o *International Study of Asthma and Allergies in Childhood* (ISAAC), a prevalência de asma varia de 3,4% a 31,3%. Em Recife, a prevalência foi de 19,1%. A DRGE também é de elevada prevalência. Ambas apresentam variedade nas formas de apresentação clínica e impacto econômico em consequência do prejuízo na qualidade de vida, redução de frequência à escola e ida dos pais ao trabalho.

A asma, quando associada à DRGE, implica mais custos do que quando da doença isoladamente, seja na quantidade de uso de medicação, consultas médicas, exames complementares, hospitalizações, visitas a emergência e absenteísmo. Do ponto de vista epidemiológico, a prevalência do RGE é mais elevada no doente asmático do que na população em geral, variando entre 30% e 80%.

Os mecanismos fisiopatológicos envolvidos nessa relação são ainda hipotéticos. Entretanto, o reflexo esofagobrônquico, desencadeado por estímulo de receptores vagais no terço distal do esôfago e microaspiração do conteúdo gástrico refluído, é frequentemente aceito. É possível que haja, também, relação entre a hiper-responsividade brônquica e o número de episódios de RGE. Alguns medicamentos utilizados para o controle da asma poderiam favorecer o refluxo, por terem como ação o relaxamento da musculatura lisa do esôfago e do estômago, reduzindo a pressão do esfíncter esofágico inferior, como é observado com as xantinas e agonistas beta-adrenérgicos, determinando redução na capacidade de clareamento esofágico e retardo no esvaziamento gástrico e gerando efeito pró-refluxo. Os corticosteroides, por sua vez, aumentam a secreção ácida.

Outra hipótese que justificaria essa associação é a de que a tosse crônica causada pelo RGE aumentaria as pressões transdiafragmáticas e promoveria o relaxamento transitório do esfíncter esofágico inferior, condicionando mais refluxo e criando um ciclo fisiopatológico vicioso. Essas teorias, contudo, não são completamente aceitas por toda a comunidade científica.

Do ponto de vista fisiopatológico, embora a asma seja a doença respiratória mais estudada em relação a sua associação à DRGE, estudos recentes apontam o RGE como fator etiológico possível em alguns casos de fibrose pulmonar idiopática, insucesso no transplante pulmonar, doença pulmonar obstrutiva crônica (DPOC) e síndrome da apneia obstrutiva do sono (SAOS).

Prematuridade, doença do RGE e doença respiratória

O RGE é considerado evento comum e fisiológico no bebê prematuro. Ocasionalmente pode causar complicação, quando passa a ser considerada a doença do RGE. Do ponto de vista respiratório, a possibilidade de associação da doença do RGE a eventos de apneia e agravamento da doença pulmonar causa preocupação.

O retorno frequente do conteúdo do estômago para o esôfago no bebê prematuro é favorecido por fatores relacionados com a imaturidade do trato gastrointestinal e inerentes às questões alimentares e posturais desse período da vida (Figura 18.1). A dieta, composta por grandes volumes de líquido, por vezes supera a capacidade gástrica, sendo o refluxo considerado "válvula de escape". A permanência por tempo prolongado na posição supina favorece o retorno do conteúdo líquido do estômago durante os relaxamentos transitórios do esfíncter esofágico inferior (RTEEI). O RTEEI (considerado, à semelhança do adulto, um dos principais fatores responsáveis pelos eventos de RGE) ocorre mais frequentemente por distensão gástrica, sendo mais comum no período pós-prandial imediato, diminuindo de frequência após a primeira hora. O uso de sonda nasogástrica, utilizada para alimentação em alguns bebês prematuros, também pode favorecer o RGE.

A apneia do prematuro é frequentemente atribuída ao RGE. A apneia está provavelmente relacionada com a imaturidade dos centros de controle respiratórios, podendo ser decorrente de reflexo inibitório respiratório exacerbado, desencadeado por estímulos laríngeos, resposta diminuída à hipercapnia respiratória e por depressão respiratória induzida por hipóxia.

Um possível mecanismo fisiopatológico pelo qual o RGE poderia resultar em apneia seria mediante a estimulação do quimiorreflexo laríngeo (Figura 18.2), que tem como principal função proteger a via aérea de aspiração; entretanto, uma resposta exacerbada poderia resultar em apneia prolongada, danosa ao recém-nascido. As evidências da associação entre RGE e apneia são controversas, com alguns estudos sugerindo associação e outros a refutando.

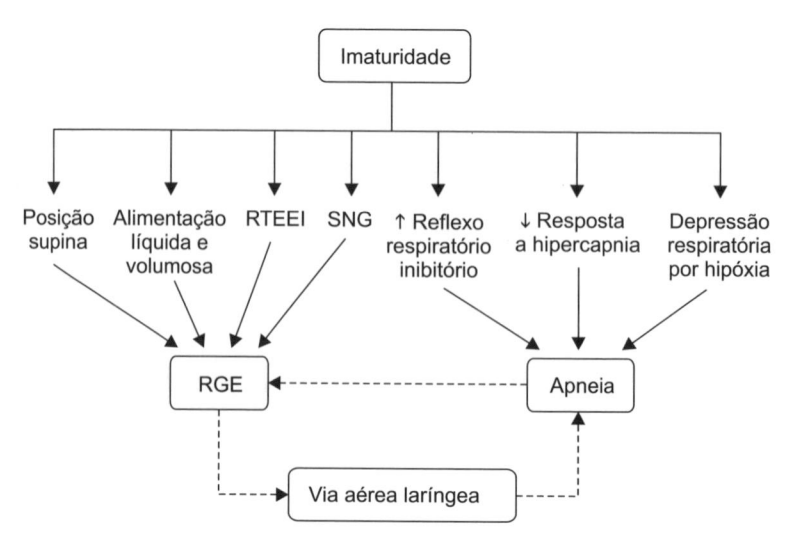

FIGURA 18.1. Mecanismo fisiopatológico do RGE no prematuro e sua possível correlação com a apneia da prematuridade.

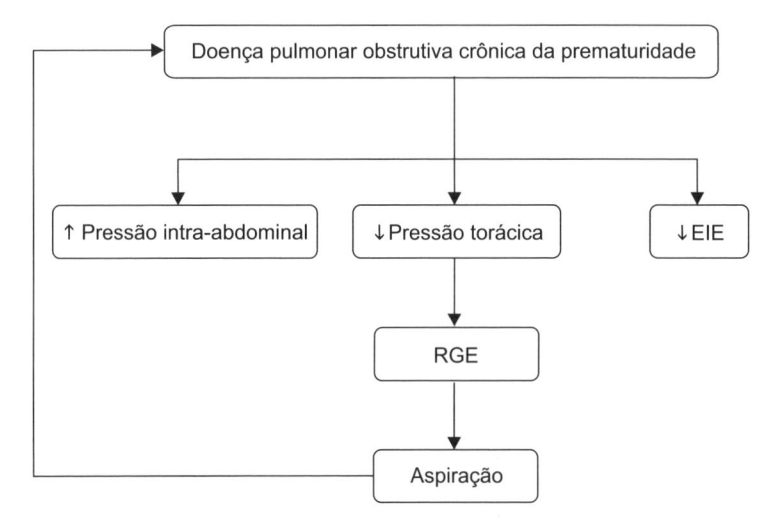

FIGURA 18.2. Mecanismo fisiopatológico possivelmente envolvido na doença pulmonar crônica da prematuridade relacionada com DRGE.

Outro agravo respiratório que tem seu curso atribuído ao RGE é a doença pulmonar crônica (DPC) ou broncodisplasia do prematuro. Não está estabelecida de forma clara a importância do RGE na patogênese e recuperação da DPC do prematuro. Advoga-se que a ocorrência de RGE seria favorecida na DPC da prematuridade por aumento da pressão intra-abdominal, redução da pressão torácica e possível redução do tônus do EEI gerados pelo desconforto respiratório. Tais eventos aumentariam o risco de aspiração do conteúdo gástrico para o pulmão, o que contribuiria para o agravamento do quadro pulmonar. A veracidade dessa associação foi sugerida por alguns estudos que demonstraram melhor evolução, após realização de cirurgia antirrefluxo, de crianças com DPC da prematuridade, favorecendo a saída da ventilação mecânica e alta da unidade de terapia intensiva (UTI). Já estudos do tipo caso-controle nacionais e internacionais não constataram correlação do RGE com o agravamento da doença brocopulmonar do prematuro.

Estudos que utilizaram a impedâncio-pHmetria em recém-nascidos prematuros com DPC sugeriram a associação de sintomas como irritabilidade, tosse, engasgos e arqueamento corporal a refluxos ácidos para o esôfago proximal. Desconforto respiratório esteve relacionado com sintomas de RGE, principalmente quando os eventos de RGE atingiram a faringe, com o clareamento esofágico ocorrendo lentamente. A literatura sugere que prematuros com DPC devam ser investigados para RGE de forma adequada.

INVESTIGAÇÃO

O reconhecimento dos limites entre eventos de refluxo gastroesofágico fisiológicos e a doença provocada por esses eventos (DRE) é muitas vezes difícil. Nos adolescentes e adultos, a anamnese e os dados do exame físico são suficientes para definir o diagnóstico de DRGE. A capacidade de fornecer informações mais precisas dispensa os exames complementares nessa faixa etária, exceto no caso de complicações. No entanto, nos lactentes e pré-escolares, por motivos contrários aos previamente comentados, o diagnóstico com base na sintomatologia nem sempre é preciso, embora os dados clínicos ainda sejam fundamentais para a elucidação do diagnóstico da doença.

Deve-se dedicar atenção especial aos sinais de alerta para DRGE, como perda de peso, irritabilidade, recusa alimentar e sinais/sintomas associados, como broncoespasmo e cianose. Orenstein e cols., em 2008, criaram um questionário diagnóstico de DRGE em lactentes que demonstrou sensibilidade de 74% e especificidade de 94%. Autores como Salvatore e cols., em 2005, encontraram falha em 26% dos casos em relação à identificação de crianças com DRGE utilizando esse questionário.

Os exames complementares podem ser necessários para o esclarecimento diagnóstico em casos atípicos ou com possíveis complicações. Cada exame de investigação para DRGE tem indicação restrita a situações específicas, não havendo exame perfeito para todas as situações clínicas. A ultrassonografia de abdome não foi indicada para a definição do diagnóstico de RGE segundo o último consenso das Sociedades Americana e Europeia de Gastroenterologia, Nutrição e Hepatologia Pediátricas (NASPGHAN e ESPGHAN, respectivamente). No entanto, pode fornecer algumas informações úteis, como o comprimento do esfíncter esofágico (que pode estar encurtado em caso de DRGE) e as dimensões do piloro (permitindo excluir estenose hipertrófica do piloro).

Quando a dúvida diagnóstica se refere às questões motoras, a manometria esofágica pode colaborar com o diagnóstico. O estudo manométrico do esôfago permite avaliar a peristalse esofágica por todo o esôfago, além das variações de pressão dos esfíncteres esofágicos superior e inferior. No entanto, não estabelece o diagnóstico de RGE. A manometria esofágica pode identificar o relaxamento transitório do EEI em razão das alterações da motilidade esofágica em crianças com retardo do desenvolvimento e com esofagite, sendo importante para o diagnóstico diferencial com doenças que mimetizam o RGE, como acalasia ou outras doenças motoras. Mesmo sendo frequentemente alterados em pacientes com RGE, os achados manométricos nessa doença não são suficientemente sensíveis para confirmar o diagnóstico de RGE.

Os pacientes com vômitos frequentes e/ou engasgos necessitam, em geral, de atenção especial do ponto de vista da anatomia esofágica. O estudo contrastado de esôfago, estômago e duodeno deve ser utilizado no caso de possíveis alterações anatômicas, como estenoses, dilatações, acalasia e presença de fístulas. Esse exame, entretanto, tem poucas sensibilidade e especificidade para o diagnóstico de doença do refluxo, restringindo-se à avaliação anatômica.

A endoscopia permite a visualização direta da mucosa esofágica, podendo identificar esofagite, erosões, úlceras, exsudato, estreitamentos, hérnia hiatal, áreas de possíveis metaplasia e pólipos, que seriam secundários ao refluxo ou funcionariam como fatores agravantes da doença do RGE. Deve ser indicada quando há suspeita dessas alterações, podendo contribuir para o diagnóstico. A grande desvantagem desse procedimento em crianças é a necessidade de sedação e assistência respiratória para realizá-lo. No entanto, quando indicado, pode ajudar a elucidar fatores fundamentais para o tratamento da tosse e/ou outros sintomas respiratórios.

A cintilografia pode ser útil na pesquisa de aspiração pulmonar, embora cintilografia normal não exclua o diagnóstico. Atualmente não existem padrões de normalidade na cintilografia com pesquisa de RGE definidos para crianças e esse exame não deve ser solicitado de rotina.

O pH esofágico normal varia de 5 a 7, sendo considerado ácido quando na pHmetria, exame que avalia a exposição do esôfago ao ácido de forma contínua, está abaixo de 4. A pHmetria é considerada entre os melhores testes disponíveis para o diagnóstico da DRGE, pois permite a monitoração do pH esofágico, documentando a acidificação do esôfago durante períodos prolongados (18 a 24 horas), com o paciente realizando suas atividades habituais. A sensibilidade do exame varia de 87% a 93%, e a especificidade, de 92,9 a 97%. Contudo, nem todos os pacientes em investigação da DRGE precisam realizar esse exame, que está essencialmente indicado nas apresentações não usuais do RGE, caracterizadas por doença respiratória crônica de difícil controle, ruminação, síndrome de Sandifer, apneia, risco de morte súbita no lactente, déficit do crescimento, anemia ferropriva de difícil controle, prurido faríngeo, dor torácica de origem não cardiológica e para avaliar a resposta ao tratamento clínico e cirúrgico.

A realização da pHmetria exige alguns cuidados antes e durante o exame para o seu máximo aproveitamento. É fundamental manter a tranquilidade da família e do paciente para o adequado posicionamento da sonda. Deve-se também informar a família sobre a importância do registro de eventos ocorridos durante o exame, o tipo de alimentação e as medicações utilizadas.

A pHmetria avalia a presença dos episódios de queda do pH esofágico utilizando sonda posicionada no esôfago. A utilização de sonda com dois canais, ou seja, eletrodos posicionados em porções diferentes do esôfago, permite o registro de episódios de refluxo ácido em esôfago distal e proximal, de modo a avaliar manifestações de vias aéreas superiores com mais precisão. Em pediatria, a utilização de duplo cateter pode ser difícil por questões técnicas. Em lactentes, os intervalos curtos da dieta e a predominância da dieta láctea podem funcionar como fator de confusão e influenciar a interpretação do exame.

Na análise dos resultados, índices e frequências são apresentados pelo próprio *software* do exame, cabendo ao profissional executor do procedimento interpretá-los e associá-los aos registros de sintomas feitos pelo paciente e/ou sua família (Quadro 18.1). Em particular, durante a análise dos resultados, a avaliação de teste do índice de refluxo (% total do tempo em que o pH foi inferior a 4) é de grande importância, estando relacionada com esofagite e com quadros de apneia. Cabe também ao médico acompanhante que solicitou o exame saber interpretar e relacionar a história e a sintomatologia do seu paciente, podendo assim concluir os resultados de maneira mais coerente.

Atualmente, a impedanciometria associada à pHmetria é considerada superior à pHmetria isoladamente, tendo a vantagem de detectar a passagem de qualquer tipo de *bolus* pelo esôfago (ácido ou não ácido). Apesar de promissora, a técnica ainda apresenta limitações, como a inexistência de padrões claros de normalidade para crianças e prematuros, sendo difícil determinar o quantitativo a ser considerado patológico no refluxo não ácido. Temos ainda como limitação o fato de a impedanciometria estar disponível em poucos centros no Brasil, sendo realidade distante na assistência de crianças.

QUADRO 18.1 Valores de referência de monitoração contínua do pH do esôfago em 24 horas (pHmetria)	
Dados obtidos pela pHmetria	**Valores normais**
Número de episódios com pH <4 em 24h	50
% de tempo com pH <4	<4,2%
% de tempo com pH <4 na posição ereta	<6,3%
% de tempo com pH <4 na posição supina	<1,22%
Número de episódios de refluxo com duração > 5 minutos em 24h	<3
Duração do maior episódio de refluxo (pH<4)	<9,2 min

Obs.: valores considerados normais segundo Johnson & DeMeester.

Ainda no diagnóstico, a terapia empírica como forma de avaliação diagnóstica foi validada em adultos como abordagem custo-efetiva para o diagnóstico da relação entre o provável refluxo ácido e sintomas de tosse, azia, dor no peito não cardíaca e dispepsia. Em crianças maiores e adolescentes com sintomas típicos de DRGE, um curso empírico de inibição ácida, de até 4 semanas, também pode ser realizado. Todavia, em recém-nascidos e lactentes não é recomendada a terapia empírica. De forma geral é preciso cautela, pois o uso prolongado de terapias supressoras ácidas está relacionado com maior risco de ocorrência de enterocolite necrosante, diarreia e pneumonia.

Particularmente nos prematuros, não é bem compreendida a farmacocinética dos medicamentos utilizados no tratamento da DRGE. Caso existam evidências suficientes que suportem o início da terapia empírica, deve ser realizada por tempo limitado, visando determinar se há resposta sintomática clara ao uso das drogas e se os sintomas recidivam após sua suspensão. Caso contrário, o tratamento deve ser suspenso e a investigação diagnóstica deve ser continuada.

TRATAMENTO

Quando indicado, o tratamento consiste em intervenções não farmacológicas e farmacológicas. As intervenções não farmacológicas incluem mudanças posturais e dietéticas. Em relação à postura, estudos sugerem que a posição prona ou lateral esquerda poderia diminuir a ocorrência de RGE. Deve-se levar em consideração que a recomendação da Sociedade Americana de Pediatria, da ESPGHAN e da NASPGHAN é de manter a posição supina como forma de prevenir a síndrome da morte súbita em bebês. Embora admita que a posição prona esteja associada a menor ocorrência de episódios de RGE, recomendam que só deve haver mudança de postura quando o risco de complicações associadas ao refluxo for significativo e em recém-nascido adequadamente monitorado.

Quanto à composição da dieta, o aleitamento materno é considerado o melhor alimento para o bebê, trazendo diversas vantagens a respeito da tolerância alimentar e estímulo adequado à maturação do sistema imunológico e do trato gastrointestinal. Em geral, a oferta de volumes excessivos de alimento– a hiperalimentação –deve ser evitada, sendo preferíveis pequenos volumes em menores intervalos. Todavia, é necessário ter cuidado para não tornar a dieta hipocalórica, comprometendo o ganho de peso. Quando necessário, pode-se aumentar a densidade energética modulando a dieta com compostos hipercalóricos. A fluidez da alimentação é um dos aspectos que favorecem o refluxo. Em caso de alimentação artificial, a composição das fórmulas lácteas pode ser alterada pela adição de substratos para torná-las mais espessas, reduzindo assim a fluidez e dificultando o retorno do conteúdo do estômago para o esôfago.

Uma revisão sistemática sobre o impacto das fórmulas espessadas na ocorrência de RGE em lactentes concluiu que o espessamento das fórmulas está associado a menores número e intensidade das regurgitações, porém não altera o tempo de exposição do esôfago ao ácido. Deve-se atentar que a adição de espessantes pode resultar em mudanças na osmolaridade e na densidade calórica da fórmula, resultando em ingestão calórica excessiva.

A dieta é frequentemente infundida por meio de sonda nos prematuros, fato que pode agravar a incompetência do EEI e a ocorrência de RGE. Quanto aos possíveis benefícios da alimentação transpilórica pelo uso de sonda em localização enteral, a revisão da Cochrane de 2007 concluiu não haver benefícios com o uso dessa forma de alimentação e que, ao contrário, os indivíduos alimentados por via transpilórica apresentavam mais distúrbios gastrointestinais, estabelecendo que essa via não deva ser recomendada em prematuros.

Os potenciais agentes farmacológicos utilizados no tratamento da DRGE são os agentes procinéticos e os bloqueadores da acidez gástrica. Quanto aos procinéticos disponíveis (domperidona, metoclopramida e eritromicina), os estudos em crianças são escassos. Em revisão sistemática sobre o uso da domperidona em crianças, os autores concluíram que não existem evidências robustas sobre sua eficácia, não recomendando seu uso. Por outro lado, é relatada na literatura a ocorrência de alargamento do intervalo QT, com potencial efeito arritmogênico, em crianças em uso de domperidona, sendo sugerida a realização de ECG antes e após o uso da droga.

Segundo revisão da Cochrane, a metoclopramida pode ter algum benefício no tratamento sintomático da DRGE na infância, embora esse pequeno benefício deva ser considerado ante os claros riscos de efeitos colaterais. A metoclopramida atravessa a barreira hematoencefálica e age sobre os receptores da dopamina no sistema nervoso central (SNC), o que predispõe à ocorrência de efeitos neurológicos adversos, incluindo irritabilidade, tontura, crise oculogiratória, reações distônicas, apneia, vômitos e discinesia tardia (complicação irreversível).

A eritromicina é um análogo do hormônio gastrointestinal motilina, que promove o complexo motor migratório intestinal. Se utilizada como procinético, a dose recomendada parece ser inferior àquela utilizada para efeito antimicrobiano. Crianças com mais de 32 semanas de idade pós-gestacional têm maiores chances de responder à estimulação dos receptores da motilina. O uso da eritromicina em dose antibiótica está relacionado com maior risco de ocorrência de estenose hipertrófica do piloro, existindo relatos em adultos e idosos de que a droga pode favorecer as arritmias, assim como devem ser levados em consideração o impacto sobre o equilíbrio da microbiota intestinal e o favorecimento de cepas bacterianas multirresistentes.

O uso de bloqueadores da secreção ácida encontra embasamento no fato de que o ácido gástrico é considerado o principal agente nocivo da DRGE em adultos e crianças maiores, causando lesão inflamatória no esôfago e nas vias aéreas com suas consequentes repercussões clínicas. Os inibidores H2 são representados principalmente pela ranitidina e a cimetidina na pediatria. Sabe-se que tais medicamentos são considerados menos eficazes do que os inibidores da bomba de prótons e estariam indicados em casos de esofagite leve. O uso prolongado desse grupo de medicações leva à taquifilaxia, ou seja, à rápida diminuição do efeito do fármaco após doses sucessivas. Afora os efeitos colaterais relacionados com supressão ácida, o uso dos inibidores H2 está associado a irritabilidade, cefaleia e sonolência.

Os inibidores da bomba de prótons exercem efeito bloqueador ácido mais potente do que os inibidores H2 e não induzem a taquifilaxia. O omeprazol, o lanzoprazol e o esomeprazol foram liberados pela FDA para uso na pediatria, porém não em menores de 1 ano de vida. Afora reações adversas relacionadas com supressão ácida, o uso dos inibidores de bomba pode estar associado à ocorrência de diarreia, cefaleia, constipação e náuseas.

Não existe consenso sobre a indicação de tratamento cirúrgico do refluxo; entretanto, sugere-se que deva ser a última opção terapêutica, utilizada apenas em casos de DRGE não responsivos ao tratamento medicamentoso e que estejam associados a grandes riscos para o bebê. O prognóstico a longo prazo da cirurgia não é bom, estando relacionado com altos índices de complicação e recidiva da sintomatologia. É sugerido que os prematuros com evidência da DRGE e clínica de apneia e DPC, principalmente quando dependentes da ventilação mecânica, poderiam ser beneficiados com a cirurgia antirrefluxo quando não responsivos ao tratamento medicamentoso.

Bibliografia

Akinola E, Rosenkrantz TS, Pappagallo M et al. Gastroesophageal reflux in infants <32 weeks gestational age at birth: lack of relationship to chronic lung disease. Am J Perinatol 2004; 21(2):57-62.

Britto MCA de. Asma em escolares do Recife. Comparação de Prevalência (1994-95 e 2002). Dsisponível em: www.arca.fiocruz.br/bitstream/icict/4398/2/197.pdf

Comissão de Asma da SBPT, Grupo de Trabalho das Diretrizes para Asma da SBPTJ. Bras Pneumol. Abril 2012; 38(supp. 1):S1-S46.

Demeter P et al. The relationship between gastroesophageal reflux disease and obstructive sleep apnea. J Gastroenterol 2004; 9:815-20.

Demirel G, Yilmaz Y, Uras N et al. Dramatical recovery of a mechanical ventilatory dependent extremely low birth weight premature infant after nissen fundoplication. J Trop Pediatr 2011; 57(6):484-6.

Di Fiore JM, Arko M, Churboch K et al. Technical limitations in detection of gastroesophageal reflux (GER) in neonates. J Pediatr Gastroenterol Nutr 2009; 49(2):177-82.

Günlemez A, Babaoğlu A, Arisoy AE et al. Effect of domperidone on the QTc interval in premature infants. J Perinatol 2010; 30(1):50-3.

Ing AJ. Interstitial lung disease and gastroesophageal reflux. Am J Med 2001; 111(suppl 8A):41S-44S.

Jadcherla SR, Gupta A, Fernandez S et al. Spatiotemporal characteristics of acid refluxate and relationship to symptoms in premature and term infants with chronic lung disease. Am J Gastroenterol 2008; 103(3):720-8.

Lightdale JR et al. Gastroesophageal reflux: management guidance for the pediatrician. Pediatrics. 2013;131:e 1684-e 1695.

Mendes TB, Mezzacappa MA, Toro AA et al. Risk factors for gastroesophageal reflux disease in very low birth weight infants with bronchopulmonary dysplasia. J Pediatr 2008; 84(2):154-9.

Molloy EJ, Fiore JMD, Martin RJ. Does gastroesophageal reflux cause apnea in preterm infants? Biol Neonate 2005; 87:254-61.

Ng PC. Use of oral erythromycin for the treatment of gastrointestinal dysmotility in preterm infants. Neonatology 2009; 95(2):97-104.

Norton RC, Penna FJ. Refluxo gastroesofágico. Rio de Janeiro: J Pediatr 2000; 76(supp. 2): S218-24.

Omari TI, Haslam RR, Lundborg P et al. Effect of omeprazole on acid gastroesophageal reflux and gastric acidity in preterm infants with pathological acid reflux. J Pediatr Gastroenterol Nutr 2007; 44(1):41-4.

Orenstein SR, McGowan JD. Efficacy of Conservative Therapy as Taught in the Primary Care Setting for Symptoms Suggesting Infant Gastroesophageal Reflux. J Pediatr 2008; 152:310-4.

Pessôa CLC, Pessôa RS. Asma e refluxo gastroesofagiano. Pulmão RJ 2008; (supp 1):S51-S56.

Peter CS, Sprodowski N, Bohnhorst B et al. Gastroesophageal reflux and apnea of prematurity: no temporal relationship. Pediatrics 2002; 109:8-11.

Poets CF. Gastroesophageal Reflux: A Critical Review of Its Role in Preterm Infants. Pediatrics 2004; 113;128-32.

Poets CF, Brockmann PE. Myth: gastroesophageal reflux is a pathological entity in the preterm infant. Semin Fetal Neonatal Med 2011; 16(5):259-63.

Robert R et al. High prevalence of proximal and distal gastroesophageal reflux disease in advanced COPD. Chest 2007; 131:1666-71.

Rosen R. Gastroesophageal reflux in infants: more than just a pHenomenon. 2014; 168(1):83-9.

Salvatore S, Hauser B, Vandemaele K et al. Gastroesophageal reflux disease in infants: how much is predictable with questionnaires, pHmetry, endoscopy and histology? J Pediatr Gastroenterol Nutr 2005; 40(2):210-5.

Tipnis NA, Tipnis SM. Controversies in the treatment of gastroesophageal reflux disease in preterm infants. Clin Perinatol 2009; 36(1):153-64.

Van der Pol, RJ et al. Diagnostic accuracy of tTests in pediatric gastroesophageal reflux disease. J Pediatr 2013; 162:983-7.

Vandenplas, Y. Management of paediatric GERD. Nat Rev Gastroenterol Hepatol 2013 Out 15. [Epub ahead of print]

Vandenplas Y et al. A preliminary report on the efficacy of the "Multicare ARBed(R.)" in 3 weeks–3 month old infants on regurgitation, associated symptoms and acid reflux. Arch Dis Child 2010; 95:26-30.

Vandenplas Y, Rudolph CD, Di Lorenzo C et al. Pediatric gastroesophageal reflux clinical practice guidelines: Joint recommendations of the North American Society for Pediatric Gastroenterology, Hepatology, and Nutrition (NASPGHAN) and the European Society for Pediatric Gastroenterology Hepatology, and Nutrition (ESP-GHAN). J Pediatr Gastroenterol Nutr 2009; 49:498-547.

Verleden GM. Pulmonary manifestations of systemic diseases. Eur Respir Monograph 2005; (10):34184-5.

Young L et al. Lung transplantation exacerbates gastroesophageal reflux disease. Chest 2003; 124:1689693.

Capítulo 19

Bronquiectasia

Nicolly Suelly Souza Almeida Acioly
Patrícia Gomes de Matos Bezerra
Taciana Sá Barreto Carneiro de Albuquerque

INTRODUÇÃO

Bronquiectasia é uma anormalidade estrutural, inicialmente descrita por Laennec em 1819, caracterizada pela dilatação anormal e distorção da árvore brônquica, resultando em doença pulmonar obstrutiva crônica (DPOC).

Essa condição é tipicamente o resultado de um ciclo vicioso de inflamação, colonização bacteriana e infecção, onde uma variedade de processos patológicos torna as paredes brônquicas enfraquecidas, facilmente colapsáveis, inflamadas cronicamente e com secreções mucoides impactadas.

Em países desenvolvidos, a fibrose cística (FC) é a causa mais comum de bronquiectasia em crianças, mas uma variedade de doenças, a maioria delas incluindo a combinação de obstrução brônquica e infecção, também pode ocasionar bronquiectasias.

EPIDEMIOLOGIA

A prevalência de bronquiectasias não relacionadas com a FC em países desenvolvidos está gradualmente diminuindo nas últimas décadas, provavelmente em razão da melhoria nas condições sanitárias e de moradia, imunizações e uso de antibióticos. Já nos países em desenvolvimento, essa prevalência ainda permanece importante, pois as condições descritas não estão acessíveis a boa parte da população, o que leva ao aumento da desnutrição e das infecções respiratórias.

É baixa a prevalência estimada de bronquiectasia não relacionada com a FC na maior parte da população dos países desenvolvidos. Por exemplo, bronquiectasia não relacionada com a FC foi diagnosticada em somente 4,2/100 mil adultos jovens nos EUA. O uso da tomografia computadorizada (TC) de alta resolução poderá detectar doença mais leve e resultará em prevalências maiores, porém a bronquiectasia permanece como condição subdiagnosticada.

Algumas populações indígenas, incluindo nativos da Polinésia, Alasca, Austrália e Nova Zelândia, têm taxas de prevalência tão altas quanto 15/1.000 crianças, o que pode ser atribuído a condições ambientais que causam infecções respiratórias recorrentes durante a infância ou, em alguns casos, a defeitos hereditários na imunidade ou no *clearance* pulmonar.

Apesar da antibioticoterapia adequada, contudo, a bronquiectasia ainda permanece com o potencial de causar morbidade significativa, incluindo infecções respiratórias de repetição, tosse produtiva incapacitante e desconforto respiratório, que afetam a qualidade de vida.

FISIOPATOLOGIA

O mecanismo de doença que pode eventualmente causar bronquiectasias é tradicionalmente retratado como ciclo continuado de infecção, inflamação e injúria da via aérea com prejuízo do *clearance* mucociliar, descrito por Cole, que resulta em perda dos componentes musculares e elásticos da via aérea com sua dilatação e distorção e aumento da produção de escarro. As vias aéreas se tornam colapsáveis, com fluxo aéreo limitado, especialmente com expiração forçada. O parênquima pulmonar frequentemente é envolvido, com o desenvolvimento de atelectasias, enfisema e fibrose. Além disso, há marcada hipertrofia da vasculatura brônquica, a qual tem inclinação para ruptura.

A resposta imune nas bronquiectasias é principalmente dirigida pelos neutrófilos e níveis aumentados de quimiocinas e citocinas pró-inflamatórias (fator de necrose tumoral alfa, interleucinas 1B e 8) encontradas na via aérea dos indivíduos afetados. Altos níveis de proteases – produtos tóxicos secretados pela ativação neutrofílica – estão presentes no sítio da inflamação, resultando em liberação de citocinas pró-inflamatórias e exercendo atividade proteolítica, causando assim mais lesão celular. Infiltração por células T, fagocitose macrofágica prejudicada, função da célula epitelial alterada e, mais recentemente, deficiência da lecitina ligada à manose têm sido propostas como mecanismos adicionais para aumentar a resposta inflamatória. Um ciclo de estresse oxidativo também está presente, em que espécies de oxigênio reativas causam danos a células e à superfície tissular e induzem mais estresse oxidativo por meio da ativação de fatores de transcrição inflamatórios, fator kappa B e ativador *protein-I*.

Os seguintes fatores podem contribuir para a fisiopatologia das bronquiectasias:

- **Infecções recorrentes e desequilíbrio protease-antiprotease:** infecções recorrentes são comuns e levam a mais cicatrizes, obstrução e distorção das vias aéreas, bem como a dano temporário ou permanente do parênquima pulmonar. Uma razão para que as infecções recorrentes sejam tão comuns é que patógenos bacterianos desenvolveram um método para se evadir da eliminação pelo sistema imune dos pacientes com fibrose cística ou bronquiectasia. Por exemplo, interleucina 8 recruta neutrófilos para sítios inflamatórios por meio da interação com o receptor CXCR1.

    Proteases de patógenos bacterianos (como o *Pseudomonas*) clivam e incapacitam CXCR1, levando à redução do recrutamento de neutrófilos e à falha na morte bacteriana. Antiproteases, como alfa-1-antitripsina, restauram CXCR1 e aumentam a morte bacteriana. Outra explicação para as infecções recorrentes é que, apesar do número aumentado de neutrófilos na via aérea, tais neutrófilos são inefetivos. Em um estudo foram evidenciados altos níveis de peptídeos neutrofílicos humanos (HNP), também chamados alfadefensinas, os quais prejudicam a fagocitose pelos neutrófilos, levando à perda da atividade antimicrobicida. A alfa-1-antitripsina atenua a atividade do HNP e melhora a atividade fagocítica. Por outro lado, a destruição progressiva da via aérea em bronquiectasias pode estar em parte relacionada com a atividade da elastase neutrofílica.

- **Propriedades físicas do escarro:** atenção às propriedades físicas do escarro sugere diferenças entre bronquiectasias relacionadas e não relacionadas com a FC. Foi observado que nas crianças nativas americanas do Alasca o escarro era menos elástico e viscoso e com maior transportabilidade do que nos pacientes com FC.
- **Mutação heterozigótica na CFTR:** pacientes com bronquiectasias difusas e com teste do suor negativo, uma mutação heterozigótica na CFTR, podem contribuir para o desenvolvimento de bronquiectasias por meio da disfunção dos canais de sódio e cloro da via aérea. O teste de diferença de potencial nasal reflete a função dos canais de cloro e sódio no epitélio das vias aéreas. Um fenótipo eletrofisiológico nasal anormal, intermediário entre o valor normal e dos valores para FC, foi identificado em pacientes com bronquiectasia difusa e com mutação na CFTR, sugerindo que a presença de uma única mutação pode ter um papel no desenvolvimento de bronquiectasias difusas.
- **Deficiência de vitamina D:** um estudo observacional evidenciou que pacientes com deficiência de vitamina D foram mais colonizados com bactérias, incluindo *Pseudomonas*, e tinham exacerbações mais frequentes, piores sintomas respiratórios avaliados por questionários padronizados e aumento de marcadores no escarro de inflamação neutrofílica. Não se sabe se essa associação reflete o efeito da vitamina D na imunidade inata ou se em razão da doença mais grave o paciente reduz suas atividades ao ar livre.
- **Imunodeficiência comum variável:** mudanças nas pequenas vias aéreas têm sido descritas antes que as manifestações avançadas e destrutivas da bronquiectasia se tornem aparentes em pacientes com imunodeficiência comum variável. A anormalidade mais comum foi o aprisionamento aéreo (atenuação em mosaico). A presença de aprisionamento aéreo na expiração, mas não na inspiração, sugere que as mudanças inflamatórias da via aérea são a causa e aumentam a possibilidade de que tais mudanças sejam reversíveis.

CLASSIFICAÇÃO

A clássica classificação de Reid divide as bronquiectasias em três diferentes padrões com base na aparência histológica (Figura 19.1):

- **Bronquiectasias cilíndricas:** dilatação uniforme suave.
- **Bronquiectasias varicosas:** dilatações focais entre segmentos estreitados.
- **Bronquiectasia sacular ou cística:** dilatação tipo balão com mais rompimento do parênquima pulmonar.

As bronquiectasias podem ainda ser classificadas a partir da:

- Localização/distribuição radiológica (Quadro 19.1).
- Fisiopatologia de base (Quadro 19.2).

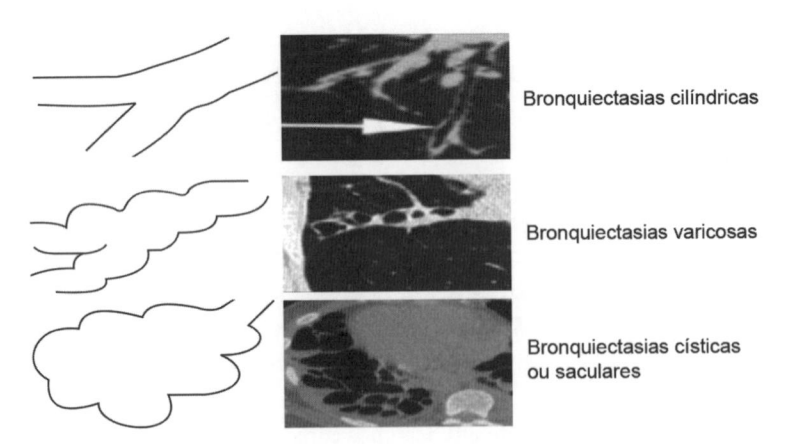

Bronquiectasias cilíndricas

Bronquiectasias varicosas

Bronquiectasias císticas ou saculares

FIGURA 19.1. Tipos de bronquiectasia.

A correlação entre esses padrões e o *status* clínico, a etiologia ou a fisiopatologia não está bem estabelecida.

Em muitos casos, as mudanças bronquiectásicas parecem ser irreversíveis. De fato, alguns autores propõem que o termo *bronquiectasia* seja definido como dilatação irreversível.

A expressão *bronquiectasia de tração* é usada para descrever o achado radiológico de alargamento da via aérea sem espessamento ou dano em volta, a qual é usualmente causada por outras doenças pulmonares, como fibrose intersticial, que causa tração da via aérea que a alarga, simulando bronquiectasia.

CAUSAS

Uma variedade de doenças de base pode causar bronquiectasia, devendo a causa ser determinada quando possível para direcionar o tratamento. Contudo, cerca de 25% a 38% dos casos pediátricos não apresentam causa identificada. Bronquite bacteriana protraída é uma nova entidade reconhecida que pode explicar alguns desses casos em que não se determina a causa-base.

Os tipos de desordem que causam bronquiectasia variam entre populações e faixas etárias. Por exemplo, infecções e causas adquiridas de bronquiectasia predominam em adultos e em nações em desenvolvimento, enquanto anomalias congênitas das vias aéreas ou do sistema imune são mais proeminentes em crianças e em países industrializados.

As causas de bronquiectasias podem ser categorizadas por:

- **Distribuição localizada ou difusa** (Quadro 19.1): essa categorização pode ser útil no direcionamento da avaliação.
- **Fisiopatologia de base** (Quadro 19.2).
- **Bronquiectasia congênita:** duas desordens têm sido descritas nas quais a rigidez estrutural da árvore traqueobrônquica está comprometida, levando a bronquiectasias congênitas:
  - **Síndrome de Williams-Campbell:** é uma rara desordem congênita caracterizada pela deficiência da cartilagem na árvore brônquica, causando traqueobroncomalácia. Em razão da deficiência da cartilagem brônquica, brônquios segmentares e subsegmentares estão

QUADRO 19.1 Causas de bronquiectasias em crianças com base na distribuição
Localizada
Aspiração de corpo estranho
Obstrução intraluminal (granuloma, tumor)
Anormalidade congênita (sequestro broncopulmonar, estenose brônquica, broncomalácia, brônquio traqueal)
Compressão extraluminal (linfadenopatia, tuberculose ou compressão vascular)
Síndrome do lobo médio
Generalizada
Predominante em lobo superior
Fibrose cística
Síndrome aspirativa
Sarcoidose
Vias aéreas centrais
Aspergilose broncopulmonar alérgica
Síndrome de Mounier-Kuhn (também pode afetar os lobos inferiores em casos de infecções de repetição)
Predominante em lobos inferiores
Imunodeficiência
Aspiração crônica em crianças que deambulam
Pneumonia intersticial
Idiopática
Predominante em lobo médio ou língula
Discinesia ciliar primária
Infecção por micobactéria atípica

Fonte: modificado de Javidan-Nejad C, Bhalla S. Bronchiectasis. Radiol Clin N Am 2009; 47:289.

dilatados e facilmente colapsáveis. Crianças tipicamente apresentam, antes dos 3 anos, tosse, sibilância e doença infecciosa febril recorrente. O prognóstico é variável.

- **Traqueobroncomegalia congênita (síndrome de Mounier-Kuhn):** é uma desordem congênita caracterizada por marcada dilatação de traqueia e brônquios principais, resultando em dilatação dinâmica e colapso durante a inspiração e a expiração.

• **Obstrução e estreitamento brônquico:** podem levar a *clearance mucociliar inefetivo* e infecção crônica com subsequente desenvolvimento de bronquiectasias. As causas podem ser congênitas ou adquiridas:

- **Causas congênitas:** traqueomalácia, broncomalácia, estenose brônquica ou traqueal, cisto broncogênico, brônquio traqueal (brônquio ectópico), sequestro broncopulmonar, malformação adenomatosa cística congênita.
- **Causas adquiridas:** aspiração de corpo estranho, impactação mucoide (síndrome do lobo médio, aspergilose broncopulmonar alérgica, granulomatose broncocêntrica).

• **Imunodeficiência:** imunodeficiências adquiridas e congênitas predispõem a infecções recorrentes e desenvolvimento de bronquiectasias, incluindo: infecção pelo HIV, agamaglobulinemia ligada ao X, deficiência de subclasses de IgG, imunodeficiência comum variável, síndrome

QUADRO 19.2 Causas de bronquiectasias em crianças com base na fisiopatologia

Categoria	Exemplos específicos
Bronquiectasias congênitas	
	- Deficiência de cartilagem (síndrome de Williams-Campbell) - Traqueobroncomegalia (síndrome de Mounier-Kuhn)
Estreitamento ou obstrução brônquica	
Anormalidades congênitas	- Traqueomalácia, broncomalácia, estenose traqueal ou brônquica, cisto broncogênico, brônquio traqueal, anel vascular, aneurisma da artéria pulmonar ou dilatação - Sequestro pulmonar (intralobar) - Malformação da via aérea pulmonar congênita (adenomatosa cística – MAC)
Aspiração de corpo estranho	Amendoins, balas, pequenos objetos
Impactação mucoide	- Rolha de muco (pós-operatório, asma, síndrome do lobo médio) - Aspergilose broncopulmonar alérgica - Granulomatose broncocêntrica
Adenopatia hilar	- Tuberculose - Histoplasmose - Sarcoidose
Tumores	Adenoma de via aérea, teratoma endobrônquico
Imunodeficiência	
Deficiência de imunoglobulinas	- Agamaglobulinemia congênita - Deficiência de subclasses de IgG - Imunodeficiência comum variável - Deficiência de IgA com ataxia-telangiectasia - Deficiência seletiva de igA
Disfunção leucocitária	Doença granulomatosa crônica
Imunodeficiências combinadas	- Imunodeficiência combinada grave - Síndrome de DiGeorge - Mutação CXCR4 - Deficiência de CD40 ou CD40L
Deficiência de complemento	Deficiência de C3, de *ficolin-3*
Imunodeficiências adquiridas	Imunossupressão farmacológica, HIV, desnutrição, malignidade
***Clearance* de secreção anormal**	
Secreções anormais	Fibrose cística
Disfunção ciliar	Discinesia ciliar primária
Mecanismo desconhecido	Síndrome de Young
Outras causas	Anormalidades do SNC, fraqueza muscular e tosse fraca
Infecção	
Bronquite bacteriana persistente	Vários microrganismos
Pneumonia bacteriana	*Staphylococcus aureus, Streptococcus pneumoniae, Klebsiella, Pseudomonas aeruginosa*
Infecções da infância	Sarampo, coqueluche

QUADRO 19.2 Causas de bronquiectasias em crianças com base na fisiopatologia (*continuação*)	
Categoria	**Exemplos específicos**
Infecção	
Infecções virais	Adenovírus, influenza, herpes simples
Outras infecções	- Fúngica (histoplasmose) - *Mycobacterium tuberculosis, Mycobacterium* atípica - Micoplasma
Aspiração recorrente	- Desordens neurológicas - Paralisia de cordas vocais - Distúrbio da deglutição - Fendas laríngeas - Fístulas traqueoesofágicas - Doença do refluxo gastroesofágico
Miscelânea	
Bronquiolite obliterante	- Pós-infecciosa - Pós-transplante com rejeição crônica - Doença intersticial pulmonar - Outras causas
Desordens genéticas	Síndrome das unhas amarelas
Doenças autoimunes e do tecido conjuntivo	- Artrite reumatoide - Esclerodermia - Policondrite - Amiloidose traqueobrônquica - Síndrome de Marfan
Inalação de tóxicos, poeira	Amônia Dióxido de nitrogênio Cigarro Sílica Outros gases

de DiGeorge, imunodeficiência combinada grave, outras imunodeficiências combinadas, deficiência de complemento, doença granulomatosa crônica, deficiência do complexo de histocompatibilidade principal. Bronquiectasias têm sido ocasionalmente reportadas em pacientes com deficiência de IgA, a qual é a imunodeficiência mais comum.

- *Clearance* **de secreção anormal:** desordens em que o *clearance* das secreções está prejudicado predispõem a infecções pulmonares recorrentes e, assim, bronquiectasias. Por essas desordens usualmente afetarem toda a via aérea, a infecção e a bronquiectasia tendem a ser difusamente distribuídas.
- **Fibrose cística:** causa mais comum de bronquiectasias em países industrializados. Mutações na proteína reguladora da condutância transmembrana na fibrose cística (CFTR) resultam em transporte iônico e de água anormal através do epitélio respiratório, com formação de muco espesso. A obstrução da via aérea pelo muco e o pobre *clearance* mucociliar levam à infecção bacteriana, causando inflamação e subsequente dano à via aérea.
- **Discinesia ciliar primária:** desordem na função ciliar em razão de defeitos ciliares ultraestruturais. Crianças apresentam tipicamente sinusite recorrente, otite média, pneumonia recorrente, ocorrendo bronquiectasias na maioria desses pacientes. Metade dos pacientes pode apresentar *situs inversus* (síndrome de Kartagener – Figura 19.2).

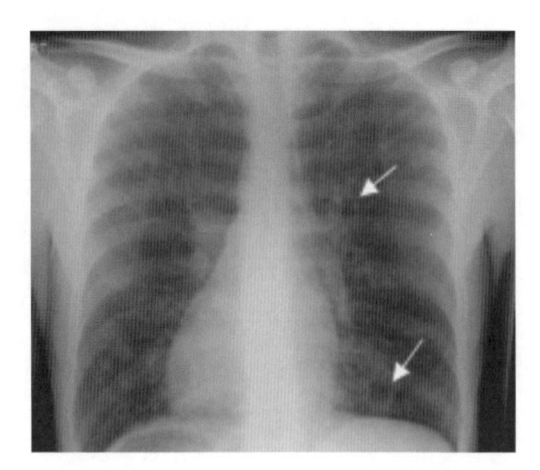

FIGURA 19.2. Paciente com síndrome de Kartagener com bronquiectasias (setas).

- **Síndrome de Young:** caracterizada por azospermia obstrutiva e infecções sinopulmonares, mas não se identifica disfunção ciliar ou defeito estrutural. Alguns casos são causados por exposição a mercúrio na infância, enquanto outros podem ser variantes atípicas de fibrose cística ou discinesia ciliar primária.
- **Distrofias musculares e doenças neuromusculares:** levam a prejuízo do *clearance* do muco, em razão da tosse inefetiva e de deformidades torácicas, predispondo a infecções recorrentes e bronquiectasias.
- **Infecções:** em países em desenvolvimento e em populações indígenas, infecções pulmonares crônicas e/ou subtratadas permanecem como a causa mais comum de bronquiectasias em crianças.
  - Bronquite bacteriana protraída;
  - Pneumonia;
  - Infecções por *Bordetella pertussis*, pelo vírus do sarampo, pelo adenovírus, por micobactérias;
  - Aspiração recorrente.
- **Outras desordens:**
  - Bronquiolite obliterante;
  - Desordens do tecido conjuntivo: como lúpus eritematoso sistêmico;
  - Sarcoidose;
  - Síndrome de Marfan;
  - Doença inflamatória intestinal.

MANIFESTAÇÕES CLÍNICAS

O sintoma mais comum nas crianças com bronquiectasias, presente em cerca de 80% a 90% dos pacientes, é tosse persistente, tipicamente produtiva, podendo ser o único indício clínico. Cerca de 57% a 74% das crianças produzem escarro purulento. A ausência de produção de escarro não exclui bronquiectasia em razão de as crianças jovens não serem capazes de expectorar.

Alguns pacientes têm episódios de exacerbações por infecção, caracterizados por aumento da tosse e da produção de escarro e que podem estar associados a febre, dor pleurítica, dispneia e queda da saturação. Essas exacerbações respondem à antibioticoterapia.

Apesar de a hemoptise ser comum em adultos, é infrequente em crianças, sendo reportada em somente 4% a 7% delas. A hemoptise é causada pela erosão do tecido da via aérea inflamada adjacente a vasos pulmonares.

Dispneia e intolerância ao exercício são incomuns no início do quadro, mas podem se desenvolver com o progredir da doença ou ocorrer na exacerbação aguda da doença em razão da infecção. Crianças com doença pulmonar bronquiectásica grave podem ter cianose, indicando hipoxemia grave em razão do desequilíbrio na ventilação-perfusão. Se a hipoxemia é prolongada e profunda, pode levar à hipertensão pulmonar e ao *cor pulmonale*.

Outros sintomas relacionados com a doença de base podem estar presentes no início do quadro (p. ex., falha no crescimento na FC e nas imunodeficiências). Sinusite crônica é comum na FC, na discinesia ciliar e nas imunodeficiências. Otite média crônica com ou sem otorreia é característica adicional na disfunção ciliar. A presença de anomalias congênitas deve alertar para a possibilidade de outras anomalias associadas que predispõem a bronquiectasias.

AVALIAÇÃO

Os objetivos da avaliação são confirmar o diagnóstico de bronquiectasia, identificar a etiologia e causas potencialmente tratáveis e avaliar o grau de gravidade da doença pulmonar.

A causa deve ser identificada sempre que possível para que se possa direcionar o tratamento. Em uma minoria dos casos pediátricos, a causa-base não pode ser identificada apesar da avaliação, a qual inclui história clínica completa e exame físico, bem como exames laboratoriais, de imagem e função pulmonar em crianças mais velhas.

História clínica

É crucial uma história clínica detalhada, incluindo antecedentes pessoais, familiares, histórico de viagens e condições ambientais, podendo ser útil para identificar a causa das bronquiectasias. Devem ser avaliadas também a duração dos sintomas, a progressão ao longo do tempo e a gravidade da doença. Certas características clínicas da história podem levar a suspeitar de certas doenças:

- **Falha no crescimento**: fibrose cística, imunodeficiências.
- **Esteatorreia:** fibrose cística.
- **Doenças sinopulmonares:** fibrose cística, discinesia ciliar primária, imunodeficiência.
- **História de asfixia:** aspiração de corpo estranho, desordem de deglutição com aspiração crônica.
- **Doença neurológica ou distúrbio de deglutição:** aspiração.
- **Anomalias congênitas (especialmente cardíaca ou renal):** sugerem anomalias congênitas da arvore traqueobrônquica. Dextrocardia sugere discinesia ciliar primária.

Exame físico

Determinados achados podem apontar para uma causa-base, incluindo falha no crescimento, infecções nas orelhas e nos seios da face, distúrbios neurológicos ou presença de anomalias congênitas. Achados específicos relacionados com doença pulmonar e infecção crônica incluem:

- **Estertores e roncos**: são frequentemente auscultados sobre as áreas das bronquiectasias.
- **Sibilos**: menos comuns, são reportados em 7% a 11% das crianças com bronquiectasias.
- **Baqueteamento digital**: reportado em 44% a 51% das crianças com bronquiectasias.

- **Deformidade torácica**: pode ser vista em doenças pulmonares obstrutivas (em geral, FC), nas quais a hiperinsuflação dos pulmões resulta em aumento do diâmetro anteroposterior.

Imagem

Radiografia de tórax

Os achados que levam a suspeitar de bronquiectasias são atelectasia linear, via aérea dilatada e espessada (isto é, linhas paralelas ou "em trilho de trem" vistas longitudinalmente, ou anéis no corte transversal) e opacidades periféricas irregulares que representam rolhas de muco. Outros achados podem incluir fibrose peribrônquica e volume pulmonar reduzido.

A distribuição das bronquiectasias pode fornecer uma pista sobre a doença-base. Em pacientes com FC ou tuberculose (TB), os achados radiográficos estão frequentemente concentrados nos lobos superiores, enquanto as bronquiectasias localizadas centralmente são características da aspergilose broncopulmonar alérgica. Em pacientes com sequestro broncopulmonar, as bronquiectasias são usualmente unilaterais e no lobo inferior (Quadro 19.1).

Características radiográficas que sugerem desordem específica incluem calibre aumentado da traqueia e das vias aéreas centrais (síndrome de Mounier-Kuhn) ou pulmão hiperlucente unilateral (síndrome de Swyer-James). Uma área focal única de bronquiectasia aumenta a possibilidade de corpo estranho ou defeito pulmonar congênito. Atelectasias recorrentes e bronquiectasias progressivas no lobo médio ou língula sugerem síndrome do lobo médio, particularmente em pacientes com asma.

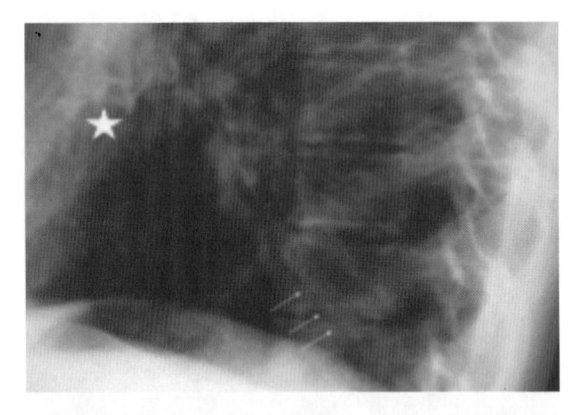

FIGURA 19.3. Opacidades lineares, "em trilho de trem" (*setas*) e bronquiectasias (*estrela*).

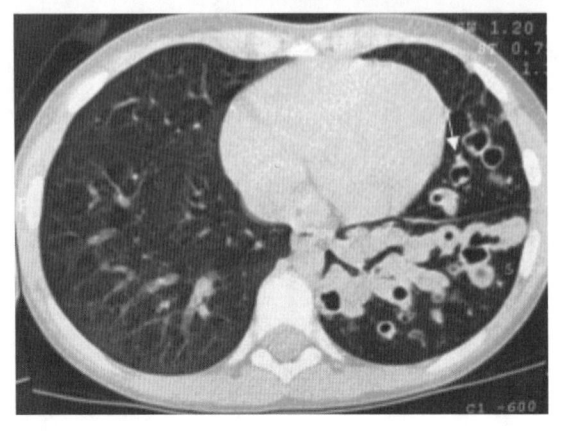

FIGURA 19.4. Bronquiectasias saculares, varicosas, com impactação mucoide. Brônquios visíveis na periferia. Sinal do "anel em sinete" (*seta*). (Cortesia de Dr. Joakim Cunha.)

Tomografia computadorizada de alta resolução (TCAR) do tórax (Figura 19.4)

A TCAR é o método de imagem mais sensível para detectar bronquiectasias, devendo ser realizada quando a radiografia de tórax é normal ou inespecífica em pacientes com clínica sugestiva de bronquiectasia. A sensibilidade para detectar bronquiectasias é em torno de 82% a 97% quando comparada à broncografia, método padrão-ouro (Figura 19.5). Além disso, a tomografia pode ser útil em identificar a etiologia das bronquiectasias, como anomalias congênitas ou compressão extraluminal por linfonodos, massas ou vasos aberrantes.

O diagnóstico de bronquiectasia pode ser feito pela TCAR se qualquer um dos seguintes critérios estiver presente:

- O diâmetro de um ou mais brônquios é maior do que o da artéria adjacente em corte transversal (sinal do "anel em sinete").
- Impactação mucoide com dilatação brônquica.
- Não afilamento brônquico em cortes paralelos em direção à periferia (imagem "em trilho de trem").
- Brônquios visíveis adjacentes à pleura não mediastinal.

Perda de volume e aprisionamento aéreo também podem ser vistos na tomografia.

Bronquiectasia é frequentemente considerada irreversível. Contudo, estudos usando TCAR sugerem que as bronquiectasias podem ser um processo dinâmico e que as bronquiectasias cilíndricas podem ser reversíveis se a causa-base é tratada com sucesso (em geral, pacientes com atelectasia, infecção ou corpo estranho).

Como o termo *bronquiectasia* tem implicações tanto prognósticas como terapêuticas, Eastham e cols. (2004) recomendam um detalhe para melhorar a nomenclatura desse grupo de desordens em crianças. Propõem que doença pulmonar supurativa crônica da infância deva ser vista como um espectro de doença que compreende três componentes inter-relacionados: pré-bronquiectasia, bronquiectasia à TCAR e bronquiectasia estabelecida (Quadro 19.3 e Figura 19.6). Estudos epidemiológicos a longo prazo são necessários para estabelecer detalhes da inter-relação e o prognóstico de cada uma dessas entidades.

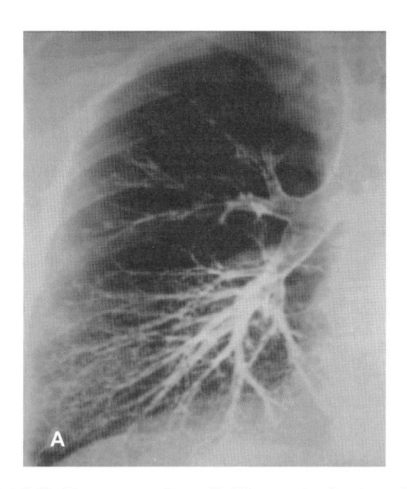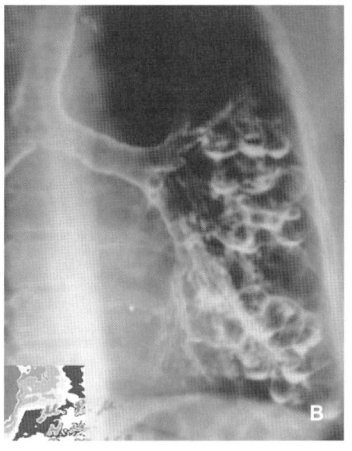

FIGURA 19.5. Broncografias. **A.** Bronquiectasias cilíndricas. **B.** Bronquiectasias saculares ou císticas.

QUADRO 19.3. Definições propostas para os componentes da doença pulmonar supurativa crônica na infância

Pré-bronquiectasia
Infecção bacteriana endobrônquica recorrente ou crônica que pode estar associada a mudanças não específicas, como espessamento da parede brônquica na TCAR. Essa condição pode resistir, resolver ou progredir para "bronquiectasia à TCAR"

Bronquiectasia à TCAR
As características clínicas estão associadas a evidência tomográfica de dilatação brônquica. Essa entidade pode persistir, progredir para bronquiectasia estabelecida, retornar para o estágio pré-bronquiectásico ou resolver inteiramente

Bronquiectasia estabelecida
Os achados tomográficos não se resolvem após um período significativo (em torno de 2 anos). Essa condição deve ser então considerada irreversível

---

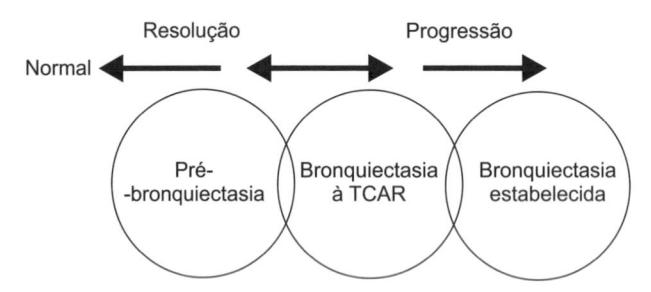

FIGURA 19.6. Espectro da doença pulmonar crônica supurativa da infância.

Exames laboratoriais

Exames laboratoriais são selecionados para estabelecer a causa-base das bronquiectasias, sendo direcionados pela história clínica e pelo exame físico.

Para pacientes com bronquiectasias difusas, a avaliação inclui teste do suor e pesquisa de mutações para FC. Além disso, devem ser solicitados hemograma completo, imunoglobulinas e painel humoral com resposta vacinal para avaliar a presença de imunodeficiências.

Testes adicionais da função imune devem ser indicados a depender da história e dos tipos de infecções recorrentes. Discinesia ciliar deve ser considerada em indivíduos com dextrocardia e otite crônica ou recorrente, especialmente quando há história de sintomas respiratórios no período neonatal.

Outros testes

Os testes seguintes são apropriados para pacientes selecionados com características clínicas, sugerindo causas específicas para as bronquiectasias:

- **Patógenos específicos:** em pacientes com asma ou fibrose cística e bronquiectasia, a possibilidade de aspergilose broncopulmonar alérgica (ABPA) deve ser considerada. A tomografia de tórax (TC) na ABPA usualmente mostra bronquiectasias centrais.

- **Suspeita de aspiração:** nos pacientes com suspeita de broncoaspiração, os exames a serem considerados são videofluoroscopia, pHmetria, endoscopia digestiva alta e cintilografia. No entanto, nenhum deles comprova com evidência definitiva que o refluxo gastroesofágico é a causa das pneumonias recorrentes. Em crianças com *status* neurológico normal, fenda laríngea e fístula traqueoesofágica podem causar aspiração; na suspeita desses casos, a laringoscopia ou a broncoscopia deve ser realizada para estabelecer o diagnóstico.
- **Suspeita de corpo estranho ou obstrução da via aérea:** broncoscopia flexível e lavado broncoalveolar devem ser realizados para avaliar obstrução mecânica da via aérea e remover rolhas de muco ou obter culturas de via aérea inferior. Na suspeita forte de corpo estranho, a broncoscopia rígida deve ser realizada para retirar o corpo estranho.

A função pulmonar (em crianças mais velhas) pode ser útil para avaliar não só a gravidade da doença pulmonar como também as exacerbações agudas e a progressão a longo prazo. A maioria dos pacientes com bronquiectasias apresenta características de doença pulmonar obstrutiva, indicada por baixos VEF_1 e relação VEF_1/CVF. Se fibrose e cicatrizes estão presentes, pode haver componente restritivo associado.

MANEJO

Os objetivos do manejo das bronquiectasias são tratar a causa-base, melhorar o *clearance* mucociliar, tratar e prevenir infecções e controlar a inflamação. O tratamento pode ser resumido de acordo com o ciclo vicioso de Cole (Figura 19.7).

As estratégias de tratamento para crianças com bronquiectasias não relacionadas com FC são frequentemente extrapoladas de estudos com pacientes com FC ou adultos com bronquiectasias. Essa abordagem tem algumas limitações porque a patogênese e os patógenos das bronquiectasias nessas populações podem ser diferentes. Assim, o manejo ótimo depende da causa-base e das características individuais de cada paciente, como cultura de escarro e resposta à terapia inicial.

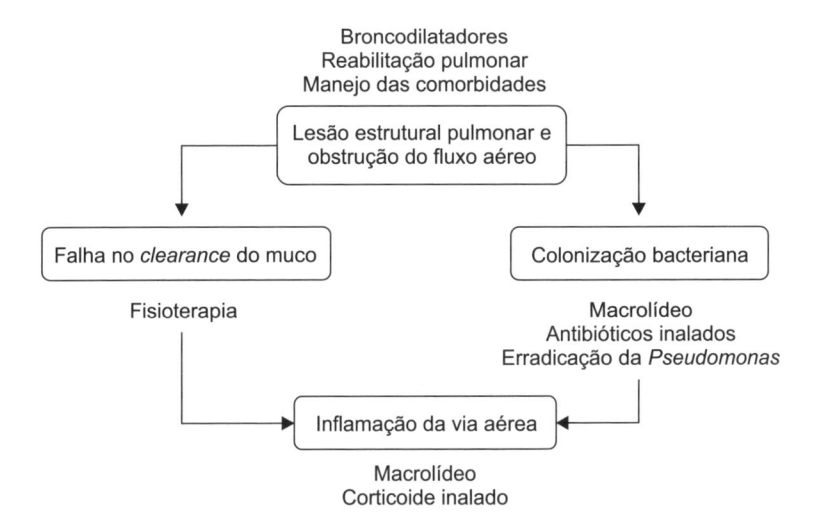

FIGURA 19.7. Terapias atuais para bronquiectasias exibidas de acordo com o ciclo vicioso de Cole.

O manejo inclui:

- Antibioticoterapia.
- Fisioterapia respiratória.
- Agentes mucolíticos e hidratação da via aérea.
- Broncodilatadores.
- Drogas anti-inflamatórias.
- Imunização.

Antibioticoterapia

Nas exacerbações agudas, a escolha do antibiótico normalmente é baseada na cultura de escarro; em crianças jovens que são incapazes de produzir escarro, as culturas podem ser obtidas a partir de *swab* de orofaringe inserido profundamente na faringe posterior para induzir a tosse. Na ausência de culturas, é racional selecionar antibióticos com cobertura dos principais patógenos, incluindo *Streptococcus pneumoniae, Haemophilus influenzae* e *Moraxella catarrhalis*, como amoxicilina com clavulanato ou cefalosporinas de segunda e terceira gerações.

Exacerbações virais foram mais provavelmente associadas a coriza e/ou febre, hipoxemia, estertores e sibilos, além de hospitalização. Esses achados sugerem que infecções virais são comuns e podem contribuir para a patogênese de uma proporção significativa de exacerbações; contudo, o papel das interações vírus-bactéria permanece incerto. Até que mais informações estejam disponíveis, esses achados não mudam a recomendação atual para antibioticoterapia.

Para o tratamento ambulatorial das exacerbações agudas, a maioria dos pacientes recebe antibiótico oral por 10 a 14 dias. Antibióticos venosos são reservados para exacerbações graves ou para aquelas que respondem mal ao tratamento ambulatorial.

Nas infecções crônicas por *P. aeruginosa*, aminoglicosídeos inalados podem ser administrados. Os antibióticos inalados apresentam vantagens teóricas sobre a terapia oral por atingir altas concentrações na via aérea e reduzir a absorção sistêmica e, assim, os efeitos colaterais e adversos. Além disso, reduzem a carga bacteriana na via aérea e a inflamação. Contudo, atualmente nenhum antibiótico inalado foi aprovado para o uso em bronquiectasias por uma agência reguladora norte-americana ou europeia.

Não há dados para guiar o uso crônico de antibióticos em crianças com bronquiectasias não relacionadas com FC. Alguns centros têm sugerido o uso de antibióticos a longo prazo (ciclos de 2 semanas *com* antibiótico alternando com 2 semanas *sem*) em pacientes com exacerbações frequentes e com deterioração progressiva da função pulmonar. Apesar de os antibióticos poderem diminuir certas infecções, a emergência de organismos resistentes é um risco. Portanto, esse método deve ser usado criteriosamente por tempo definido, com reavaliação clínica frequente.

Fisioterapia respiratória

A higiene broncopulmonar é realizada rotineiramente para melhorar o *clearance* mucociliar, apesar de a prática ser baseada em evidência limitada. Uma variedade de técnicas é usada, como drenagem postural e percussão, técnicas de tosse e respiração, dispositivos de oscilação da via aérea, percussão externa e ventilação percussiva intrapulmonar. Um estudo desenvolvido por Murray e cols. concluiu que essas técnicas são seguras e que dados limitados sugerem melhora na expectoração e no escore de qualidade de vida, além de redução na hiperinsuflação.

Agentes mucolíticos e hidratação da via aérea

Há poucos dados para guiar o uso de agentes mucolíticos em bronquiectasias não relacionadas com FC. DNAse é recomendada para o tratamento de muitas crianças com FC. Contudo, um estudo em adultos com bronquiectasia idiopática reportou efeitos danosos do DNAse (Pulmozyme®). Como resultado, o DNAse não é recomendado rotineiramente nas bronquiectasias não relacionadas com FC. Não há estudos controlados que mostrem benefícios da N-acetilcisteína ou carbocisteína.

Tratamentos com salina hipertônica ou manitol não têm sido estudados suficientemente em adultos ou em crianças com bronquiectasias não relacionadas com FC para garantir o uso deles de rotina.

Broncodilatadores

Os broncodilatadores podem ser apropriados em algumas crianças com bronquiectasias, mas não têm sido estudados rigorosamente. Broncodilatadores atenuam a obstrução da via aérea e podem facilitar o *clearance* do muco. A resposta a broncodilatadores durante testes de função pulmonar deve ser usada para identificar os pacientes que podem beneficiar-se dessa terapia.

Drogas anti-inflamatórias

O tratamento crônico com ibuprofeno e azitromicina é usado por um subgrupo de pacientes com bronquiectasias e FC, mas não há dados suficientes para apoiar seu uso nos pacientes sem FC, já que há a preocupação de que esse tipo de tratamento aumente a resistência bacteriana à azitromicina. Os macrolídeos inibem a migração de células inflamatórias e a secreção de citocinas, atenuando possivelmente a produção de espécies de oxigênio reativas, além de reduzir a formação de biofilmes pelas bactérias.

O uso crônico de corticoide inalado é algumas vezes sugerido para pacientes com bronquiectasias, mas essa prática está baseada em evidências limitadas. Em razão dos poucos estudos em crianças, o corticoide inalado não deve ser sugerido para o tratamento de rotina de crianças com bronquiectasias não relacionadas com FC. Entretanto, para pacientes com bronquiectasia e asma, o corticoide inalado tem grande benefício clínico, e o tratamento deverá depender da gravidade e do controle da asma.

Imunizações

Para crianças com bronquiectasias, as imunizações devem ser sempre atualizadas. Vacinas contra influenza e pneumococo são recomendadas. Para menores de 2 anos é recomendada a vacina pneumocócica 13-valente. Para os maiores de 2 anos a vacina recomendada é a pneumocócica 23-valente. Vacinas de vírus vivos podem não ser apropriadas para alguns tipos de imunodeficiência.

COMPLICAÇÕES

Prevenir desnutrição é importante no manejo das bronquiectasias. Em crianças com FC, a desnutrição está associada a baixa sobrevida, e a reabilitação nutricional agressiva melhora a função pulmonar.

Hemoptise é incomum em crianças com bronquiectasias. Hemoptise maciça, definida como perda maior do que 200mL em 24 horas ou sangramento de mais de 100mL/dia recorrente por vários dias, representa risco substancial e requer intervenção imediata.

Avaliação de hipoxemia no repouso, durante o exercício e no sono é indicada em crianças com bronquiectasia não relacionada com FC com doença extensa, e a suplementação de oxigênio deve ser prescrita a partir das avaliações clínicas.

Outras complicações das bronquiectasias incluem pneumotórax, empiema e *cor pulmonale*.

CIRURGIA

A cirurgia é tipicamente indicada em pacientes com bronquiectasias localizadas que resultam em sintomas graves, como falha no crescimento, infecção recorrente ou hemoptise grave. Menos comumente, a cirurgia é usada em pacientes com bronquiectasias generalizadas, mas com complicações localizadas e ressecáveis.

O transplante pulmonar é o último recurso para pacientes com bronquiectasias.

PREVENÇÃO

As seguintes medidas previnem ou reduzem a gravidade das infecções respiratórias, reduzindo, assim, o risco de desenvolvimento de bronquiectasias:

- Prevenção à exposição da fumaça de cigarro.
- Manter vacinação atualizada.
- Tratar infecções respiratórias agressivamente.

Bibliografia

Altenburg J, Wortel K, Van der Werf TS, Boersma WG. Non-cystic fibrosis bronchiectasis: clinical presentation, diagnosis and treatment, illustrated by data from a Dutch Teaching Hospital. The Netherlands J of Med. 2015; 73(4):147.

Bienvenu T, Sermet-Gaudelus I, Burgel PR et al. Cystic fibrosis transmembrane conductance regulator channel dysfunction in non-cystic fibrosis bronchiectasis. Am J Respir Crit Care Med 2010; 181:1078.

Bolman RM 3rd, Wolfe WG. Bronchiectasis and bronchopulmonary sequestration. Surg Clin North Am 1980; 60:867.

Buckley RH. Immunodeficiency diseases. JAMA 1992; 268:2797.

Chalmers JD, Aliberti S, Blasi F. Management of bronchiectasis in adults. Eur Resp J 2015; 45:1446-62.

Chalmers JD, McHugh BJ, Docherty C et al. Vitamin-D deficiency is associated with chronic bacterial colonisation and disease severity in bronchiectasis. Thorax 2013; 68:39.

Chan SC, Leung VO, Ip MS, Shum DK. Shed syndecan-1 restricts neutrophli elastase from alpha1-antitrypsin in neutrophilic airway inflammation. Am J Respir Cell Mol Biol 2009; 41(5):620.

Cockrill BA, Hales CA. Allergic bronchopulmonary aspergillosis. Annu Rev Med 1999; 50:303.

Cohen M, Sahn SA. Bronchiectasis in systemic diseases. Chest 1999; 116:1063.

Cowan MJ, Gladwin MT, Shelhamer JH. Disorders of ciliary motility. Am J Med Sci 2001; 321:3.

De Longh R, Ing A, Rutland J. Mucociliary function, ciliary ultrastructure, and ciliary orientation in Young's syndrome. Thorax 1992; 47:184.

Eastham KM, Fall AJ, Mitchell L, Spencer DA. The need to redefine non-cystic fibrosis bronchiectasis in childhood. Thorax 2004; 59:324.

Fakhoury K, Kanu A. Causes of bronchiectasis in children. Uptodate (Acessado em 27 de maio de 2015).

Hartl D, Latzin P, Hordijk P et al. Cleavage of CXCR1 on neutrophils disables bacterial killing in cystic fibrosis lung disease. Nat Med. 2007; 13 (12):1423.

Hill RL, Kearns AM, Nash J et al. Linezolid-resistant ST36 methicillin-resistant Staphylococcus aureus associated with prolonged linezolid treatment in two paediatric cystic fibrosis patients. J Antimicrob Chemother 2010; 65:442.

Javidan-Nejad C, Bhalla S. Bronchiectasis. Radiol Clin North Am 2009; 47:289.

Jean-Baptiste E. Clinical assessment and management of massive hemoptysis. Crit Care Med 2000; 28:1642.

Jones VF, Eid NS, Franco SM et al. Familial congenital bronchiectasis: Williams-Campbell syndrome. Pediatr Pulmonol 1993; 16:263.

Karakoc GB, Yilmaz M, Altintas DU, Kendirli SG. Bronchiectasis: still a problem. Pediatr Pulmonol 2001; 32:175.

Lee AL, Burge A, Holland AE. Airway clearance techniques for bronchiectasis. Cochrane Database Syst Rev 2013; 5:CD008351.

Murray MP, Pentland JL, Hill AT. A randomised crossover trial of chest physioterapy in non-cystic fibrosis bronchiectasis. Eur Respir J. 2009; 34: 1086-92.

O'Donnell AE, Barker AF, Ilowite JS, Fick RB. Treatment of idiopathic bronchiectasis with aerosolized recombinant human DNase I. rhDNase Study Group. Chest 1998; 113:1329.

Redding GJ. Bronchiectasis in children. Pediatr Clin North Am 2009; 56:157.

Redding GJ, Kishioka C, Martinez P, Rubin BK. Physical and transport properties of sputum from children with idiopathic bronchiectasis. Chest 2008; 134:1129.

Reid LM. Reduction in bronchial subdivision in bronchiectasis. Thorax 1950; 5:233.

Sethi GR, Batra V. Bronchiectasis: causes and management. Indian J Pediatr 2000; 67:133.

Sharma R, Florea VG, Bolger AP et al. Wasting as an independent predictor of mortality in patients with cystic fibrosis. Thorax 2001; 56:746.

Smith IE, Flower CD. Review article: imaging in bronchiectasis. Br J Radiol 1996; 69:589.

Valery PC, Morris PS, Byrnes CA et al. Long-term azithromycin for Indigenous children with non-cystic-fibrosis bronchiectasis or chronic suppurative lung disease (Bronchiectasis Intervention Study): a multicentre, double-blind, randomised controlled trial. Lancet Respir Med 2013; 1:610.

Van de Ven AA, Van Montfrans JM, Terheggen-Lagro SW et al. A CT scan score for the assessment of lung disease in children with common variable immunodeficiency disorders. Chest 2010; 138:371.

Waite DA, Wakefield SJ, Mackay JB, Ross IT. Mucociliary transport and ultrastructural abnormalities in Polynesian bronchiectasis. Chest. 1981; 80 (suppl. 6):896.

Weycker D, Edelsberg J, Oster G et al. Prevalence and economic costs of bronchiectasis. Amer J Resp Crit Care Med. 2004; 169 (suppl. 7):330.

Zhang H. Human neutrophil peptides and phagocytic deficiency in bronchiectatic lungs. Am J Respir Crit Care Med 2009; 180 (2): 159.

Capítulo **20**

Discinesia Ciliar Primária

Mary Anne Kowal Olm

INTRODUÇÃO, CONCEITUAÇÃO E EPIDEMIOLOGIA

A mucosa das vias aéreas, desde as cavidades nasais até os bronquíolos respiratórios (16ª geração brônquica), é constituída de epitélio pseudoestratificado, cilíndrico ciliado, entremeado por glândulas submucosas e células caliciformes, que são os elementos celulares responsáveis pela produção do muco respiratório. O aparelho mucociliar tem como principal função a remoção de partículas ou substâncias potencialmente agressivas ao trato respiratório por meio do transporte pelos cílios, que são os propulsores do transporte mucociliar ou, alternativamente, pela tosse ou espirro. Alterações ultraestruturais dos cílios e de sua frequência e padrão de batimento ciliar geram, portanto, estase de secreções e infecções respiratórias de repetição.

A discinesia ciliar primária é rara doença genética, predominantemente autossômica recessiva, que se caracteriza pelo movimento de batimento ciliar anormal, frequentemente associado a redução de sua frequência de batimento e, na maioria das vezes, embora nem sempre detectável, a alterações da ultraestrutura ciliar. As anormalidades de função e ultraestrutura ciliar no trato respiratório resultam em doenças crônicas otossinupulmonares e anormalidades de *situs* e da motilidade espermática.

Aproximadamente metade dos pacientes tem *situs inversus* total, refletindo a dismotilidade do cílio nodal na embriogênese precoce. O diagnóstico de discinesia ciliar primária se baseia na identificação de alterações de função e ultraestrutura ciliar e, como esses testes nem sempre estão disponíveis ou padronizados, o diagnóstico é frequentemente atrasado, ausente ou feito incorretamente.

A prevalência, ainda em função das dificuldades diagnósticas, mostra grandes variações de acordo com diferentes estudos, sendo difícil de ser estimada com precisão, mas variando entre

1 para 2.200 e 1 para 40 mil pessoas, com uma média de 1 para 22 mil pessoas. A doença pode responder por até 13% de todos os pacientes adultos com bronquiectasias.

Registros internacionais descrevem mais de 1.000 pacientes em 26 países de 223 centros europeus, existindo menos de 1.000 pacientes nos EUA com diagnóstico bem estabelecido. No Brasil, a maior parte dos serviços de pneumologia carece de recursos para a sua investigação, ocorrendo poucos registros, ainda não representativos da prevalência nacional.

ETIOLOGIA, PATOGENIA E PATOLOGIA MORFOLÓGICA E FUNCIONAL

As células ciliadas do epitélio respiratório são caracterizadas por suas longas projeções citoplasmáticas e numerosos microvilos com cerca de 200 cílios por célula. Cada cílio tem uma extensão de 5 a 7µm na traqueia e 2 a 3µm na sétima geração aérea, com diâmetro de 0,25 a 0,33µm.

Os cílios estão dispostos à semelhança dos pelos de um pincel e são presos aos corpos basais em fileira, logo abaixo da membrana celular.

A estrutura ciliar em corte axial apresenta (Figura 20.1):

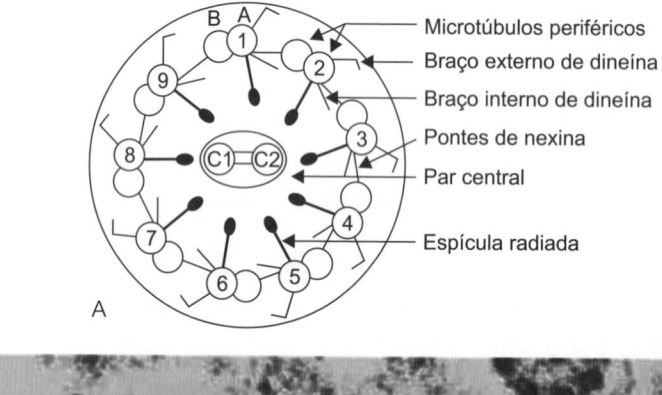

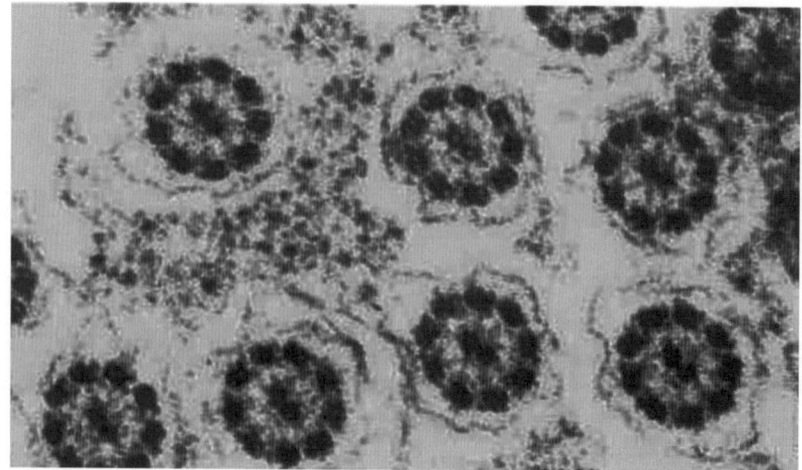

FIGURA 20.1. Em **A**, desenho da ultraestrutura ciliar com descrição de suas partes. (Leigh et al., modificado.) Em **B**, corte transversal de cílios respiratórios avaliados à microscopia eletrônica de transmissão (aumento de 50.000×). (Departamento de Patologia, FMUSP, 2010.)

a) nove pares de microtúbulos periféricos: os elementos subfibra (A) e subfibra (B) de cada díade estão unidos entre si por vínculos de uma proteína conhecida como nexina;

b) no microtúbulo (A) estão os braços de dineína externos e internos;

c) dois microtúbulos centrais ligados por uma ponte e circundados por uma membrana (bainha central);

d) espículas radiais que se conectam dos túbulos centrais aos periféricos.

Existem no mínimo 250 proteínas relacionadas com a construção e regulação dos cílios. O Quadro 20.1 descreve as mutações genéticas até então relacionadas com a doença

A caracterização das frequências e dos padrões de batimento ciliares possibilitam o entendimento dos defeitos ciliares e suas consequências no transporte mucociliar, e a investigação detalhada no estudo da discinesia ciliar tem sido realizada com sucesso em alguns centros de pesquisa. Os padrões de movimento do muco, ou "padrões de onda", podem ser relacionados com defeitos específicos de ultraestrutura ou mutações genéticas. Anormalidades do padrão de onda de muco incluem cílios estáticos, lentos, com movimentos rotatórios, ou hiperfrequentes, com batimento incompleto, e esses padrões de dismotilidade estão frequentemente ligados a defeitos específicos de ultraestrutura e/ou a anormalidades genéticas.

Os defeitos da ultraestrutura ciliar que causam discinesia ciliar primária incluem ausência de braços externos, ausência do par central e desarranjo dos microtúbulos. Contudo, 3% a 30% dos pacientes com discinesia ciliar primária relatada apresentam ultraestrutura ciliar incerta ou normal que não pode ser afastada pela microscopia eletrônica de transmissão.

A desorientação ciliar é também descrita como causa de discinesia ciliar primária. Em tal situação, o cílio apresenta ultraestrutura normal, e a frequência de batimento ciliar é normal ou quase normal, mas seu movimento ciliar não é eficiente, porque sua direção de batimento não é bem orientada.

O defeito primário ciliar do trato respiratório superior e inferior gera ausência ou redução importante do transporte mucociliar, com retenção de secreções que causarão doenças na via aérea superior (sinusite crônica, otite serosa) e na via aérea inferior (bronquite bacteriana crô-

---

QUADRO 20.1 Descrição dos genes e cromossomos relacionados com discinesia ciliar primária

Genes e cromossomos relacionados de acordo com o defeito na ultraestrutura ciliar

Defeitos nos braços externos da dineína: DNAH5(5p15.2), DNAI1(9p21-p13), DNAI2(17q25), DNAL1(14q24.3), NME8 /TXNDC3(7p14-p13), CCDC114(19q13.32), ARMC4(10p12.1-p11.23)

Defeitos nas proteínas envolvidas nos braços externos e internos da dineína: DNAAF1/LRRC50(16q24.1), DNAAF2 /KTU(14q21.3), DNAAF3/C19orf51(19q13.42), HEATR2(7p22.3), LRRC6(8q24), ZMYND10(3p21.31), DYX1C1(15q21.3), SPAG1(8q22), CCDC103(17q21.31), C21orf59(21q.22.1)

Desorganização dos microtúbulos e defeitos nos braços internos da dineína: CCDC39(3q26.33), CCDC40(17q25.3)

Defeitos na nexina: CCDC164/DRC1(2p23.3), CCDC65/DRC2(12q.13.12)

Defeitos no par central ou translocação: RSPH1(21q22.3), RSPH4A(6q22.1), RSPH9(6p21.1), HYDIN(16q22.2)

Ultraestrutura normal: DNAH11 (7p21)

Redução no número de cílios móveis: CCNO/MCIDAS(5q11)

Funções relacionadas com os cílios não móveis: OFD1(Xq22), RPGR(XP21.1)

Fonte: Werner et al.; Popatia et al.; Knowles et al.; Kurkowiak et al.; Boon et al.; Lobo et al.

nica, pneumonite aguda e crônica), com consequente evolução para bronquiectasias. A longo prazo poderá ocorrer comprometimento da troca gasosa na superfície do leito capilar, causando insuficiência respiratória e hipoxemia, hipertensão pulmonar e insuficiência cardíaca direita.

QUADRO CLÍNICO

O quadro clínico deve ser lembrado em uma série de circunstâncias, havendo indicadores gerais e idade-específicos que falam a favor da investigação da doença:

1. **Indicadores gerais**: anormalidades de *situs* (*situs inversus*, dextrocardia, isomerismo) e história pessoal ou familiar de ciliopatia (como retinite pigmentosa, polidactilia).
2. **Indicadores idade-específicos**:
   - **Período pré-natal:** anormalidades de *situs* no ultrassom, diagnóstico genético se irmão afetado.
   - **Período neonatal:** rinorreia desde o nascimento, desconforto respiratório sem causa óbvia em recém-nascido de termo, *situs* anormal, doença cardíaca congênita complexa, especialmente com desordens de lateralidade, e história familiar. Outros autores acrescentam ainda para essa faixa de idade: atresia de esôfago ou outros defeitos graves da função esofágica, atresia biliar, hidrocefalia e história familiar positiva.
   - **Infância:** tosse crônica produtiva, asma atípica não responsiva ao tratamento, bronquiectasia idiopática, rinossinusite (polipose nasal é rara), agenesia de um ou mais seios (levando em conta as mudanças de desenvolvimento no tamanho dos seios), otite média grave com efusão, otorreia prolongada após a inserção de tubos de timpanostomia, diagnóstico em outro membro da família.
   - **Adultos:** as mesmas da infância, podendo estar acrescidas de infertilidade masculina em razão da imotilidade espermática, gravidez ectópica e subfertilidade em função dos cílios estáticos na trompa uterina.

Pacientes suspeitos que apresentam múltiplas manifestações sistêmicas têm maior probalidade de desenvolver discinesia ciliar primária em detrimento dos que apresentam apenas tosse.

Os sinais e sintomas mais prevalentes em algumas casuísticas de discinesia ciliar primária são: tosse produtiva (100%), sinusite (100%), otite (100%), *situs inversus* (48%), bronquiectasia (48%), polipose nasal (19%) e baqueteamento digital (19%). Nem todos os pacientes masculinos adultos apresentam imotilidade dos espermatozoides. A análise seminal é sempre recomendada nesses pacientes, mas o diagnóstico costuma ser tardio apesar da presença de sintomas típicos em idade precoce.

Quanto à radiologia, espessamento da parede brônquica, hiperinsuflações, atelectasias segmentares ou consolidações são achados universais. As bronquiectasias progridem com a idade, e alguns relatos descrevem predileção pelo lobo médio (à esquerda no *situs inversus*). Os pacientes adultos apresentam doença pulmonar avançada.

Os estudos de genética molecular dos últimos anos sugerem uma clara ligação entre o desenvolvimento e a função do cílio primário e várias condições clínicas.

Existem quadros clínicos associados que apresentam características que se cruzam com a discinesia ciliar primária e que justificam, quando presentes, a indicação do estudo ciliar.

É crescente ainda o pensamento de que as desordens ciliares estão relacionadas com diversos problemas de desenvolvimento e condições clínicas, denominadas ciliopatias (Quadro 20.2). Se existir história familiar de ciliopatia, uma suspeita diagnóstica deve estar presente para aquele paciente ou membros familiares com possíveis características de discinesia ciliar primária.

Síndrome de Kartagener

A síndrome de Kartagener é rara malformação congênita que compreende a tríade *situs inversus*, bronquiectasia e sinusite. A presença da coexistência de imotilidade ciliar e *situs inversus* foi relacionada com a hipótese de que o cílio epitelial na embriogênese precoce normal assume uma posição e direção de batimento fixas e que seu batimento determina a situação visceral. Quando os cílios são imóveis, é determinada uma assimetria corporal ao acaso, resultando igualmente em muitos casos de *situs inversus*, o qual costuma ocorrer em 48% dos pacientes com imotilidade ciliar. A síndrome de Kartagener apresenta incidência aproximada de 1 para 40 mil nascimentos.

Pacientes com síndrome de Kartagener têm maior incidência de defeitos cardíacos cardiovasculares, e recentes estudos relataram que aproximadamente 6% dos pacientes com discinesia ciliar primária têm heterotaxia (*situs ambiguus* ou outros defeitos de lateralidade que não *situs inversus totalis*), associada a aumento da morbidade em razão das anomalias complexas cardiovasculares. Síndromes com heterotaxia incluem *situs inversus* abdominal, polisplenia (isomerismo esquerdo) e asplenia (isomerismo direito). Recomenda-se que pacientes com anomalias consistentes, como *situs ambiguus* ou heterotaxia, incluindo doença cardíaca complexa, com desconforto respiratório neonatal ou infecções crônicas do trato respiratório, sejam encaminhados para investigação de discinesia ciliar primária.

QUADRO 20.2 Condições associadas à discinesia ciliar primária e outras ciliopatias	
Condições associadas à discinesia ciliar primária (não sindrômicas)	**Manifestações sindrômicas das ciliopatias**
Coração: doença cardíaca congênita complexa	Síndrome de Joubert
Fígado: doença fibrocística congênita	Síndrome de Meckel-Gruber
Retina: retinite pigmentosa	Síndrome de Senior-Locken
Cérebro: hidrocefalia	Síndrome orofacial Amaurose congênita de Leber Síndrome de Bardet-Biedl
Rim: doença policística renal, nefronoftise, displasia renal	Síndrome de Alstrom
	Distrofia torácica de Jeune
Esôfago: doença grave esofagiana	Síndrome de Ellis-Van Creveld Síndrome de Sensenbrenner

Fonte: Bush & Hogg (2012), Hogg (2009).

TESTES DE TRIAGEM DIAGNÓSTICA

Teste da sacarina

Os pacientes com suspeita de discinesia ciliar primária, maiores de 5 anos, devem ser avaliados pelo teste de triagem da sacarina, que, quando alterado, autoriza o estudo funcional e estrutural do cílio. O teste da sacarina é método simples, reprodutível e de baixo custo que avalia o transporte mucociliar nasal. Consiste na colocação de partícula de sacarina de 1mm de diâmetro no assoalho da fossa nasal, com cerca de 1cm para dentro do corneto inferior. Mede-se o tempo em minutos entre a colocação da sacarina e o início da sensação de gosto doce na faringe. O teste será considerado alterado quando esse tempo for maior do que 30 minutos.

O teste da sacarina alterado não é exclusivo da discinesia ciliar primária, podendo estar em outras patologias e ser mais prolongado em pacientes com desvio de septo e rinoesclerома. Em consenso europeu, foi considerado difícil de ser realizado e não confiável em menores de 12 anos. Pacientes ainda com cílios muito incoordenados podem não ser detectados.

Teste do óxido nítrico (NO) nasal

O NO é produzido no trato respiratório superior e inferior da via aérea humana e exerce muitas funções na defesa do hospedeiro, atividade ciliar e inflamação. As suas concentrações nas vias aéreas superiores de indivíduos normais são acentuadamente maiores (variando de 200 a 2.000 partes por bilhão[ppb]) do que os níveis no trato respiratório inferior (4 a 160ppb), podendo ser influenciadas pela idade, hábito de fumar e uso de drogas. Nos pacientes com discinesia ciliar primária, a produção de NO nasal e exalado é baixa, supostamente por incapacidade genética de produzi-lo, porém os níveis muito baixos de produção do NO nasal na discinesia ciliar primária (< 250ppb) em relação a outras doenças o colocam como ferramenta útil como teste de triagem para a doença.

Existe a ideia de associação funcional entre os defeitos ciliares e a síntese de NO, pois a NO sintase foi localizada nos corpos basais dos cílios do pulmão. Uma conexão entre um não funcionamento ciliar e uma não síntese de NO poderia ser mais uma característica desses pacientes. Existem recomendações expressas para a mensuração do NO nasal.

As principais hipóteses para explicar sua diminuição em mais de 95% dos pacientes com discinesia ciliar primária estão relacionadas com a célula ciliada propriamente dita e com bloqueios anatômicos locais. No nível epitelial haveria redução de sua biossíntese ou aumento do seu metabolismo provocado pelo acúmulo de muco espesso ou pela presença de bactérias. No nível anatômico, o NO seria sequestrado em seios nasais obstruídos ou teria sua biossíntese e estoque prejudicados por agenesias dos seios paranasais.

O teste gera resultados extremamente baixos em pacientes com discinesia ciliar primária, com recomendações expressas para sua mensuração. Na via aérea, o NO exerce muitas funções, tais como mediação da inflamação e estimulação da motilidade ciliar, e suas concentrações na via aérea superior, de 200 a 2.000ppb, são muito maiores do que na via aérea inferior (4 a 160pbb). Na sua interpretação, o resultado final é computado mediante a multiplicação da concentração do NO nasal exalado pela taxa de fluxo da amostra coletada (nL/minuto).

Valores menores do que 100nL/min acusam a possibilidade de discinesia ciliar primária. Contudo, valores menores do que 77nL/min apresentam sensibilidade de 0,98 e especificidade maior do que 0,999 para discinesia ciliar primária (em pacientes maiores de 5 anos, com manobras de fechamento do palato e analisadores não manuais, com base em quimioluminescência). São necessários mais estudos para definir pontos de corte em mensurações do volume corrente de crianças pequenas, não cooperativas. Das mutações genéticas até então relacionadas com a doença, a mutação RSPH1 pode apresentar valores normais no teste.

Teste do *clearance* mucociliar por radioaerossol

O *clearance* mucociliar nasal pode ser usado como ferramenta de *screening*, com sensibilidade alta e especificidade baixa, para exclusão de discinesia ciliar primária. A avaliação do transporte mucociliar por radioaerossol nas vias aéreas inferiores pode ser usada em crianças com mais de 5 anos. Tais testes são estudos suplementares, mas não diagnósticos de discinesia ciliar primária.

DIAGNÓSTICO

O diagnóstico, segundo consenso europeu, deve basear-se na presença do fenótipo, com a confirmação de testes diagnósticos em centro especializado. Os testes de *screening* devem preceder sua investigação diagnóstica.

A investigação da discinesia ciliar primária deve ser realizada por meio da conjunção de vários métodos:

- **Dosagem do óxido nítrico nasal:** pode estar reduzida em outras doenças, como FC e sinusite aguda, porém é raramente normal na discinesia ciliar primária.
- **Avaliação do movimento ciliar por vídeos de alta velocidade**: consiste na verificação da frequência de batimento ciliar e do padrão de onda do batimento ciliar. Essa técnica exige grande controle do experimento e é de difícil padronização internacional.
- **Avaliação dos defeitos ciliares pela microscopia eletrônica de transmissão:** aproximadamente 30% dos pacientes apresentam ultraestrutura normal, e alguns defeitos podem estar relacionados com diagnósticos falso-positivos (p. ex., ausência de braços internos de dineína).
- **Imunofluorescência dos cílios:** não são encontradas anormalidades em 20% dos pacientes. Há dificuldades técnicas em amostras com muito muco.
- **Genética:** além de cara, ajuda a identificar apenas 60% dos casos.

Apesar dos avanços diagnosticados, um teste não é o suficiente para o diagnóstico da doença, sendo requerida uma combinação de métodos.

A heterogeneidade de possíveis achados consistentes com discinesia ciliar primária dificulta um diagnóstico uniforme da doença. Atualmente, segundo o comitê europeu (BESTCILIA), que coordena pesquisas para o conhecimento e tratamento da doença, considera-se confirmada a presença de discinesia ciliar primária se os seguintes critérios são preenchidos:

1. Apresentação clínica consistente com discinesia ciliar primária.
2. Confirmação do diagnóstico por, no mínimo, dois dos seguintes métodos: a *certeza* de uma anormalidade no movimento ciliar, a *certeza* de alterações ciliares na avaliação pela microscopia eletrônica de transmissão, a *certeza* de achados anormais na imunofluorescência, o encontro de redução anormal na concentração ou produção do NO nasal e a *certeza* do encontro de mutação relacionada com a doença em dois alelos na genotipagem.

Nos casos em que apenas o movimento ciliar e o NO nasal estão anormais, o movimento ciliar deve ser repetido ao menos três vezes e mostrar o mesmo resultado anormal em todas as verificações. Em indivíduos com sintomas típicos e somente um teste diagnóstico alterado é considerada a possibilidade do diagnóstico, com exceções.

Quanto ao espermograma, apesar de ser considerado um cílio modificado e de ser usado por alguns serviços como referência da doença, nem todos os homens com discinesia ciliar primária têm espermatozoides imóveis, devendo tais pacientes ser encaminhados para estudo do cílio respiratório.

TRATAMENTO

A orientação para evitar alérgenos ambientais e fumo deve fazer parte da rotina, e o exercício deve ser enfatizado para crianças e adultos. A consulta em centros de referência pode ser feita a cada 2 ou 3 meses em crianças e a cada 6 meses ou anual em adultos, dependendo da necessidade.

O tratamento acrescenta, à imunização básica, a vacinação anual da influenza e a vacinação pneumocócica, com enfoque nos seguintes cuidados:

Monitoração respiratória

Os dois pilares do tratamento respiratório são a antibioticoterapia e a fisioterapia respiratória. A fisioterapia respiratória deve ser realizada duas vezes ao dia em sessões de 20 minutos cada, aumentando-se nas exacerbações (com especial atenção para os lobos inferiores, médio e língula). O acompanhamento com fisioterapeuta é importante sobretudo nos casos mais graves. A aderência à fisioterapia costuma ser pobre em adolescentes e adultos. Culturas de escarro e espirometrias seriadas devem ser realizadas no acompanhamento desses doentes.

Ao primeiro sinal de aumento dos sintomas respiratórios ou deterioração da função pulmonar deve ser iniciada a antibioticoterapia, geralmente por 2 semanas, e os antibióticos devem ser escolhidos conforme a sensibilidade nas culturas. O tratamento intravenoso deve ser realizado se os sintomas não cederem com a antibioticoterapia oral. Em adultos, a colonização por *Pseudomonas aeruginosa* não é rara, podendo requerer terapia mais agressiva intravenosa e a consideração do uso de antibióticos inalatórios a longo prazo.

A microbiologia do trato respiratório (escarro ou aspirado nasofaríngeo) registra predomínio dos seguintes agentes: *Haemophilus influenzae, Pneumococcus, Staphylococcus aureus* e *Pseudomonas aeruginosa*, sendo que a presença de *Pseudomonas* costuma ser tardia (maiores de 18 anos).

O uso de rhDNase (Pulmozyme®) em pacientes com discinesia ciliar primária necessita de mais estudos, embora alguns pacientes tenham apresentado melhora respiratória com a sua indicação. O uso de salina hipertônica pode ser efetivo em melhorar o *clearance* mucociliar, porém não há, até o momento, ensaios terapêuticos controlados que a justifiquem.

A perda de função pulmonar ocorre em razão do subtratamento ou diagnóstico tardio, existindo uma relação entre idade e perda de função, com o VEF_1 declinando com a idade. Há registro de perda média de VEF_1 de 0,8% por ano (dado não relacionado com o defeito estrutural).

A presença de bronquiectasia está relacionada com a idade. Em casuística de 72 pacientes, 98% dos pacientes com mais de 18 anos (entre 19 e 73 anos) apresentavam sinais e sintomas de bronquiectasia, contra 61% em menores de 18 anos (entre 1 e 17 anos).

O sono também deve ser observado, pois os pacientes apresentam risco mais elevado de apneia obstrutiva do sono.

Monitoração auditiva

A avaliação da audição e seu seguimento devem ser realizados por serviços de otorrinolaringologia para controle dos sintomas das vias aéreas superiores e da possível perda auditiva, que exige rotinas específicas. Os estudos para o tratamento adequado da otite média com efusão são ainda conflitantes quanto ao uso de tubos de ventilação, necessitando de mais casuísticas para conclusões.

Encaminhamento para clínicas de fertilidade

Os pacientes adultos devem estar cientes de que poderão ter dificuldades para a concepção.

Suporte psicossocial

A estigmatização referida pelos pacientes também deve ser estudada, mas se correlaciona com o estado mental e os impactos sociais dos sintomas e não com os sintomas físicos. É necessário apoio maior nos casos de infertilidade e possíveis problemas escolares. Questionários sobre a qualidade de vida também podem ser aplicados.

Cirurgia

Pacientes com doença grave podem ser benefeciados pela ressecção de bronquiectasias localizadas, e os registros de casos transplantados são poucos na literatura.

PROGNÓSTICO

Ainda não há grandes estudos a longo prazo para que se estabeleça um prognóstico mais detalhado dos pacientes, sendo que a doença apresenta grande variabilidade genética que determina evoluções diferentes entre os pacientes. Pacientes diagnosticados na vida adulta apresentam maior comprometimento pulmonar que os pacientes diagnosticados na adolescência. A minoria dos pacientes pode progredir para doença pulmonar grave, com insuficiência respiratória e considerações para transplante pulmonar.

Bibliografia

Adams NA, Awaiden A, Toma HS. The retinal ciliopathies. Ophtalmic Genetics 2007; 28:113-25.

Adde FV, Rozov T. Teste da sacarina em crianças. J Pneumol 1997; 23(2):66-70.

Afzelius BA. Asymetry of cilia and mice men. Int J Dev Biol 1999; 43:283-6.

Afzelius BA. Ciliary structure in health and disease. Acta Otorhinolaryngol Belg 2000; 54(3):287-91.

Afzelius BA. Human syndrome caused by immotile syndrome. Science 1976; 193:317-9.

Afzelius BA. Immotile cilia syndrome: past, present and prospects for future. Thorax 1998; 53:894-7.

Afzelius BA, Eliasson R. Male and infertility problems in the immotile cilia syndrome. Eur J Respir Dis 1983; 64(suppl 127):144-7.

American Thoracic Society, European Respiratory Society. ATS/ERS recommendations for standardized procedures for the online and offline measurement of exhaled lower respiratory nitric oxide and nasal nitric oxide, 2005. Am J Respir Crit Care Med 2005; 171(8):912-30.

Armengot M, Escribano A, Carda C, Basterra J. Clinical and ultrastructural correlations in nasal mucociliary function observed in children with recurrent airways infections. Int J Pediatr Otorhinolaryngol 1995; 32(2):143-51.

Arnal JF, Flores P, Rami J et al. Nasal nitric oxide concentration in paranasal sinus inflamatory diseases. Eur Respir J 1999; 13:307-12.

Baker K, Beales PL. Making sense of cilia in disease: the human ciliopathies. Am J Med Genet C Semin Med Genet 2009; 151C(4):281-95.

Barbato A, Frischer T, Kuehni CE et al. Primary ciliary dyskinesia: a consensus statement on diagnostic and treatment approaches in children. Eur Respir J 2009; 34(6):1264-76.

Biggart E, Pritchard K, Wilson R, Bush A. Primary ciliary dyskinesia syndrome associated with abnormal ciliary orientation in infants. Eur Respir J 2001; 17(3):444-8.

Boon M, Jorissen M, Proesmans M. Primary ciliary dyskinesia, an orphan disease. Eur J Pediatr 2013; 172(2):151-62.

Buchdahl RM, Reiser J, Ingram D et al. Ciliary abnormalities in respiratory diseases. Arch Dis Child 1988; 63:238-43.

Bush A, Cole P, Hariri M et al. Primary ciliary dyskinesia: diagnosis and standards of care. Eur Respir J 1998; 12(4):982-8.

Bush A, Hogg C. Primary ciliary dyskinesia: recent advances in epidemiology, diagnosis, management and relationship with the expanding spectrum of ciliopathy. Expert Rev Respir Med 2012; 6(6):663-82.

Bush A, O'Callaghan C. Primary ciliary dyskinesia. Arch Dis Child 2002; 87:363-5.

Campbell RG, Birman CS, Morgan L. Management of otitis media with effusion in children with primary ciliary dyskinesia: A literature review. Int J Pediatr Otorhinolaryngol 2009; 73(12):1630-8.

Campfield AT, Ford KL. Aunt Minnie's corner. Kartagener's syndrome (immotile cilia syndrome). J Comput Assist Tomogr 1999; 23(4):647.

Carson JL, Collier AM. Ciliary defects: cell biology and clinical perspectives. Adv Pediatr 1988; 35:139-66.

Chilvers MA, McKan M, Rutman A et al. The effect of coronavirus on human nasal ciliated respiratory epithelium. Eur Respir J 2001; 18:965-70.

Chilvers M, O'Callaghan C. Analysis of ciliary beat pattern and beat frequency using digital high speed imaging: comparison with the photomultiplier and photodiode methods. Thorax 2000; 55(4):314-7.

Chilvers MA, O'Callaghan C. Functional analysis of cilia and ciliated epithelial ultrastructure in healthy children and young adults. Thorax 2003; 58:333-8(a).

Chilvers MA, Rutman A, O'Callaghan C. Ciliary beat pattern is associated with specific ultrastructural defects in primary ciliary dyskinesia. J Allergy Clin Immunol 2003; 112(3):518(b).

Chin Gy, Karas DE, Kashgarian M. Correlation of presentation and pathologic condition in primary ciliary dyskinesia. Arch Otolaryngol Head Neck Surg 2002; 128(11):1292-4.

Collins SA, Gove K, Walker W, Lucas JSA. Nasal nitric oxide screening for primary ciliary dyskinesia: systematic review and meta-analysis. Eur Respir J 2014; 44(6):1589-99.

Core ME, Meeks M, Morrison I et al. Primary ciliary dyskinesia: age at diagnosis and symptom history. Acta Paediatr 2002; 91:667-9.

Cowan MJ, Gladwin MT, Shelhamer JH. Disorders of ciliary motility. Am J Med Sci 2001; 321(1):3-10.

Date H, Yamasita M, Nagahiro I et al. Living donor lobar lung transplantation for primary ciliary dyskinesia. Ann Thorac Surg 2001; 71:2008-9.

De Boeck K, Proesmans M, Mortelmans L et al. Mucociliary transport using 99mTc-albumin colloid: a reliable screening test for primary ciliary dyskinesia. Thorax 2005; 60(5):414-7.

Ellerman A, Bisgard H. Longitudinal study of lung function in a cohort of primary ciliary dyskinesia. Eur Respir J 1997; 10:2376-9.

Engesalth VG, Warner JO, Bush A. New association of primary ciliary dyskinesia syndrome. Pediatr Pulmonol 1993; 16:9-12.

Escudier E, Escalier D, Pinchon MC. Dissimular expression of axonemal anomalies in respiratory cilia and sperm flagella in infertile men. Am Rev Respir Dis 1990; 142:674-9.

Gersonj-Baruch R, Gottfried E, Pery M et al. Imotile cilia syndrome including polysplenia, situs inversus, and extrahepatic biliary atresia. Am J Med Genet 1989; 33:390-3.

Greenstone MA, Jones RWA, Dewar A et al. Hydrocephalus and primary ciliaty dyskinesia. Arch Dis Child 1984; 59:481-2.

Hadfield PJ, Rowe-Jones JM, Bush A, Mackay IS. Treatment of otitis media with effusion in children with primary ciliary dyskinesia. Clin Otolaryngol Allied Sci 1997; 22(4):302-6.

Hogg C. Primary ciliary dyskinesia: when to suspect the diagnosis and how to confirm it. Paediatr Respir Rev 2009; 10:44-50.

Holzmann D, Felix H. Neonatal respiratory distress syndrome – a sign of primary ciliary dyskinesia. Eur J Pediatr 2000; 159:857-60.

Holzmann D, Ott PM, Felix H. Diagnostic approach to primary ciliary dyskinesia: a review. Eur J Pediatr 2000; 159:95-8.

Houtmeyers E, Gosslink R, Decromer M. Regulation of mucociliary clearance in health and disease. Eur Respir J 1999; 13:1177-88.

Iongh RU, Rutland J. Random ciliary orientation. N Engl J Med 1990; 323(24):1681-4.

Jabourian Z, Lublin FD, Adler A et al. Hydrocephalus in Kartagener's syndrome. Ear Nose Throat J 1986; 65(10):468-72.

James AJ, Gultekin E, Wilson NM, Bush A. Nasal and lower airway level of nitric oxide in children with primary ciliary dyskinesia. Eur Respir J 1999; 13:1402-5.

Jorissen M, Willems T, Van der Schueren B. Ciliary function analysis for the diagnosis of primary ciliary dyskinesia: advantages of ciliogenesis in culture. Acta Otolaryngol 2000; 120(2):291-5.

Karadag B, James AJ, Gültekin E. Nasal and lower airway level of nitric oxide in children with primary ciliary dyskinesia. Eur Respir J 1999; 13(6):1402-5.

Kennedy MP, Omran H, Leigh MW et al. Congenital heart disease and other heterotaxic defects in a large cohort of patients with primary ciliary dyskinesia. Circulation 2007; 115:2814-21.

Kharitonov S, Alving K, Barnes PJ. ERS task force report: exhaled and nasal nitric oxide measurements recommendations. Eur Respir J 1997; 10:1683-93.

Klysik M. Ciliary syndromes and treatment. Pathol Res Pract 2008; 204:77-88.

Knowles MR, Daniels LA, Davis SD et al. Primary ciliary dyskinesia: recent advances in diagnostics, genetics, and characterization of clinical disease. Am J Respir Crit Care Med 2013; 188(8):913-22.

Kohn YY, Park Y, Jeong JH et al. The effect of regular salbutamol on lung function and bronchial responsiveness in patients with primary ciliary dyskinesia. Chest 2000; 117(2):427-33.

Kuehni CE, Frischer T, Strippoli MP et al. Factors influencing age at diagnosis of primary ciliary dyskinesia in European children. Eur Respir J 2010; 36(6):1248-58.

Kurkowiak M, Zietkiewicz E, Witt M. Recent advances in primary ciliary dyskinesia genetics. J Med Genet 2014; 0:1-9.

Lefevere L, Willems T, Lindberg S, Jorissen M. Nasal nitric oxide. Acta Otorhinolaryngol Belg 2000; 54:271-80.

Leigh MW, Hazucha MJ, Chawla KK et al. Standardization nasal nitric oxide measurements as a test for primary ciliary dyskinesia. Ann Am Thorac Soc 2013; 10(6):574-81.

Leigh MW, Zariwala MA, Knowles MR. Primary ciliary dyskinesia: improving the diagnostic approach. Current Opinion in Pediatrics 2009; 21:320-5.

Levison H, Mindorff CM, Chao J. Pathophysiology of the ciliary motility syndromes. Eur J Respir Dis Suppl 1983; 127:102-17.

Lobo LJ, Zariwala MA, Noone PG. Primary ciliary dyskinesia. Q J Med 2014;1-9.

Lucas JS, Burgess A, Mitchison HM et al. Diagnosis and management of primary ciliary dyskinesia. Arch Dis Child 2014; 0:1-7.

Lucas JS, Leigh MW. Diagnosis of primary ciliary dyskinesia: searching for a gold standard. Eur Respir J 2014; 44:1418-22.

Lundberg JON. Nitric oxide in the nasal airways. Eur Respir Rev 1999; 9(68):241-5.

Marthin JK, Mortensen J, Pressler T, Nielsen KG. Pulmonary radioaerosol mucociliary clearance in diagnosis of primary ciliary dyskinesia. Chest 2007; 132(3):966-76.

McInnes RR, Michaud JL. Development biology: frontiers for clinical genetics. Clin Genet 2009; 76:137-45.

McManus IC, Stubbings GF, Martin N. Stigmatization, physical illness and mental health in primary ciliary dyskinesia. J Health Psychol 2006; 11(3):467-82.

Munro NC, Currie DC, Lindsay KS et al. Fertility in men with primary ciliary dyskinesia presenting with respiratory infection. Thorax 1994; 49(7):684-7.

Nadel HR, Stringer DA, Levison H. The immotile cilia syndrome: radiological manifestations. Radiology 1985; 154(3):651-5.

Narang I, Ersu R, Wilson NM, Bush A. Nitric oxide in chronic airway inflammation in children: diagnostic use and pathophysiological significance. Thorax 2002; 57:586-9.

Noone PG, Leigh MW, Sannuti A et al. Primary ciliary dyskinesia: diagnosis and phenotypic features. Am J Respir Crit Care Med 2004; 169:459-67.

O'Callaghan C, Chilvers M, Hogg C et al. Diagnosing primary ciliary dyskinesia. Thorax 2007; 62:656-7.

Philips GE, Thomas S, Heather S, Bush A. Airway response of children with primary ciliary dyskinesia to exercise and beta agonist challenge. Eur Respir J 1998; 11(6):1389-91.

Pifferi M, Bush A, DiCicco M et al. Heath-related quality of life and unmet needs in patients with primary ciliary dyskinesia. ERJ Express 2009; Epub ahead of print.

Pifferi M, Cangiotti AM, Ragazzo V et al. Primary ciliary dyskinesia: diagnosis in children with inconclusive ultrastructural evaluation. Pediatr Allergy Immunol 2001; 12:274-82.

Popatia R, Haver K, Casey A. Primary ciliary dyskinesia: an update on new diagnostic modalities ans review of the literature. Pediatric Allergy, Immunology, and Pulmonology 2014; 27(2):51-9.

Pritchard K, Wilson R, Bush A. Primary ciliary dyskinesia syndrome associated with abnormal ciliary orientation in infants. Eur Respir J 2001; 17:444-8.

Raidt J, Wallmeier J, Hjeij R et al. Ciliary beat pattern and frequency in genetic variants of primary ciliary dyskinesia. Eur Respir J 2014; 44(6):1579-88.

Rayner CF, Rutman A, Dewar A et al. Ciliary disorientation alone as a cause of primary ciliary dyskinesia syndrome. Am J Respir Crit Care Med 1996; 153(3):1123-9.

Rodrigues JC. Primary ciliary dyskinesia: evaluation using cilia beat frequency assessment via spectral analysis of digital microscopy images. J Appl Physiol 2011; 111(1):295-302.

Rossman CM, Lee RM, Forrest JB, Newhouse MT. Nasal ciliary ultrastructure and function in patients with primary ciliary dyskinesia compared with that in normal subjects and in subjects with various respiratory diseases. Am Rev Respir Dis 1984; 129(1):161-7.

Rossman CM, Newhouse MT. Primary ciliary dyskinesia: evaluation and management. Pediatr Pulmonol 1988; 5:36-50.

Rutman A, Cullinan P, Woodhead M et al. Ciliary disorientation: a possible variant of primary ciliary dyskinesia. Thorax 1993; 48(7):770-1.

Santos JWA, Waldow A, Figueiredo CVC et al. Discinesia ciliar primária. J Pneumol 2001; 27(5):262-8.

Silveira JC, Abreu WM. Síndrome dos cílios imóveis. VERJ 1986; 5(1):49-55.

Smit HJ, Schreurs AJ, Van den Bosch JM, Westermann CJ. Is resection of bronchiectasis beneficial in patients with primary ciliary dyskinesia? Chest 1996; 109(6):1541-4.

Strippoli MP, Frischer T, Barbato A et al. Management of primary ciliary dyskinesia in Europeans childern: recommendations and clinical practice. Eur Respir J 2012; 39:1482-91.

Sutherland MJ, Ware SM. Disorders of left-right asymmetry: heterotaxy and situs inversus. Am J Med Genet C Semin Med Genet 2009; 151C(4):307-17.

Toledo MF, Adde FV. Discinesia ciliar primária na infância. Rio de Janeiro: J Pediatr 2000; 76(1).

Trindade SH, de Mello JF Jr, Mion Ode G et al. Methods for studying mucociliary transport. Braz J Otorhinolaryngol 2007; 73(5):704-12.

Turner JA, Corkey CW, Lee JY et al. Clinical expression of immotile cilia syndrome. Pediatrics 1981; 67(6):805-10.

Van de Baan B. Ciliary function. Acta Otorhinolaryngol Belg 2000; 54:293-8.

Verra F, Escudier E, Bignon J et al. Inherited factors in diffuse bronchiectasis in the adult: a prospective study. Eur Respir J 1991; 4(8):937-44.

Walker WT, Jackson CL, Lackie PM et al. Nitric oxide in primary ciliary dyskineisa. Eur Respir J 2012; 40:1024-32.

Werner C, Onnebrink JG, Omran H. Diagnosis and management of primary ciliary dyskinesia. Cilia 2015; 4(2):1-9.

Whalley S, McManus IC. Living with primary ciliary dyskinesia: a prospective qualitative study of knowledge sharing, symptom concealment, embarrassment, mistrust, and stigma. BMC Pulm Med 2006; 6(25).

Capítulo **21**

Doenças Pulmonares Intersticiais

Vivianne Calheiros Chaves Gomes
Mara Cristina Coelho Silva

INTRODUÇÃO

As doenças pulmonares intersticiais (DPI) compreendem um grupo diverso de doenças respiratórias crônicas caracterizadas por alterações nas trocas gasosas e anormalidades histopatológicas e radiológicas difusas. Como essas anormalidades se estendem além do interstício pulmonar, envolvendo alvéolo, tecido perialveolar e via aérea distal, a expressão *doenças pulmonares difusas* vem sendo utilizada pela literatura atual, embora alguns autores ainda adotem a expressão *doença pulmonar intersticial.*

A DPI é doença rara na infância e não há relato de sua prevalência no nosso meio. No Reino Unido e na Irlanda, a prevalência de DPI na infância foi estimada em torno de 0,36:100.000. Essa prevalência, certamente, é subestimada pela falta de consensos que definam a etiologia e a classificação de DPI na população pediátrica, pelo desconhecimento das novas entidades descritas apenas nessa faixa etária e pela carência de sistemas de registros organizados.

A maioria dos relatos de DPI na infância é de casuísticas pequenas. A maior casuística publicada sobre DPI fez parte do estudo conduzido pela Sociedade Respiratória Europeia, envolvendo vários centros europeus. Nesse estudo foram revisados os registros médicos de 185 pacientes com diagnóstico de DPI na infância. Os autores observaram que a doença foi mais frequente em lactentes, corroborando dados de outras casuísticas da literatura. Houve predomínio do sexo masculino sem predileção de raça.

A DPI tem sido descrita em membros da mesma família, sugerindo predisposição genética, principalmente nas crianças menores de 1 ano de vida.

Na prática clínica, a DPI é frequentemente confundida com outras patologias do aparelho respiratório. Necessita-se, portanto, do conhecimento das novas DPI descritas na infância para que se possa diagnosticar e conduzir de forma correta essa entidade.

GENÉTICA

Na última década, causas genéticas específicas de DPI na criança têm sido identificadas, as quais incluem deleções ou mutações nos genes que codificam proteínas importantes na função e no metabolismo do surfactante (proteínas surfactantes B [PS-B] e C [PS-C] e proteína transmembrana ABCA3), no catabolismo do surfactante (receptor do fator estimulador da colônia de granulócito-macrófago [GM-CSF]), bem como o fator de transcrição tireoidiano 1 (TTF-1), também conhecido como NKX2-1, importante na produção do surfactante. Mutações ou deleções nos genes de fatores de transcrição FOXF1, importantes no desenvolvimento pulmonar, também foram identificadas em 40% dos casos de displasia alveolocapilar com desalinhamento de veias pulmonares.

A identificação de causas genéticas de DPI na criança poderá estabelecer diagnóstico não invasivo, prever o prognóstico e evitar terapêuticas desnecessárias. Entretanto, os testes genéticos são dispendiosos, os resultados podem ser demorados, a negatividade não exclui a doença e faltam diretrizes para estabelecer a sequência inicial dos exames, bem como o momento ideal de solicitá-los.

CLASSIFICAÇÃO

A classificação das pneumonias intersticiais idiopáticas da população adulta não se aplica completamente à população pediátrica. Os tipos de DPI diferem consideravelmente nesses dois grupos, e poucas entidades em pediatria permanecem idiopáticas após investigação diagnóstica. De maneira geral, as DPI em pediatria apresentam padrões clínicos, radiológicos e patológicos diferentes dos encontrados em adultos, o que reflete a influência do estágio do crescimento e desenvolvimento pulmonar na manifestação dessa doença. Muitas classificações têm sido propostas dentro do espectro de DPI na infância.

Deutsch e cols., em 2007, propuseram novo sistema de classificação para as doenças pulmonares difusas, em menores de 2 anos, utilizando uma associação clínico-patológica (Quadro 21.1). Essa classificação tem como objetivo fornecer uma terminologia unificada para doença pulmonar difusa na população pediátrica a fim de melhorar a abordagem diagnóstica e terapêutica e facilitar pesquisas futuras.

Abordaremos as DPI mais prevalentes no lactente e as mais recentemente descritas, tendo em vista que, nessa faixa etária, as doenças apresentam peculiaridades próprias. Em crianças maiores, as DPI têm muito em comum com as formas de DPI apresentadas nos adultos. Vece e cols., em 2010, descreveram uma classificação de DPI em maiores de 2 anos (Quadro 21.2).

DOENÇAS MAIS PREVALENTES EM LACTENTES

Alterações difusas do desenvolvimento pulmonar

A displasia acinar, a displasia alveolar congênita e a displasia alveolocapilar com desalinhamento das veias pulmonares (DACDVP) são entidades raras e de etiologia desconhecida. Histologicamente são caracterizadas por parada no desenvolvimento lobular e densidade capilar alveolar reduzida, levando a intenso prejuízo nas trocas gasosas.

A DACDVP é a mais frequente desse grupo. A apresentação clínica típica dessa displasia é de um quadro de insuficiência respiratória aguda em recém-nascido (RN) a termo com hipertensão

QUADRO 21.1 Doenças pulmonares difusas do lactente

DOENÇAS MAIS PREVALENTES DO LACTENTE

Alterações difusas do desenvolvimento pulmonar

- Displasia acinar
- Displasia alveolar congênita
- Displasia alveolocapilar com desalinhamento de veias pulmonares

Alterações do crescimento pulmonar

- Hipoplasia pulmonar
- Doença pulmonar crônica neonatal
- Relacionada com alterações cromossômicas
- Relacionada com cardiopatias congênitas

Condições específicas de etiologia não definida

- Hiperplasia de células neuroendócrinas do lactente
- Glicogenose intersticial pulmonar

Doenças decorrentes de disfunção do surfactante pulmonar

- Mutações da proteína surfactante B (PS-B)
- Mutações da proteína surfactante C (PS-C)
- Mutações ABCA3
- Histologia compatível com disfunção do surfactante sem etiologia genética ainda conhecida:
  - Proteinose alveolar pulmonar (PAP)
  - Pneumonite crônica do lactente (PCL)
  - Pneumonia intersticial descamativa (PID)
  - Pneumonia intersticial não específica (PINE)

Doenças sistêmicas com envolvimento pulmonar

- Doenças imunomediadas/doenças vasculares do colágeno
- Doenças de estoque lisossomal
- Sarcoidose
- Histiocitose de células de Langerhans
- Malignidade

Doenças do hospedeiro imunocompetente

- Processos infecciosos/pós-infecciosos
- Relacionadas com agentes ambientais
  - Pneumonia de hipersensibilidade
  - Inalantes tóxicos
- Síndromes aspirativas
- Pneumonia eosinofílica

Doenças do hospedeiro imunocomprometido

- Infecções oportunistas
- Relacionadas com intervenções terapêuticas
- Ralacionadas com transplantes/rejeições
- Dano alveolar difuso de etiologia desconhecida

Doenças que mimetizam doenças pulmonares intersticiais

- Vasculopatia arterial hipertensiva
- Alterações congestivas relacionadas com disfunção cardíaca
- Doença venoclusiva
- Doença dos linfáticos

QUADRO 21.2 Doenças pulmonares intersticiais em crianças com mais de 2 anos

DOENÇAS PULMONARES INTRÍNSECAS

Pneumonias intersticiais idiopáticas

- Pneumonia intersticial não específica (PINE)
- Pneumonia organizante criptogênica (POC)
- Pneumonia intersticial aguda (PIA)
- Pneumonia intersticial descamativa (PID)
- Pneumonia intersticial linfoide (LIP)

Outras doenças pulmonares primárias

- Síndromes de hemorragia pulmonar
- Síndromes aspirativas
- Pneumonia de hipersensibilidade (PH)
- Doença infecciosa ou pós-infecciosa (bronquiolite obliterante)
- Microlitíase alveolar pulmonar
- Proteinose alveolar pulmonar
- Infiltrados pulmonares com eosinofilia
- Doenças dos linfáticos pulmonares (linfangiomatose, linfangiectasias)
- Doenças vasculares pulmonares (hemangiomatose)

Doença pulmonar intersticial associada a doenças sistêmicas

- Doenças do tecido conjuntivo
- Histiocitose
- Doenças pulmonares relacionadas com malignidade
- Sarcoidose
- Doenças de estoque lisossomal

---

pulmonar persistente grave, que se inicia em horas ou dias após o nascimento sem nenhum fator causal identificado, como aspiração meconial, cardiopatia congênita, asfixia perinatal ou septicemia. Pode ser diferenciado da hipertensão pulmonar idiopática do RN por não responder às medidas terapêuticas instituídas e pela associação frequente a malformações dos tratos gastrointestinal, geniturinário e cardiovascular.

A morte geralmente acontece no primeiro mês de vida. Em alguns casos de DACDVP a sobrevida pode ser maior se estiverem disponíveis suportes circulatórios, como oxigenador de membrana extracorpórea (ECMO) e transplante pulmonar. Em razão da gravidade clínica desses pacientes, as imagens se limitam à radiografia de tórax, que muitas vezes é normal ou apresenta opacidade tênue difusa, sugerindo disfunção do surfactante.

Alterações do crescimento pulmonar

As alterações do crescimento pulmonar (ACP) são responsáveis pela principal causa de doença pulmonar difusa no lactente. O padrão histopatológico clássico dessa entidade revela simplificação alveolar (alvéolos aumentados, em menor número e com septação e vascularização deficientes). As formas graves podem apresentar alterações císticas e fibrose intersticial variável, mais acentuadas, nas regiões subpleurais. Glicogenose intersticial pulmonar em placas tem sido vista com frequência nesse grupo, bem como alterações hipertensivas da vasculatura pulmonar. As ACP podem ser consequência de prejuízo na alveolarização pulmonar no período pré-natal (hipoplasia pulmonar) ou pós-natal (doença pulmonar crônica da prematuridade/nova displasia broncopulmonar).

Outras patologias, como doença cardíaca congênita, alterações cromossômicas, principalmente a síndrome de Down, e dano pulmonar nos primeiros meses de vida, período em que ocorre intensa alveolarização, podem cursar com ACP. As ACP podem também ser encontradas em pacientes com mutação no gene da Filamina A (FLNA) ligada ao X. Lactentes com mutação da FLNA podem apresentar heterotopia nodular na substância cinzenta periventricular, aneurismas vasculares, displasia esquelética e hiperextensibilidade articular. Essa forma de ACP é geralmente grave. O prognóstico das demais patologias desse grupo depende do grau de anormalidade do crescimento alveolar e das alterações hipertensivas da vasculatura pulmonar.

As alterações radiológicas de lactentes com a nova displasia broncopulmonar e outras ACP variam desde padrão aparentemente normal até distorção do parênquima pulmonar. Também podem ser encontradas na tomografia computadorizada de alta resolução (TCAR) do tórax opacidades reticulares perilobulares, opacidades lineares subpleurais, opacidade em vidro fosco e áreas de hiperlucência, algumas dessas semelhantes a cistos, que podem traduzir septação e vascularização deficientes. Na síndrome de Down, em um terço dos casos, podem ser vistas alterações císticas subpleurais na TCAR de tórax.

Doenças específicas de etiologia desconhecida

Glicogenose intersticial pulmonar (GIP)

A GIP, também conhecida como doença do acúmulo de glicogênio intersticial pulmonar neonatal/pneumonite intersticial celular do lactente, é caracterizada histologicamente por espessamento do interstício pulmonar por células mesenquimais imaturas sem características inflamatórias. Essas células apresentam aumento de glicogênio citoplasmático demonstrado pela coloração pelo ácido periódico de Schiff (PAS) ou pela microscopia eletrônica. A GIP é mais frequentemente encontrada em placas de entidades que apresentam alterações do crescimento pulmonar. A etiologia é desconhecida, mas se presume que se trate de uma resposta reativa em pulmão na fase de desenvolvimento.

A maioria dos casos de GIP apresenta desconforto respiratório neonatal precoce com taquipneia e dependência de oxigênio. Casos mais graves podem cursar com hipertensão pulmonar refratária a tratamentos instituídos, devendo ser considerada no diagnóstico diferencial de DACDVP e disfunção do surfactante. A radiografia de tórax apresenta opacidades intersticiais e hiperinsuflação pulmonar, e a TCAR mostra distorção da arquitetura pulmonar, espessamento septal, áreas de hiperlucência e opacidades em vidro fosco. A GIP difusa pode responder favoravelmente ao uso de corticoides, provavelmente em razão da aceleração da maturação pulmonar mais do que pela supressão de inflamação. O uso de corticoide não está recomendado rotineiramente para os casos de GIP em placas associada a anormalidades do crescimento pulmonar. O prognóstico dessa entidade é geralmente bom. Recentemente a GIP foi descrita em gêmeos idênticos, sugerindo uma base genética para a doença.

Hiperplasia de células neuroendócrinas do lactente

Inicialmente descrita como taquipneia persistente do lactente, essa entidade foi denominada hiperplasia de células neuroendócrinas do lactente (HCNEL) por Deterding e cols. em 2005. Os achados de biópsia pulmonar dessas crianças mostraram aumento de células claras (neuroendócrinas) na via aérea distal e corpos neuroendócrinos no parênquima pulmonar demonstrados pela imuno-histoquímica com bombesina. A etiologia e o papel das células neuroendócrinas na HCNEL ainda são desconhecidos.

A HCNEL tem apresentação clínica e tomográfica características. Clinicamente esses lactentes apresentam taquipneia, retrações, estertores e hipoxemia. O início dos sintomas ocorre, em média, em torno de 3,8 meses de vida e os sintomas podem ser precipitados ou exacerbados por infecções respiratórias virais. A radiografia de tórax mostra hiperinsuflação, sugerindo bronquiolite ou doença de vias aéreas reativas, e a TCAR do tórax evidencia padrão característico de opacidade tipo "vidro fosco" em regiões centrais dos pulmões, principalmente lobo médio e língula, além de aprisionamento aéreo. Alguns centros atualmente estabelecem o diagnóstico de HCNEL pelo quadro clínico-tomográfico típico, dispensando a biópsia pulmonar.

Recentemente foram descritos casos de HCNEL familiar, sugerindo provável base genética para essa doença.

O tratamento é de suporte com o uso de oxigênio (O_2) para corrigir a hipoxemia e suplementação nutricional. O uso de corticoides e broncodilatadores não se mostrou efetivo, exceto por ocasião de infecções virais.

Embora alguns casos de HCNEL necessitem do uso prolongado de O_2, o prognóstico é favorável, sem relato de óbito nas séries descritas na literatura.

Doenças decorrentes da disfunção do surfactante pulmonar

Atualmente as doenças genéticas decorrentes da disfunção do surfactante (erros inatos do metabolismo do surfactante) são causas cada vez mais descritas de DPI tanto em crianças como em adultos, devendo ser lembradas em todo RN a termo com desconforto respiratório sem causa aparente. A mutação mais frequente envolve o gene ABCA3, uma proteína transmembrana importante no transporte de lipídios do surfactante para dentro dos corpos lamelares. Outras mutações genéticas do metabolismo do surfactante envolvem a proteína surfactante C (PS-C), a proteína surfactante B (PS-B), a subunidade alfa do fator estimulador de colônia de granulócito-macrófago (GM-CSF-R-α), o fator de transcrição tireoidiano 1 (TTF-1) e o carreador soluto 747 (SLC7A7).

A apresentação clínica e os achados de imagem e histopatológicos das doenças decorrentes da disfunção do surfactante variam com a idade e muitas vezes se superpõem. A doença decorrente da mutação da PS-B é geralmente fatal nos primeiros meses de vida e herdada de forma autossômica recessiva. A PS-B é codificada por um gene localizado no cromossomo 2 e a mutação mais comum é a 121ins2. Os RN com deficiência da PS-B apresentam quadro clínico-radiológico semelhante à doença de membrana hialina com curso rapidamente progressivo sem melhora com terapêuticas convencionais (reposição de surfactante e assistência ventilatória). O padrão histológico clássico é o de PAP. O único tratamento efetivo é o transplante pulmonar. Alguns lactentes podem ter sobrevida mais longa quando ocorre deficiência parcial da PS-B.

Mutações no gene do ABCA3 são herdadas de forma autossômica recessiva, sendo a mutação E292V a mais comum. A doença decorrente da deficiência do ABCA3 pode manifestar-se desde o período neonatal com a síndrome do desconforto respiratório em RN a termo até DPI crônica em crianças maiores. O fenótipo patológico dessa mutação é dependente da idade à biópsia. Lactentes jovens apresentam padrão de PAP ou PID, e crianças maiores, um padrão de PINE, podendo conter áreas de pneumonia lipoídica endógena.

Mutações na PS-C podem ser de aparecimento espontâneo ou herdadas de forma autossômica dominante. A mutação mais frequente é a I73T. A idade de início dos sintomas e a gravidade da doença são extremamente variáveis. Raramente manifestam sintomas no período neonatal, e alguns casos permanecem assintomáticos até a idade adulta. A histologia na deficiência da PS-C tipicamente mostra padrão de PCL nas crianças e quadro de fibrose pulmonar em adultos.

As manifestações clínicas mais comuns relacionadas com as disfunções do surfactante (PS-C e ABCA3) são tosse, taquipneia, hipoxemia e hipodesenvolvimento ponderoestatural. Nas crianças com sobrevida mais longa é comum o achado de *pectus excavatum*, provavelmente em razão da doença pulmonar restritiva crônica em tórax ainda em desenvolvimento.

A radiografia de tórax de lactentes jovens com DPI decorrente da disfunção do surfactante (PS-C e ABCA3) apresenta a opacidade granular tênue em placas ou difusas e a TCAR do tórax, padrão de vidro fosco difuso ou opacidades consolidativas, espessamento septal e pavimentação em mosaico. Em crianças maiores, as áreas de opacidade em vidro fosco diminuem em extensão e ocorre o aparecimento de cistos parenquimatosos de paredes finas que aumentam em número e tamanho com a idade. Espessamento septal e consolidação também podem ser observados.

Outras disfunções do surfactante, como GM-CSF-R-α, acarretam prejuízo da função dos macrófagos alveolares, resultando em PAP.

O TTF-1, também conhecido como NKX2.1, é expresso no cérebro, na tireoide e nos pulmões, sendo importante fator regulador da transcrição genética da PS-B e da PS-C. A mutação do TTF-1 leva a uma disfunção do gânglio basal e da tireoide e à diminuição da produção de PS-B e PS-C, resultando na síndrome cérebro-pulmão-tireoide (hipotireoidismo congênito, hipotonia, coreia e doença pulmonar difusa). Hipotireoidismo congênito isolado e doença respiratória sem envolvimento aparente do sistema nervoso central (SNC) ou da tireoide têm sido registrados. As manifestações clínicas variam desde asma leve a desconforto respiratório neonatal grave.

A intolerância à proteína lisinúrica (IPL) é atribuída à mutação SLC747. Embora possa afetar vários órgãos, a única complicação ameaçadora à vida é insuficiência respiratória aguda progressiva atribuível à PAP e à hemorragia pulmonar. A TCAR de tórax na IPL pode mostrar opacidades de espaço aéreo difuso, espessamento septal, nódulos e cistos subpleurais.

Não existe tratamento específico para as disfunções de surfactante. O transplante pulmonar pode ser realizado nas formas graves que se apresentam com insuficiência respiratória neonatal nas deficiências da PS-B e da ABCA3. Na deficiência da PS-C, algumas crianças podem apresentar melhora com o tempo, e não está claro se está relacionada com intervenção terapêutica ou se é decorrente da própria história natural da doença.

PATOGENIA

A característica patológica comum da DPI consiste no reparo anormal da superfície alveolar com marcada interrupção da integridade do epitélio. No passado, tal remodelamento era atribuído a processo inflamatório persistente. As análises de casos de DPI em adultos revelaram que doenças com grande componente inicial inflamatório, como a pneumonia de hipersensibilidade, não progrediam para fibrose, e as doenças com padrão fibrótico extenso tinham componente inflamatório mínimo, além do que as respostas às drogas anti-inflamatórias eram muitas vezes inconsistentes. Com base em observações clínicas e experimentais, novo paradigma tem emergido, com o epitélio alveolar sendo responsável pelo desenvolvimento da DPI.

Após o dano pulmonar, as células do epitélio alveolar podem participar ativamente na restauração da arquitetura alveolar normal por meio de um processo de reepitelização ou no desenvolvimento de fibrose mediante processo conhecido como transição epitelial-mesenquimal. Um mecanismo complexo leva a alterações na arquitetura celular com perda de características epiteliais e ganho de propriedades mesenquimais. Desnudação prolongada da membrana basal após o dano pulmonar contribui para interações anormais entre as células do epitélio alveolar e as células mesenquimais, resultando em profundas modificações das funções celulares com produção desequilibrada de mediadores polipeptídicos, incluindo citocinas, fatores de crescimento, oxidantes e proteases.

A população de fibroblastos e miofibroblastos aumenta progressivamente em razão do estímulo e da proliferação de fatores mitogênicos locais e da redução da apoptose. Entre os fatores envolvidos na progressão da doença, o de crescimento transformador beta (TGF-β) tem sido identificado como dos mais importantes na indução de fibrose. A produção aumentada de TGF-β durante o processo de reparo leva a uma disfunção da célula epitelial (aumento da apoptose, perda do fenótipo epitelial, aumento de marcadores mesenquimais e progressão para transição epitelial-mesenquimal) e aumento do remodelamento (quimiotaxia e estimulação de fibroblastos e redução da apoptose, aumento da produção de fatores de crescimento mesenquimais, produção aumentada da matriz extracelular e inibição da degradação).

Recentemente, relatos sugerem que o estresse do retículo endoplasmático (RE) pode representar mecanismo importante no processo de reparo alterado por meio de sua participação na morte celular por apoptose e via autofágica. As razões para a perda celular epitelial e reepitelização inapropriada permanecem desconhecidas. O processo de regeneração da surperfície alveolar é complexo e sofre influências tanto de fatores intrísecos como de fatores ambientais. A resposta imune inata e adaptativa se torna menos efetiva com a idade, o que influencia também o processo de reparo. Com o avançar da idade, as células epiteliais aumentam a suscetibilidade ao estresse oxidativo e a outras formas de dano induzido pelo estresse, levando a uma inflamação crônica e remodelamento em função da alteração na resposta proliferativa e do controle anormal das vias apoptóticas.

Vale salientar que a patogênese da DPI na infância ocorre no contexto do pulmão em crescimento e desenvolvimento, o que poderia justificar as diferenças observadas na apresentação clínica, na resposta terapêutica e no prognóstico em relação à DPI em adultos.

AVALIAÇÃO DIAGNÓSTICA

Uma abordagem sistemática envolvendo história clínica, exame físico, estudos de imagem, lavado broncoalveolar (LBA) e biópsia pulmonar (BP) é crucial para que se estabeleça o diagnóstico de DPI na infância.

O mais importante na prática clínica é reconhecer as crianças que necessitam de uma investigação para DPI. Uma constelação de sinais e sintomas denominada síndrome da DPI na criança (ChILD) tem sido proposta para guiar o reconhecimento dessas crianças. Essa síndrome requer a presença de pelo menos três dos quatro critérios seguintes na ausência de causas conhecidas de doença pulmonar: (1) sintomas respiratórios (tosse, respiração rápida ou difícil, ou intolerância ao exercício); (2) sinais (taquipneia em repouso, ruídos adventícios, retrações, baqueteamento digital, hipodesenvolvimento ou insuficiência respiratória); (3) hipoxemia e (4) alteração difusa na radiografia ou na TC do tórax. Avaliando-se a definição da síndrome ChILD em uma coorte retrospectiva de 218 casos de DPI em menores de 2 anos, três dos quatro critérios foram encontrados pelos autores em 91% dos casos. Vale salientar que essa definição é sensível em detectar a maioria das DPI, porém sua especificidade e aplicabilidade em crianças maiores ainda precisam ser definidas.

Apresentação clínica

Sinais e sintomas/exame físico

Uma anamnese detalhada é essencial para identificar diagnóstico específico para as doenças pulmonares difusas. A síndrome do desconforto respiratório agudo, em recém-nascido a termo, não responde a terapêuticas convencionais, devendo ser levantada a suspeita de mutações nas proteínas do surfactante. Uma história de prematuridade, doença cardíaca ou síndrome de Down está associada a simplificação alveolar ou anormalidades do crescimento. Quando há exposição ambiental a antígenos aviários ou outros antígenos ambientais, deve-se pensar em pneumonia de hipersensibilidade. Distúrbios de deglutição e alterações anatômicas, como fístula traqueoesofágica e refluxo gastroesofágico, são considerados DPI de causa aspirativa.

As pneumonias lipoídicas de causa exógena por aspiração de óleo mineral têm sido encontradas como causa de DPI principalmente em encefalopatas ou crianças portadoras de constipação crônica. Em casos de infecções de repetição incomuns e graves deve-se pensar em imunodeficiências. Hemoptise, quando presente, indica doença vascular ou síndrome de hemorragia alveolar, e a presença de hepatoesplenomegalia, comprometimento do SNC e acometimento de articulações, pele e rins sugere DPI associada a doença de base.

A DPI na infância pode manifestar-se desde o período neonatal até a adolescência. Na maioria dos casos, a sintomatologia tem evolução insidiosa, podendo levar meses ou anos até se chegar ao diagnóstico definitivo. Mais da metade dos casos tem início dos sintomas no primeiro ano de vida e aproximadamente 1/3 tem história prévia do uso de broncodilatador por suspeita de doença de vias aéreas reativas. Os sinais e sintomas mais frequentes são taquipneia (80%) e tosse (75%). A taquipneia inicialmente se manifesta com alimentação, choro e exercício físico, e costuma ser o sinal mais precoce e comum de DPI. Geralmente vem associada a retrações intercostais e subcostais principalmente nos lactentes jovens. A tosse, quando presente, é seca e não incomoda o sono. No lactente jovem são comuns: dificuldade em alimentar-se, regurgitações e pobre ganho ponderal. Os sinais e sintomas de DPI estão sumarizados no Quadro 21.3.

No exame físico, a ausência de toxemia é comum, mesmo em lactentes com desconforto respiratório intenso. A ausculta pulmonar pode ser normal em 50% dos casos, sendo os estertores finos, inspiratórios (tipo velcro), os mais frequentes nas bases. Os sibilos são incomuns, ocorrendo em 20% dos casos. A presença de uma dissociação clínico-auscultatória e muitas vezes radio-

---

QUADRO 21.3 Sinais e sintomas de DPI na infância

- Ausência de toxemia
- Taquipneia/dispneia
- Tosse seca
- Retrações
- Dificuldade em alimentar-se
- Atraso ponderoestatural
- Intolerância ao exercício
- Baqueteamento digital
- Cianose
- Ausculta pulmonar
  - Normal – 50%
  - Estertores finos (tipo velcro – 50%)
  - Sibilos (raros – 20%)

lógica é um dado que chama a atenção para o diagnóstico de DPI na infância. O baqueteamento digital e/ou cianose durante o exercício ou em repouso, quando presentes, significam doença avançada ou grave.

TESTES DIAGNÓSTICOS

Uma vez reconhecida a síndrome ChILD, testes diagnósticos devem ser realizados tanto para confirmar o diagnóstico quanto para avaliar a gravidade clínica e incluem: exames de imagem, oximetria transcutânea, prova de função pulmonar, LBA, biópsia pulmonar (BP) e testes genéticos. Outros testes diagnósticos não invasivos serão solicitados rotineiramente para afastar causas conhecidas de DPI, bem como para fazer o diagnóstico diferencial com outras patologias que mimetizam DPI na infância, incluindo hemograma, eletrocardiograma, ecocardiograma, gasometria, sorologias para vírus (EBV e citomegalovírus), micoplasma e *Legionella pneumophila*, teste do suor, perfil imunológico (testes para imunodeficiência congênita ou adquirida), investigação para síndromes aspirativas (seriografia esofagogastroduodenal e pHmetria); precipitinas para antígenos orgânicos e exames para doenças do colágeno e sarcoidose. A BP se faz necessária para diagnosticar os casos de DPI de causa idiopática. Vale salientar que a investigação diagnóstica de DPI na infância deve ser sempre guiada pela história clínica, exame físico e achados de imagens.

Exames de imagem – Radiografia/TC de alta resolução de tórax

A radiografia de tórax é o primeiro exame na investigação diagnóstica da síndrome ChILD. Infiltrados difusos são os achados radiológicos característicos; no entanto, a radiografia de tórax pode ser normal em 20% dos casos. Padrão intersticial alveolar ou misto tem sido descrito como alterações radiológicas de DPI na prática clínica, assim como padrões dos tipos reticular, nodular, vidro fosco ou faveolamento (Figura 21.1). A hiperinsuflação pulmonar encontrada nas doenças pulmonares obstrutivas tem sido descrita como achado radiológico frequente nas novas DPI em lactentes, tais como GIP e HCNEL (Figuras 21.2 e 21.3).

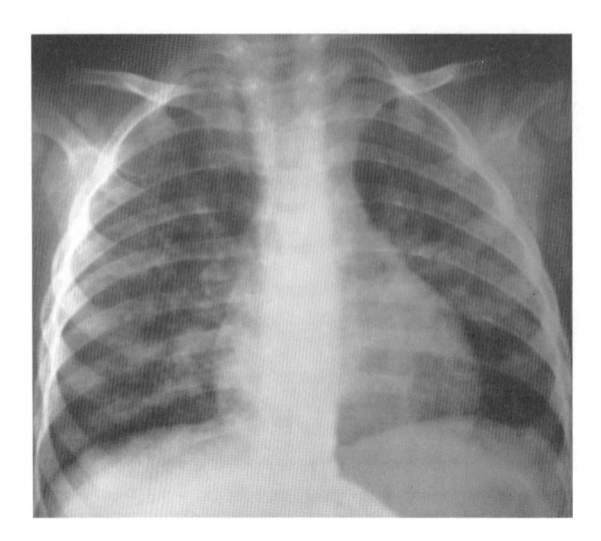

FIGURA 21.1. Padrão intersticial difuso tipo reticular. Lactente com histiocitose de células de Langerhans (Hospital Infantil Albert Sabin – CE).

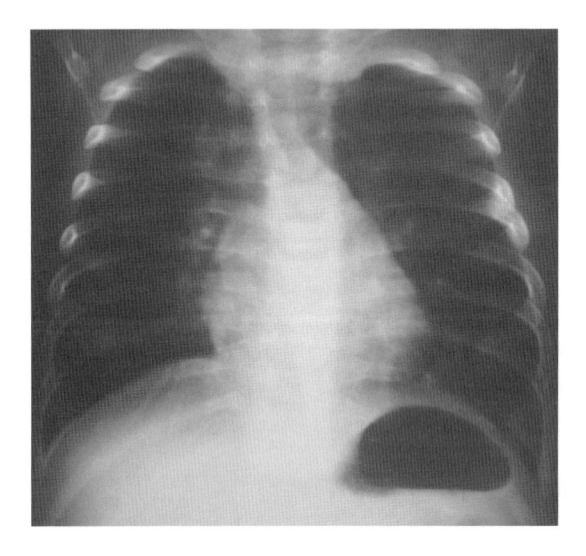

FIGURA 21.2. Hiperinsuflação pulmonar.

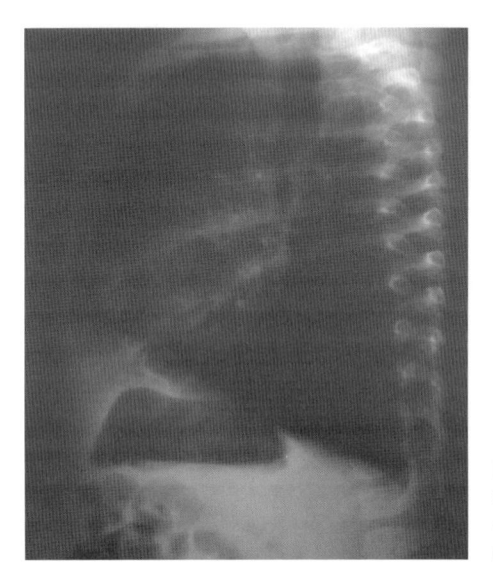

FIGURA 21.3. Retificação de hemicúpula diafragmática e aumento da transparência retroesternal. Lactente com diagnóstico histológico de hiperplasia de células neuroendócrinas (Hospital Infantil Albert Sabin – CE).

A introdução da TCAR de tórax aumentou a acurácia diagnóstica da doença pulmonar difusa, fornecendo detalhes sobre a distribuição e a extensão da doença, além de selecionar locais para a BP. Hiperinsuflação pulmonar, opacidade em vidro fosco, aprisionamento aéreo, atenuação em mosaico, consolidação, opacidade linear/reticular, nódulos ou cistos são anormalidades pulmonares encontradas na TCAR de forma isolada ou em combinação nas DPI. Algumas DPI têm características próprias na TCAR que podem confirmar ou sugerir o diagnóstico. A TCAR é capaz de diagnosticar a HCNEL (opacidade em vidro fosco em lobo médio, língula e outras regiões centrais dos pulmões e aprisionamento aéreo), a bronquiolite obliterante (perfusão em mosaico, atenuação vascular e bronquiectasias) e a microlitíase pulmonar (micronódulos calcificados).

Os achados na TCAR podem ser altamente sugestivos nos casos de pneumonia de hipersensibilidade (micronódulos centrolobulares maldefinidos), disfunção das proteínas do surfactante (opacidade em vidro fosco difusa e espessamento septal), hemorragia alveolar (opacidade em vidro fosco difusa e consolidação), pneumonia eosinofílica (imagem negativa de edema pulmonar), sarcoidose (adenopatia hilar e opacidades nodulares ao longo do feixe broncovascular), histiocitose de células de Langerhans (micronódulos ou cistos irregulares difusos e de paredes finas), proteinose alveolar pulmonar (*crasy-paving*) e linfangiomatose pulmonar difusa (espessamento septal e peribroncovascular) (Figuras 21.4 a 21.13).

Vale salientar que uma boa acurácia diagnóstica dos exames de imagens na DPI depende não somente do tipo de doença pulmonar difusa, mas também requer exames de boa qualidade e radiologista experiente e com conhecimento das novas DPI descritas nos lactentes.

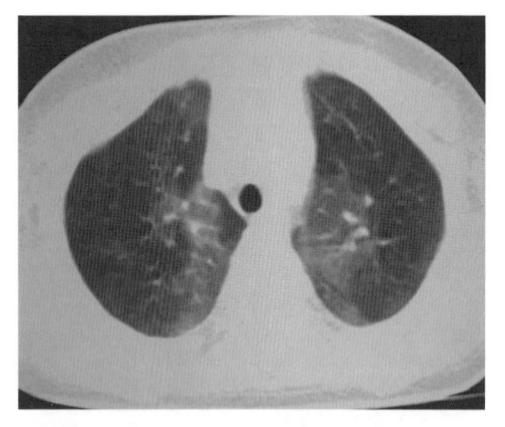

FIGURA 21.4. TC de alta resolução. Padrão em vidro fosco geográfico nas regiões centrais dos lobos superiores e lobo médio e língula + aprisionamento aéreo em lobos inferiores.

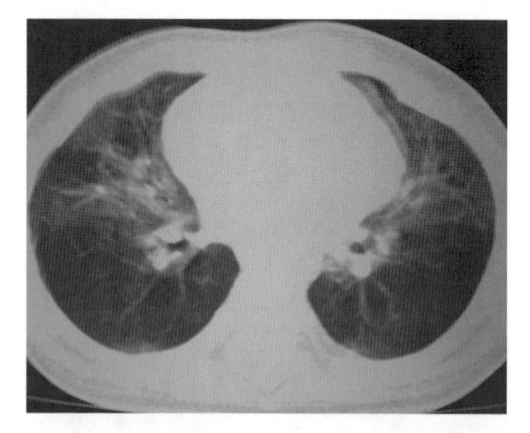

FIGURA 21.5. Lactente com diagnóstico histológico de hiperplasia de células neuroendócrinas (Hospital Infantil Albert Sabin – CE).

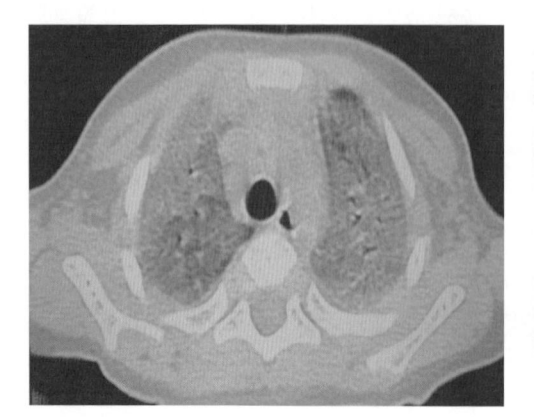

FIGURA 21.6. TC de alta resolução. Opacidade em vidro fosco difusa. Pavimentação em mosaico e sinal "do brônquio preto" em lobos inferiores.

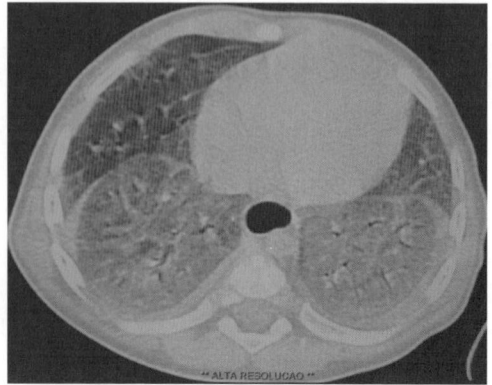

FIGURA 21.7. Lactente com diagnóstico histológico de proteinose alveolar pulmonar (Hospital Infantil Albert Sabin – CE).

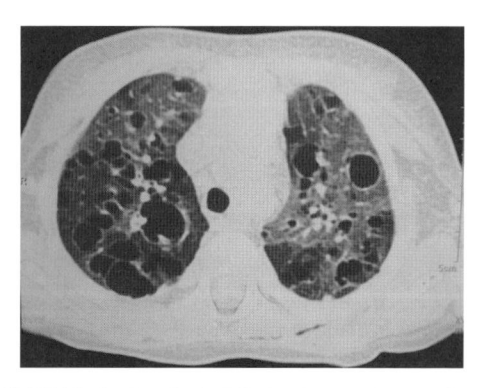 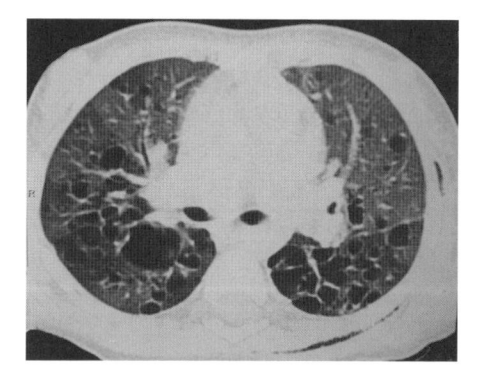

FIGURAS 21.8 e **21.9.** TC de alta resolução. Cistos difusos de paredes finas, alguns bizarros, de tamanhos variáveis + opacidade em vidro fosco. Lactente com diagnóstico de histiocitose de células de Langerhans (Hospital Infantil Albert Sabin – CE).

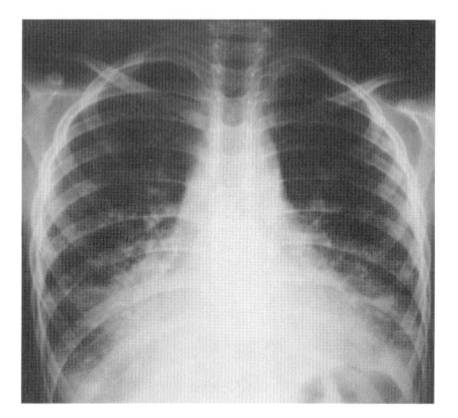 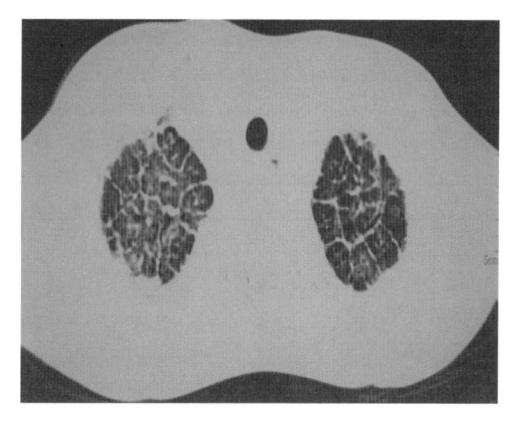

FIGURA 21.10. Radiografia de tórax. Opacidade peri-hilar bilateral com obliteração dos seios costofrênicos. TC de alta resolução. Espessamento liso do septo interlobular delineando os lóbulos pulmonares secundários.

FIGURA 21.11. Derrame pleural bilateral e ocupação dos espaços paratraqueais por tecido de baixa atenuação, sugerindo estase linfática.

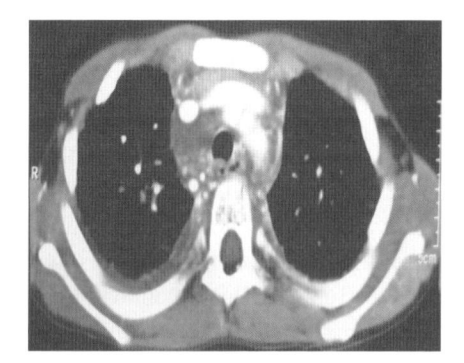 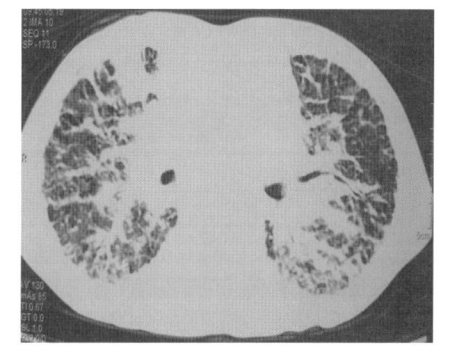

FIGURA 21.12. Espessamento septal difuso associado à opacidade em vidro fosco, confluindo para consolidações nas regiões centrais.

FIGURA 21.13. Escolar com diagnóstico histológico de linfangiomatose pulmonar difusa (Hospital Infantil Albert Sabin – CE).

Oximetria transcutânea/Testes de função pulmonar

A oximetria transcutânea deve ser realizada em repouso, com o exercício e durante o sono, e a gasometria apenas inicialmente, para avaliação mais detalhada dos gases arteriais. Na fase inicial da DPI ocorre dessaturação de O_2 apenas com o exercício ou durante o sono e na doença mais avançada ou grave ocorre hipoxemia, mesmo em repouso, com ou sem hipercapnia.

A prova de função pulmonar (PFP) deve ser realizada em toda criança que coopere com o exame (geralmente > 6 anos) ou mesmo em crianças menores nos centros que disponham de técnica adequada. A PFP nas DPI geralmente mostra padrão ventilatório restritivo com redução da capacidade vital forçada (CVF) e volume expiratório forçado no primeiro segundo (VEF_1) e relação CVF/VEF_1 normal ou elevada. A oximetria transcutânea e a PFP devem ser realizadas durante o seguimento para avaliar a progressão da doença e a resposta a tratamentos instituídos.

A capacidade de difusão de monóxido de carbono (DLCO) está reduzida na maioria das DPI, mas não costuma ser realizada de rotina na prática pediátrica.

Lavado broncoalveolar

A broncoscopia flexível com LBA deve ser realizada em toda criança com suspeita de DPI. Recentemente, a Sociedade Respiratória Europeia publicou recomendações acerca das indicações e processamento do LBA em pediatria. O LBA é útil para o diagnóstico de infecção em imunos-suprimidos por *Pneumocystis jiroveci* (antigo *P. carinii*), *Mycobacterium tuberculosis*, *Legionella pneumophila*, *Nocardia*, histoplasma, *Blastomyces*, *Mycoplasma*, vírus influenza e vírus sincicial respiratório. Em crianças imunocompetentes é duvidoso o valor do LBA para o diagnóstico de infecções específicas.

O LBA pode ser usado para diagnosticar as seguintes patologias: proteinose alveolar (fluido de aspecto leitoso com material PAS positivo em macrófago alveolar); histiocitose de células de Langerhans (células CD1a positivas > 5%); hemorragias alveolares (macrófagos com hemossiderina); doenças de estoque lisossomal (células de Niemann-Pick ou Gaucher), ou pneumonias lipoídicas em razão de aspiração crônica (macrófagos com lipídios) e nas deficiências das proteínas do surfactante. Nas lipidoses com envolvimento pulmonar, assim como nas pneumonias lipoídicas exógenas (aspirativas), o LBA tanto pode ser diagnóstico quanto terapêutico. Entretanto, a presença de macrófagos com lipídios ou hemossiderina no LBA deve ser interpretada com cuidado, pois pode ser encontrada em outras situações. O padrão de celularidade do LBA é útil no diagnóstico diferencial da DPI e pode sugerir as seguintes patologias: infecção ou aspiração (predomínio de neutrófilos); sarcoidose (↑ de linfócitos CD4); pneumonia de hipersensibilidade (↑ de linfócitos CD8) e pneumonias eosinofílicas, doença pulmonar induzida por drogas e doenças parasitárias (↑ de eosinófilos).

Biópsia pulmonar

A BP é necessária para o diagnóstico da maioria das DPI de causa idiopática após exaustiva investigação diagnóstica com outros exames não invasivos. Um protocolo para o processamento do material de BP foi publicado pelo grupo cooperativo de estudo de ChILD com o objetivo de melhorar a acurácia diagnóstica da BP. A BP a céu aberto é o método mais utilizado, embora a videoassistida seja considerada atualmente o método ideal, apresentando a mesma equivalência diagnóstica e menor morbidade. O material deve ser encaminhado para microbiologia, histopatologia, imuno-histoquímica, imunofluorescência e para microscopia eletrônica. A classificação patológica das doenças pulmonares difusas na população pediátrica tem sido revisada nos últimos anos em virtude de novas entidades patológicas descritas nos lactentes. É muito importante que a BP seja interpretada por patologistas com experiência em DPI pediátrica, além de uma correlação cuidadosa com a clínica e os achados de imagem.

TRATAMENTO

A abordagem dos pacientes com DPI, por se tratar de uma entidade complexa, deve ser realizada por equipe multidisciplinar, envolvendo pediatra, pneumologista, nutricionista, fisioterapeuta e assistente social.

Uma nutrição adequada, programas de reabilitação pulmonar, imunizações atualizadas (anti-influenza, antipneumocócica) e o tratamento de infecções secundárias são extremamente importantes no manejo de toda criança com DPI. Poluentes externos como o fumo devem ser evitados, assim como os antígenos de aves, quando houver suspeita de pneumonia de hipersensibilidade.

A terapia de suporte com oxigênio (O_2) de forma contínua ou durante o sono é requerida para manter saturação de $O_2 > 90\%$. O oxigênio fornece alívio dos sintomas, corrige a hipoxemia e previne o desenvolvimento de hipertensão pulmonar e de *cor pulmonale*. Nesses casos, substâncias vasodilatadoras como sildenafil e bosantena devem ser consideradas. O aparecimento de hipertensão pulmonar deve ser evitado, pois, quando presente, diminui a probabilidade de sobrevida dessas crianças.

A raridade da doença e a diversidade de causas têm dificultado a análise dos diferentes esquemas de tratamento por falta de ensaios clínicos controlados. Considerando que o processo inflamatório desempenha papel importante em muitas formas de DPI, os corticoides são considerados agentes de primeira linha para PINE, POC, PIA, PID, PIL, PH, pneumonia eosinofílica, hemorragia alveolar e doenças do tecido conjuntivo com envolvimento pulmonar. Podem também beneficiar crianças com GIP e com erros inatos do metabolismo do surfactante.

A terapia quase sempre é iniciada com prednisona oral, em dose única diária de 1 a 2mg/kg/dia por 6 a 8 semanas. Após controle clínico da doença, a dose deve ser reduzida lentamente e, se possível, mantida em dias alternados até a tentativa de suspensão. Outra alternativa é a pulsoterapia com metilprednisolona venosa na dose de 30mg/kg/dia, com o máximo de 1g, dados 1×/semana ou em 3 dias consecutivos, a intervalos mensais. Alguns centros têm preferido essa abordagem porque está associada a menos efeitos colaterais. Nos casos graves de DPI, a associação de corticoterapia oral à pulsoterapia venosa pode ser necessária e algumas vezes oferece bons resultados, mesmo quando outros esquemas de esteroides tenham falhado. O mínimo de três ciclos de pulsoterapia é recomendado, podendo ser continuado por períodos mais longos, dependendo da resposta clínica. Uma vez obtido o controle da doença, a dose deve ser reduzida ou aumentado o intervalo dos ciclos.

O tempo e a resposta ao tratamento são variáveis, porém os esteroides devem ser mantidos por pelo menos 8 a 12 semanas em dose plena antes de se considerar falha terapêutica. As crianças devem ser avaliadas a cada 3 a 6 meses ou a intervalos menores, nas formas graves. A melhora clínica é caracterizada por redução da taquipneia e da tosse, aumento da saturação de O_2, retorno do crescimento e do ganho de peso aos níveis normais e melhora da tolerância ao exercício. As alterações radiológicas (RX e TCAR do tórax) podem permanecer por tempo prolongado independentemente da melhora clínica.

Outros tratamentos, incluindo fármacos como hidroxicloroquina, azatioprina, ciclofosfamida, metotrexato, tacrolimus, micofenolato mofetil e doses imunomoduladoras de imunoglobulina venosa, têm sido utilizados isolada ou geralmente em combinação com os esteroides. Desses, a hidroxicloroquina tem sido a mais frequentemente utilizada. A ciclofosfamida é o tratamento de escolha nas síndromes de hemorragia alveolar imunomediadas que não são controladas com o uso de corticoides.

Na presença de diagnóstico específico, o tratamento deve ser direcionado para a doença de base. As imunoglobulinas devem ser usadas para corrigir imunodeficiências, drogas anti-infecciosas para infecções virais, bacterianas e fúngicas e interferon-alfa para o tratamento da hemangiomatose. As crianças com DPI secundária a síndromes aspirativas graves podem beneficiar-se com a cirurgia antirrefluxo com ou sem gastrostomia. O lavado pulmonar total é terapêutico nas pneumonias lipoídicas de causa endógena ou exógena por remover o material presente nos espaços alveolares. Na PAP causada por autoanticorpos ao GM-CSF, além do lavado pulmonar total, recomenda-se GM-CSF inalado. A técnica do lavado pulmonar total em crianças muitas vezes é difícil, podendo esse lavado ser realizado de lobos isoladamente.

O transplante de pulmão é a única opção terapêutica para crianças com DPI em estágio avançado ou com formas letais, tais como deficiência de PS-B e ABCA3 e displasia alveolocapilar. Poucas crianças não requerem tratamento e se recuperam espontaneamente.

SEGUIMENTO CLÍNICO E PROGNÓSTICO

A história natural da DPI na infância apresenta imensa variabilidade. Algumas crianças se recuperam espontaneamente; outras apresentam resposta variável a diferentes tipos de tratamento, e um pequeno grupo progride para êxito letal independentemente da terapêutica utilizada. Estudos têm mostrado que não há boa correlação entre os achados iniciais histopatológicos, alterações à radiografia e à TCAR do tórax e resposta ao tratamento. A maioria das crianças evolui bem; algumas mantêm limitação de atividade física e outras necessitam de O_2 por tempo mais prolongado. Os lactentes com HCNEL e GIP geralmente têm bom prognóstico. Já os neonatos e lactentes com deficiência de PS-B e ABCA3, displasia alveolocapilar e crianças maiores com DPI apresentando atraso do crescimento e desenvolvimento, hipertensão pulmonar e fibrose importante apresentam alta taxa de mortalidade.

A mortalidade na DPI está em torno de 15%, e a maioria dos casos resulta de insuficiência respiratória aguda ou *cor pulmonale*. Nos pacientes em uso de drogas imunossupressoras, as infecções pulmonares (virais, bacterianas ou fúngicas) podem ser graves e causas frequentes de óbito.

Em cada visita médica os pacientes com DPI devem ser sempre monitorados em relação à saturação de O_2, ao estado nutricional e à reação adversa aos medicamentos.

O ecocardiograma com medida de pressão da artéria pulmonar deve ser feito a intervalos regulares principalmente nas crianças dependentes de O_2. Sempre que possível, a prova de função pulmonar deve ser realizada para ajudar a monitorar a progressão da doença, bem como a resposta terapêutica.

CONSIDERAÇÕES FINAIS

A DPT na infância pode ser de causa conhecida, idiopática, familiar ou fazer parte de uma doença sistêmica. Ante uma criança com suspeita de DPI (taquipneia, estertores e infiltrado pulmonar difuso), o pediatra deve tentar buscar diagnóstico específico antes de encaminhá-la para especialista ou centro de referência.

Ainda não há consenso acerca dos critérios específicos para o diagnóstico clínico nem critérios laboratoriais patognomônicos de DPI na infância. Apesar de muitas vezes os achados histopatológicos serem inespecíficos, a biópsia pulmonar faz-se necessária principalmente em crianças jovens com DPI de causa idiopática com o objetivo de definir o tratamento.

A terapia, na maioria das vezes, é de suporte e direcionada para a redução da resposta inflamatória a fim de minimizar e prevenir a progressão para a fibrose.

A sobrevida está ligada à doença de base e é bem melhor do que em adultos. É provável que defeitos genéticos no sistema surfactante justifiquem muitas doenças intersticiais na infância e tenham influência no prognóstico. Por se tratar de doença pouco frequente, há necessidade da criação de centros de referência, principalmente na América Latina, para o seguimento de crianças com doenças do interstício pulmonar, o que nos possibilitará estabelecer de forma padronizada a classificação, os critérios diagnósticos, os estudos genéticos e os indicadores prognósticos de DPI na infância.

Bibliografia

Biko DM, Schwartz M, Anupindi SA, Altes TA. Subpleural lung cysts in Down syndrome: prevalence and association with coexisting diagnoses. Pediatr Radiol 2008; 38:280-4.

Bishop NB, Stankiewicz P, Steinhorn RH. Alveolar capillary dysplasia. Am J Respir Crit Care Med 2011; 184(2):172-9.

Bokulic RE, Hilman BC. Interstitial Lung Disease in Children. Pediatr Clin North Am 1994; 41(3):543-67.

Brody AS, Guillerman RP, Hay TC et al. Neuroendocrine cell hyperplasia of infancy: diagnosis with high-resolution CT. AJR Am J Roentgenol 2010; 194(1):238-44.

Brody AS. Imaging considerations: interstitial lung disease in children. Radiol Clin North Am 2005; 43(2):391-403.

Canakis AM, Cutz E, Manson D, O'Brodovich H. Pulmonary interstitial glycogenosis: a new variant of neonatal interstitial lung disease. Am J Respir Crit Care Med 2002; 165(11):1557-65.

Ciravegna B, Sacco O, Moroni C et al. Mineral oil lipoid pneumonia in a child with anoxic encephalopathy: treatment by whole lung lavage. Pediatr Pulmonol 1997; 23(3):233-7.

Clement A. Task force on Chronic interstitial lung disease in immunocompetent children. Eur Respir J 2004; 24(4):686-97.

Clement A, Eber E. Interstitial lung diseases in infants and children. Eur Respir J 2008; 31(3):658-66.

Clement A, Henrion-Caude A, Fauroux B. The pathogenesis of interstitial lung diseases in children. Paediatr Respir Rev 2004; 5(2):94-7.

Corvol H, Flamein F, Epaud R et al. Lung alveolar epithelium and interstitial lung disease. Int J Biochem Cell Biol 2009; 41:1643-51.

De Blic J, Midulla F, Barbato A et al. Bronchoalveolar lavage in children. European Respiratory Society. Eur Respir J 2000; 15(1):217-31.

Desmarquest P, Tamalet A, Fauroux B et al. Chronic interstitial lung disease in children: response to high-dose intravenous methylprednisolone pulses. Pediatr Pulmonol 1998; 26(5):332-8.

Deterding RR. Evaluating infants and children with interstitial lung disease. Semin Respir Crit Care Med. 2007; 28(3):333-41.

Deterding RR. Infants and young children with children's interstitial lung disease. Pediatr Allergy, Immunol Pulmonol 2010; 23(1):25-31.

Deterding RR, Pye C, Fan LL, Langston C. Persistent tachypnea of infancy is associated with neuroendocrine cell hyperplasia. Pediatr Pulmonol 2005; 40(2):157-65.

Deutsch GH, Young LR. Pulmonary interstitial glycogenosis: words of caution. Pediatr Radiol 2010; 40(9):1471-5.

Deutsch GH, Young LR, Deterding RR et al. Diffuse lung disease in young children: application of a novel classification scheme. Am J Respir Crit Care Med 2007; 176(11):1120-8.

Dinwiddie R. Treatment of interstitial lung disease in children. Paediatr Respir Rev 2004; 5(2):108-15.

Dinwiddie R, Sharief N, Crawford O. Idiopathic interstitial pneumonitis in children: a national survey in the United Kingdom and Ireland. Pediatr Pulmonol 2002; 34(1):23-9.

Dinwiddie R, Wallis C. Paediatric interstitial lung disease (PILD) – An update. Curr Paediatr 2006; 16 (4):230-6.

Dishop MK. Diagnostic pathology of diffuse lung disease in children. Pediatr Allergy Immunol Pulmonol 2010; 23(1):69-85.

Dishop MK. Paediatric interstitial lung disease: classification and definitions. Paediatr Respir Rev 2011; 12(4):230-7.

Doan ML, Guilllerman RP, Dishop MK et al. Clinical, Radiological and pathological features of ABCA3 mutations in children. Thorax 2008; 63:366-73.

Fan LL, Deterding RR, Langston C. Pediatric interstitial lung disease revisited. Pediatr Pulmonol 2004; 38(5): 369-78.

Fan LL, Kozinetz CA. Factors influencing survival in children with chronic interstitial lung disease. Am J Respir Crit Care Med 1997; 156(3):939-42.

Fan LL, Langston CC. Chronic interstitial lung disease in children. Pediatr Pulmonol 1993; 16(3):184-96.

Fauroux B, Epaud R, Clément A. Clinical presentation of interstitial lung disease. Paediatr Respir Rev 2004; 5(2):98-100.

Gower WA, Nogee LM. Surfactant Dysfuncion. Paediatr Respir Rev 2011; 12(4):223-9.

Guillerman RP. Imaging of childhood interstitial lung disease. Pediatr Allergy, Immunol Pulmonol 2010; 23(1):43-68.

Guillerman RP, Brody AS. Contemporary perspectives on pediatric diffuse lung disease. Radiol Clin North Am 2011; 49(5):847-68.

Guillot L, Carré A, Szinnai G et al. NKX2-1 mutations leading to surfactant protein promoter dysregulation cause interstitial lung disease in ´brain-lung-thyroid´syndrome. Hum Mutat. 2010; 31(2):E1146-62.

Hamvas A, Cole FS, Nogee LM. Genetic disorders of surfactant proteins. Neonatology 2007; 91(4):311-7.

Hilman BC, Amaro-Galvez R. Diagnosis of interstitial lung disease in children. Paediatr Respir Rev 2004; 5(2):101-7.

Korfei M, Ruppert C, Mahavadi P et al. Epithelial endoplasmic reticulum stress and apoptosis in sporadic idiopathic pulmonary fibrosis. Am J Respir Crit Care Med 2008; 178(8):838-46.

Langston C, Patterson K, Dishop MK et al. Child Pathology Co-operative Group: A protocol for the handling of tissue obtained by operative lung biopsy: recommendations of the chILD pathology co-operative group. Pediatr Dev Pathol 2006; 9(3):173-80.

Martinez-Moczygemba M, Doan ML, Elidemir O et al. Pulmonary alveolar proteinosis caused by deletion of the GM-CSFRalfa gene in the X chromosome pseudoautosomal region 1. J Exp Med 2008; 205(12):2711-6.

Michalsky MP, Arca MJ, Groenman F et al. Alveolar capillary dysplasia: a logical approach to a fatal disease. J Pediatr Surg 2005; 40(7):1100-5.

Moonnumakal SP, Fan LL. Bronchiolitis obliterans in children. Curr Opin Pediatr 2008; 20(3):272-8.

Nathan N, Thouvenin G, Fauroux B et al. Interstitial lung disease: physiopathology in the context of lung growth. Paediatr Respir Rev. 2011; 12(4):216-22.

Nogee LM. Genetic basis of children´s interstitial lung disease (Ch ILD). Pediatr Allergy Immunol Pulmonol 2010; 23(1):15-24.

Nogee LM. Genetics of pediatric interstitial lung disease. Curr Opin Pediatr 2006; 18(3):287-92.

Onland W, Molenaar JJ, Leguit RJ et al. Pulmonary interstitial glycogenosis in identical twins. Pediatr Pulmonol 2005; 40(4):362-6.

Osika E, Muller MH, Boccon-Gibod L et al. Idiopathic pulmonary fibrosis in infants. Pediatr Pulmonol 1997; 23(1):49-54.

Parto K, Svedström E, Majurin ML et al. Pulmonary manifestations in lysinuric protein intolerance. Chest 1993; 104(4):176-82.

Paul K, Klettke U, Moldenhauer J et al. Increasing dose of methylprednisolone pulse therapy treats desquamative interstitial pneumonia in a child. Eur Respir J 1999; 14(6):1429-32.

Popler J, Gower WA, Mogayzel PJ Jr et al. Familial neuroendocrine cell hyperplasia of infancy. Pediatr Pulmonol 2010; 45(8):749-55.

Smets K, Dhaene K, Schelstraete P et al. Neonatal pulmonary interstitial glycogen accumulation disorder. Eur J Pediatr 2004; 163(7):408-9.

Spencer D, Fall A. Investigation of the child with interstitial lung disease. Indian J Pediatr 2000: 67(2):141-6.

Susarla SC, Fan LL. Diffuse alveolar hemorrhage syndromes in children. Curr Opin Pediatr 2007; 19(3):314-20.

Thiery JP, Sleeman JP. Complex networks orchestrate epithelial-mesenchymal transitions. Nat Rev Mol Cell Biol 2006; 7(2):131-42.

Van HooK K, Brody A, Deterding RR et al. Evaluation of a definition of children's interstitial lung disease (chILD) syndrome [abstract]. Am J Respir Crit Care Med 2006; 3:A244.

Vece TJ, Fan LL. Diagnosis and management of diffuse lung disease in children. Paediatr Respir Rev 2011; 12(4):238-42.

Vece TJ, Fan LL. Interstitial lung disease in children older than 2 years. Pediatr Allergy Immuno Pulmonol 2010; 23(1):33-41.

Yamamoto H, Yamaguchi E, Agata H, et al. A combination therapy of lung lavage and GM-CSF inhalation in pulmonary alveolar proteinosis. Pediatr Pulmonol 2008; 43(8):828-30.

Young LR, Brody AS, Inge TH et al. Neuroendocrine cell distribution and frequency distinguish neuroendocrine cell hyperplasia of infancy from other pulmonary disorders. Chest 2011; 139(5):1060-71.

Capítulo 22

Hipertensão Pulmonar

Luziene Alencar Bonates Lima
Fernanda Pessa Valente

DEFINIÇÃO

A hipertensão pulmonar (HP) é uma condição hemodinâmica e fisiopatológica definida pela elevação na pressão média da artéria pulmonar (PMAP) maior ou igual a 25mmHg, em repouso, avaliada por estudo hemodinâmico do coração direito, condição que pode estar presente em diversas patologias.

CLASSIFICAÇÃO

Atualmente a HP é classificada em cinco grupos de acordo com suas características clínicas, fisiopatológicas e terapêuticas (Quadro 22.1).

Para uma abordagem mais didática discutiremos os principais aspectos de cada categoria de forma separada.

Hipertensão arterial pulmonar – HAP (grupo 1)

A HAP é caracterizada pela presença de HP pré-capilar na ausência de outras causas, como pneumopatias, tromboembolismo e outras doenças que serão abordadas mais adiante. Esse grupo inclui doenças diferentes que apresentam comportamento clínico e alterações da microcirculação pulmonar semelhantes.

Estudos epidemiológicos na população adulta para essa forma da doença descrevem taxas de incidência que variam de 15 a 50 casos/milhão de habitantes. Na população pediátrica, os estudos epidemiológicos são escassos, sendo desconhecidas as taxas de incidência e prevalência. Em crianças são descritas taxas de sobrevida média de 10 meses após o diagnóstico.

QUADRO 22.1 Classificação da hipertensão pulmonar – Dana Point, 2008

GRUPO 1 – Hipertensão arterial pulmonar (HAP)	– Idiopática – Hereditária – Induzida por drogas e toxinas: aminorex, fenfluramina, cocaína, quimioterápicos, inibidores seletivos da serotonina, anfetaminas – Associada a doenças do tecido conjuntivo, infecção pelo HIV, hipertensão portal, cardiopatia congênita, esquistossomose, anemia tromboembólica crônica – Hipertensão pulmonar persistente do período neonatal
GRUPO 2 – Hipertensão pulmonar secundária a envolvimento do coração esquerdo	– Valvopatia: estenose mitral, insuficiência mitral – Disfunção sistólica do ventrículo esquerdo – Disfunção diastólica do ventrículo esquerdo
GRUPO 3 – Hipertensão pulmonar por doenças pulmonares e/ou hipóxia	– Doença pulmonar obstrutiva crônica – Doença pulmonar intersticial – Doenças pulmonares com padrão obstrutivo-restritivo – Hipoventilação alveolar – Exposição crônica a altitudes elevadas – Doenças do sono
GRUPO 4 – Hipertensão pulmonar secundária a tromboembolismo crônico	
GRUPO 5 – Hipertensão pulmonar por mecanismos multifatoriais ou desconhecidos	– Distúrbios hematológicos: doenças mieloproliferativas, esplenectomia – Doenças sistêmicas: sarcoidose, histiocitose de células de Langerhans, linfangioleiomiomatose, neurofibromatose, vasculites – Doenças metabólicas: doença de Gaucher, tireoidopatias, doença de armazenamento do glicogênio – Outros: obstrução tumoral, mediastinite fibrosante, insuficiência renal crônica em hemodiálise

Nas formas hereditárias foram identificadas mutações do gene BMPR2 (receptor 2 da proteína morfogenética do osso) em 70% dos casos, sendo esse gene responsável pela proliferação das células vasculares no endotélio e alterações em parte da superfamília do fator beta de transformação do crescimento (TGF-β), o que resulta em transmissão familiar da HAP por um gene autossômico dominante de baixa penetrância. Descrve-se, ainda, a participação de outros fatores, como endotelina, prostaciclina, óxido nítrico, serotonina e canais de cálcio.

Nesse grupo, as alterações patológicas afetam as artérias pulmonares distais e se caracterizam por hipertrofia medial, proliferação da camada íntima com fibrose e espessamento da camada adventícia com infiltrado inflamatório perivascular e lesões trombóticas. As veias pulmonares não são afetadas. O exato mecanismo que desencadeia essas transformações ainda é desconhecido. O aumento da resistência vascular pulmonar é ligado a vários processos, que incluem vasoconstrição, proliferação e remodelamento das paredes dos vasos pulmonares, inflamação e trombose. Como consequência dessa elevação na resistência vascular pulmonar ocorrem sobrecarga ventricular direita, hipertrofia e dilatação seguida por falência ventricular direita e óbito.

Os sintomas da HAP são inespecíficos e incluem dispneia aos esforços, fadiga, astenia, síncope e distensão abdominal. Os achados do exame físico incluem impulsão sistólica do ventrículo direito, hiperfonese acentuada da segunda bulha cardíaca e sopro regurgitativo pela insuficiência tricúspide ou sopro diastólico pela insuficiência pulmonar, hepatomegalia e graus variáveis de edema periférico.

Hipertensão pulmonar por envolvimento do coração esquerdo (grupo 2)

O envolvimento do coração esquerdo pode resultar em HP por comprometimento da função sistólica e diastólica do ventrículo esquerdo ou por valvulopatia mitral ou aórtica.

A prevalência de HP em pacientes com comprometimento da função ventricular esquerda aumenta com a progressão da doença de base, podendo alcançar 60% nos casos de disfunção sistólica e 70% nas disfunções diastólicas.

As alterações patológicas desse grupo são caracterizadas por aumento e espessamento das veias pulmonares ("arterialização"), dilatação dos capilares pulmonares, edema intersticial, hemorragia alveolar e aumento dos linfonodos e dos vasos linfáticos. As artérias pulmonares distais podem ser afetadas por hipertrofia medial e fibrose da camada íntima.

Os mecanismos responsáveis pelo aumento da pressão arterial pulmonar são inúmeros e incluem: transmissão retrógrada passiva da pressão elevada em átrio esquerdo, estimulação de receptores localizados no nível atrial esquerdo e nas veias pulmonares, levando à vasoconstrição pulmonar, e disfunção endotelial das artérias pulmonares, que favorecem a ocorrência de vasoconstrição e proliferação de células nas paredes das veias pulmonares.

Os sintomas da doença de base que leva à HP sempre estão presentes em crianças, sendo a dispneia aos esforços e a dificuldade de ganho ponderal os principais achados.

Os sintomas clínicos, os achados do exame físico e a avaliação laboratorial dessa forma da doença são semelhantes aos casos do grupo 1.

Hipertensão pulmonar por doenças pulmonares e/ou hipoxemia crônica (grupo 3)

A maioria dos estudos epidemiológicos abordando a prevalência da HP nas doenças pulmonares foi realizada na população adulta. Algumas séries de casos em pacientes portadores de doença pulmonar obstrutiva crônica relatam incidências que variam de 20% a 50%. Nos casos de doença pulmonar intersticial, a prevalência descrita chega a 39%.

Em crianças, em especial nos recém-nascidos prematuros, a broncodisplasia pulmonar é responsável por elevado número de casos de HP, que se apresentam em fase precoce de sua evolução e estão ligadas a pior prognóstico. Estudos descrevem elevada mortalidade (47%) em cerca de 2 anos após o diagnóstico.

As alterações patológicas incluem hipertrofia medial e proliferação obstrutiva da camada íntima das artérias pulmonares distais. Os mecanismos fisiopatológicos envolvidos incluem vasoconstrição hipóxica, estresse mecânico dos pulmões hiperinsuflados, perda de capilares e inflamação. A elevação da resistência vascular pulmonar nesses casos leva a dilatação e disfunção ventricular direita, baixo débito cardíaco, alterações nas trocas gasosas, aumento de edema pulmonar e risco aumentado de morte súbita.

Nesse grupo, os sinais e sintomas clínicos podem ser insidiosos, sendo atribuídos à doença respiratória subjacente, e os sinais de falência ventricular direita (hepatomegalia, edema periférico) são descritos em fases mais avançadas da doença de base.

Em relação aos métodos diagnósticos, o ecocardiograma é a escolha para avaliação inicial, apesar de sua especificidade baixa em fases avançadas da doença pulmonar. As indicações para a realização desse exame são: exclusão de hipertensão pulmonar significante, avaliação de envolvimento cardíaco esquerdo e seleção de pacientes para estudo hemodinâmico.

A realização do estudo hemodinâmico em pacientes com doenças pulmonares está indicada na avaliação adequada da HP em candidatos a tratamento cirúrgico (transplante, ressecção pulmonar), nos casos com sinais de falência ventricular direita e quando o estudo ecocardiográfico foi inconclusivo.

Hipertensão pulmonar secundária a tromboembolismo crônico (grupo 4)

O tromboembolismo crônico é uma das principais causas de HP. Estudos recentes sugerem que até 4% dos pacientes com embolia pulmonar vão desenvolver HP. Sua prevalência exata é desconhecida em razão do elevado percentual de casos em que os sintomas agudos de embolia pulmonar não são relatados. São ainda descritos casos em que o evento que leva à HP consiste em lesões inflamatórias locais nos vasos pulmonares seguidas por trombose.

As lesões patológicas se caracterizam pela presença de trombo organizado aderido à camada medial das artérias pulmonares, substituindo a camada íntima normal. O tromboembolismo pulmonar ou a presença de trombose local são agravados por anormalidades em mecanismos envolvidos na cascata da coagulação (plaquetas, fatores pró-coagulantes). A obliteração de apenas um vaso é suficiente para causar elevação da pressão arterial pulmonar, iniciando a cascata de alterações que causam a perpetuação da HP.

Algumas condições estão mais frequentemente associadas ao desenvolvimento dessa forma: história prévia de esplenectomia, presença de derivações ventriculoperitoneais para tratamento de hidrocefalia, doença inflamatória crônica intestinal e doenças mieloproliferativas.

Além dos exames complementares realizados para as demais formas de HP descritas, estão indicados estudos para avaliação de estados trombofílicos. Existem relatos da presença de fator anticoagulante lúpico em 10% dos pacientes, anticorpo antifosfolípide em 20% e elevação dos níveis de fator VIII (ligada a casos de tromboembolismo venoso recorrente) em 39%.

Hipertensão pulmonar secundária a mecanismos multifatoriais ou desconhecidos (grupo 5)

Nessa categoria estão agrupadas doenças heterogêneas com mecanismos patogenéticos desconhecidos e que incluem doenças hematológicas, sistêmicas e metabólicas, além de outras raras.

DIAGNÓSTICO

Em razão da baixa prevalência de HP em crianças e do fato de o quadro clínico poder mimetizar outras doenças cardiorrespiratórias, seu diagnóstico se torna um desafio, com uma média de 1 a 2 anos do início dos sintomas até sua confirmação. Para isso, desde a suspeita clínica até o diagnóstico, principalmente a de causa idiopática, que é uma exclusão, deve-se seguir um algoritmo que ajudará também na avaliação da gravidade da doença e, consequentemente, na instituição do tratamento mais adequado.

Aqueles pacientes com história clínica, sinais e sintomas sugestivos de HP devem ser submetidos a uma triagem inicial que inclui radiografia de tórax, eletrocardiograma e ecocardiograma transtorácico. Em seguida, outros exames devem ser realizados conforme a suspeita clínica etiológica e, também, para avaliar a gravidade e o comprometimento hemodinâmico da doença.

A radiografia de tórax mostra dilatação do tronco e das artérias pulmonares centrais e perda da vasculatura pulmonar periférica (aspecto em galhos secos). Nos casos mais avançados, pode-se encontrar cardiomegalia à custa de átrio e ventrículo direitos (Figura 22.1). Na forma idiopática, 90% dos casos têm alterações radiográficas significativas ao diagnóstico. Em relação às doenças do coração esquerdo (Grupo 2) e às de causas pulmonares (grupo 3), a avaliação radiográfica permite correlação com a gravidade da patologia (Figura 22.2).

O eletrocardiograma pode ser normal na fase inicial da doença ou demonstrar desvio do eixo para a direita com sobrecargas atrial e ventricular direitas, além de alterações de repolarização da onda T. Sua sensibilidade é em torno de 55% e a especificidade, 70%. Arritmias supraventriculares podem ser encontradas em fases mais avançadas, em particular o *flutter* atrial, o que acarreta importante comprometimento hemodinâmico. Arritmias ventriculares são raras.

O ecocardiograma transtorácico é exame não invasivo muito valioso na abordagem da HP, pois permite estimar a pressão da artéria pulmonar com base na velocidade de pico da regurgitação tricúspide (Figura 22.3). O aumento da velocidade da regurgitação valvar pulmonar, a dilatação das câmaras cardíacas direitas e da artéria pulmonar e o espessamento da parede ventricular direita também são variáveis ecocardiográficas que podem reforçar a suspeita de HP. Além disso, têm papel importante no diagnóstico de cardiopatias estruturais, caracterizando o local, o tamanho e de número de comunicações sistêmico-pulmonares. Em adultos ou crianças maiores, em que a janela não é favorável, pode-se realizar o ecocardiograma transesofágico.

A cintilografia de ventilação-perfusão deve ser realizada nos pacientes com suspeita de doença tromboembólica crônica, além da avaliação de pacientes com síndrome de Eisenmenger, visto que essa patologia apresenta incidência aumentada de trombose. Resultado normal ou com baixa probabilidade de tromboembolismo pulmonar exclui doença tromboembólica. Sua sensibilidade é de 90% a 100% e a especificidade, de 94% a 100%.

A tomografia computadorizada (TC) de tórax de alta resolução possibilita análise detalhada do parênquima pulmonar, o que facilita o diagnóstico de doenças pulmonares (enfisema, alterações intersticiais e na suspeita de venopatia pulmonar oclusiva). A angiotomografia pulmonar

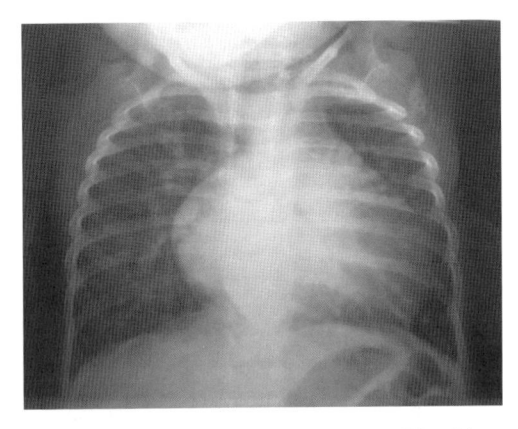

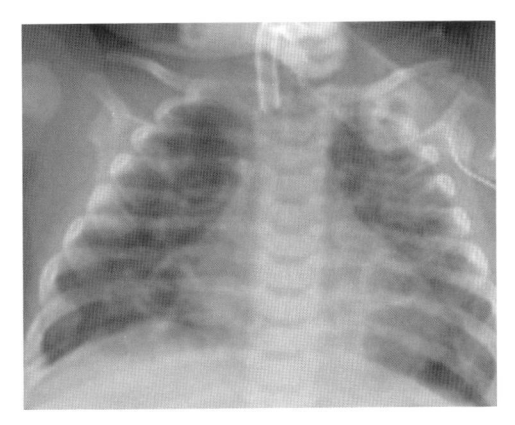

FIGURA 22.1. Radiografia de tórax em PA evidenciando aumento do índice cardiotorácico, abaulamento do tronco pulmonar e perda de fluxo sanguíneo pulmonar periférico.

FIGURA 22.2. Radiografia torácica em PA de recém-nascido com broncodisplasia pulmonar grave.

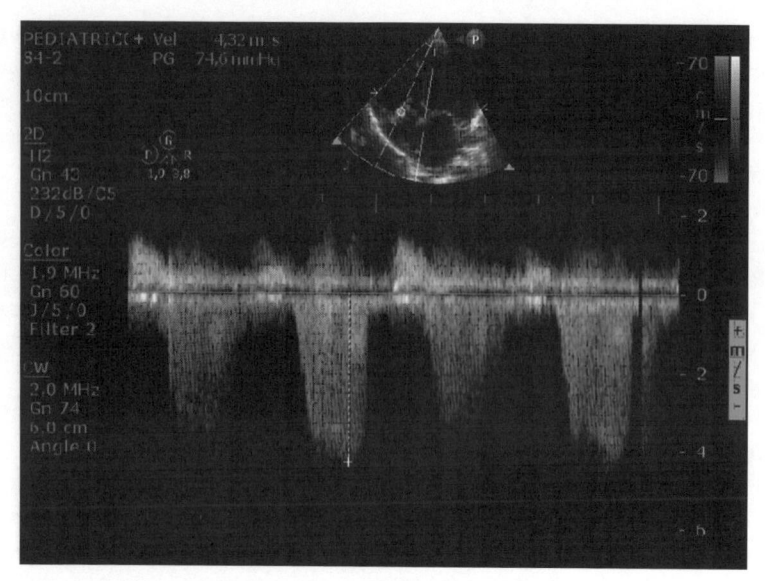

FIGURA 22.3. Ecocardiograma transtorácico evidenciando importante refluxo tricúspide pelo Doppler.

pode ser utilizada em associação à cintilografia pulmonar com o objetivo de avaliar o tamanho das artérias pulmonares e a falha de enchimento central ou periférico.

A ressonância magnética cardíaca se tornou instrumento importante na avaliação da HP e de doenças associadas, permitindo análise adequada do ventrículo direito (tamanho, morfologia e função), além de cálculo do débito cardíaco, velocidade de fluxo pulmonar e presença de autocontraste. A diminuição do débito cardíaco com redução do volume diastólico final do ventrículo esquerdo e, principalmente, o aumento do volume diastólico final do ventrículo direito são medidas relacionadas com mau prognóstico. Deve-se ressaltar que a maioria das crianças necessita de anestesia para o procedimento, devendo ser considerado o risco envolvido.

Apesar dos avanços nas técnicas de imagem não invasivas, o cateterismo cardíaco é imprescindível na confirmação diagnóstica, principalmente nos casos de HAP (grupo 1), com análise precisa da resistência vascular pulmonar, além de orientação ao tratamento pelo teste de reatividade pulmonar. Os agentes vasodilatadores mais comumente utilizados são óxido nítrico (NO) inalatório, epoprostenol e adenosina. A inalação de oxigênio a 100% tem sido utilizada por muitas décadas; entretanto, em função dos inúmeros erros na aplicabilidade e interpretação dos dados, não é muito confiável, exceto nas situações em que a doença vascular pulmonar é secundária a hipóxia ou infecções respiratórias. Na maioria das vezes, o teste é realizado com o NO inalatório na concentração de 20ppm. A resposta positiva significa redução igual ou maior do que 10mmHg na PMAP, alcançando valor absoluto igual ou menor do que 40mmHg na PMAP, associado a aumento ou inalteração do débito cardíaco. Pacientes que respondem a esse teste são candidatos ao tratamento com bloqueadores de canal de cálcio. Em virtude do alto risco imposto pela sedação, o cateterismo cardíaco deve ser realizado por anestesista especializado em crianças e por hemodinamicista qualificado, de preferência em centro de referência de hipertensão pulmonar.

A biópsia pulmonar é raramente utilizada na investigação da HP em crianças por causa do alto risco envolvido no procedimento. Além disso, é necessário que se disponha de especialista para a correta interpretação das mudanças histológicas, e seu valor preditivo é controverso, já que essas alterações não se distribuem de maneira uniforme em todo o parênquima.

Hemograma completo, funções renal e hepática, ácido úrico, ferro e ferritina sérica, saturação da transferrina, pesquisa de anticorpos na suspeita de doenças do tecido conjuntivo, testes de coagulação, função tireoidiana, teste para HIV, sorologias para hepatites e ultrassom de abdome são exames que fazem parte da rotina laboratorial de todos os pacientes com suspeita de HP. No caso de história familiar ou de morte súbita na família, o teste para BMPR2 ou ALK-1 pode ser realizado.

A avaliação funcional da criança com HP pode ser feita por meio do teste de caminhada de 6 minutos (TC6), que é tecnicamente simples, barato e de fácil aplicabilidade. Avalia a distância que o paciente pode percorrer sobre uma superfície plana e rígida em 6 minutos e tem como objetivo a determinação da tolerância ao exercício, sendo o melhor indicador da capacidade funcional.

Com o paciente sentado, são avaliadas saturação, frequência cardíaca, frequência respiratória, grau de dispneia (escala de Borg) e pressão arterial sistêmica. O corredor deve ser plano e a distância total demarcada em 30 metros com cones a cada 3 metros. O paciente deve ser orientado a caminhar o mais rápido que puder, sem superestimar sua capacidade física, com o oxímetro de pulso conectado. Dois profissionais de saúde devem acompanhar o teste: o primeiro será responsável pela cronometragem e a anotação da distância percorrida (DTC6) e de dados coletados no terceiro minuto do teste (saturação e frequência cardíaca); o segundo permanecerá ao lado do paciente durante todo o teste e irá acompanhar a velocidade do paciente, e não o contrário. Com o término do teste, todas as variáveis são anotadas novamente, além da DTC6. É importante questionar o paciente sobre outras queixas, tipo dor torácica, mialgias, palpitações, tontura, dentre outras. A DTC6 com valor menor do que 300 metros e/ou queda de 10% ou mais na saturação indica mau prognóstico. Dez minutos após o término, devem ser anotadas mais uma vez as variáveis para averiguar sua recuperação.

Outros exames que podem ajudar na análise funcional da criança com hipertensão pulmonar são o cardiopulmonar ou ergoespirometria, o teste para avaliação da função pulmonar e a dosagem de peptídeo atrial natriurético e peptídeo cerebral natriurético. Esse hormônios são liberados pelo miocárdio em razão do aumento das pressões intracardíacas, refletindo a gravidade da disfunção do ventrículo direito. A oximetria noturna pode ser necessária ante a suspeita de distúrbios respiratórios durante o sono.

A Figura 22.4 apresenta um algoritmo com roteiro para a avaliação diagnóstica em casos de HP.

TRATAMENTO
Medidas terapêuticas gerais

Mesmo na era dos "novos medicamentos", as medidas terapêuticas gerais permanecem extremamente importantes nos pacientes com HP.

Dieta adequada, com ingesta hídrica aumentada e rica em verduras, frutas e fibras, deve ser orientada a fim de evitar constipação intestinal, uma vez que a manobra de Valsalva diminui o retorno venoso para o coração direito e, com isso, pode precipitar episódios de síncope. Doenças

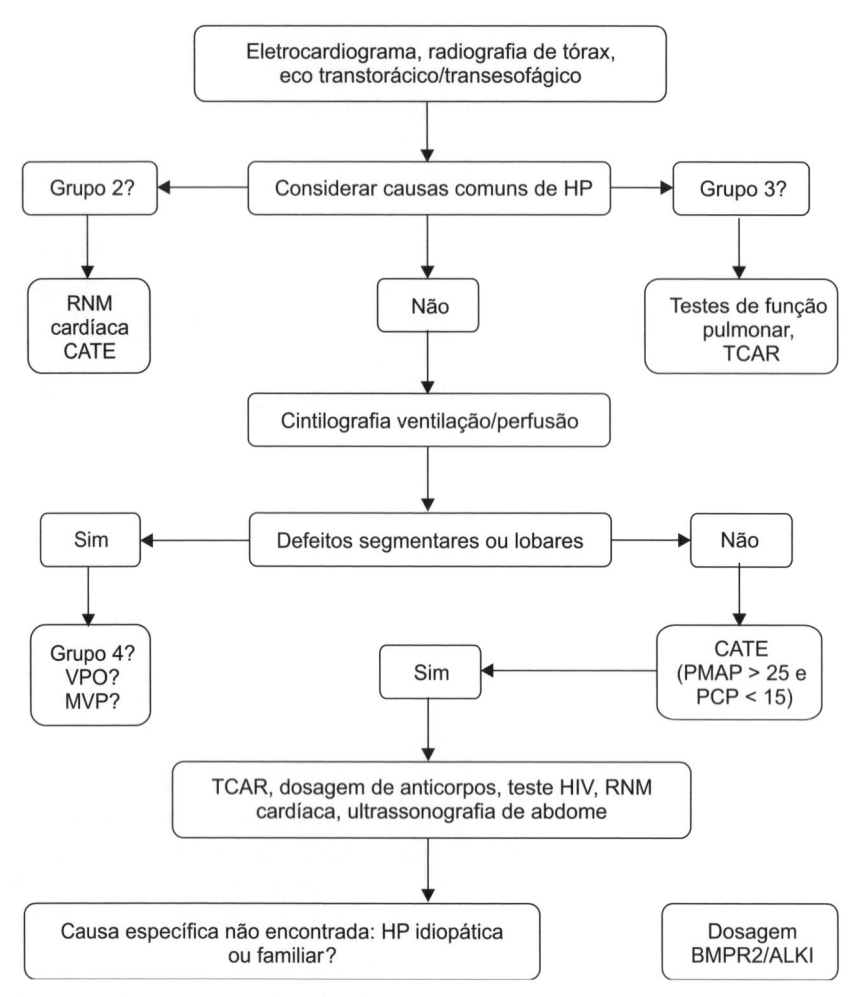

FIGURA 22.4. Avaliação diagnóstica. (CATE: cateterismo cardíaco; HP: hipertensão pulmonar; MVP: microvasculopatia pulmonar; PCP: pressão pulmonar em cunha; PMAP: pressão média da artéria pulmonar; RNM: ressonância nuclear magnética; TCAR: tomografia computadorizada de alta resolução.)

habituais da infância, em geral benignas para a maioria das crianças, podem ser graves em portadores de HP, com risco aumentado de complicações, como endocardite infecciosa e abscesso cerebral. Portanto, recomenda-se evitar essas infecções e manter o calendário vacinal sempre atualizado, com atenção especial para vacinas contra influenza e pneumococo.

Crianças com HP têm intolerância ao exercício físico, que se agrava conforme a progressão da disfunção ventricular direita. A atividade física deve ser somente recreativa, respeitando-se as limitações do paciente. Exercícios competitivos, aeróbicos e isométricos levam à taquicardia e ao aumento da pressão pulmonar, o que coloca a criança em risco. Brinquedos de parques de diversões, como montanha-russa, em que há influência da força gravitacional, comprometem o débito cardíaco e aumentam a resistência periférica. Além disso, a liberação de adrenalina pode desencadear crise de HP.

Monitorar a viscosidade sanguínea e evitar os estados de hiperviscosidade crítica são obrigatórios no acompanhamento desses pacientes. Deve-se prevenir desidratação e monitorar níveis e estoques de ferro, e a hemodiluição só será realizada se o HT for maior do que 65%, com níveis de ferro sérico normal e associados a sintomas como dispneia, cefaleia, tontura, artralgia e distúrbios visuais.

A suplementação noturna de oxigênio é recomendada nos casos de uma PAO_2 permanentemente baixa (< 60mmHg) e que apresenta melhora na saturação de O_2 superior a 5% ou 10% com seu uso.

Não há estudos que tenham usado simulação de voo para determinar a suplementação de O_2 durante viagens prolongadas em pacientes com HP. Entretanto, recomenda-se suplementação do O_2 sob cateter nasal (2L/min) em pacientes com classes III e IV (NYHA/OMS – Quadro 22.2) e naqueles com PAO_2 permanentemente menor do que 60mmHg.

A anticoagulação em crianças se baseia nos estudos realizados em adultos com hipertensão arterial pulmonar idiopática (HAPI) por causa do risco aumentado de trombose *in situ*. Para a população adulta está indicada a anticoagulação somente nos casos de HP de causas idiopática, hereditária e associada a anorexígenos. A dose recomendada é aquele com a qual se obtenha *International Normalized Ratio* (INR) entre 1,5 e 2,5 (centros americanos) e entre 2 e 3 (centros europeus). Nas crianças e principalmente nos lactentes há controvérsia. O consenso recomenda o uso de varfarina na presença de disfunção ventricular direita, mas o ácido acetilsalicílico também é uma opção.

Na Unidade de Cardiologia Pediátrica do INCOR HC-FMUSP foi realizado estudo no qual se avaliou o risco de trombose em pacientes com síndrome de Eisenmenger. Encontrou-se aumento de trombose após a terceira década de vida. Assim, nesse serviço, foi adotada a conduta de anticoagulação com varfarina após a segunda década de vida, com controle mensal rigoroso, mantendo-se o INR entre 2 e 3.

Para os pacientes com hipertensão pulmonar secundária à infecção por HIV não há provas suficientes para o uso da anticoagulação. Nos casos relacionados com hipertensão portal, há risco aumentado de sangramento. É prudente, sempre, averiguar as condições sociais da família e assegurar que os efeitos benéficos suplantam os riscos.

Recomenda-se a participação de psicólogos e/ou psiquiatras na equipe multidisciplinar, pois o apoio psicológico é primordial tanto para os pacientes como para os familiares.

QUADRO 22.2 Classificação NYHA/OMS da classe funcional de pacientes com HP	
Classe	**Descrição**
NYHA I	Pacientes com HP que não apresentam limitação física para as atividades habituais. Atividades diárias não causam dispneia, fadiga, dor no peito ou pré-síncope
NYHA II	Pacientes que apresentam limitação leve para as atividades físicas e não apresentam desconforto em repouso, mas atividades físicas habituais causam dispneia, fadiga, dor precordial ou pré-síncope
NYHA III	Pacientes que apresentam limitação física moderada não apresentam desconforto em repouso, mas atividades mínimas causam dispneia, fadiga, dor precordial ou pré-síncope
NYHA IV	Pacientes que são incapazes de realizar atividade física ou apresentam sinais de falência ventricular direita em repouso

HP: hipertensão pulmonar; OMS: Organização Mundial da Saúde; NYHA: New York Heart Association.

Tratamento convencional

O tratamento da falência ventricular direita é frequentemente direcionado para as crianças. A digoxina tem mostrado melhora no débito cardíaco de maneira aguda, mas sua eficácia é desconhecida quando administrada de forma crônica. A experiência clínica indica o uso de diuréticos naqueles pacientes com insuficiência cardíaca, ascite, edema periférico, com melhora importante dos sintomas. Convém ter atenção com a dose, a fim de evite desidratação e elevação do hematócrito.

O tratamento da causa específica da HP é crucial para os pacientes. Portanto, devem-se otimizar, ao máximo, as medidas terapêuticas de doenças como infecção por HIV, doença pulmonar obstrutiva crônica e esquistossomose, dentre outras.

Nos pacientes com doenças cardíacas congênitas ou valvopatia reumática é importante avaliar adequadamente os critérios de intervenção cirúrgica. Na maioria dos casos, as informações obtidas por meio do exame clínico, eletrocardiograma, radiografia de tórax e ecocardiograma são suficientes para reparar o defeito. Na dúvida, outros exames, como TC de alta resolução ou cateterismo cardíaco, se tornam essenciais para definir a conduta. Portanto, a cirurgia precisa ser realizada antes do início da resistência pulmonar alta, pois as alterações podem ser reversíveis após a operação.

Tratamento específico

Promover dilatação e remodelamento da vasculatura pulmonar, além de restaurar a função endotelial pela ação de drogas nas vias da prostaciclina, endotelina e NO, é o principal objetivo nessa etapa terapêutica.

Em razão da falta de estudos clínicos randomizados na população pediátrica, não há recomendação de tratamento com base em evidências em crianças com HP. Na prática, utiliza-se algoritmo semelhante ao do adulto para guiar o tratamento específico. A Figura 22.5 mostra um algoritmo de tratamento para os pacientes do grupo 1.

A avaliação da classe funcional é importante como guia terapêutico. O Quadro 22.2 mostra a classificação segundo a New York Heart Association/Organização Mundial da Saúde (NYHA/OMS). Vale lembrar que se trata de uma classificação para a população adulta, devendo ser adaptada à população pediátrica. Abordaremos, a seguir, as medicações utilizadas no tratamento de HP (grupo 1).

Bloqueadores de canal de cálcio

A indicação desses bloqueadores está restrita aos pacientes com teste de reatividade positivo no cateterismo cardíaco. Os não responsivos devem ser tratados com outros medicamentos. Porém, somente 50% dos casos sustentam essa resposta a longo prazo. Seu uso é limitado em pediatria. A nifedipina seria a mais aconselhada, com a dose de 0,2 a 0,3mg/kg/dose, 3×/dia.

Antagonistas da endotelina

A bosentana é um antagonista duplo do receptor 1 da endotelina (ET-1), que tem afinidade pelas subunidades do receptor ET-1A e B. Sabe-se que os receptores ET-1A e ET-1B da musculatura lisa promovem vasoconstrição, enquanto os receptores ET1-B das células endoteliais promovem vasodilatação por liberação de NO e prostaciclina.

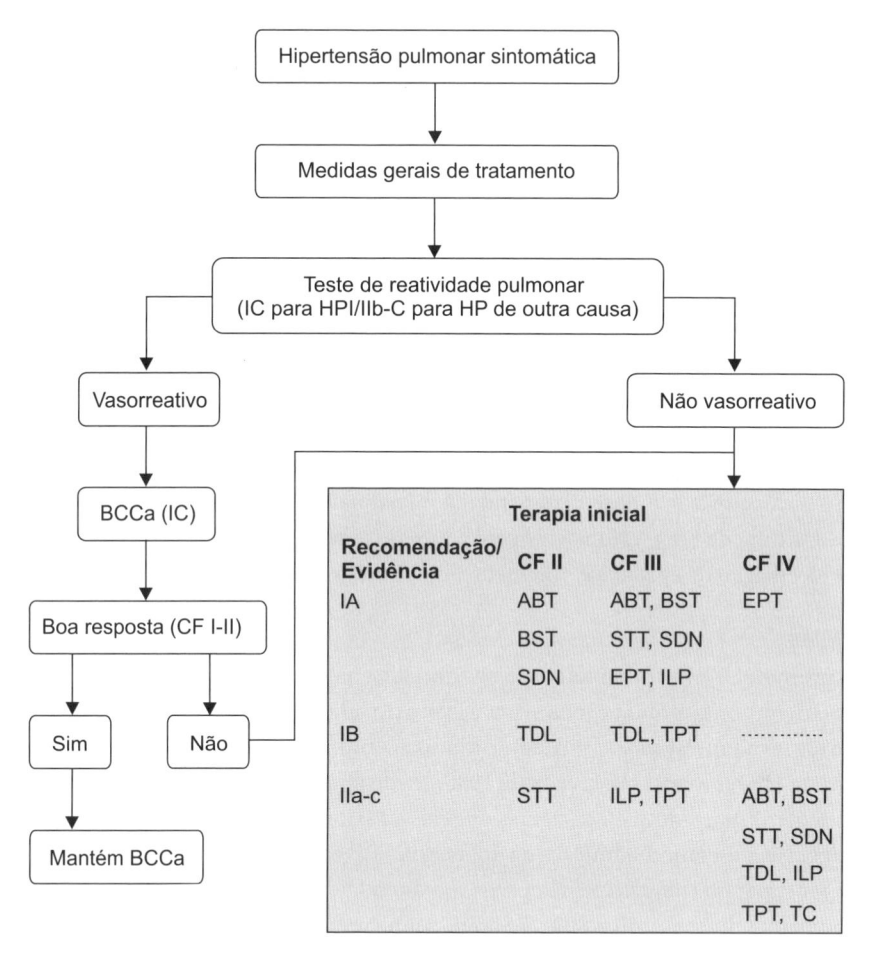

FIGURA 22.5 Algoritmo para o tratamento do grupo 1. (ABT: ambrisentana; BCCa: bloqueador de canal de Ca; BST: bosentana; CF: classe funcional; EPT: epoprostenol; ILP: iloprost; SDN: sildenafil; STT: sitaxsentan; TC: terapia combinada; TDL: tadalafil; TPT: trepostinil.)

A bosentana está indicada para melhorar a capacidade de exercício e os sintomas nos pacientes da classe funcional III. Também são vistos benefícios nos pacientes da classe II.

A bosentana está disponível em comprimidos revestidos e, recentemente, uma formulação nova dispersível foi aprovada pela União Europeia em crianças com 2 anos ou mais. As doses recomendadas em crianças são: 31,25mg, 2×/dia (10 a 20kg); 62,5mg, 2×/dia (20 a 40kg) e 125mg, 2×/dia (> 40kg). Os efeitos adversos ocorrem em 6% dos casos, representados principalmente pelo aumento de ALT e/ou AST, dor abdominal, vômitos e cefaleia. Testes de função hepática e hemograma devem ser dosados rigorosamente durante o tratamento.

O sitaxsentan é um antagonista seletivo dos receptores ET-1A indicado para pacientes das classes funcionais II e III (NYHA/OMS), com boa eficácia aos portadores de HP idiopática e relacionada com doenças do tecido conjuntivo e cardiopatias congênitas. A ambrisentana também é um antagonista seletivo dos receptores AT-1A, não sulfonamídico, liberado para o tratamento de HP idiopática e relacionada com doenças do tecido conjuntivo e infecção pelo HIV, com bons resultados para os pacientes das classes funcionais II e III (NYHA/OMS). Ambos têm vantagens relacionadas com a posologia e menor hepatoxicidade, porém necessitam de mais estudos na população pediátrica.

Inibidores da fosfodiesterase tipo V

A inibição da fosfodiesterase tipo V promove acúmulo do GMPc, resultando em vasodilatação pulmonar. Essa enzima também tem alta expressividade no ventrículo direito humano hipertrofiado, e sua inibição resultaria em melhora da sua contratilidade.

O sildenafil é inibidor seletivo da fosfodiesterase tipo V recomendado para pacientes das classes funcionais II a IV (NYHA/OMS) com HP idiopática e relacionada com doenças do tecido conjuntivo, cardiopatia congênita (pós-operatório também) e doença tromboembólica crônica. A apresentação venosa foi aprovada pela Food and Drug Administration (FDA). Um estudo-piloto com 14 crianças com HP idiopática mostrou redução da pressão pulmonar e melhora da distância do TC6. Em pediatria, a dose recomendada inicialmente é de 0,25 a 0,5mg/kg/dose, 3×/dia, com dose máxima de 8mg/kg/dia em quatro ou seis tomadas. Os efeitos colaterais são cefaleia, *flushing*, exacerbação de epistaxe e, raramente, hipotensão sistêmica e ereções.

Prostanoides

O epoprostanol é a forma sintética da prostaciclina, com estabilidade dependente da manutenção do pH em zona alcalina e meia-vida de aproximadamente 3 a 6 minutos, o que estabelece a necessidade de administração por via intravenosa contínua. Foi usado pela primeira vez para o tratamento de HP idiopática na década de 1980, sendo aprovado em 1995.

Atualmente, é indicado para pacientes das classes III e IV (NYHA/OMS), com melhora das capacidades física e hemodinâmica e da sobrevida, utilizado às vezes como terapia de resgate ou como ponte para o transplante. A dose recomendada em crianças é inicialmente de 2 a 4ng/kg/min, aumentando-se até 50 a 80ng/kg/min, conforme a tolerabilidade. A interrupção aguda pode causar deterioração clínica ou crise de HP. Os efeitos adversos são náuseas, dor articular e musculoesquelética e diarreia.

O iloprost é um análogo sintético da prostaciclina com meia-vida de 20 a 30 minutos, com disponibilidade para uso venoso e inalatório. O treprostinil é o análogo tricíclico do epoprostenol, disponível em apresentação venosa e subcutânea. Ambos têm indicação semelhante ao epoprostenol.

Terapia combinada

Consiste no uso simultâneo das medicações citadas na tentativa de bloquear mais de uma via fisiopatológica da HP. A escolha dos agentes, quando se deve iniciar e a sequência das combinações devem devem ser decididas somente em centros especializados.

Atriosseptostomia por cateter-balão

A atriosseptostomia consiste na criação de um *shunt* interatrial, descomprimindo as câmaras cardíacas direitas e permitindo a manutenção do débito cardíaco com insaturação periférica. Está indicada em pacientes da classe funcional IV (NYHA/OMS), em associação a disfunção ventricular direita de difícil controle terapêutico, quadros de síncope recorrentes e arritmias.

Transplante

Está indicado para os pacientes que pioram clinicamente apesar da otimização do tratamento. Seja um transplante de pulmão ou de coração/pulmão, é a única opção potencialmente curativa para esses pacientes. A sobrevida em 5 anos após o transplante é de 45% a 50%, porém com evidências de melhora na qualidade de vida.

PROGNÓSTICO

Antes da era das medicações específicas para a HP, a sobrevida média dos pacientes adultos diagnosticados com HP idiopática era de aproximadamente 2,8 anos, com média de sobrevida de apenas 10 meses para pacientes pediátricos.

Atualmente, o prognóstico varia de acordo com a etiologia. A HP relacionada com doenças do tecido conjuntivo tem pior prognóstico do que a forma idiopática, mesmo quando tratada com prostanoides. Os pacientes com cardiopatia congênita têm melhor sobrevida. Mas o prognóstico mais reservado ocorre nos casos de venopatia pulmonar oclusiva e microvasculopatia pulmonar (antiga doença veno-oclusiva pulmonar e hemangiomatose capilar pulmonar, respectivamente), nas quais o transplante está indicado no momento do diagnóstico.

Nos casos de valvopatia mitral e/ou aórtica com HP leve, a resistência vascular pulmonar é reduzida para níveis próximos da normalidade após intervenção bem-sucedida. No entanto, em casos de HP moderada ou grave, isso pode não ocorrer.

CONSIDERAÇÕES FINAIS

A hipertensão pulmonar é doença devastadora, caracterizada pela elevação sustentada da PAP, resultando em insuficiência cardíaca direita e óbito. Sua patogênese é complexa e multifatorial. Apesar do grande avanço na terapia específica, com melhora dos sintomas e da sobrevida, o caráter da doença permanece progressivo. O transplante melhora a qualidade de vida, mas a sobrevida continua baixa.

Bibliografia

Adatia I, Kulik T, Mullen M. Pulmonary venous hypertension or pulmonary hypertension due to left heart disease. Progr Pediatr Cardiol 2009; 27:35-42.

Barst RJ. Como o epoprostenol vem mudando o desfecho dos pacientes com hipertensão arterial pulmonar. Pulmonary Vascular Research Institute Review 2010; 2:24-30.

Behr J, Ryu JH. Pulmonary hypertension in intersticial lung disease. Eur Respir J 2008; 31:1357-8.

Carter NJ, Keating GM. Bosentana em pacientes pediátricos com hipertensão arterial pulmonar. Pediatric Drugs 2010; 12:63-74.

Chong CC. Ambrisentana: um novo antagonista, não sulfonamídico, seletivo do receptor da endotelina no tratamento da hipertensão arterial pulmonar. Pulmonary Vascular Research Institute Review 2010; 2:51-4.

Crosby A, Granham BB. Modelos experimentais da doença vascular pulmonar na esquistossomose. Pulmonary Vascular Research Institute Review 2009; 1:44-6.

D'Alonzo GE, Barst RJ, Ayres SM et al. Survival in patients with primary pulmonary hypertension. Results from a national prospective registry. Ann Intern Med 1991; 115:343-9.

Dalmaschio AC, Lopes AA. Hipertensão arterial pulmonar em adultos com cardiopatia congênita. A síndrome de Eisenmenger. Pulmonary Vascular Research Institute Review 2010; 2:31-6.

Franchi SM, Lopes AA. Hipertensão arterial pulmonar na criança. In Schvartsman BGS, Maluf Jr PT. Cardiologia Pediátrica. Barueri, SP: Manole, 2011:91-112.

Gatzoulis MA, Alonso-Gonzalez R, Beghetti M. Hipertensão arterial pulmonar em pacientes pediátricos e adultos com cardiopatia congênita. European Respiratory Review 2009; 18:157-64.

Ghio S, Gavazzi A, Campana C et al. Independent and additive prognostic value of right ventricular systolic function and pulmonary artery pressure in patients with chronic heart failure. J Am Coll Cardiol 2001; 37:183-8.

Harikrishnan S, Kartha CC. Hipertensão pulmonar na cardiopatia reumática. Pulmonary Vascular Research Institute Review 2009; 1:37-43.

Hatano S, Strasser T. World Health Organization 1975. Primary Pulmonary Hypertension. Geneva: WHO; 1975.

Hoeper MM, Mayer E, Simmoneau G et al. Chronic thromboembolic pulmonary hypertension. Circulation 2006; 2011-20.

Humbert M, Sitbon O, Chaouat A et al. Pulmonary arterial hypertension in France: results from a national registry. Am J Respir Crit Care Med 2006; 173:1023-30.

Ivy DD, Feinstein JA, Humpl T et al. Non-congenital heart disease associated pulmonary arterial hypertension. Progr Pediatr Cardiol 2009; 27:13-23.

Machado RD, Aldred MA, James V et al. Mutations of the TGF-beta type II receptor BMPR2 in pulmonary arterial hypertension. Hum Mut 2006; 27:121-32.

Machado RD, Eickelberg O, Elliot CG et al. Genetics and genomics of pulmonary arterial hypertension. J Am Coll Cardiol 2009; 54: S32-42.

Minai OA. Hipertensão pulmonar na DPOC: revisão de literatura. Pulmonary Vascular Research Institute Review 2010; 2:44-50.

Morales-Blanhir JE, Vidal CDP, Romero MJR, Castro MMG, Villegas AL, Zamboni M. Teste de caminhada de seis minutos: uma ferramenta valiosa do comprometimento pulmonar. J Bras Pneumol 2011; 37:110-7.

Mourani PM, Mullen M, Abman SH. Pulmonary hypertension in bronchopulmonary dysplasia. Progr Pediatr Cardiol 2009; 27:43-8.

Nazzareno G, Hoeper MM, Humbert M et al. Guidelines for the diagnosis and treatment of pulmonary hypertension. The Task force for the Diagnosis and treatment of Pulmonary Hypertension of the European Society of Cardiology and the European Respiratory Society, endorsed by the International Society of Heart and Lung Transplantation. Eur Heart J 2011; 32:386-7.

Oliveira EC, Amaral CFS. Sildenafil no tratamento da hipertensão arterial pulmonar idiopática em crainças e adolescentes. J Pediatr 2005; 81:390-4.

Oudiz RJ. Pulmonary hypertension associated with left-sided heart disease. Clin Chest Med 2007; 28:233-41.

Peacock AJ, Murphy NF, McMurray JJV et al. An epidemiological study of pulmonary arterial hypertension. Eur Respir J 2007; 30:104-9.

Petrosillo N, Stefania C. A hipertensão arterial pulmonar nos pacientes infectados pelo HIV. Pulmonary Vascular Research Institute Review 2010; 2:37-43.

Pietra GG, Capron F, Stewart S et al. Pathologic assessment of vasculopathies in pulmonary hypertension. J Am Coll Cardiol 2004; 43:S25-32.

Saxena A. Hipertensão pulmonar na doença cardíaca congênita. Pulmonary Vascular Research Institute Review 2009; 1:23-30.

Schveitzer V, Claudino R, Ternes M. Teste de caminhada de seis minutos: passos para realizá-lo. Revista digital Buenos Aires 2009; 137:1.

Simonneau G, Robbins I, Beghetti M et al. Updated clinical classification of pulmonary hypertension. J Am Coll Cardiol 2009; 54:543-4.

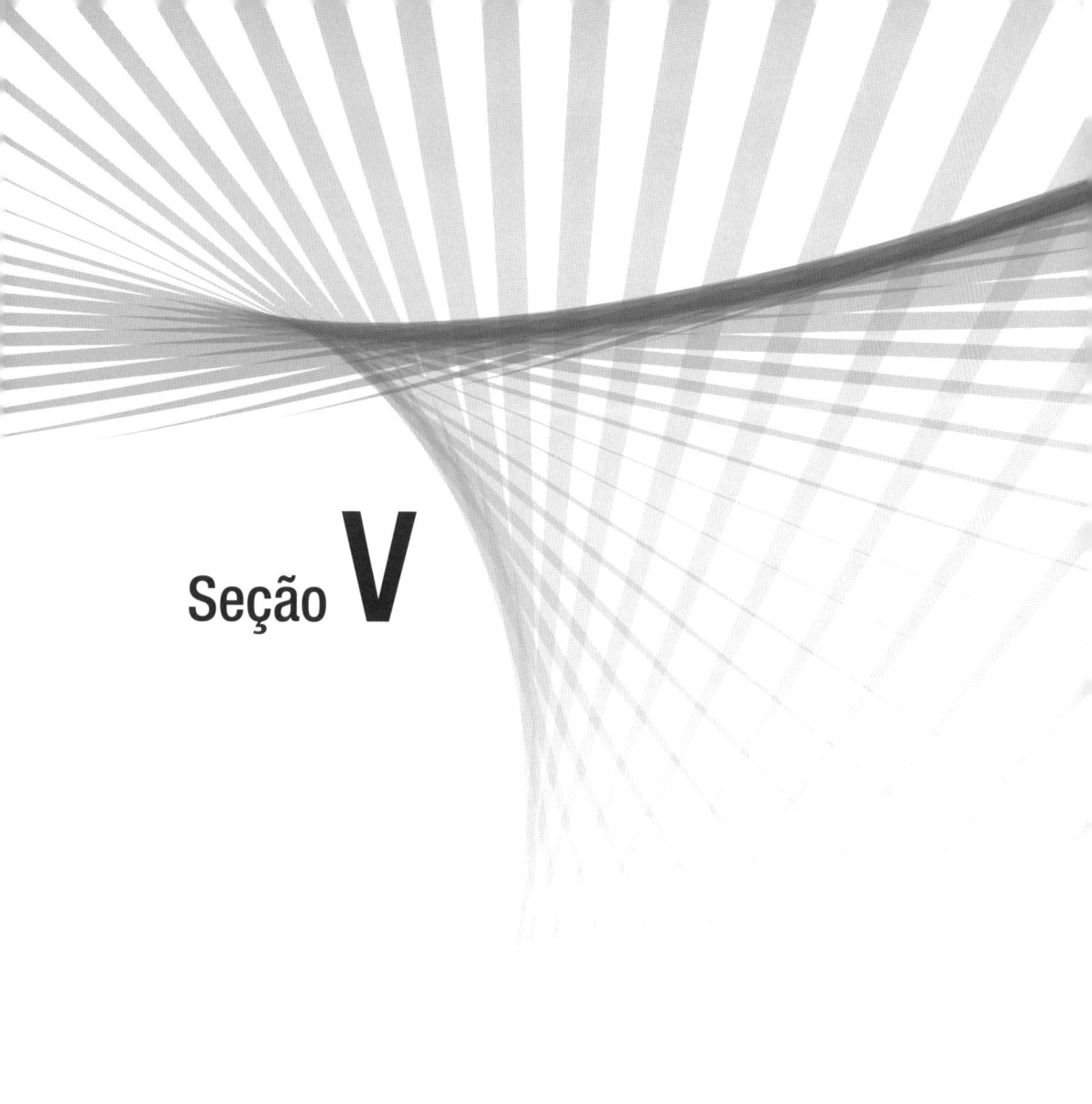

Seção **V**

Doenças Respiratórias em Situações Especiais

Capítulo **23**

Anemia Falciforme e suas Manifestações Respiratórias

Rita de Cássia Coelho Moraes de Brito
Patrícia Gomes de Matos Bezerra

INTRODUÇÃO

As hemoglobinopatias são doenças geneticamente determinadas e apresentam morbidade significativa em todo o mundo.

Na metade do período da vida fetal, a medula óssea começa a produzir sangue, processo que continua durante toda a vida extrauterina. As hemácias são células bicôncavas, com vida média de 100 a 120 dias, capazes de alterar a sua forma na passagem pelos capilares sem sofrer distensão ou ruptura em razão do excesso de membrana.

Aproximadamente 60% da hemácia são constituídos por água; o restante, pelos elementos sólidos (90% hemoglobina e 10% proteínas, substâncias gordurosas, fosfatos, cloro e íons de sódio). A hemoglobina é formada pela união de radicais heme com uma proteína, a globina. Cada molécula de hemoglobina contém quatro moléculas do radical heme e dois pares de cadeias de polipeptídeos, estruturalmente formadas por diversos aminoácidos. A *hemoglobina A* é formada por dois pares de cadeias de polipeptídeo (*cadeias alfa* e *cadeias beta*) (Figura 23.1).

A ocorrência de mutação no gene da cadeia beta da hemoglobina, a partir da substituição do ácido glutâmico pela valina na posição 6 da cadeia beta da globina, transforma a hemoglobina normal (HbA) em hemoglobina S, com consequente modificação físico-química na sua molécula, dando origem a uma condição denominada anemia falciforme, doença com herança autossômica recessiva.

Segundo estimativa da Organização Mundial da Saúde, 5% da população mundial são portadores do gene para hemoglobinopatias, e a cada ano nascem aproximadamente 300 mil pessoas com hemoglobinopatia. No Brasil, estima-se que existam mais de 10 mil portadores da anemia falciforme e que ocorra o nascimento de 3.500 casos novos anuais de doenças falciformes, confi-

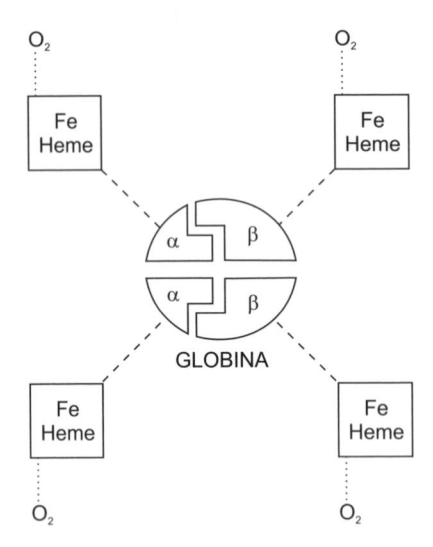

FIGURA 23.1. Molécula de hemoglobina.

gurando a doença hereditária monogênica mais comum do país. Conforme a Portaria 951/1996 do Ministério da Saúde, 20% das crianças não irão completar 5 anos de idade em razão de complicações relacionadas diretamente com a doença, e o restante apresentará redução acentuada do rendimento escolar em função da morbidade associada à doença.

No Brasil, a anemia falciforme distribui-se heterogeneamente, sendo mais frequente onde é maior a proporção de antepassados negros da população (região Nordeste), tendo em vista a doença ter se originado na África e trazida para as Américas pela imigração forçada dos escravos. Entretanto, está distribuída hoje em toda a Europa e em grandes regiões da Ásia. Estima-se que 4% da população brasileira tenham o traço falciforme (heterozigose simples) e que 25 mil a 50 mil pessoas tenham a doença em estado homozigótico (S–anemia falciforme) ou na condição de heterozigotos compostos (SC, SD, SE, S betatalassemia–doença falciforme).

Dentre as hemoglobinas anormais, a hemoglobina S é a mais frequente, e os homozigotos ou portadores de anemia falciforme, em determinadas situações, podem sofrer polimerização das hemácias, o que leva a sua falcização, ocasionando encurtamento da vida média dos glóbulos vermelhos e anemia hemolítica crônica, estando associada a manifestações clínicas importantes, como fenômenos de vaso-oclusão e episódios de dor e lesão de órgãos, que podem ocorrer desde os primeiros anos de vida, incluindo aumentada suscetibilidade a infecções e episódios de recorrentes oclusão vascular.

As manifestações clínicas das doenças falciformes se encontram diretamente relacionadas com a anormalidade molecular representada pela presença da hemoglobina S (HbS). É afecção sistêmica que pode atingir vários órgãos, como pulmão, rins, sistema nervoso central (SNC) e sistema cardiovascular (SCV).

A hemoglobina S sofre desoxigenação e polimeriza, tornando-se enrijecida, havendo acúmulo de Ca++, perda de K+, alteração das proteínas de sua membrana e exposição das moléculas de adesão. Esse processo leva à hemólise. Essas alterações irão repercutir clinicamente no paciente (Figura 23.2).

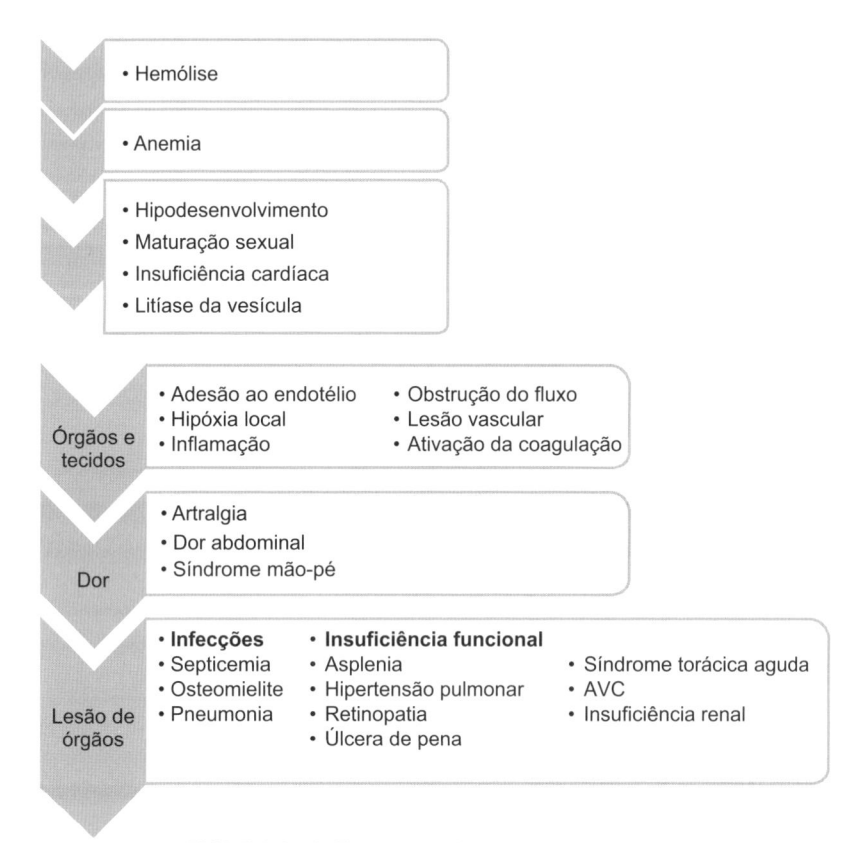

FIGURA 23.2. Fisiopatogenia da doença falciforme.

As crises dolorosas são as complicações mais frequentes da doença falciforme e comumente constituem sua primeira manifestação. Ocorrem como consequência de dano tissular isquêmico secundário à obstrução do fluxo sanguíneo pelas hemácias falcizadas. Essa redução do fluxo sanguíneo leva a hipóxia localizada e acidose, o que pode exacerbar o processo de falcização, aumentando o dano isquêmico. As crises dolorosas duram habitualmente de 4 a 6 dias, podendo, às vezes, persistir por semanas e ser precipitadas em condições de hipóxia, infecção, febre, acidose, desidratação e exposição ao frio extremo.

O paciente com anemia falciforme tem risco aumentado de infecções por microrganismos encapsulados, sobretudo no trato respiratório, e septicemia, em razão do déficit de opsonização relacionado com a autoesplenectomia, além de alterações do complemento, das imunoglobulinas, da função leucocitária e da imunidade celular.

As infecções mais comuns no paciente com anemia falciforme são pneumonia, otite média, meningite e osteomielite, sendo o fêmur, a tíbia e o úmero os ossos mais acometidos.

O Quadro 23.1 lista os principais agentes etiológicos das infecções no paciente com anemia falciforme.

O pulmão é um dos órgãos mais acometidos na doença falciforme, com frequência estimada em mais de cem vezes quando comparada à população geral. É a segunda causa de internação nesses pacientes, resultando em consideráveis morbidade e mortalidade. Aproximadamente 50% dos pacientes terão pelo menos um episódio, e um subgrupo apresentará múltiplos eventos ao

QUADRO 23.1 Agentes etiológicos das infecções no paciente com anemia falciforme

Sítio infeccioso	Agente etiológico
Pneumonia	*S. pneumoniae* *H. influenzae*
Otite	*S. pneumoniae* *H. influenzae*
Meningite	*S. pneumoniae* *H. influenzae* Meningococo
Osteomielite	*Salmonella typhimurium* *Salmonella enteritidis* *Salmonella choleraesuis* *Salmonella paratyphi B* *Staphylococcus aureus* *Haemophilus influenzae* *Escherichia coli* *Enterobacter* spp

longo de suas vidas, sendo de fundamental importância o diagnóstico precoce e a abordagem inicial desses pacientes por parte dos pediatras. As principais complicações pulmonares da anemia falciforme são pneumonia, síndrome torácica aguda e hipertensão pulmonar.

SÍNDROME TORÁCICA AGUDA (STA)

A STA é a segunda causa de hospitalização e de complicação nas cirurgias e anestesias em pacientes com doenças falciformes e nos pacientes com doença falciforme, estando associada a cerca de 25% das causas de óbito. Após o primeiro episódio, a possibilidade de recorrência é elevada, e os episódios repetidos estão associados ao desenvolvimento de doença pulmonar crônica e mortalidade precoce. Comumente ocorre cerca de 24 a 72 horas após o início da crise vaso-oclusiva localizada em membros ou tórax. A crise álgica pode ser um pródromo da síndrome torácica aguda, sendo necessário acompanhamento clínico-radiológico frequente, cujo objetivo seria a identificação precoce da doença. Complicações neurológicas, como alteração do estado mental, crises convulsivas e anormalidades neuromusculares, podem também estar correlacionadas com a síndrome torácica aguda, além de nesses pacientes haver aumento do risco de acidente vascular cerebral em razão da hipóxia.

A STA pode ser definida como o aparecimento de infiltrado pulmonar novo acompanhado de febre e/ou outros sinais, como febre, sibilância, tosse, taquidispneia, dor torácica e hipoxemia nos pacientes com doença falciforme. Sua etiologia é multifatorial, sendo atribuídas causas infecciosas (*Haemophilus influenzae, Staphylococcus aureus, Klebsiella* e *S. pneumoniae, Chlamydia pneumoniae, Mycoplasma pneumoniae* e vírus) e não infecciosas (embolia gordurosa e infarto pulmonar); entretanto, muitas vezes não é possível identificar a etiologia.

Manifestações clínicas

As manifestações clínicas mais comuns da STA ocorrem habitualmente em pacientes que apresentaram crises dolorosas concomitantes ou prévias ao surgimento de febre, tosse e dor torácica e hiperventilação. Na ausculta pulmonar, os sinais mais encontrados são estertores e macicez à percussão, sendo os lobos inferiores acometidos em mais de 80% dos pacientes. Mais raramente pode haver comprometimento multilobar e efusão pleural. Os níveis de Hb costumam estar reduzidos em 1g/dL e os leucócitos se encontram significantemente aumentados em relação aos valores basais. Cerca de 20% dos pacientes apresentam pO_2 inferior a 60mmHg. Se o quadro evolui para síndrome de angústia respiratória do adulto, a hipoxemia se agrava e o paciente necessita de transfusões de urgência. A pressão pulmonar pode aumentar agudamente e a redução da pressão pode ser observada após transfusões.

Alguns exames complementares fazem parte do protocolo de diagnóstico e diretriz terapêutica dos pacientes com STA: radiografia de tórax; hemograma com contagem de reticulócitos; hemocultura, bacilo álcool-acidorresistente (BAAR)e cultura de escarro (se possível); gasometria arterial em ar ambiente; títulos para *Mycoplasma pneumoniae* e cintilografia cardíaca quando existem sintomas torácicos com radiografia de tórax normal.

Tratamento

De acordo com o *Manual de Diagnóstico e Tratamento de Doenças Falciformes* do Ministério da Saúde, o tratamento da STA deve ter os seguintes objetivos:

a. Prevenção de atelectasias mediante controle da dor com analgésicos e incentivo à espirometria.
b. Evitar hidratação excessiva, limitando a infusão de fluidos com uso de glicose ou dextrose a 5% diluída em água ou salina 1/2 ou 1/4, em uma velocidade de 1,5 vez nas necessidades. Na STA há aumento da permeabilidade vascular pulmonar e, desse modo, deve-se evitar a hiper-hidratação em razão da possibilidade de congestão pulmonar sobreposta ao quadro. Balanço hídrico rigoroso e peso diário deverão servir de guia para controle da infusão de líquidos.
c. Tratamento de possíveis infecções bacterianas com antibióticos EV. Em razão da dificuldade da definição etiológica e da gravidade do quadro, está comumente indicada terapia empírica com cefalosporina de terceira ou quarta geração ou betalactâmico, associada a macrolídeo pela possibilidade de agentes atípicos.
d. Promover a oxigenação do sangue, monitorada pelo menos a cada 4 horas pela gasometria, gradiente de oxigênio alveoloarterial e PaO_2/FiO_2. Pacientes com hipóxia progressiva devem ser internados em unidade de terapia intensiva (UTI).
e. Diminuir a quantidade de hemácias com HbS por meio de transfusões simples ou, para pacientes com hematócrito maior do que 30%, exsanguineotransfusão. As transfusões ou exsanguineotransfusões devem ser iniciadas se pO_2< 70mmHg ou houver queda de 10% nos níveis basais da pO_2 do paciente.

O uso de corticosteroide parece ter benefício na síndrome torácica aguda moderada a grave, porém está associado a rebote de crise vaso-oclusiva e alta taxa de reinternação hospitalar.

Os broncodilatadores devem ser usados em pacientes com hiper-responsividade de vias aéreas, e alguns autores sugerem seu uso a todos os pacientes.

Quanto à analgesia e à hiper-hidratação, devem ser usadas de maneira criteriosa, em função do risco de piora do quadro clínico. Os narcóticos podem levar a hipoventilação e atelectasia, e a hiper-hidratação pode levar ao quadro de congestão pulmonar.

HIPERTENSÃO PULMONAR (HP)

A HP é uma condição caracterizada por elevações da pressão arterial pulmonar e da resistência vascular pulmonar, que resulta em pressão na artéria pulmonar superior a 25mmHg. É complicação séria que geralmente causa *cor pulmonale* e morte. Sua incidência ainda não é conhecida.

A etiologia da HP nesses pacientes parece envolver hemólise, causando disfunção endotelial e estresse oxidativo/inflamatório, hipóxia crônica, tromboembolismo crônico, doença hepática crônica, sobrecarga de ferro e asplenia.

Acometimento pulmonar crônico em razão de episódios repetidos de síndrome torácica aguda pode levar a fibrose pulmonar e hipóxia crônica, o que eventualmente acarreta o desenvolvimento de HP. Esplenectomia ou asplenia funcional parece ser fator de risco de desenvolvimento da HP, em função do aumento da circulação de mediadores plaquetários e eritrocitários, que causariam ativação plaquetária com adesão ao endotélio vascular e trombose.

Manifestações clínicas

A dispneia de esforço é o sintoma mais comumente associado à HP de qualquer etiologia, além de estar presente em outros distúrbios, como insuficiência cardíaca esquerda ou fibrose pulmonar, que também ocorre em pacientes com anemia falciforme, o que torna esse diagnóstico mais difícil. Ocorre com maior frequência em pacientes com idade mais avançada, pressão arterial sistêmica mais elevada, anemia hemolítica mais grave, saturação de oxigênio por oximetria mais baixa, funções renais e hepáticas piores e um número de transfusões de hemácias mais elevado do que pacientes com anemia falciforme e pressões pulmonares normais. É condição pouco comum em pediatria. Deve-se suspeitar de HP quando há hiperfonese da segunda bulha cardíaca no foco pulmonar e/ou aumento de ventrículo direito e/ou redução inexplicada da saturação de oxigênio. Dor torácica, dispneia e hipoxemia de repouso indicam quadro avançado da doença.

Alguns grupos étnicos expressam mais gravidades nas manifestações da doença, podendo essa condição ocorrer precocemente. Recomenda-se então a realização de ecocardiograma anual em crianças maiores de 3 anos portadoras de anemia falciforme para detecção precoce da HP. Importante é a medida de velocidade do jato de regurgitação da tricúspide (JRT) para estimar a pressão arterial pulmonar sistólica. Tem boa correlação com a medida da pressão arterial pulmonar por meio do cateterismo cardíaco direito, que é o padrão-ouro para o diagnóstico.

Outros exames fazem parte do *screening* para diagnóstico de HP como:

- Exames laboratoriais com o objetivo de descartar o diagnóstico de doenças do colágeno, sorologias para as hepatites virais e HIV, função hepática e cinética de ferro.
- Cintilografia pulmonar para avaliação do trombembolismo pulmonar crônico hipertensivo.
- Oximetria noturna para identificação da dessaturação noturna.
- Cateterismo cardíaco em que se obtém a medida direta da pressão da artéria pulmonar. O diagnóstico de certeza requer cateterização de câmaras direitas, a menos que o ecocardiograma mostre regurgitação de valva tricúspide.

Tratamento

O tratamento da hipertensão pulmonar na anemia falciforme ainda é pouco estudado. A dificuldade na utilização dos fármacos específicos para a HP se deve às particularidades fisiopatológicas da anemia falciforme, como baixa concentração de hemoglobina e alto débito cardíaco.

Os prostanoides aumentam o risco de infecção relacionado com o cateter intravenoso e agravam o estado hemodinâmico hiperdinâmico desses pacientes. Inibidores da fosfodiesterase-5 predispõem ao priapismo, e os antagonistas do receptor da endotelina causam toxicidade hepática e queda dos níveis de hemoglobina. Nessas circunstâncias deve-se enfatizar o caráter preventivo com a identificação precoce dos sinais de hipertensão pulmonar.

ASMA BRÔNQUICA E DOENÇA FALCIFORME

A asma é uma doença crônica comum que afeta aproximadamente 15% a 20% das crianças. Estudos sugerem relação entre crise álgica e asma em crianças com anemia falciforme, provavelmente em razão de ambas apresentarem substrato inflamatório na sua patogênese. A inflamação das vias aéreas da asma levaria à potencialização da inflamação vascular, resultando em vaso-oclusão. Outra condição seria a baixa ventilação/perfusão, levando à hipóxia e, consequentemente, à vaso-oclusão, podendo esse risco ser de até seis vezes quando comparado com o de crianças que não têm o diagnóstico de asma.

Parece que a asma pode contribuir para as complicações da doença, como crises álgicas, síndrome torácica aguda e morte. Desse modo, o diagnóstico precoce e adequado faz-se necessário para que seja instituído o tratamento profilático. Em virtude da importância dessa associação, há recomendação de avaliação criteriosa de asma tanto para adultos quanto para crianças com anemia falciforme.

Por se tratar de doença prevalente em nosso meio com elevada morbimortalidade, é importante que o pediatra aborde adequadamente as manifestações respiratórias apresentadas pelas crianças com anemia falciforme, pois o manejo adequado dessas intercorrências clínicas é fundamental para o prognóstico desses pacientes.

Bibliografia

Araújo MCPE, Serafim ESS, Castro Jr WAP, Medeiros TMD. Prevalência de hemoglobinas anormais em recém-nascidos da cidade de Natal, Rio Grande do Norte, Brasil. Cad. Saúde Pública. 2004; 20(1):123-8.

Boyd JH, Macklin EA, Strunk RC, DeBaun MR. Asthma is associated with acute chest syndrome and pain in children with sickle cell anemia. Blood 2006; 108 (9):2923-7.

Brasil. Ministério da Saúde. Secretaria de Atenção à Saúde. Departamento de Atenção Especializada. Manual de condutas básicas na doença falciforme/Ministério da Saúde, Secretaria de Atenção à Saúde, Departamento de Atenção Especializada. – Brasília: Editora do Ministério da Saúde, 2006, 56 p. (Série A. Normas e Manuais Técnicos)

Machado RFP Sickle cell anemia-associated pulmonary arterial hypertension J Bras Pneumol 2007; 33(5): 583-91.

Magalhães PKR, Turcato MF, Angulo IL, Maciel LMZ. Manual de Diagnóstico e Tratamento de Doença Falciformes. Brasília: ANVISA, 2001.

Magalhães PKR, Turcato MF, Angulo IL, Maciel LMZ. Programa de triagem neonatal do Hospital de Clínicas da Faculdade de Medicina de Ribeirão Preto, Universidade de São Paulo, Brasil. Cad Saúde Pública 2009; 25:445-54.

Portaria SAS/MS 55, de 29 de janeiro de 2010. Protocolo Clínico e Diretrizes Terapêuticas Doença Falciforme

Stouse JJ, Takemotto CM, Keefer, ND et al. Corticoesteroids and increased risk of readmission after acute chest syndrome in children with sickle cell disease. Pediatr Blood Cancer 2008; 50 (5):1006-12.

Vichinsky EP, Neumayr LD, Earles AN, Williams R, Lennette ET, Dean D et al. Causes and outcomes of the acute chest syndrome in sickle cell disease. N Engl J Med 2000; 342:1855-64.

Vieira AK, Campos MK, Araújo IA et al. Pulmonary manifestations of sickle cell disease. Rev Med Minas Gerais 2010; 20(4 Suppl 3):S5-S11.

Zago MA. Anemia falciforme e doença falciforme. In Ministério da Saúde. Manual de doenças mais importantes, por razões étnicas, na população afrodescendente. Brasília: Secretaria de Políticas de Saúde 2001.

Zago MA, Pinto ACS. The pathophysiology of sickle cell disease: from the genetic mutation to multiorgan disfunction. Rev Bras Hematol Hemoter 2007; 29(3):207-14.

Capítulo 24

Manifestações Pulmonares das Doenças Reumatológicas

Izabel Ribeiro da Cunha Lima

Zelina Barbosa de Mesquita

INTRODUÇÃO

As doenças reumatológicas na infância podem não apenas apresentar diversas manifestações respiratórias com frequência variável, dependendo da doença e do método utilizado no diagnóstico (clínico, radiológico, funcional ou histológico), como também comprometer qualquer componente do trato respiratório, como vias aéreas, vasos, parênquima pulmonar, pleura e musculatura. Além disso, essas manifestações podem ser decorrentes da própria doença, dos efeitos colaterais do tratamento ou, ainda, de infecções decorrentes da imunossupressão.

Já que em alguns casos o quadro pulmonar consiste na apresentação inicial da doença reumatológica, podendo resultar em morbimortalidade significativa, é importante que o pediatra conheça essas manifestações para estabelecer diagnóstico e intervenção precoces.

Neste capítulo abordaremos as doenças reumatológicas que mais comumente determinam manifestações pulmonares: artrite idiopática juvenil (AIJ), lúpus eritematoso sistêmico (LES), síndrome do anticorpo antifosfolípide, dermatomiosite juvenil, esclerodermia sistêmica, granulomatose de Wegener, poliangiite microscópica, sarcoidose e doenças autoinflamatórias.

ARTRITE IDIOPÁTICA JUVENIL

Uma das doenças reumatológicas mais prevalentes na faixa etária pediátrica, a AIJ é classificada em sete subtipos, sendo o sistêmico mais frequentemente associado a manifestações pulmonares. A pleurite é a manifestação mais relatada, acometendo até dois terços dos pacientes, e pode ser isolada; contudo, mais comumente está associada à pericardite. Alguns pacientes apresentam taquipneia, atrito pleural e estertores; entretanto, a AIJ pode ser assintomática e encontrada incidentalmente em radiografias de tórax.

Embora raramente, alguns pacientes podem apresentar hipertensão pulmonar primária e fibrose intersticial difusa do parênquima pulmonar.

LÚPUS ERITEMATOSO SISTÊMICO

O LES é doença autoimune caracterizada pela presença de autoanticorpos e envolvimento multissistêmico. Comprometimento pulmonar é comum e ocorre em 25% a 75% dos pacientes, podendo variar de quadros leves, assintomáticos, até manifestações graves e potencialmente fatais.

Pleurite

A pleurite é a manifestação mais comum, sendo um dos critérios de classificação do LES. Geralmente é oligossintomática, caracterizada por dor pleurítica, ortopneia e taquidispneia. Derrame pleural, uni ou bilateral, pode ser visto na radiografia de tórax, em geral de pequeno volume.

Pneumonite lúpica aguda (PLA)

A PLA é rara em crianças, acometendo menos de 10% dos pacientes, e se caracteriza por febre, tosse não produtiva, dor torácica, taquidispneia e hipoxemia. É um quadro grave com mortalidade elevada. Na radiografia de tórax, os achados são inespecíficos com infiltrado intersticial difuso, principalmente em bases, eventualmente acompanhado de derrame pleural.

Hemorragia pulmonar

A hemorragia pulmonar é das mais graves manifestações do LES e na maioria dos casos é fatal. A apresentação clínica costuma ser aguda, caracterizada por queda rápida da hemoglobina, hemoptise, dispneia e evolução para insuficiência respiratória.

Doença pulmonar intersticial difusa (DPID)

A DPID é rara na infância, tem início insidioso e ocorre principalmente em doença prolongada. O quadro clínico é caracterizado por tosse seca, dor torácica e dispneia aos esforços. Testes de função pulmonar revelam padrão restritivo, e exames de imagem podem mostrar aspecto de "vidro fosco".

Hipertensão pulmonar (HP)

A HP deve ser suspeitada em pacientes com tosse crônica, dispneia aos esforços, dor torácica, fadiga, edema de membros inferiores e palpitação. Está frequentemente associada ao fenômeno de Raynaud e resulta de uma combinação de vasculite, vaso-oclusão e/ou trombose. É rara, porém tem sido descrita com frequência crescente, especialmente em casos de doença de evolução prolongada.

Síndrome do pulmão encolhido (*shrinking lung syndrome*)

A síndrome do pulmão encolhido é quadro raro e decorrente de disfunção do músculo diafragmático, resultando em dispneia e dor pleurítica. A radiografia de tórax pode ser inicialmente normal; entretanto, com a evolução são observadas redução do volume e atelectasia das bases pulmonares.

Infecções

Crianças com LES têm maior risco de desenvolver infecção pulmonar em virtude da imunossupressão, secundária à própria doença e ao tratamento, ou até mesmo por agentes oportunistas. É muito difícil o diagnóstico diferencial entre as infecções e as manifestações pulmonares secundárias ao LES. Por isso, processos infecciosos devem ser rigorosamente excluídos antes de atribuir o quadro clínico pulmonar à atividade inflamatória da doença.

SÍNDROME DO ANTICORPO ANTIFOSFOLÍPIDE

A síndrome do anticorpo antifosfolípide é a doença multissistêmica autoimune caracterizada principalmente por eventos tromboembólicos e complicações obstétricas, associados a elevados títulos de anticorpo antifosfolípide (anticardiolipina, anticoagulante lúpico, anti-β2 glicoproteína). Pode ser primária ou secundária a outras doenças como o LES. Embolia pulmonar é a manifestação pulmonar mais frequente e, quando recorrente, pode resultar em hipertensão pulmonar. Infarto pulmonar e hemorragia alveolar decorrente de capilarite são manifestações mais raras.

DERMATOMIOSITE JUVENIL (DMJ)

A DMJ é a doença caracterizada principalmente por inflamação crônica do músculo e da pele. A doença intersticial pulmonar é incomum na infância, mas está associada a pior prognóstico com elevada mortalidade. A fraqueza dos músculos respiratórios também pode ocorrer em uma minoria dos pacientes com DMJ, principalmente nos quadros mais graves. Os músculos mais afetados são o diafragma, os intercostais e os acessórios, resultando em diferentes graus de desconforto respiratório, desde quadros leves até insuficiência respiratória franca. Pneumotórax espontâneo e pneumomediastino podem ser decorrentes da vasculopatia. Infecções também devem ser lembradas, já que os pacientes podem apresentar tosse ineficaz, atelectasias e risco aumentado de broncoaspiração decorrente de dismotilidade esofágica.

ESCLERODERMIA SISTÊMICA (ES)

A ES é doença rara, crônica, caracterizada por inflamação, lesões vasculares proliferativas, atrofia e fibrose que afetam a pele e diversos órgãos, até mesmo o pulmão. As manifestações pulmonares representam a principal causa de óbito desses pacientes, podendo decorrer de alterações vasculares, inflamatórias e/ou fibróticas. A forma clínica mais frequente é a doença intersticial pulmonar, que geralmente é assintomática em sua fase inicial, porém dispneia aos esforços e tosse seca podem ocorrer. Hipertensão pulmonar pode ser decorrente de fibrose pulmonar, mas também pode ser isolada, principalmente na forma limitada da ES, com pior prognóstico.

GRANULOMATOSE DE WEGENER

A granulomatose de Wegener é uma vasculite sistêmica crônica que acomete artérias de pequeno e médio calibre e se caracteriza por inflamação granulomatosa necrosante, afetando principalmente o trato respiratório e os rins. Os anticorpos anticitoplasma de neutrófilos, de padrão citoplasmático (c-ANCA), têm alta especificidade para o diagnóstico e estão envolvidos na patogenia da doença. Sintomas e sinais das vias aéreas superiores se assemelham a infecções como otite, sinusite, mastoidite e condrite, podendo cursar com deformidades nasais, estenose subglótica e perda auditiva. São comuns os relatos de rinorreia serossanguinolenta, epistaxe, congestão nasal persistente, úlceras nasais e rouquidão. As manifestações pulmonares incluem taquidispneia, dor pleurítica e tosse seca. Eventualmente podem apresentar hemoptise e hemorragia pulmonar. Na radiografia de tórax podem ser observados nódulos, atelectasias, lesões cavitárias, infiltrados e opacificações.

POLIANGIITE MICROSCÓPICA

A poliangiite microscópica é uma vasculite necrosante com pouco ou nenhum depósito imune, não granulomatosa, que acomete vasos de pequeno calibre. Pode ocorrer em qualquer órgão, mas a glomerulonefrite necrosante rapidamente progressiva e a capilarite pulmonar são as manifestações mais comuns, caracterizando a síndrome pulmão-rim e estando relacionadas com ANCA de padrão perinuclear (p-ANCA). As manifestações pulmonares incluem hemoptise, pleurisia, dispneia e broncoespasmo, e alguns pacientes cursam com hemorragia pulmonar. Exames de imagem mostram doença intersticial difusa e fibrose, e raramente a doença pulmonar pode se apresentar de forma isolada.

SARCOIDOSE

A sarcoidose é uma doença granulomatosa multissistêmica de etiologia desconhecida, rara na faixa etária pediátrica, que tem predileção por tecido pulmonar e gânglios linfáticos torácicos. O pulmão é acometido na maioria dos casos. Em geral assintomático no início da doença, pode cursar com tosse seca, dispneia e hemoptise em casos avançados. A radiografia de tórax mostra linfadenopatia hilar, infiltrado reticulonodular, cavitações e granuloma pulmonar. Pode evoluir com resolução espontânea nos primeiros 2 anos, mas há possibilidade de progressão para fibrose, hipertensão pulmonar e *cor pulmonale*, sendo essas alterações irreversíveis. Essa forma de sarcoidose tem sido descrita como "sarcoidose de adulto com início na infância", acometendo principalmente crianças mais velhas e adolescentes.

A sarcoidose em crianças menores, especialmente abaixo dos 4 anos, é caracterizada pela tríade artrite, uveíte e exantema, não apresentando doença pulmonar. Também chamada sarcoidose de início precoce, é atualmente considerada forma esporádica da síndrome de Blau, uma doença autoinflamatória com herança autossômica dominante, causada pela mutação do gene NOD2/CARD15.

DOENÇAS AUTOINFLAMATÓRIAS

As doenças autoinflamatórias fazem parte do grupo de doenças caracterizadas por episódios de inflamação sem fatores desencadeantes e na ausência de autoanticorpos, causadas por desordens da imunidade inata herdada ou adquirida. Cursam com febre recorrente, além de sintomas diversos, como artrite, serosite, inflamação ocular, meningite asséptica e *rash*. A febre familiar do Mediterrâneo é caracterizada por episódios de febre, peritonite, artrite e pleurite e cursa com dor torácica, sem alterações radiológicas na maioria dos casos. Os episódios são abruptos, duram

1 a 4 dias e cessam espontaneamente. Na síndrome periódica associada ao receptor do TNF (TRAPS) a pleurite é descrita em um terço dos pacientes, que costumam apresentar ainda dor abdominal, artrite, mialgia e febre. Os episódios duram em média 14 dias, com intervalos assintomáticos de duração variável. A síndrome de hiperimunoglobulina D e as síndromes periódicas associadas à criopirina também podem raramente apresentar pleurite em sua evolução.

Bibliografia

Ameur SB, Niaudet P, Baudouin V et al. Lung manifestations in MPO-ANCA associated vasculitides in children. Pediatr Pulmonol 2014; 49:285-90.

Avcin T, O'Neil KM. Antiphospholipid syndrome. In Cassidy J, Petty RE, Laxer RM, Lindsley CB (eds.) Textbook of pediatric rheumatology. 6. ed. Philadelphia: Elsevier Saunders, 2011: 344-60.

Bastos WA, Sacchetti SB, Santos MC. Lúpus eritematoso sistêmico. In: Oliveira SKF, Azevedo ECL. Reumatologia pediátrica. 2. ed. Rio de Janeiro: Revinter, 2001: 231-54.

Domingues V, Rodrigues MCF, Diniz CC et al. O aparelho respiratório e as doenças reumáticas da infância e da adolescência. Rev Bras Reumatol 2011; 51(1):81-96.

Hilário MOE. Esclerodermia. In Oliveira SKF, Azevedo ECL. Reumatologia pediátrica. 2. ed. Rio de Janeiro: Revinter, 2001: 295-308.

Jesus AA, Oliveira JB. Febre de origem indeterminada e febres periódicas hereditárias. In: Silva CAA. Doenças reumáticas na criança e no adolescente. 1. ed. São Paulo: Manole, 2008: 34-64.

Lally L, Spiera RF. Pulmonary vasculitis. Rheum Dis Clin N Am 2015; 41:315-31.

Mira-Avendano IC, Abril A. Pulmonary manifestations of Sjögren syndrome, systemic lupus erythematosus, and mixed connective tissue disease. Rheum Dis Clin N Am 2015; 41:263-77.

Quezada A, Ramos S, Garcia M, Norambuena X, Pavon D. Lung involvement in rheumatologic disease in children. Allergol Immunopathol (Madr) 2012; 40(2):88-91.

Rodrigues CEM, Callado MRM, Nobre CA et al. Prevalência das manifestações clínicas iniciais da granulomatose de Wegener no Brasil – Relato de seis casos e revisão da literatura. Rev Bras Reumatol 2010; 50(2):150-64.

Rosé CD, Wouters CH. Pediatric Sarcoidosis. In Cassidy J, Petty RE, Laxer RM, Lindsley CB (eds.) Textbook of pediatric rheumatology. 6. ed. Philadelphia: Elsevier Saunders, 2011: 544-51.

Silverman E, Eddy A. Systemic lupus erythematosus. In Cassidy J, Petty RE, Laxer RM, Lindsley CB (eds.). Textbook of pediatric rheumatology. 6. ed. Philadelphia: Elsevier Saunders, 2011: 315-43.

Capítulo 25

Doenças Neuromusculares

Alessandra Paula de Melo Calado
Maria Aparecida Ferreira Chaves
Vanessa van der Linden

INTRODUÇÃO

As doenças neuromusculares (DNM) compõem um grupo de desordens hereditárias ou adquiridas que afetam especialmente a unidade motora (motoneurônio inferior, raiz nervosa, nervo periférico, placa mioneural e tecido muscular), levando ao comprometimento da função muscular. Os distúrbios da função muscular decorrentes de doenças cerebrais, como espasticidade, não estão incluídos.

Nas crianças, a maior parte dessas afecções é geneticamente determinada, sendo as adquiridas bem mais raras do que em adultos. Os avanços na área da genética molecular vieram facilitar o diagnóstico e o aconselhamento genético.

A classificação das DNM de acordo com a topografia dentro da unidade motora pode ser observada no Quadro 25.1.

As DNM na infância, de origem genética, podem ser classificadas em cinco grupos principais:

1. Distrofias musculares.
2. Miopatias congênitas e metabólicas.
3. Desordens da junção neuromuscular.
4. Neuropatias periféricas.
5. Amiotrofias espinhais.

Este capítulo objetiva apresentar os dados clínicos e os aspectos básicos do tratamento das principais DNM, especialmente aquelas mais prevalentes nos centros de reabilitação com foco na abordagem respiratória.

QUADRO 25.1 Doenças neuromusculares

Acometimento do neurônio motor periférico
Causas genéticas: amiotrofia espinhal progressiva (tipos I, II, III e IV)
Causas adquiridas: enteroviroses, principalmente poliomielite

Acometimento de raízes e nervos periféricos
Causas genéticas: polineuropatia hereditária sensitivo-motora
Causas adquiridas: várias, principalmente síndrome de Guillain-Barré

Acometimento da junção mioneural
Causas genéticas: síndromes miastênicas congênitas
Causas adquiridas: miastenia grave e botulismo

Acometimento da fibra muscular
Causas genéticas: distrofia muscular congênita (diversos subtipos), distrofia muscular progressiva (diversos
    subtipos), distrofia miotônica, miopatias congênitas, miopatias metabólicas
Causas adquiridas: miosites, dermatopolimiosite

DISTROFIAS MUSCULARES

As distrofias musculares são miopatias geneticamente determinadas que até poucos anos atrás eram classificadas de acordo com os aspectos clínicos e que atualmente tendem a ser classificadas em conformidade com o defeito molecular e que apresentam ampla heterogeneidade, já que um mesmo defeito genético pode determinar fenótipos clínicos diferentes.

Todas as distrofias musculares apresentam a mesma base anatomopatológica, ou seja, o padrão distrófico da fibra muscular, caracterizado por variabilidade do calibre das fibras, fibras atróficas com perda do característico aspecto poligonal em quantidade, proliferação variável do tecido fibroso endomisial e perimisial, bem como de tecido adiposo, aumento do número de núcleos centralizados, ausência de necrose ou infiltração apenas moderada de mononucleares e aspecto de degeneração, bem como alguma regeneração das fibras musculares.

Distrofias musculares de Duchenne (DMD) e de Becker (DMB)

A DMD e a DMB são doenças genéticas de herança recessiva ligada ao cromossomo X que afetam a musculatura esquelética e cardíaca. Tanto a DMD quanto a DMB são causadas por mutações no gene localizado na posição Xp21, que codifica a proteína distrofina, uma proteína citoesquelética localizada junto ao sarcolema, que tem a função de manter a integridade da membrana da fibra muscular principalmente durante a contração. A deficiência da distrofina resulta em deterioração contínua das fibras (necrose muscular), até o momento em que a capacidade de regeneração se torna insuficiente, e então o tecido muscular começa a ser substituído por gordura e fibrose, acarretando fraqueza muscular progressiva.

Na DMD, a deficiência da distrofina é completa, enquanto que na DMB há apenas uma redução no peso molecular ou na quantidade da distrofina (déficit parcial).

A DMD é a miopatia mais comum na infância, com incidência de 1 em cada 3.000 nascimentos do sexo masculino. O início das manifestações clínicas ocorre antes dos 4 anos de vida e as queixas mais comuns são quedas frequentes, lentidão para a marcha e dificuldade para subir escadas e levantar-se do chão. Dor nas panturrilhas também é sintoma frequente. A fraqueza muscular afeta especialmente os músculos pélvicos e escapulares de forma simétrica, fazendo a criança assumir uma marcha com báscula da bacia (anserina), com uma postura hiperlordótica, e ao levantar-se do chão apresente o característico sinal de Gowers, no qual a criança necessita se apoiar nos joelhos e nas pernas ao assumir a posição ortostática. Um sinal clínico na DMD bastante característico é o aumento do volume das panturrilhas em razão da infiltração do tecido muscular por gordura e fibrose.

Com a progressão da doença, a perda da deambulação ocorre entre os 7 e os 13 anos de idade. O comprometimento dos membros superiores fica mais evidente com a progressão da doença. O comprometimento dos músculos intercostais ocorre tardiamente e altera a dinâmica respiratória. O comprometimento da musculatura paravertebral causa a escoliose, tornando-se evidente o desenvolvimento de retrações musculares e de escoliose após o confinamento na cadeira de rodas.

O comprometimento cardíaco fica mais evidente nos estágios mais avançados da doença, embora comprometimento cardíaco subclínico seja relatado por volta dos 10 anos de idade. Cerca de 30% a 50% dos pacientes com DMD têm retardo mental. A maioria dos indivíduos vai a óbito entre os 20 e os 30 anos de idade por complicações respiratórias ou cardíacas. No entanto, com o emprego da corticoterapia e do suporte cardíaco e respiratório, a sobrevida dessas crianças tem-se prolongado de forma significativa.

A DMB se manifesta mais tardiamente do que a DMD (depois dos 5 anos de idade) e a perda da marcha ocorre após os 16 anos de idade. A maioria dos pacientes mantém a capacidade para a marcha após a segunda e terceira décadas de vida. A presença de retrações musculares é menos frequente, e o comprometimento cardíaco é mais frequentemente notado do que na DMD.

Tanto na DMD como na DMB, as enzimas musculares creatinocinase (CK) e aldolase apresentam aumento sérico acentuado (acima de 10 vezes o valor sérico normal). O exame de eletroneuromiografia mostra padrão miopático nas duas situações. O diagnóstico definitivo é obtido pelo exame de DNA, por meio da detecção de mutações/deleções no gene da distrofina. Nos casos em que não foram detectadas deleções, o diagnóstico é confirmado pela demonstração da ausência da DMD ou da deficiência da DMB da distrofina no tecido muscular, obtido por biópsia muscular, por reações imuno-histoquímicas e/ou *Western blot*.

A detecção da portadora é passo fundamental na tentativa de prevenir novos casos de DMD/DMB. Além do mais, até 30% das mães portadoras desenvolvem algum grau de cardiopatia, podendo ainda manifestar algum grau de miopatia, o que depende da intensidade da inativação do cromossomo X normal na mulher. A CPK se encontra aumentada em 80% das portadoras, mas é o estudo do DNA que confere maior sensibilidade.

Não existe tratamento de cura para a DMD/DMB, porém vários estudos têm mostrado que os corticosteroides (prednisona, deflazacort) são capazes de prolongar o tempo de marcha em crianças com DMD e, consequentemente, retardar as complicações decorrentes da imobilidade. Além do mais, o uso de corticoterapia parece influenciar beneficamente a função pulmonar. O tratamento deve ser iniciado precocemente, mas não antes dos 4 anos de idade. As principais complicações incluem ganho de peso, osteoporose e catarata (especialmente com o deflazacort). Os mecanismos de ação ainda não estão bem estabelecidos; no entanto, a modulação pela corticoterapia da inflamação presente no músculo dessas crianças aparentemente tem função primordial.

AMIOTROFIA ESPINHAL PROGRESSIVA (AEP)

A AEP é uma doença degenerativa dos motoneurônios do corno anterior da medula espinhal e dos núcleos motores de alguns nervos cranianos de herança autossômica recessiva. Após a DMD, é a segunda forma mais frequente de doença neuromuscular na infância, com incidência de 1:25.000 a 1:20.000 nascimentos.

A classificação da AEP se baseia no grau de comprometimento motor e na idade de início, consistindo em quatro formas clínicas:

1. AEP tipo I.
2. AEP tipo II.
3. AEP tipo III.
4. AEP tipo IV.

Nessas formas, o defeito genético está associado às mutações no gene SMN1 localizado no cromossomo 5q. Pacientes com AEP apresentam atrofia e fraqueza muscular preferencialmente nos membros inferiores e nos músculos respiratórios e bulbares. Há arreflexia, fasciculações e tremor fino das extremidades. Não há evidência de comprometimento cerebral, e o nível de inteligência é normal ou acima da média. A morbidade e a mortalidade da AEP estão relacionadas diretamente com a idade de início das manifestações.

A AEP tipo I ou doença de Werdnig-Holfmann é a forma mais grave, com início precoce, intraútero (com relato materno de diminuição dos movimentos fetais), ao nascimento ou no decorrer dos primeiros 3 meses de vida. Todos os músculos são acometidos, sendo poupados o diafragma, os músculos das extremidades e os músculos oculares. A fraqueza muscular é de predomínio proximal e com rápida instalação de deformidade torácica. As crianças não superam as etapas do desenvolvimento motor e, na ausência de suportes geral e respiratório adequados, ocorre em mais de 90% dos casos óbito antes dos 2 anos de idade.

A AEP tipo II (forma intermediária) apresenta sintomatologia menos intensa, com início das manifestações ocorrendo no segundo semestre depois de a criança ter adquirido a habilidade de sentar sem apoio. As crianças não conseguem ficar em pé e deambular, e os membros inferiores são particularmente comprometidos. Tremor fino postural dos dedos é frequentemente observado nessas crianças, assim como fasciculações na língua. Ao longo da evolução, associam-se deformidades osteoesqueléticas diversas, tais como retrações musculares e escoliose. A sobrevida varia de acordo com as medidas de suporte paliativo, e o óbito ocorre em razão de complicações respiratórias, especialmente infecções.

Na AEP tipo III o quadro clínico é mais brando, com início das manifestações ocorrendo no segundo ano de vida. Clinicamente, caracteriza-se por fraqueza e atrofia muscular das porções proximais dos membros, hipotonia e arreflexia tendínea profunda. Os pacientes mantêm período variável de deambulação, e, em geral, a perda da marcha ocorre após a primeira década de vida. A disfunção bulbar é mínima e ocorre tardiamente. Apesar de uma piora lentamente progressiva do quadro motor, a sobrevida é normal. No tipo IV, os sintomas se iniciam a partir dos 30 anos e o quadro clínico é similar ao do tipo 3, com curso geralmente benigno e sobrevida normal.

A eletroneuromiografia (ENMG) revela denervação, redução da amplitude do potencial de ação, ondas polifásicas e fibrilações. A velocidade de condução motora e sensitiva é normal.

Mais de 95% dos pacientes com AEP apresentam mutação em homozigose no gene SMN1 (mutação de ponto, deleção ou rearranjamento). Entretanto, todos os pacientes com AEP retêm pelo menos uma cópia do gene SMN2, que é a cópia homóloga do gene SMN1 com capacidade de produzir pelo menos 10% da proteína funcional.

O diagnóstico da AEP se baseia no exame do DNA. Os dois genes, SMN1 e SMN2, são adjacentes no mesmo cromossomo e diferem entre si por apenas cinco pares de base. A mutação do gene SMN1 é a determinante da doença, enquanto o número de cópias do SMN2 é um dos determinantes da gravidade da doença, já que quanto maior o número de cópias desse gene (isto é, três ou mais cópias), mais brando é o quadro clínico. Aproximadamente 95% a 98% dos pacientes com AEP apresentam deleção dos exons 7 e 8 do gene SMN1 e 2% a 5% apresentam deleção em um alelo e mutação de ponto no outro alelo.

TRATAMENTO CLÍNICO

A abordagem do paciente com DNM deve abranger cinco pontos principais: diagnóstico, prognóstico, risco de recorrência, plano terapêutico e suporte à família e à comunidade. Se o diagnóstico genético é conhecido, ou mesmo quando não é conhecido, o risco de recorrência e o impacto sobre os planos da família devem ser discutidos.

O plano terapêutico deve incluir abordagem multidisciplinar com neurologista, pneumologista, cardiologista, oftalmologista, ortopedista e equipe de reabilitação, além de outros.

Comprometimento respiratório

A musculatura respiratória é responsável por mobilizar a caixa torácica e gerar gradiente de pressão, promovendo a entrada e a saída de ar e possibilitando a ventilação alveolar. Embora os músculos respiratórios sejam estriados esqueléticos com características semelhantes às dos outros músculos periféricos, essa função específica lhes impõe trabalho contínuo, cíclico, que perdura por toda a vida. O comprometimento da função respiratória pode ser decorrente tanto de doença das vias aéreas e dos pulmões como de fraqueza da musculatura respiratória ou da depressão central da respiração. Quando há doença do aparelho respiratório, ocorre aumento do gradiente alveolocapilar, e a hipercapnia surge no estágio final da doença, quando se verifica insuficiência respiratória. Já quando o comprometimento é muscular ou decorrente de depressão do sistema nervoso central (SNC), a hipercapnia é evento relativamente precoce e passível de tratamento. Nesses casos, o que acontece é, portanto, uma insuficiência ventilatória.

Como o crescimento e o desenvolvimento pulmonar são processos contínuos que ocorrem desde a vida intrauterina até a idade adulta, o comprometimento da musculatura respiratória na infância vai prejudicar também o desenvolvimento pulmonar, podendo causar hipoplasia pulmonar, menos complacência e menor tamanho da caixa torácica, o que agrava ainda mais o processo restritivo decorrente da doença muscular.

As doenças neuromusculares têm em seu curso a insuficiência ventilatória em decorrência da evolução do quadro clínico, causando uma redução da ventilação/minuto por conta da redução da complacência pulmonar e da parede torácica, e a soma dessas alterações dá margem a uma maior exigência do trabalho da respiração para manter a ventilação. A incapacidade da musculatura em atender essa demanda pode proporcionar a retenção do dióxido de carbono.

Os pacientes com DNM não conseguem promover a expansão completa dos pulmões, ocorrendo diminuição da complacência pulmonar e aumentando a tendência de colapso alveolar, o que pode resultar em restrição pulmonar permanente.

As primeiras alterações gasométricas acontecem no sono REM com curtos períodos de hipoxemia e mais tarde se inicia a hipercapnia. Geralmente, a hipercapnia se estende por períodos maiores do sono antes de se manifestar durante o dia. A hipercapnia diurna começa quando a capacidade vital cai a menos de 40% do previsto.

Durante a fase REM, tanto o volume corrente quanto a frequência respiratória são muito mais variáveis do que na fase NREM. Além disso, há aumento da resistência de vias aéreas e acentuada perda de atividade tônica da língua, faringe, laringe e dos músculos intercostais. Em virtude desses fatores, essa é a fase do sono em que são mais frequentes os episódios de apneia/hipopneia nas DNM e consequentemente há hipercapnia e hipoxemia. Os distúrbios respiratórios do sono podem afetar atividades da vida diária, sendo muito importante estar atento aos sintomas desenvolvidos pela síndrome da apneia obstrutiva do sono (SAOS) ou pela síndrome da hipopneia obstrutiva do sono (SHOS) (Quadro 25.2).

Em pacientes com hipercapnia crônica, a administração de O_2 exacerba a hipoventilação e seus sintomas, podendo dificultar o funcionamento dos músculos respiratórios e levar à narcose pelo CO_2 e à parada respiratória. Nesse caso, a medida terapêutica correta consiste em instituir assistência ventilatória eficaz e promover a tosse para remoção adequada das secreções. Só então se procede à administração de O_2 cautelosamente, caso ainda necessária.

A insuficiência respiratória pode apresentar-se de forma aguda, como resultado de pneumonia, ou pode desenvolver-se de forma mais lenta, em razão da descompensação ventilatória progressiva. A redução do pico de fluxo da tosse (PFT) está diretamente relacionada com o acúmulo de secreção nas vias aéreas (VA) e, consequentemente, com quadro de infecção respiratória nesses pacientes. Pacientes com DNM são suscetíveis a disfagia e obstrução de vias aéreas superiores secundárias à depressão do reflexo de vômito e à hipotonia das estruturas faríngeas. Esses fatores também comprometem ou ameaçam a função cardiopulmonar e o transporte de oxigênio.

As infecções do trato respiratório superior constituem o fator mais importante para a elevação da morbimortalidade dos pacientes com DNM. Dessa forma, o principal objetivo da fisioterapia é a prevenção das complicações respiratórias de modo a auxiliar a manutenção da higiene brônquica, a melhora da troca gasosa, a oxigenação tissular e a ventilação alveolar.

Além dessas complicações descritas em função da fraqueza muscular, a alteração do alinhamento do tórax também está relacionada com perdas ventilatórias no indivíduo com DNM.

QUADRO 25.2 Principais sinais e sintomas da SAOS

- Cefaleia matinal
- Sonolência durante o dia
- Insônia
- Pesadelo
- Fadiga
- Baixo rendimento escolar
- Dificuldade de concentração
- Perda de peso excessiva
- Alteração de comportamento

Anormalidades no tórax, como escoliose e *pectus excavatum*, são deformidades muito comuns em pacientes com DNM, contribuindo também para expansão pulmonar reduzida em função da restrição da parede torácica.

Essas alterações são mais deletérias em crianças em desenvolvimento do que em adultos já totalmente desenvolvidos, pois os ossos crescem de acordo com o estresse imposto sobre eles, e estresses anormais resultam em crescimento ósseo anormal. A ação da gravidade sobre ossos e articulações em que não há ação muscular normal se transforma em diversas deformidades esqueléticas, como achatamento inferior da parede anterior da caixa torácica, estreitamento da parte superior do tórax, perda da curvatura normal da coluna e deformidades como o *excavatum*.

A escoliose se desenvolve progressivamente em 50% a 95% dos pacientes com DMD, podendo atingir variavelmente 70 a 150 graus de forma rápida. Assim como nesses pacientes, a escoliose aparece também nas amiotrofias espinhais e nas miopatias congênitas em razão da inabilidade da musculatura na manutenção da postura contra gravidade. Essa deformidade comumente acontece em forma de C e atinge a coluna toracolombar (Figura 25.1). Em consequência da obliquidade pélvica e da fraqueza da musculatura de tronco, a capacidade de sentar de forma adequada na cadeira de rodas também é prejudicada.

A função pulmonar está intimamente relacionada com a progressão da escoliose. O curso da progressão é variado, porém, segundo estudo realizado, para cada 10 graus de escoliose torácica a CVF diminui em cerca de 4%, além de ocorrer perda de 4% anualmente em função da atrofia muscular progressiva em DMD. Em outro estudo foi observado que pacientes com DMD que apresentavam escoliose com angulação maior do que 35 graus apresentavam CV menor do que 40% do predito.

Desse modo, o acompanhamento e as avaliações periódicas desses pacientes se fazem necessários para que a equipe possa intervir de forma preventiva e/ou visando retardar as alterações apresentadas com o curso da doença.

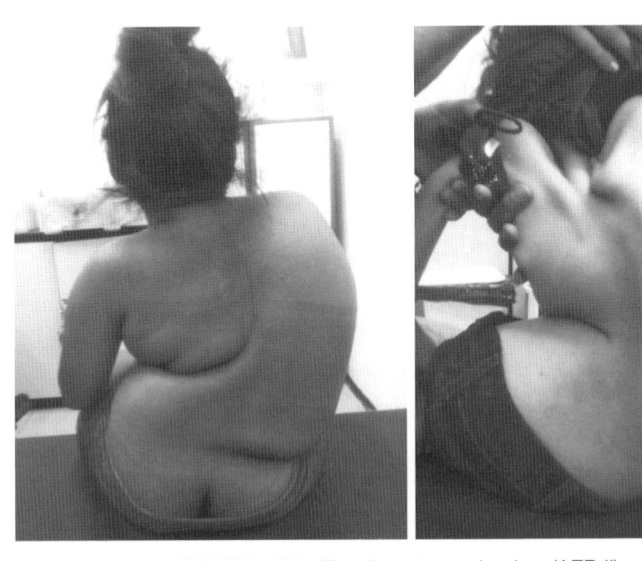

FIGURA 25.1. Escoliose toracolombar (AEP II).

Avaliação da função respiratória

O grau de disfunção muscular respiratório varia entre as diversas DNM e vai de sintomas que podem causar dispneia à falência respiratória.

A avaliação pneumológica deve ser realizada logo após ser estabelecido o diagnóstico e antes de os músculos respiratórios apresentarem sinais de fraqueza. Assim é possível ter parâmetros para acompanhamento da eficácia das intervenções clínicas e fisioterapêuticas.

A medida da força muscular respiratória é elemento importante na avaliação clínica. A rotina na análise da função respiratória de pacientes com DNM é necessária, visto que as condutas terapêuticas devem estar adequadas aos estágios de cada patologia específica, pois sabemos que a idade de acometimento pode variar do nascimento até a idade adulta.

Uma avaliação bem direcionada e quantificada é importante, de maneira que diante dos resultados podemos traçar estratégias terapêuticas de modo a evitar a falência respiratória precoce e melhorar a qualidade de vida desses pacientes.

Atualmente, a American Academy of Neurology recomenda medir a capacidade vital forçada (CVF) no dia do diagnóstico e a cada 3 meses. Para isso utilizamos testes e aparelhos que quantificam e qualificam a função pulmonar de nossos pacientes, dando-nos parâmetros evolutivos seguros, como os seguintes:

- **PI máx. e PE máx:** as pressões respiratórias máximas (PI máx. e PE máx.) avaliam a força dos músculos respiratórios, medida com a via aérea ocluída (força dos músculos). É medida pelo aparelho chamado manovacuômetro (Figura 25.2), sendo este o teste mais preciso na detecção da alteração muscular mesmo na ausência de sintomas e com função ventilatória normal. Essas medidas sofrem variações de acordo com o volume pulmonar.

  A PI máx. é medida partindo-se do volume residual, e a PE máx. deve ser medida a partir da capacidade pulmonar total.

  A força muscular inspiratória é determinada como a pressão inspiratória máxima, e seus valores normais em adultos jovens variam de 70 a 130cmH$_2$O. Já a força expiratória é dada pela pressão expiratória máxima, sendo seu valor normal em adultos jovens na faixa de 90 a 150cmH$_2$O.

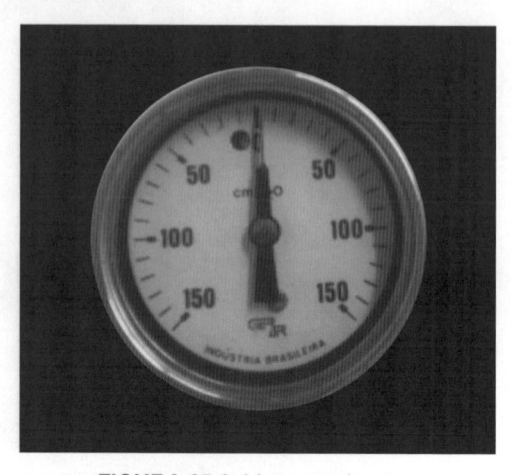

FIGURA 25.2. Manovacuômetro.

Pode-se dizer que alterações de PI máx. podem ser mais sensíveis do que a CVF, levando em consideração que a perda da força muscular acontece antes da queda do volume pulmonar.

Quando encontramos, na avaliação, valores de PI máx. abaixo de $30cmH_2O$, já é possível observar, em exames específicos para $PaCO_2$, a elevação desse índice mesmo durante a vigília.

A habilidade em gerar fluxo adequado no momento de tossir está relacionada com valores de PE máx. maiores ou iguais a $60cmH_2O$ e, quando se obtêm valores abaixo do esperado, já consideramos que o paciente apresenta tosse ineficaz.

A avaliação das pressões respiratórias exige esforço muscular respiratório dos pacientes, sendo importante não sobrecarregar a avaliação com vários testes no mesmo dia, pois os seus valores finais podem estar alterados. Devemos lembrar também que o aparecimento indesejado da fadiga muscular é fator grave para o acometimento lesional das fibras musculares nesses pacientes. Então, para que a avaliação seja concluída, muitas vezes são necessários pelo menos três encontros para sua conclusão.

- *Peak flow:* a medida do pico de fluxo expiratório (PFE) e do pico de fluxo de tosse (PFT) pode ser feita por meio de um simples medidor de *peak flow meter* (Figura 25.3) ou espirômetro. Para realizar a manobra é solicitado ao paciente realizar inspiração profunda até a capacidade pulmonar total seguida respectivamente de expiração forçada (PFE) e tosse vigorosa (PFT), repetindo a manobra três vezes, sendo o maior valor obtido o escolhido. É necessária a utilização de clipe nasal durante a execução da técnica para que não ocorram vazamentos através das vias aéreas superiores.

Há diferença significativa entre os valores de PFE e PFT, o que significa função bulbar adequada (fechamento firme da glote) em que são geradas altas pressões toracoabdominais e de fluxo expiratório forçado.

O PFT é um teste importante na avaliação pulmonar, uma vez que representa a melhor maneira de se avaliar a tosse, podendo identificar se há capacidade de remover secreções do trato respiratório.

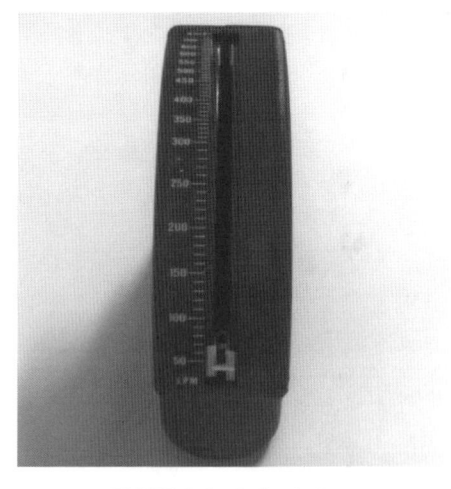

FIGURA 25.3. *Peak flow.*

Valores abaixo de 160L/min têm sido associados à ineficiência da tosse em realizar o *clearance* mucociliar. Valores acima podem não garantir tosse eficaz em virtude da deterioração da musculatura respiratória durante períodos de infecção respiratória. Por isso, valores de PFT acima de 270L/min são utilizados para identificar pacientes que são capazes de produzir PFT e consequentemente garantir um mecanismo de tosse eficiente e uma higienização adequada do trato respiratório.

- **Espirometria:** a espirometria consiste na avaliação que quantifica o volume de ar dos pulmões e pode ser realizada durante respiração lenta ou durante manobras expiratórias forçadas. Esse teste auxilia a prevenção e permite o diagnóstico e a quantificação dos distúrbios ventilatórios.

Os valores obtidos devem ser analisados de acordo com valores previstos para biótipo, idade, sexo, altura e peso do paciente.

O espirômetro faz parte da análise regular para monitorar as alterações da função pulmonar. São medidos alguns volumes pulmonares e o fluxo aéreo entre si. Os mais importantes são a CVF, o VEF1, o PFE e o fluxo médio expiratório forçado (FEF 25% a 75%).

A CVF é o teste de função pulmonar mais importante porque em um dado indivíduo, durante a expiração, existe um limite para o fluxo máximo que pode ser atingido em qualquer volume pulmonar. Medidas de CVF são úteis no acompanhamento da fraqueza muscular em pacientes crônicos (DMD), na avaliação das alterações do sono e na instituição da ventilação mecânica não invasiva (VMNI).

Esse exame deve ser realizado nas posições sentada, em decúbito lateral e principalmente em decúbito dorsal, pois a hipoventilação pulmonar se inicia durante o sono, e a fraqueza diafragmática pode ser identificada pela redução da CV. É exigido bom nível de colaboração do paciente para que se obtenham resultados fidedignos.

Em nível ambulatorial, podemos mensurar capacidades e volumes pulmonares por meio do ventilômetro (Figura 25.4), o qual, por sua vez, nos permite obter valores de capacidade inspiratória, capacidade vital, volume-minuto e volume corrente.

A CVF que chega a valores menores do que 1L é fator determinante para dar início ao suporte intensivo, sendo possível também servir como parâmetros para desmame da ventilação mecânica (VM).

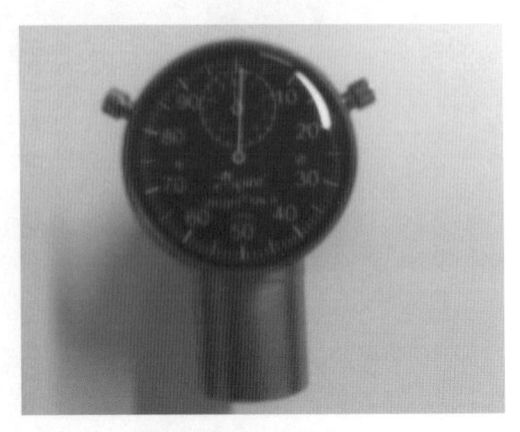

FIGURA 25.4. Ventilômetro.

- **Gasometria arterial:** a análise dos gases arteriais se dá por processo doloroso, pois se trata de exame invasivo e descreve o momento em que o paciente se encontra. Dessa forma, deve-se levar em consideração que é realizado, na maioria das vezes, em momentos de vigília, e esse paciente inicialmente apresenta alterações gasométricas durante o sono.

  Pesquisas revelam que a dor provocada pela punção arterial causa a hipoventilação em 30% dos casos, levando a resultados não tão fidedignos. Foi concluído que métodos como a oximetria de pulso e a dosagem de CO_2 no final da expiração são eficazes, indolores e alcançam seus objetivos.

  Tipicamente, os valores gasométricos são obtidos quando o quadro clínico do paciente sugere anormalidade na oxigenação, na ventilação e no estado ácido-básico (Quadro 25.3).

- **Capnografia:** a capnografia é utilizada para medir a concentração de CO_2 nas vias aéreas superiores, permitindo a análise não invasiva do CO_2 alveolar e da $PaCO_2$. Observa-se em pacientes com DNM que o CO_2 ao final da expiração é exatamente igual à concentração de CO_2 sanguíneo.

- **Oximetria de pulso:** com esse método mensuramos a saturação de oxigênio da hemoglobina, por meio de um aparelho chamado oxímetro de pulso. A SpO_2 normal é de 95% ou mais, e os baixos valores de SpO_2 resultam de hipóxia.

  A oximetria é também bom parâmetro de avaliação noturna, estando indicada quando o indivíduo apresenta sinais de hipoventilação alveolar, capacidade vital diminuída em supino em relação à posição sentada ou menor do que 40% do predito em qualquer postura.

- **Polissonografia:** a polissonografia é a técnica que consiste em registro, análise e interpretação de parâmetros fisiológicos (neurofisiológicos e cardiorrespiratórios), colhidos simultaneamente em laboratório do sono para detectar distúrbios durante o sono. Esse estudo tem normalmente duas funções: a diagnóstica e a terapêutica. O diagnóstico se efetua na primeira parte da noite, enquanto a terapêutica é realizada, se necessário, no resto da noite, em caso de necessidade da titulação com uso da VNI.

  Para a avaliação da hipersonolência diurna, o doente preenche um questionário padronizado, sendo o mais utilizado a Escala de Epworth. Posteriormente se procede à monitoração do doente para registro de eletroencefalograma (EEG), eletro-oculograma (EOG), eletromiograma (EMG), fluxo aéreo oronasal, movimentos toracoabdominais, saturação de oxigênio, ECG e posição corporal.

Quando são encontradas alterações significativas na avaliação desses pacientes, faz-se necessária abordagem da fisioterapia respiratória com objetivos específicos e bem direcionados para cada caso.

QUADRO 25.3. Valores normais de gasometria arterial

- pH = 7,35 a 7,45
- PO_2 = 80 a 100mmHg
- PCO_2 = 35 a 45mmHg
- BE = −2 a +2
- HCO_3 = 22 a 28mEq/L
- $SatO_2$ >95%

Objetivo da fisioterapia respiratória nas DNM

O objetivo da fisioterapia é ajudar na manutenção da higiene brônquica no menor tempo possível, atentando para os sinais de fadiga muscular. A terapia será voltada para a melhora da troca gasosa, da oxigenação tissular e da ventilação alveolar. Tais objetivos a longo prazo podem prevenir episódios de insuficiência respiratória aguda, bem como hospitalizações, e prolongar a sobrevida sem a necessidade de submeter os pacientes ao procedimento de traqueostomia.

É necessário também o suporte profissional na fase de prevenção da doença com objetivos bem distintos, como melhorar a resistência à fadiga, reduzir os gastos energéticos durante a respiração, melhorar a condição de ventilação pulmonar, favorecer o trabalho diafragmático e manter e/ou melhorar a mobilidade e o crescimento da caixa torácica.

A fisioterapia respiratória para pacientes com DNM deve estar presente desde o diagnóstico inicial, no acompanhamento e prevenção desses casos, bem como no estágio final, visando à adoção de técnicas para promoção do conforto e melhora da qualidade de vida desses pacientes.

A conduta deve ser estabelecida individualmente, respeitando a doença de base e a fase em que se encontra; entretanto, as técnicas aqui abordadas se encaixam em alguma fase na evolução desses pacientes.

Higiene brônquica

Em certos indivíduos, o acúmulo de secreções e a aspiração de material da orofaringe são comuns e fisioterapia possibilita inúmeras manobras que favorecem a manutenção e a melhora da higiene traqueobrônquica.

Pacientes com fraqueza muscular moderada a grave apresentam risco maior de pneumonias ou atelectasias em razão da dificuldade de eliminar secreções das VA.

O mecanismo de tosse é bem discutido e difundido na literatura, já que é a maneira mais eficaz para a remoção das secreções. Diante das dificuldades impostas pela evolução das DNM, utilizamos estratégias de auxílio e incremento do volume ventilatório visando melhorar a efetividade de tosse.

Em virtude da fraqueza muscular expiratória nesses pacientes, para o auxílio na remoção de secreções podem ser utilizadas a aceleração do fluxo expiratório (AFE) e a tosse manualmente assistida (TMA), com vistas a otimizar o pico de fluxo de tosse, uma vez que no curso das infecções respiratórias esse pico se encontra bem reduzido. Essas manobras promovem aumento da força de compressão durante a expiração, com isso aumentando a velocidade do ar expirado, e são úteis na mobilização das secreções em direção à traqueia, de onde podem ser removidas por meio da tosse ou da aspiração traqueal. Estudos têm demonstrado que a TMA é capaz de deslocar secreção das vias aéreas, influenciando a oxigenação e a mecânica pulmonar. Além disso, alguns autores sugerem que a utilização frequente da TMA seja capaz de reduzir a incidência de complicações pulmonares causadas pela retenção de secreção.

Nas situações em que praticamente não existe a força para tossir, está formalmente indicado um aparelho capaz de fazer insuflação com pressão positiva e aspiração, com pressão negativa, imediatamente após a expansão pulmonar, o auxílio mecânico a tosse (MI-E). Esse aparelho é conhecido como IN-Exsufflator® ou Cough-Assist® (Respironics, Murrysville, PA). A comparação dos picos de fluxo da tosse produzidos com essas máquinas e aqueles produzidos pela máxima insuflação e tosse assistida revela a superioridade da reprodução mecânica da tosse.

O Cough Assist® é um dos aparelhos que devem acompanhar pacientes em ventilação não invasiva. Seu uso permite que pacientes com quadros gripais e secreções não tenham pneumonia nem falência respiratória e, portanto, evita hospitalizações. Também é usado para a extubação de pacientes neuromusculares em pós-operatório e, finalmente, evita a necessidade de intubação para aspiração dos pacientes com falência ventilatória em razão de quadros gripais.

Manobras de expansão pulmonar

Para expansão pulmonar podem ser usados os padrões ventilatórios, exercícios de fácil entendimento que não demandam uso de aparelhos específicos e cujas manobras têm eficácia comprovada cientificamente. Hoje existe grande variedade de padrões que, diante de uma boa condução, interferem positivamente no aumento do volume de ar dentro dos alvéolos, favorecem a atividade muscular e melhoram a respiração e, como consequência, promovem a redução do trabalho respiratório, a reexpansão do parênquima pulmonar e redução do gasto energético durante o ciclo respiratório.

Dentre as manobras de expansão pulmonar também temos o *air stacking* (Figura 25.5), que tem o objetivo de manter a elasticidade do pulmão e da parede torácica, além de promover o crescimento adequado dos pulmões. Essa técnica é realizada com ambu e auxilia a expansão pulmonar por meio de consecutivos empilhamentos de ar nos pulmões com o fechamento da glote após cada insuflação, atingindo, assim, a capacidade de insuflação máxima (CIM), a qual representa o maior volume de ar sustentado pelo paciente com a glote fechada.

Outro recurso seria a respiração glossofaríngea (RGF), que consiste na projeção de bolos de ar para os pulmões com o auxílio das musculaturas faríngea e oral, seguidos do fechamento da glote a cada golpe de ar. Os músculos faríngeos e laríngeos podem ser considerados acessórios da inspiração quando utilizados na RGF, uma vez que por esse artifício é possível gerar volume corrente adequado.

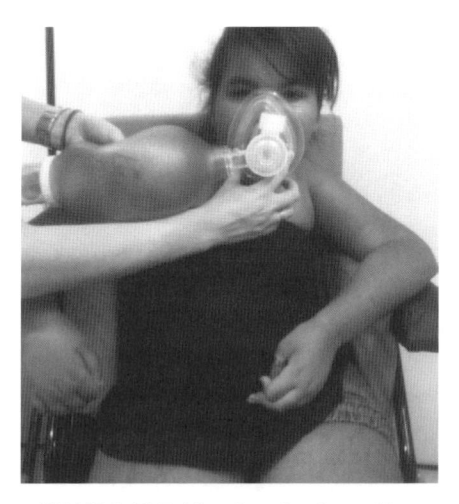

FIGURA 25.5. Manobra de *air stacking*.

A RGF e o *air stacking* aumentam o volume pulmonar e, consequentemente, otimizam o pico do fluxo da tosse, podendo ser utilizados tanto preventivamente como no tratamento de atelectasias. A RGF também é técnica importante para se reduzir o tempo de ventilação não invasiva diurna, a qual leva à mobilização de secreções ao aumento do volume pulmonar, além de ao adequado recrutamento alveolar, sendo importante no tratamento de atelectasias e podendo ser utilizada como *back-up* durante evento de falha elétrica em pacientes em uso de VNI e ser estimulada por ser técnica fisioterapêutica de autocuidado.

A utilização de inspirômetro de incentivo para DNM é bastante controversa, porém sabe-se que sua indicação pode se dar em fases mais leves da doença, objetivando coordenação respiratória. Existem dois tipos de incentivadores respiratórios: o tipo *a fluxo* e o tipo *a volume*. Ambos apresentam o mesmo objetivo, mas os incentivadores do tipo *a volume* são mais fisiológicos do que os do tipo *a fluxo*.

Treinamento muscular

A indicação de treinamento muscular respiratório se baseia no pressuposto de que a melhora da força e da *endurance* pode preservar a função pulmonar ao longo do curso da doença. Todavia, hoje se evidencia a grande variabilidade entre os estudos, não estando bem definido se o treinamento pode diminuir a disfunção respiratória e interferir no prognóstico, havendo controvérsia quanto ao uso do treinamento.

Os exercícios com carga inspiratória podem ser feitos de três formas:

1. Hiperventilação voluntária isocápnica, em que o índice de medida é a ventilação volumétrica máxima, sendo essa técnica pouco utilizada atualmente.
2. Inspiração com cargas lineares, sendo necessários aparelhos específicos (Inflex® ou Pflex®). Esse modo faz com que a resistência seja dependente do fluxo inspiratório do paciente, ficando, assim, sem controle da carga inspiratória diante da fraqueza muscular.
3. Inspiração com carga linear em que é utilizado o Threshold® (Figura 25.6), para o qual a carga é dada por válvula e molas. A carga inicial deve ser graduada entre 20% e 50% da PI máx., sendo essa a modalidade mais recomendada de treinamento nas DNM.

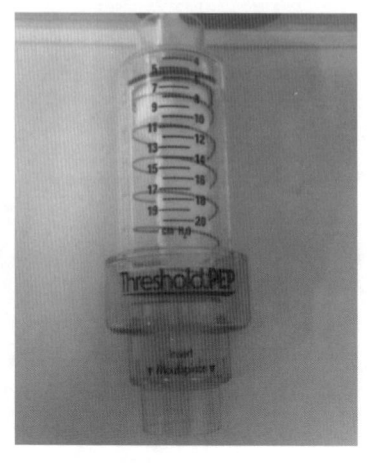

FIGURA 25.6. Threshold®.

Existem evidências de que o treinamento dos músculos respiratórios é ineficaz e pode produzir efeitos adversos em pacientes com doença avançada e/ou doença do neurônio motor, apesar de as controvérsias nos estudos observarem respectivamente aumento de força muscular em $19cmH_2O$ e melhora da tosse no período de 6 meses e da força em DMD e AMEI com efeitos benéficos sobre o teste de VVM e a PI máx. associada à estabilização da CV. Devemos estar atentos aos pacientes com CV inferior a 30% do predito, pois esses não se beneficiam do treinamento.

Ventilação não invasiva (VNI)

Quando a força da musculatura inspiratória se encontra muito diminuída, insuficiente para as trocas gasosas, está indicado o uso de VNI, que consiste na ventilação com pressão positiva que não necessita de intubação endotraqueal.

Nos pacientes portadores de DMD, o uso profilático da VNI não retarda a perda da capacidade pulmonar; portanto, só deve ser indicada quando já existe hipercapnia diurna ou noturna sintomática.

Nesse contexto, a ventilação mecânica não invasiva (VMNI) tem como objetivo melhorar a fadiga muscular, a capacidade residual funcional, por meio da diminuição de áreas de atelectasias, e a troca gasosa.

A escolha da interface é fundamental para que alcançar uma ventilação adequada e confortável para o paciente. Existem vários modelos no mercado (Figura 25.7), sendo a escolha feita de acordo com a melhor adaptação do paciente. Sabe-se que cada indivíduo tem suas particularidades e a possibilidade de testes prévios para uma prescrição mais segura, e a variação no tipo das máscaras utilizada prediz o sucesso na redução das complicações.

O suporte com ventilação não invasiva deve ser iniciado assim que o primeiro episódio de hipoventilação for observado. A VMNI está bem indicada naqueles pacientes com déficit de ventilação e que têm função bulbar normal, ou próxima do normal, e que possam respirar independentemente do aparelho por algum tempo.

A VMNI inicialmente pode ser necessária apenas nos episódios gripais. Com o evoluir da fraqueza da musculatura respiratória, seu uso passa a ser necessário no período noturno com o objetivo de reduzir o esforço respiratório, descansando a musculatura e, consequentemente, melhorando a respiração diurna. Progressivamente, o número de horas vai aumentando até atingir as 24 horas do dia.

Com a VMNI noturna, a PaO_2 diurna aumenta e a $PaCO_2$ diminui, melhorando a resposta ventilatória ao CO_2. Isso é muito importante porque o bicarbonato elevado diminui a sensibilidade do centro respiratório ao CO_2.

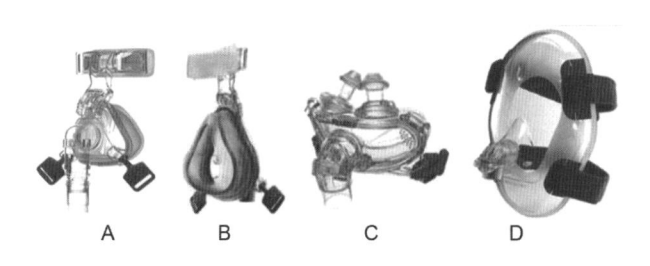

FIGURA 25.7. Tipos de interfaces de VMNI: **A** – nasais, **B** – faciais, **C** – pronga nasal, **D** – facial total (*fullface*).

A idade de início da ventilação é muito variável e depende da apresentação clínica da DNM, especificamente quanto à idade de início e à progressão dos sintomas respiratórios, como, por exemplo, nos doentes com AEP tipo I. Os problemas respiratórios e a necessidade de ventilação são esperados durante o primeiro ano de vida, enquanto na DMD surgem mais tarde, durante a adolescência.

A indicação da VNI, de acordo com Consenso Internacional de 1999, vai depender de sintomas de hipoventilação e critérios fisiológicos (Quadro 25.4).

Como os lactentes não são capazes de colaborar com o *air stacking* ou receber insuflações máximas, todos os recém-nascidos com DNM e com respiração paradoxal devem receber suporte ventilatório noturno, preferencialmente VMNI, ajudando a prevenir o *pectus excavatum* e promovendo o crescimento do pulmão.

Existem várias modalidades ventilatórias que podem ser aplicadas como VMNI, mas em pacientes com patologias crônicas e que necessitam de assistência em ambiente domiciliar é preferível o uso de aparelhos de fácil transporte e de simples manuseio, como os ventiladores de BiPAP, que funcionam como geradores de fluxo com apenas um circuito, permitindo dois níveis de pressão: uma inspiratória (IPAP) e outra expiratória (EPAP).

Os aparelhos de pressão positiva contínua nas vias aéreas (CPAP) são frequentemente confundidos com os que prestam assistência a músculos inspiratórios. O CPAP auxilia diretamente a abertura das vias aéreas (VA), não ajudando diretamente no suporte aos músculos inspiratórios e não contribuindo diretamente para a ventilação pulmonar. Mantendo a VA aberta, esse aparelho permite que o paciente faça uso de seus próprios músculos inspiratórios para ventilar os seus pulmões. Entretanto, os pacientes com DNM não têm vantagens com o uso do aparelho, pois previamente é necessário conforto para os músculos da inspiração, situação não promovida por esse modo ventilatório. Assim sendo, o uso do CPAP é inútil sem assistência adequada, observando-se a instalação da hipoventilação mesmo com o uso do aparelho.

A adaptação do paciente à VNI nem sempre é fácil e necessita do auxílio de profissionais capacitados. Essa adaptação pode ser realizada em regime ambulatorial ou domiciliar (Figura 25.8). O uso da VMNI a longo prazo estabiliza a função pulmonar e prolonga a expectativa de vida de pacientes com DMD.

Nos casos em que a doença evolui e há necessidade do uso diurno da VNI, comprometendo a qualidade de vida do paciente, lançamos mão da indicação de ventilação por peça bucal durante

---

QUADRO 25.4 Indicações de VMNI em pacientes com DNM

Sintomas de hipoventilação – critérios fisiológicos

Fadiga muscular respiratória $PaCO_2 > 45mmHg$
Dispneia $SpO_2 < 88\%$ por 5 minutos consecutivos
Distúrbio do sono (pesadelos, insônia) PI máx. $< 60cmH_2O$
Cefaleia matinal CVF $< 50\%$ do predito
Confusão mental
Desorientação
Ansiedade
Diminuição do apetite
Perda de peso
Alteração da voz
Tosse não produtiva

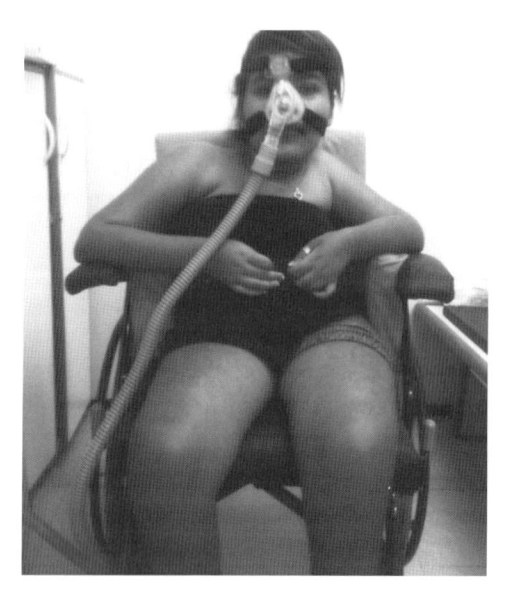

FIGURA 25.8. Adaptação à VMNI.

o dia e a manutenção da VNI pressórica noturna, o que dá ao paciente maior conforto. É utilizada com ventilação intermitente com pressão positiva por meio de peça bucal. Onde se usa ventilador capaz de garantir volumes correntes adequados também pode ser utilizado o ventilador na modalidade assistida e controlada. O aparelho pode ser adaptado a uma cadeira de rodas, e o circuito, com a peça bucal, fica preso a um suporte próximo à boca do paciente. Desse modo, quando necessário, o próprio paciente pode acionar a insuflação ou, se não tem mais essa função, esperar pela insuflação gerada pelo aparelho. Fica claro que esse tipo de suporte ventilatório pressupõe função adequada do pescoço e de músculos bulbares.

Nesse último caso, nos pacientes que apresentam dificuldade de deglutição ou hipersecreção pulmonar deve ser considerada a realização de traqueostomia.

A traqueostomia só deve ser indicada em caso de absoluta intolerância da ventilação não invasiva ou por grave acometimento da musculatura bulbar. Mesmo com alteração bulbar presente, pode-se ainda insistir com o suporte pressórico não invasivo, desde que estejam disponíveis máquina de auxílio mecânico da tosse e oxímetro de pulso. O uso prolongado da traqueostomia prejudica os mecanismos normais de defesa da traqueia, aumenta o volume de secreção, eleva o risco de contaminação com germes de difícil controle, prejudica a deglutição pela restrição da elevação laríngea e com a utilização de determinados traqueóstomos (os de baixo custo) e impede a fonação. Os traqueóstomos de alto custo, menos usados de rotina, contêm válvulas fonadoras, permitindo a fonação.

Imunização

A imunização com a vacina pneumocócica 23-valente (polissacarídica) está indicada para os pacientes acima dos 2 anos de idade e a vacina anual contra influenza, para os pacientes acima dos 6 meses de vida. O uso do corticoide não contraindica a vacinação, mas pode diminuir a eficácia.

Disfagia e aspectos nutricionais

O controle do peso é essencial para preservação das funções motoras em pacientes com DNM. Nos pacientes em estágio final de deambulação, a prevenção da obesidade é fundamental para evitar a perda precoce da marcha. Um pequeno aumento no peso pode acarretar grandes perdas funcionais. Em pacientes com DNM há uma tendência natural para acúmulo de gordura em virtude da pouca atividade muscular, especialmente naqueles já confinados em cadeira de rodas. Assim, os regimes alimentares devem ser rigorosos, com acompanhamento nutricional, e devem incluir mudanças nos hábitos alimentares de toda a família e também na escola.

Por outro lado, algumas crianças podem desenvolver desnutrição proteico-calórica. Vários são os fatores que determinam a ocorrência de desnutrição nessas crianças, como presença de disfagia, depressão psicológica e limitação funcional para uso dos membros superiores. Outros fatores que levam à perda rápida de peso nesses pacientes são os grandes procedimentos cirúrgicos e as infecções. Assim, o acompanhamento nutricional deve ser iniciado precocemente, objetivando a prevenção tanto da obesidade quanto da desnutrição.

A disfagia é manifestação frequente na esclerose lateral amiotrófica (ELA), na amiotrofia espinhal tipo I e ocasionalmente no tipo II, nas miopatias congênitas, na distrofia miotônica e nos estágios finais das distrofias musculares progressivas. Os sinais iniciais incluem mudança na sonoridade da voz e tosse após a ingestão do alimento. Acompanhamento fonoaudiológico é fundamental, objetivando avaliação mais apurada da qualidade da fala e da deglutição. Exames de nasofibrolaringoscopia e videofluoroscopia são importantes para melhor avaliação do grau de disfagia, da presença de broncoaspiração e também para definir qual textura de alimento é mais adequada para os pacientes.

A gastrostomia endoscópica percutânea está indicada naqueles casos com grave disfagia, aspirações frequentes e desnutrição. Em alguns raros casos está indicada cirurgia para separação laringotraqueal, a qual reduz drasticamente a aspiração de secreção. Esse procedimento cirúrgico elimina a fonação, o que pode comprometer a qualidade de vida nos pacientes com fala inteligível.

Função cardíaca

As distrofias musculares são as doenças que mais cursam com cardiopatias em razão de defeitos em proteínas fundamentais para o funcionamento do músculo cardíaco.

Na DMD, a manifestação cardíaca mais frequente é a cardiomiopatia e/ou arritmia. Desde os avanços no tratamento do quadro respiratório, a cardiomiopatia progressiva é frequente causa de morbidade e mortalidade nas DMD e DMB. Com os avanços dos exames de imagem se identificou claramente comprometimento miocárdico muito antes do início dos sintomas. O cardiologista deve fazer parte da equipe médica que acompanha esses pacientes desde o diagnóstico. A recomendação para iniciar acompanhamento com ecocardiograma nos pacientes com DMD é aos 6 anos ou quando realizado o diagnóstico. A investigação da função cardíaca deve incluir, no mínimo, eletrocardiograma e ecocardiograma, devendo ser realizada pelo menos a cada 2 anos antes da idade de 10 anos e a cada ano após os 10 anos ou no início dos sintomas, se esses iniciarem precocemente.

O diagnóstico precoce das alterações cardiológicas é importante para o início também precoce do tratamento com aumento da sobrevida. Anormalidades do ritmo cardíaco no eletrocardiograma devem ser investigadas com Holter. Os inibidores da enzima conversora de angiotensina devem ser considerados os agentes de primeira linha para o tratamento da cardiomiopatia nos pacientes com DMD e DMB, mostrando-se eficaz e reduzindo a hipertrofia e fibrose do ventrículo esquerdo, que contribui para arritmia ventricular e morte súbita. Início precoce do tratamento com perindopril (inibidor da enzima conversora da angiotensina) está associado à redução da mortalidade nos pacientes com DMD.

Existe o consenso de que os inibidores da enzima conversora de angiotensina e os betabloqueadores são os agentes cardioprotetores mais apropriados para os pacientes com distrofia muscular, e a sua associação tem promovido melhora na função sistólica do ventrículo esquerdo nos pacientes com distrofia muscular. Com base nesses dados, muitos autores recomendam iniciar mais cedo os inibidores da enzima conversora da angiotensina e/ou betabloqueadores, após o diagnóstico da DMD.

O manejo do paciente com grave disfunção ventricular e sintomas de insuficiência cardíaca não difere do empregado na população pediátrica em geral.

A distrofia miotônica de Steinert se caracteriza, além da cardiomiopatia, pela presença de defeitos de condução atrioventricular, o qual acarreta graves formas de bradiarritmias cardíacas (bloqueios parciais ou totais atrioventriculares). Não é incomum a ocorrência de morte súbita nesses casos, e em muitos está indicado o implante de marca-passo cardíaco. Nesses casos há necessidade de acompanhamento cardiológico regular.

Anestesia

Os pacientes com DNM devem usar exclusivamente anestésico intravenoso, estando contraindicado anestésico inalado, como halotano e isoflurano, em virtude do risco de hipertermia maligna.

TRATAMENTO ORTOPÉDICO

As deformidades ortopédicas são comuns nas doenças neuromusculares. A escoliose é uma das principais deformidades e tem como característica a rápida progressão, ocasionando instabilidade postural, piora da capacidade vital respiratória, dor lombar, escaras de pressão e dificuldade para higiene. O fator determinante no desenvolvimento da escoliose é o grau do comprometimento da musculatura paravertebral, decorrente da doença de base. Nas crianças com DMD, a escoliose se inicia por volta dos 13 aos 15 anos. Já nas crianças com amiotrofia espinhal progressiva tipo II e miopatias congênitas, a escoliose costuma se manifestar mais precocemente, antes dos 5 anos de idade.

O tratamento de início é conservador, principalmente em crianças menores, com base na adequação postural ou na utilização de colete infra-axilar bivalvado, sabendo-se que este não impede a progressão nem corrige a deformidade, tendo como objetivo melhor adequação à postura sentada e, consequentemente, melhora funcional.

As cirurgias para correção da escoliose são realizadas, geralmente após os 10 anos, em casos de curvas com mais de 40 graus. A cirurgia tem impacto favorável na função respiratória e na sobrevida desses pacientes.

Estudos recentes demonstraram que o encurtamento do tronco e a hipoplasia da caixa torácica não são as únicas consequências das deformidades graves de coluna que acometem as crianças com menos de 10 anos de idade. Sabe-se que o crescimento dos pulmões é determinado pelos limites anatômicos do tórax, e, portanto, qualquer deformidade da caixa torácica ou da coluna torácica pode afetar o tamanho dos pulmões na maturidade. A artrodese de coluna espinhal em crianças de até 5 anos de idade compromete em torno de 50% a capacidade pulmonar ao final do crescimento.

Com o objetivo de tratar pacientes com escoliose congênita de pouca idade e com restrição do desenvolvimento do tórax em virtude da deformidade e da fusão de arcos costais, foi desenvolvida a prótese vertical expansível de titânio (VEPTR), que permite a estabilização indireta de deformidades espinhais sem artrodese, com fixação nas costelas, lâminas e pelve, permitindo alongamento. A VEPTR se mostrou útil no tratamento provisório das escolioses neuromusculares e na função de um tutor interno temporário.

A indicação de cirurgia de artrodese para correção da deformidade de coluna nos meninos com DMD é diferente. A cirurgia é realizada precocemente em casos de curvas entre 20 e 30 graus, fase em que a função cardiopulmonar está preservada.

A ocorrência de subluxação e luxação do quadril é frequente em pacientes com DNM, mas as cirurgias corretivas só devem ser realizadas quando há expectativa de marcha ou na presença de dor.

O desenvolvimento de retrações articulares contribui muito para a deterioração das funções motoras. O uso de órteses nas DNM merece atenção especial com a finalidade de prevenir deformidades e prolongar a função. Está indicado o uso de órteses curtas (suropodálicas) para os pacientes que apresentam déficit na dorsiflexão dos pés. As goteiras de lona para o joelho também podem ser usadas com o objetivo de retardar o aparecimento de retrações nos joelhos (Figura 25.9).

O uso de órteses longas tem sido indicado nos pacientes com DNM sem deformidades fixas com o objetivo de prolongar o período da marcha, sendo úteis também na prevenção de retrações e da escoliose, além de promover o ortostatismo (Figura 25.10).

Pacientes com DNM evoluem com osteoporose em decorrência da inatividade provocada pela hipotonia e a fraqueza muscular, tornando-se, assim, predispostos à fratura. É importante realizar exames periódicos de dosagem da vitamina D, cálcio e fósforo, e repô-lo quando deficientes. O ortostatismo, com órteses longas ou *parapodium*, é importante para retardar o aparecimento da osteoporose.

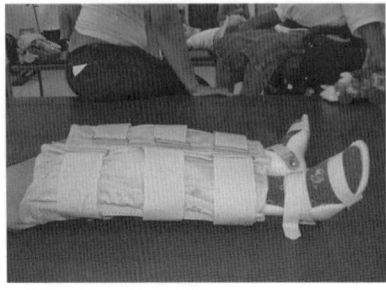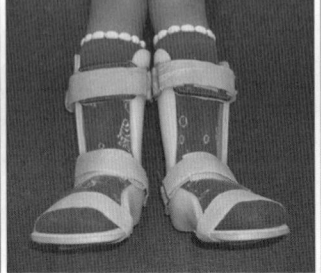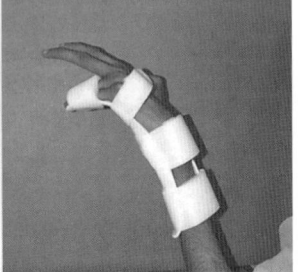

FIGURA 25.9. Órteses de posicionamento.

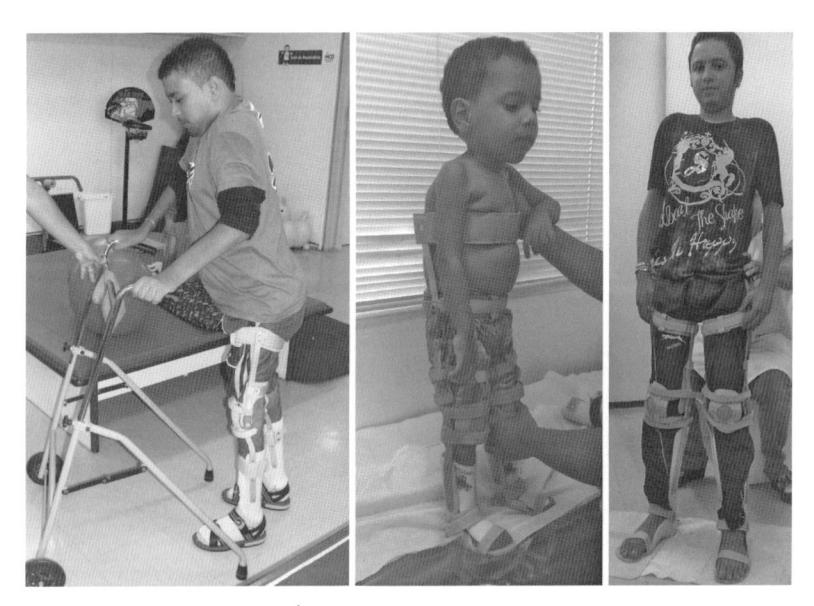

FIGURA 25.10. Órtese longa para marcha e ortostatismo.

TRATAMENTO REABILITACIONAL

As DNM constituem um grande grupo de patologias incapacitantes e progressivas que causam não só impacto físico, mas também psicológico e social ao paciente e a seus familiares. Embora não haja tratamento definitivo para a maioria dessas doenças, um programa de tratamento reabilitacional efetivo pode ajudar a prolongar e melhorar a qualidade de vida.

Em linhas gerais, os objetivos do tratamento reabilitacional são:

1. Melhorar, manter e retardar a perda de força muscular.
2. Minimizar as contraturas e deformidades ortopédicas.
3. Promover, estimular ou prolongar trocas posturais, ortostatismo, marcha e meios alternativos de locomoção.
4. Estimular a independência nas atividades da vida diária e prolongar as habilidades funcionais, o uso do computador e as brincadeiras para a idade.
5. Manter ou melhorar a função respiratória e monitorar e preservar a função cardíaca.
6. Avaliar disfagia e aspectos nutricionais.
7. Promover a educação e o suporte psicológico de pais, filhos e cuidadores.
8. Melhorar a qualidade de vida social, fomentando plena participação em atividades educacionais, laborativas e de lazer.

O sucesso na obtenção desses objetivos depende de vários fatores que podem ou não sofrer interferência da equipe de reabilitação. O principal fator determinante é, sem dúvida, o grau de progressão da própria doença, mas existem outros, como época de início do tratamento, grau de deformidade e fraqueza no início do tratamento, motivação e colaboração do paciente e seus cuidadores experiência da equipe de profissionais, também importantes nesse processo.

Para esse tipo de tratamento abrangente faz-se necessária uma equipe multiprofissional composta por médicos de diferentes especialidades (entre as quais: fisiatria, ortopedia, neurologia, genética, pneumologia, gastroenterologia), dentistas, fisioterapeutas, terapeutas ocupacionais, fonoaudiólogos, psicólogos, pedagogos, arteterapeutas e músicos reabilitadores, educadores físicos, enfermeiros, nutricionistas, assistentes sociais técnicos em órteses e próteses, entre outros. É de fundamental importância que os profissionais conheçam a doença, a sua evolução e as possíveis complicações para que possam planejar o tratamento reabilitacional do paciente diante das diferentes fases da doença e das possíveis complicações.

Bibliografia

Alves RSC, Resende MBD, Skomro FJFB et al. Reed sleep and neuromuscular disorders in children. Sleep Medicine Reviews 2009; 13:133-48.

Azeredo CA. Fisioterapia respiratória no Hospital Geral. São Paulo: Manole, 2002.

Bach JR. Guide to the evaluation and management of neuromuscular disease. Philadelphia: Hanley & Belfus, 1999.

Bach JR. The physiologic basis of aiding respiratory muscles. In Bach JR. Management of patients with neuromuscular disease. Philadelphia, PA: Hanley Belfus, 2004:187-209.

Bach, JR. Guia de exame e tratamento das doenças neuromusculares. 1. ed. São Paulo: Santos, 2004.

Bach JR, Bianchi C, Vidigal-Lopes M et al. Lung inflation by glossopharyngeal breathing and "air stacking" in Duchenne muscular dystrophy. Am J Phys Med Rehabil 2007; 86(4):295-300.

Bach JR, Ishikawa Y, Kim H. Prevention of pulmonary morbidity for patients with Duchenne muscular dystrophy. Chest 1997; 112(4):1024-8.

Bach JR, Kang SW. Disorders of ventilation. Weakness, stiffness and mobilization. Chest 2000, 117:301-2.

Bach JR, Saporito LR. Criteria for extubation andtracheostomy tube removal for patients with ventilatory failure. A different approach to weaning. Br J Dis Chest. 1996; 110:1566-71.

Bentley G, Haddad F, Bull TM, Seingry D. The treatment of scoliosis in muscular dystrophy using modified Luque and Harrington-Luque instrumentation. J Bone Joint Surg (Br) 2001; 83:22-8.

Berhman RE et al. Tratado de pediatria. 16. ed. Rio de Janeiro: Guanabara Koogan, 2002.

Bianchi MDC, DMathSc. PB. Cough peak flows: standard values for children and adolescents. Am J Phys Med Rehabil 2008; 87(6):461-7.

Birnkant DJ. The assessment and management of the respiratory complications of pediatric neuromuscular diseases. Clinical Pediatric, Cleveland, EUA, 2002; 41:301-8.

Boitano, LJ. Management of airway clearance in neuromuscular disease. Respiratory Care 2006; 51(8):913-22.

Bowen JR, Forlin E. Spinal muscular atrophy. In Weinstein SL (ed.) The pediatric spine: principles and practice. New York: Raven Press, 1994:1025-40.

Bruschi C, Cervai I, Zoia MC et al. Reference values of maximal inspiratory mouth pressure: a population based study. Am Rev Respir Dis 1992; 146:790-3.

Bushby KB, Finkel R, Birnkrant DJ et al. Diagnosis and management of Duchenne muscular dystrophy, part 1: diagnosis, and pharmacological and psychosocial management. Lancet Neurol 2009, p. 1-17.

Cambridge W, Drennan JC. Scoliosis associated with Duchenne muscular dystrophy. J Pediatr Orthop 1987; 7(4):436-40.

Carvalho CRF. Caracterização da evolução respiratória em distrofia muscular de Duchenne: implicações da força muscular respiratória máxima [Dissertação]. Faculdade de Medicina – Universidade de São Paulo, São Paulo, 2004.

Chatwin M, Ross E, Hart N et al. Mechanicalin/exsufflation and peak cough flow Eur Respir J 2003; 21:502-8.

Cordova, FR, Criner, GJ. Neuromuscular Dysfunction. In: Hess D, MacIntyren, Mishoe S, Galvin eds. Respiratory care – principles and practice. Philadelphia: Saunders; 2002.

David, CM (eds.). Insuficiência respiratória. In Bethlem N, Soares PRD et al. Fisioterapia Respiratória para o paciente pneumológica. In: Silva LCC (eds.) Condutas em pneumologia. Rio de Janeiro: Revinter, 2001; 2.

Davies KE. Challenges in Duchenne' muscular disorders 1997; 7:482-6.

Dean, E, Frownfelter D. Disfunção cardiopulmonar secundária crônica. In: Fisioterapia Cardiopulmonar – Princípios e prática. 3. ed. Rio de Janeiro: Revinter 2004, p. 422.

Diament A, Cypel S. Neurologia Infantil. São Paulo: Atheneu, 2005: 1385-97.

Dias CM. Tratamento fisioterapêutico no paciente clínico: doenças neuromusculares. In: Sarmento GJV, Veja JM, Lopes NS (eds.) Fisioterapia em UTI. São Paulo: Atheneu, 2010.

Estournet-Mathiaud B. Complications respiratoires des maladies neuromusculaires. In: Labbé A, Duatu G (eds.) Pneumologie de l'enfant. 2. ed. Paris: Groupe Liaisons, 2003: 273-83.

Fauroux B, Lofaso F. L'assistance ventilatoire non invasive à domicile chez l'enfant. Rev Mal Respir 2005; 22:289-303.

Fernandes AC, Ramos ACR, Casalis MEP, Hebert SK. AACD medicina e reabilitação: princípios e práticas. Porto Alegre: Artes Médicas. 2007: 115-40.

Fonseca LF, Pianetti G, Xavier CC. Compêndio de neurologia infantil. Rio de Janeiro: Medsi. 2002: 535-61.

Fonseca MTM, Lasmar LMB, Andrade CR et al. Abordagem respiratória dos pacientes com doenças neuromusculares. Rev Med Minas Gerais. 2008; 18(4):S21-S26.

Frederik Hahn Æ Dominik Hauser Æ Norman Espinosa Æ Stefan Blumenthal Æ Kan Min Scoliosis correction with pedicle screws in Duchenne muscular dystrophy. Eur Spine J 2008; 17:255-26.

Fromageot C, Lofaso F, Annane D et al. Supine fall in lung volumes in the assessment of diaphragmatic weakness in neuro-muscular disorders. Arch Phys Med Rehabil 2001; 82:123-8.

Galasko CS, Williamson JB, Delaney CM. Lung function in Duchenne' muscular dystrophy. Eur Spine J 1995; 4(5):263-7.

Gauld LM, e Boyton A. Relationship between peak cough flow and spirometry in Duchenne' muscular dystrophy. Pediatric Pulmonology 2005; 39:457-60.

Gibson DA, Koreska J, Robertson D, Kahn A III, Albisser AM. The management of spinal deformity in Duchenne's muscular dystrophy. Orthop Clin North Am 1978; 9(2):437-50.

Gozal D. Pulmonary manifestations of neuromuscular disease with special reference to duchenne muscular dystrophy and spinal muscular atrophy. Pediatric Pulmonology. 2000; 29:141-50.

Granata C, Merlini L, Magni E et al. Spinal muscular atrophy natural history and orthopaedic treatment of scoliosis. Spine 1989; 7:760-2.

Hahn A et al. Clinical implications of maximal respiratory pressure determinations for individuals with Duchenne' muscular dystrophy. Arch Phys Med Rehabil 1997; 78:1-6.

Henson DJ, Morrissey WL. Insuficiência respiratória aguda: mecanismos e tratamento médico. In: Irwin SE, Tecklin JS. Fisioterapia cardiopulmonar. 2. ed. São Paulo: Manole, 1994.

Homnick DN. Mechanical insufflation-exufflation for airway mucus clareance. Respir Care 2007 Oct; 52(10):1296-305.

Hopkins LC, Tatarian GT, Pianta TF. Management of ALS: respiratory neurology 1996; 47:S123-S25.

Kang S. Pulmonary rehabilitation in patients with neuromuscular disease.Yonsei Medical Journal 2006; 47:307-14.

Kang S, Kang Y, Moon J, Yoo T. Assisted cough and pulmonary compliance in patients with duchenne muscular dystrophy. Yonsei Medical Journal 2005; 46:233.

Kang SWE, Bach JR. Maximum insufflation capacity. Chest. 2000; 118: 61-5.

Kaplan LM, Hollander D. Respiratory dysfunctions in amyotrophic latsclerosis. Clin Chest Med 1994; 15:675-81.

Kennedy JD, Martin AJ. Chronic respiratory failure and neuromuscular disease. Pediatr Clin N Am 2009; 56:261-73.

Kennedy JD, Staples AJ, Brook PD. Effect of spinal surgery on lung funtion in Duchenne muscular dystrophy. Thorax 1995; 50:1173-8.

Koessler W et al. 2 years experience with inspiratory muscle training in patients with neuromuscular disorders. Chest 2001; 120:765-9.

Laporta D, Grassino A. Assessment of transdiaphragmatic pressure in humans. J Appl Physiol 1985; 58:1469-76.

Lechtzin N, Rothstein J, Clawson L et al. Amyotrophic lateral sclerosis: evaluation and treatment of respiratory impairment ALS and other motor neuron disorders 2002; 3:5-13.

Markowitz JÁ, Singh P, Darras BT. Spinal muscular atrophy: A clinical and research update. Pediatric Neurology 2012; 46:1-12.

Marsh A, Edge G, Lehovsky J. Spinal fusion in patients with Duchenne's muscular dystrophy and a low forced vital. Eur Spine J 2003; 12(5):507-12.

Massery M. Paciente com disfunção neuromuscular ou músculo esquelética. In Fisioterapia Cardiopulmonar – Princípios e prática. 3. ed. Rio de Janeiro: Revinter, 2004: 537.

Mellies U, Ragette R, Schwake C et al. Daytime predictors of sleep disorderedbreathing in children and adolescents with neuromuscular disorders. Neuromuscul Disord 2003; 13(2):123-8.

Merlini L, Granata C, Bonfigliolo S et al. R. Scoliosis in spinal muscular atrophy: natural history and management. Dev Med Child Neurol 1989; 3:501-8.

Miller F, Moseley CF, Koreska J. Spinal fusion in Duchenne muscular dystrophy. Dev Med Child Neurol 1992; 34(9):775-86.

Miller RG, Chalmers AC, Dao H et al. The effect of spine fusion on respiratory function in Duchenne muscular dystrophy. Neurology 1991; 41(1):38-40.

Miller RG, Rosemberg JA, Gelinas DF. Pratice parameter: the care of patients with ALS (a evidence based review). Report of the quality standards subcommittee of American Academy of Neurology Neurology 1995; 52:1311-23.

Newson DJ. The respiratory sistem in muscular dystrophy. Brit Med Bull 1980; 36(2):135-8.

Norregaard O. Noninvasive ventilation in children. Eur. Respir. J 2002; 20(5):1332-42.

Otsuka MA, Boffa CFB, Vieira ABAM. Distrofias musculares: fisioterapia aplicada. Rio de Janeiro: Revinter. 2005.

Panicth, HB. Respiratory Issues in the management of children with neuromuscular disease. Respir. Care 2006; 51:885-95.

Papastamelos C, Panitch HB, Allen JL. Chest wall compliance in infants and childreniwith neuromuscular disease. Am J Respir Crit Care Med 1996;154(4 Pt 1):1045-8.

Paschoal IA, Villalba WO, Pereira MC. Insuficiência respiratória crônica nas doenças neuromusculares: diagnóstico e tratamento. J Bras Pneumol 2007; 33(1)81-92.

Paula BP, Belizário LML, Fonseca MMT et al. Atualização sobre abordagem da fisioterapia respiratória nas doenças neuromusculares. RBPS, Fortaleza 2010; 23(1):92-8.

Pereira CAC. Espirometria. J Pneumol 2002; 28(supll. 3).

Pessolano AA, Monteiro FA, Ferreyra SG et al. Peak Flow and Peak Cough Flow in the evaluation of expiratory muscle weakness and bulbar impairment in patients with neuromuscular disease. Am J Phys Med Rehabil 2002; 81:506-11.

Phillips MF, Quinlivan CM, Edwares RHT, Calveley PM. Changes in spirometry over tim as a prognostic marker in patients with Duchenne's muscular dysthophy. Am J Respir Crit Care Med 2001; 164:2191-4.

Ramirez N, Richards BS, Warren PD, Williams GR. Complications after posterior spinal fusion in Duchenne's muscular dystrophy. J Pediatr Orthop 1997; 17(1):109-14.

Reed UC. Doenças Neuromusculares – Artigo de revisão. Jornal de Pediatria. 2002; 78(supll 1):S89-S103.

Rozov, T. Doenças pulmonares em pediatria: diagnóstico e tratamento. São Paulo: Atheneu, 1999.

Santa Maria NN, Zanelli EM, Silva MB et al. Testes utilizados para avaliação respiratória nas doenças neuromusculares. Ver Neurociências 2070, jan/mar; 15:60-70.

Shapiro F, Sethna N, Colan S et al. Spinal fusion in Duchenne's muscular dystrophy: a multidisciplinary approach. Muscle Nerve 1992; 15(5):604-14.

Simonds AK. Respiratory complications of the muscular dystrophies. Sem Respir Crit Care Med 2002; 23:231-8.

Smith AD, Koreska J, Moseley CF. Progression of scoliosis in Duchenne' muscular dystrophy. J. Bone Joint Surg 1989; 71(7):1066-74.

Stokes M. Neurologia para fisioterapeutas. São Paulo: Premier, 2000.

Summer, WR. Insuficiência respiratória. In Goldman, LE Bennet, C (eds.). Tratado de Medicina Interna. 21ª ed. Rio de Janeiro: Guanabara Koogan, 2001.

Velasco MV, Colin AA, Zurakowski D et al. Posterior spinal fusion for scoliosis in Duchenne' muscular diminishes the rate of respiratory decline. Spine 2007; 32(4):459-65.

Wang CH, Bonnemann CG, Rutkowski AR et al. Consensus Statement on Standart of care for Congenital Muscular Dystrophies. Journal of Child Neurology. 2010; 25(12):1559-81.

Capítulo **26**

Síndrome da Apneia Obstrutiva do Sono na Criança e no Adolescente

Georgia Véras de Araujo
Marcelo Longman Mendonça

INTRODUÇÃO

Descrita inicialmente por William Osler*, em 1892, a síndrome da apneia obstrutiva do sono (SAOS) vem ganhando importância crescente nos últimos anos, tanto pelo melhor reconhecimento dos sintomas associados a essa síndrome em crianças como, também, pelo aprimoramento dos exames complementares para confirmação diagnóstica.

Em crianças, a SAOS é considerada condição final, de leve a mais grave, de um espectro de alterações respiratórias do sono (ARS), que engloba o ronco primário, a síndrome de resistência das vias aéreas superiores (SRVAS), a síndrome da hipopneia obstrutiva do sono (SHOS) e a SAOS.

A SHOS é o distúrbio do sono caracterizado por episódios de obstrução parcial e prolongada ou completa e intermitente das vias aéreas superiores, associado à queda na saturação de oxigênio e/ou hipercapnia. Difere da apneia central por ser mediada pelo sistema nervoso central (SNC) e não estar associada ao esforço respiratório e do ronco primário por este não se associar a apneias obstrutivas, despertares frequentes durante o sono ou anormalidades na troca de gases, tendo frequentemente evolução benigna e favorável.

Roncos, movimentos paradoxais entre abdome e tórax, apneia e sono fragmentado são sintomas noturnos na SAOS. Já os sintomas diurnos são quase sempre decorrentes de obstrução nasal e/ou faríngea. Em virtude das alterações do sono, o paciente pode apresentar irritabilidade, sonolência excessiva diurna, alterações neurocognitivas e comportamentais, dificuldade de ganho ponderal e, nos casos mais graves, observou-se que a SAOS está associada a desfechos metabólicos e cardiovasculares, como aumento da resistência à insulina, hipertensão pulmonar e/ou arterial sistêmica, *cor pulmonale* e, ainda, ao desenvolvimento da SAOS na maturidade.

---

*"À noite, o sono da criança é extremamente perturbado, a respiração é ruidosa e dificultosa, algumas vezes acompanhada por pausas prolongadas, seguidas de inspirações. A criança pode acordar em um paroxismo de falta de ar."

Diante dessas novas repercussões clínicas, a SAOS deve ser reconhecida precocemente na infância e conduzida com prioridade, promovendo melhoria na qualidade de vida e evitando sequelas indesejáveis. O presente capítulo aborda a avaliação clínica, as pesquisas atuais, o uso criterioso e atualizado do diagnóstico e as possibilidades de tratamento dessa síndrome.

EPIDEMIOLOGIA

A SAOS é relativamente frequente em crianças e adolescentes. Nos primeiros estudos em crianças maiores de 1 ano, a prevalência da SAOS foi de 3% a 12%. Estudos recentes demonstram que essa prevalência é estimada em 1,2% a 5,7%. A alta variabilidade dos valores encontrados na literatura se deve às diferenças nos critérios diagnósticos, nos instrumentos de avaliação (questionários ou polissonografia [PSG]) e nas amostras das crianças estudadas. Em estudos utilizando questionário, a prevalência de ronco e/ou outros sintomas de ARS variou de 1,5% a 34,2%. Em lactentes e crianças até os 3 anos de idade, a estimativa de roncadores foi de 5,6% a 26%, e em crianças com mais de 3 anos de idade a prevalência de ronco variou de 7,2% a 34,2%. No Brasil, a prevalência de ARS, por questionário, foi de 2,6% a 8,9%.

A frequência da SAOS é maior nos meninos e nas crianças com sobrepeso, de ascendência africana, com história de atopia e prematuridade. Apesar de vários autores sugerirem maior prevalência da SAOS entre os 2 e os 8 anos, quando há maior crescimento adenotonsilar, atualmente não há dados suficientes que apontem diferenças de prevalência quanto à idade.

Dentre os fatores de risco associados à SAOS destaca-se a hipertrofia adenotonsilar, apontada como principal fator de risco em crianças não obesas e sem doenças associadas. A avaliação do tamanho das amígdalas (tonsila palatina) é feita por observação direta, mas o método *padrão--ouro* para avaliação da adenoide (tonsila faríngea) e da cavidade nasal é a nasofibroscopia, que mede subjetivamente a porcentagem (0% a 100%) ou o grau (leve, moderado, grave) de obstrução do *cavum*. A radiografia do *cavum* é exame de fácil acesso e apresenta grande reprodutibilidade intra e interexaminadores para avaliação do tamanho da tonsila faríngea.

O tecido linfoide na infância começa a crescer por volta dos 9 meses de idade, a partir dos estímulos imunogênicos desencadeados pelas infecções respiratórias virais iniciadas nessa faixa etária. Entre 3 e 7 anos de idade é atingido o máximo da hiperplasia do tecido linfoide, culminando com seu pico por volta dos 10 aos 12 anos de idade, período no qual começa a involução fisiológica, adquirindo o tamanho observado no adulto. A hipertrofia de tonsilas faríngeas e palatinas, importante causa de SAOS, sustentada ou não por infecções repetitivas das vias aéreas superiores, ocorre com maior frequência em indivíduos de famílias numerosas, que vivem em casas pequenas, com exposição ao fumo passivo, entre outros fatores ambientais nocivos.

Outro fator de risco que vem ganhando bastante destaque nos últimos anos é a obesidade, que se configura em fator agravante independente para as ARS. Existe grande variabilidade nos padrões de medidas antropométricas utilizadas nos diferentes estudos, o que dificulta a comparação dos dados e da prevalência de obesidade nos pacientes com SAOS. O Ministério da Saúde e a Sociedade Brasileira de Pediatria recomendam a utilização das curvas de referência da Organização Mundial da Saúde (OMS) (2006 e 2007) na avaliação dessas medidas.

A etnicidade e os fatores genéticos também têm sido considerados associados a alto risco de SAOS. Os estudos incluindo um questionário rigoroso, a PSG e as medidas cefalométricas demonstraram preponderância da SAOS nas crianças afro-americanas e asiáticas.

Pacientes com síndromes genéticas e neuromusculares e alterações craniofaciais também estão em risco elevado para desenvolver SAOS e suas sequelas cardíacas, ou seja, hipertensão pulmonar e *cor pulmonale*.

ETIOLOGIA E PATOLOGIA MORFOLÓGICA E FUNCIONAL

Para entender as alterações na SAOS é necessário conhecer o padrão normal do sono em crianças. Durante o sono não REM (*Rapid Eye Movement*), além da diminuição da ventilação, que se processa de maneira regular, ocorrem diminuição do volume respiratório, da frequência respiratória e da capacidade residual funcional e aumento da resistência das vias aéreas superiores. Já na fase REM, o padrão respiratório é mais alterado, com frequência e volumes respiratórios variáveis e apneias centrais frequentes. A hipotonia dos músculos intercostais e das vias aéreas superiores da fase REM predispõe respectivamente a acentuação da diminuição da capacidade residual funcional e a apneia obstrutiva.

Quanto menor a criança, maior é o tempo de sono durante o dia/noite e maior a proporção de fase REM durante o sono. De forma geral, as crianças têm maior capacidade de modular o fluxo aéreo por meio de resposta mediada via centro respiratório. Essa modulação ocorre tanto em repouso, em razão do aumento do tônus neuromotor basal, como durante a resposta a estímulos como hipercapnia ou hipóxia. A atividade muscular é importante na preservação da complacência do segmento aéreo superior durante o sono, na tentativa de compensar suas vias aéreas anatomicamente menores. Essa resposta diminui a tendência de as vias aéreas superiores colapsarem, sendo inversamente proporcional à idade.

Na SAOS da criança, as vias aéreas superiores apresentam aumento do tônus neuromotor faríngeo, em especial do músculo genioglosso, originando padrão predominante de obstrução, que pode ser total ou parcial e persistente de vias aéreas superiores, além da hipercapnia e da hipóxia.

Apesar da abundante pesquisa no campo da SAOS na pediatria, grande parte da fisiopatologia subjacente permanece desconhecida. A etiologia da apneia obstrutiva do sono nesse grupo se torna multifatorial e consiste em uma associação entre fatores anatômicos, neuromusculares e imunológicos, além da predisposição genética e da obesidade.

O aspecto essencial da SAOS em crianças é o aumento da resistência das vias aéreas superiores durante o sono. A fisiopatologia da SAOS na criança é, portanto, decorrente do somatório de fatores anatômicos e funcionais que levam ao desequilíbrio entre as forças que tendem a colapsar e aquelas que tendem a tornar pérvia a via aérea superior. O estreitamento das vias aéreas superiores pode ser causado por um ou vários fatores que se associam, como hipertrofia adenotonsilar, hipertrofia dos cornetos nasais, desvio do septo nasal e hipotrofia maxilar. Outros fatores podem contribuir para a SAOS na criança, como aumento dos tecidos moles associado à obesidade, malformações ósseas faciais e anormalidades no controle neural do calibre das vias aéreas, como observado em alguns tipos de paralisia cerebral (Quadro 26.1).

A obesidade é causa comum de SAOS em crianças, determinada pelo aumento do esforço respiratório secundário a depósito de gordura na faringe e pelo aumento da circunferência abdominal e torácica associado a distúrbios neuromotores.

Alterações craniofaciais resultam do desenvolvimento anormal do cérebro, crânio e/ou esqueleto facial, podendo levar a vários pontos de estreitamento da via aérea por hipoplasia do terço médio da face, hipoplasia ou retroposicionamento da mandíbula e malformações laríngeas associadas. As principais alterações craniofaciais associadas à SAOS são as craniossinostoses

---

QUADRO 26.1 Síndromes e doenças mais associadas a alterações respiratórias do sono na criança

Síndromes craniofaciais

Síndrome de Apert
Síndrome de Crouzon
Síndrome de Pfeiffer
Síndrome de Treacher-Collins
Síndrome de Down
Sequência de Pierre Robin
Síndrome de Beckwith-Wiedemann
Acondroplasia
Síndrome de Goldenhar
Síndrome de Marfan
Trissomia do 21
Macroglossia: síndromes de Beckwith-Wiedemann, Hunter e Hurler
Síndrome de Klippel-Feil
Fenda palatina

Doenças neurológicas e musculares

Paralisia cerebral ou encefalopatia por hipóxia/anóxia
Distúrbios convulsivos graves
Distrofias musculares
Malformação de Chiari

Miscelâneas

Hipotireoidismo
Mucopolissacaridose
Síndrome de Prader-Willi
Anemia falciforme
Estenose de coanas
Laringomalácia
Estenose subglótica
Queimaduras de face e pescoço
Doenças colagenovasculares: linfangioma, hemangioma
Estenose da abertura piriforme

(síndromes de Apert, Crouzon, Pfeiffer), sequência de Pierre Robin, síndrome de Goldenhar, síndrome de Treacher-Collins e acondroplasia. Crianças com síndrome de Down também podem apresentar hipoplasia de maxila e mandíbula, hipotonia muscular, macroglossia relativa e obesidade, aumentando o risco para SAOS. O hipotireoidismo e a síndrome de Prader-Willi também estão associados à SAOS grave, em razão da obesidade e da hipotonia muscular.

As mucopolissacaridoses (MPS) constituem um grupo de doenças genéticas causadas por deficiências enzimáticas que levam ao depósito de glicosaminoglicanos nos tecidos. As MPS causam baixa estatura, hipodesenvolvimento dos ossos do crânio, hipertrofia da língua, das tonsilas palatinas e faríngeas e, consequentemente, estreitamento de toda a via aérea com alto risco para ARS (> 80%).

Outro fator de risco são as doenças neuromusculares, que formam um grupo heterogêneo de desordens que afetam os diferentes componentes do sistema neuromotor (doença do neurônio motor, neuropatias, distrofias musculares, miopatias congênitas, miotonias e miastenia grave). Estima-se que 27% a 62% das crianças com doenças neuromusculares apresentem ARS, incluindo apneia central, hipoventilação e SAOS. Os principais fatores predisponentes incluem a diminuição da atividade dos músculos respiratórios (torácicos e faríngeos) com piora durante o sono.

Doenças como paralisia cerebral, síndrome de West e distrofia muscular podem causar a SAOS por incoordenação dos músculos das vias aéreas superiores, seja associada à hipotonia ou hipertonia da musculatura faríngea. Nessas crianças, a SAOS pode estar presente durante o período diurno, muitas vezes associada a distúrbios da deglutição e hipersalivação.

Infecções respiratórias virais e rinite alérgica não são fatores de risco, mas podem exacerbar os sintomas em crianças com SAOS.

QUADRO CLÍNICO

A identificação de ronco habitual com apneias, observadas pelos familiares, e o sono agitado sugerem a possibilidade de apneia do sono. Entretanto, outros sintomas podem ser observados, como agitação, sudorese profusa, alterações do padrão toracoabdominal, alterações do aprendizado e do comportamento e sonolência excessiva. Os principais sinais e sintomas associados a SAOS em crianças estão segmentados em fases do dia, sendo mais comum encontrar os seguintes sinais e sintomas noturnos: roncos (≥ 3 noites/semana), paradas respiratórias durante o sono, sudorese profusa, agitação do sono, palidez e cianose. As crianças têm menos probabilidade de serem despertadas pelos seus episódios apneicos. A fragmentação do sono e os estados de hipercapneia e hipoxemia associados alteram a qualidade e a duração do sono. Já os sinais e sintomas diurnos mais observados são hiperatividade, falta de atenção, agressividade, sonolência excessiva, problemas no aprendizado e respiração oral.

Nessa fase se recomenda a inclusão de questões para detalhamento do ronco (frequência, intensidade, relação com infecções respiratórias, posição corporal, continuidade, associação ao esforço respiratório), comportamento durante o sono e ao acordar, posição para dormir, ocorrência de enurese, presença de infecções de vias aéreas superiores de repetição, respiração oral, desempenho escolar, labilidade emocional e comorbidades (síndromes craniofaciais, por exemplo). Entretanto, convém ressaltar que a história e o exame físico não são suficientes para discriminar o ronco primário de SAOS em crianças. O exame físico deve identificar a situação ponderoestatural do paciente (lembrando que as crianças com SAOS tendem a ter crescimento abaixo do previsto para a idade); avaliar evidências de obstrução crônica das vias aéreas superiores (estigmas do respirador bucal), hipertrofia de tonsilas palatinas (tanto nos diâmetros laterolateral como anteroposterior), formato craniofacial (face longa e ovalada, mento estreito e curto, retroposição da mandíbula, palato alto e arqueado, palato mole alongado); e incluir uma avaliação cardiológica em busca de sinais sugestivos de sobrecarga direita e ainda de hipertensão arterial pulmonar e/ou sistêmica. Deformidades torácicas do tipo *pectus excavatum* ou ainda assimetria torácica sugerem aumento do esforço respiratório de longa duração.

A enurese noturna é normalmente associada a crianças com suspeita de SAOS e está relacionada com uma cascata de eventos que secundariamente alteram o metabolismo hídrico e eletrolítico. Ocorre a liberação do peptídeo natriurético atrial (PNA) após uma distensão cardíaca em resposta às distensões intratorácicas negativas, alterando a excreção do sódio e de água por inibição da vasopressina e do sistema renina-angiotensina. Ocorre subsequente liberação de catecolamina sistêmica, aumentando o tônus muscular da bexiga. Esse fato, em conjunto com os limiares de despertar mais elevados em face da SAOS, contribui para a enurese.

Os aspectos clínicos das ARS em crianças diferem daqueles do adulto. O Quadro 26.2 resume os aspectos clínicos das ARS em crianças.

QUADRO 26.2 Alterações respiratórias durante o sono em crianças

Sinais e sintomas	Ronco primário	SRVAS	SAOS
Ronco	Presente	Presente	Presente
Hipoventilação obstrutiva	Ausente	Presente	Presente
Apneia	Ausente	Ausente	Presente
Distúrbio do sono/fragmentação	Ausente	Presente	Presente
Mudanças comportamentais	Ausente	Pode estar presente	Presente
Hipersonolência	Ausente	Pode estar presente	Pode estar presente
Hipertrofia adenotonsilar	Presente	Presente	Presente

DIAGNÓSTICO

História clínica

Uma anamnese detalhando a *história do sono* ajuda a determinar o tipo de alterações respiratórias do sono e a gravidade do quadro apresentado pela criança. Embora a PSG se mantenha como o padrão-ouro para detectar e avaliar a gravidade das ARS, a avaliação clínica tem importância fundamental, pois crianças com o mesmo índice de apneia/hipopneia podem ter repercussões clínicas diferentes, e uma com índice mais elevado pode apresentar-se clinicamente com menos sintomas do que outra de menor índice. Muitos centros não dispõem desse recurso, e por isso a suspeita clínica se mantém como o alicerce da prática diária.

A história do sono deve incluir o tipo de comportamento quanto à hora de ir para a cama, o modo habitual de dormir, o número de horas, as interrupções, as posições anormais durante o sono, os distúrbios (parassonias), o tipo do ronco, qualquer pausa ou dificuldade respiratória observada, a frequência em despertar, as cefaleias e a fadiga no início da manhã, as alterações comportamentais e os problemas com o desempenho escolar. As perturbações do sono em crianças podem apresentar-se sob as formas de roncos, engasgos, sono agitado, sono fragmentado, diaforese, hiperextensão do pescoço, apneias testemunhadas e parassonias. As parassonias podem refletir ou não ARS subjacente, pois dependem dos sintomas associados. Sintomas comportamentais como hiperatividade, problemas comportamentais (ansiedade, irritabilidade, agressividade), desorientação, confusão matinal, amnésia retrógrada e déficit de atenção podem estar presentes. Fragmentação do sono e hipersonolência diurna podem ocorrer em todas as faixas etárias, mas são mais identificadas em crianças maiores.

Exame físico

O exame físico deve iniciar-se com a inspeção da cabeça e pescoço, começando por uma avaliação da aparência craniofacial do paciente, a via respiratória (oral ou nasal) e o desenvolvimento global do corpo, incluindo peso, estatura e pressão arterial.

Os achados físicos geralmente são inespecíficos quanto à SAOS em si, relacionando-se em sua maioria com as alterações decorrentes da hipertrofia adenotonsilar e com respiração bucal decorrente da obstrução nasal crônica: boca constantemente aberta, voz hiponasal e a presença da síndrome da face alongada ou fácies adenoidiana (Figura 26.1), caracterizada pelo aumento da altura anterior da face, principalmente de seu terço inferior, estreitamento de narinas, retrusão/

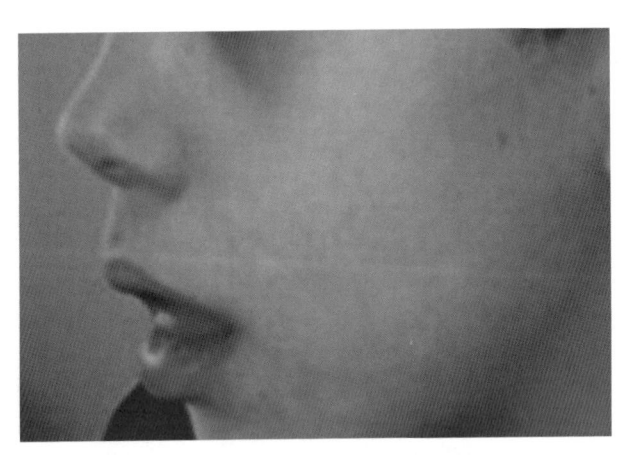

FIGURA 26.1. Síndrome da face adenoidiana.

hipoplasia mandibular e maxilar e aumento da inclinação mandibular relacionados com hipotonia dos lábios e da musculatura orofacial, podendo ser ainda observado o palato arqueado ou "ogival", com diminuição do seu diâmetro transverso, mordida aberta e/ou cruzada, que muitas vezes desencadeiam os vícios de mastigação e articulações compensatórias de linguagem.

O exame nasal pode revelar cornetos nasais inferiores hipertrofiados em decorrência ou não de um desencadeante alérgico, contribuindo para a obstrução nasal. Muitas vezes se observa a associação de rinorreia mucoide-hialina. Devem ser também apuradas outras causas de obstrução nasal, como desvio do septo nasal, pólipos nasais e atresia de coana. Mais incomuns, devem ser descartadas malformações intranasais obstrutivas, tais como gliomas, meningoencefaloceles, mucoceles e hemangiomas.

A avaliação da cavidade oral (oroscopia) deve identificar o tamanho da mandíbula, a dentição e a oclusão; a anatomia e a função do véu palatino, certificando-se de que não existam fissura aberta nem fissura submucosa do palato mole, que podem ser evidentes por uma úvula bífida; uma diástase muscular da linha média e chanfradura do palato duro; a forma e o tamanho da língua em relação à cavidade oral e seu posicionamento posteriorizado, podendo obstruir a oro e hipofaringe nos casos de doença neuromuscular e malformações craniofaciais; o grau de hipertrofia/hiperplasia das tonsilas palatinas, utilizando-se a classificação de Brodsky, sendo consideradas Grau 0 (normal) as tonsilas palatinas que não ultrapassam os limites da loja amigdaliana – pilar anterior da orofaringe, Grau I as tonsilas palatinas hiperplásicas que ultrapassam os limites da loja amigdaliana em até 25%, Grau II as tonsilas palatinas hiperplásicas que ultrapassam os limites da loja amigdaliana em até 50%, Grau III as tonsilas palatinas hiperplásicas que ultrapassam os limites da loja amigdaliana em até 75% e Grau IV as tonsilas palatinas hiperplásicas que tocam a úvula, podendo ser uni ou bilaterais, mais comuns.

A tonsila faríngea (adenoide), localizada na rinofaringe, não é visível ao exame nasal tradicional (rinoscopia anterior) e deve ser avaliada utilizando-se a nasofibroscopia, sempre que disponível. Sinais otológicos, como retração de membrana timpânica, otite média secretora com presença de efusão ou outros relacionados com hipoventilação e dificuldade de drenagem da orelha média, podem ser observados, pois o orifício da tuba auditiva poderá estar fisicamente obstruído por tecido adenoidiano hipertrofiado.

Exame físico detalhado por especialista, a nasofibroscopia representa uma avaliação direta, real, tridimensional e dinâmica das fossas nasais e de faringe, além da avaliação da laringe. Realizado ambulatorialmente, é exame rápido e seguro: utiliza-se anestésico tópico instilado nas fossas nasais com o paciente sentado no colo do responsável. Permite a avaliação detalhada das fossas nasais (mucosa nasal, septo nasal, cornetos inferiores, meatos e recessos, coanas), do esfíncter velofaríngeo e do grau de hipertrofia e obstrução da adenoide (além da sua relação com os óstios tubáreos). Geralmente é sintomática a hiperplasia adenoidiana com obstrução coanal acima de 30%, podendo ser classificada como leve, quando a obstrução representa menos de 1/3 da coana (< 30%); moderada, quando a obstrução representa 1/3 a 2/3 da coana (30% a 70%); e grave, quando a obstrução representa mais de 2/3 da coana (> 70%).

Na sequência do exame da faringe, a nasofibroscopia avalia o componente obstrutivo relacionado com as tonsilas palatinas: grau de obstrução da orofaringe e da hipofaringe (hipertrofia de polo inferior); obstrução da hipofaringe pela queda/retroposicionamento da base da língua (nos casos de doença neuromuscular e nas malformações craniofaciais) e a presença de quaisquer outros contribuintes para a obstrução das vias aéreas superiores (p. ex., laringomalácia, estenose laríngea).

O Quadro 26.3 revisa os diferentes níveis e as possíveis causas de obstrução em crianças suspeitas de ARS.

Os achados sistêmicos podem incluir atraso na curva de crescimento, complicação bem conhecida, podendo ocorrer em razão de quatro fatores: diminuição do aporte calórico; gasto calórico aumentado em virtude do maior esforço respiratório; diminuição da liberação do hormônio de crescimento por diminuição de sono REM e diminuição da resposta dos órgãos terminais aos fatores de crescimento.

QUADRO 26.3 Níveis e tipos de obstrução nas alterações respiratórias do sono em crianças e adolescentes

Rinofaringe

Hipertrofia de tonsila faríngea
Rinossinusite e/ou adenoidite crônica
Desvio de septo nasal
Hipertrofia de cornetos inferiores
Polipose nasal
Tumorações nasais benignas (gliomas, meningoencefaloceles, mucoceles, hemangiomas)
Estenose: coana ou da abertura piriforme

Orofaringe/hipofaringe

Hipertrofia tonsilar: palatina ou lingual
Fissura palatina ou fissura da submucosa palatina
Macroglossia
Hipoplasia mandibular
Pós-cirúrgica: retalho faríngeo, retração palatina
Problemas neuromusculares: paralisia do palato mole

Laringe e pescoço

Anomalias laríngeas: papiloma, paralisia das pregas vocais
Estenose, hemangioma, membranas
Laringomalácia, traqueobroncomalácia
Pescoço curto e rijo e anomalias da coluna cervical

A hipertensão pulmonar, decorrente da hipóxia e hipercapnia recorrentes, pode levar à insuficiência cardíaca congestiva e ao *cor pulmonale*. Outras alterações cardiovasculares que podem ser encontradas no exame físico são arritmias, bradicardias e hipertensão arterial nos casos em que a SAOS é grave. Nos casos de SAOS crônica podem estar também presentes sintomas consistentes com refluxo gastroesofágico.

É importante pesquisar deformidades torácicas, anormalidades da coluna torácica, ou ambas, que possam contribuir ou agravar qualquer distúrbio respiratório relacionado com o sono.

Recente revisão sistemática incluindo 10 estudos, com 1.525 pacientes, observou que nenhum sintoma isolado (ronco, sonolência excessiva diurna, dificuldade em respirar e apneia) ou sinal (hipertrofia adenotonsilar) conseguiu predizer de forma satisfatória a SAOS. A maioria dos estudos demonstra que o exame físico no geral não predispõe a SAOS.

Em outro estudo de metanálise, Flores-Mir e cols. (2013) referiram que as medidas mais frequentemente mencionadas como alteradas nas crianças com SAOS são aumento na inclinação vertical da mandíbula e retrusão maxilar e mandibular. Os autores concluem que esses resultados devem ser interpretados com cautela, uma vez que existe enorme variabilidade de metodologia entre os diferentes estudos.

Exames laboratoriais
Polissonografia

A PSG é o padrão-ouro aceito para o diagnóstico da SAOS em crianças. Registra simultaneamente os dados cardiorrespiratórios, eletromiográficos e eletroencefalográficos da criança e adolescente, proporcionando medida da gravidade da obstrução das vias aéreas durante o sono e uma linha de base com a qual a terapia deverá ser comparada. Os achados polissonográficos servem também para diferenciar a SAOS de roncos primários, apneias centrais, convulsões noturnas e narcolepsia, além de oferecer importantes informações sobre a gravidade da SAOS e dos riscos de complicações no pós-operatório imediato e no seguimento pós-tratamento.

No índice apneia-hipopneia (IAH), parâmetro mais comumente usado para identificar crianças com SAOS, o XX é calculado pelos dados da PSG, como o número médio de apneias e de hipopneias por hora de sono. As leituras são geralmente consideradas anormais quando o IAH for > 1 evento/hora associado à saturação de oxigênio abaixo de 92%. Pode ser segmentado em: leve – IAH de 1 a 5 eventos/h; moderado – 5 a 10 eventos de apneia/h; ou grave – IAH > 10 eventos/h na criança. O critério utilizado para adultos (IAH > 5 eventos/h) pode ser utilizado em adolescentes a partir dos 13 anos.

Na investigação da SAOS da criança e do adolescente pode-se disponibilizar dois tipos de exame: a PSG diurna (soneca por 1 hora, e cerca de 80% das crianças necessitaram de uso de hidrato de cloral para conseguir fazer o exame diurno), que quando comparada à PSG noturna laboratorial apresenta sensibilidade de 69% a 74% e especificidade de 60% a 100%, podendo ser usada para diagnóstico da SAOS em crianças que não conseguem realizar o exame durante a noite, mas, se inconclusiva, a PSG noturna complementar é obrigatória; e a PSG laboratorial noturna, considerada o padrão-ouro por fornecer uma avaliação objetiva e quantitativa dos parâmetros respiratórios e da arquitetura do sono. No entanto, sabemos que o custo da PSG é relativamente elevado, necessitando de equipamento e pessoal técnico especializado, o que muitas vezes dificulta sua realização, rotineiramente, na avaliação das ARS em crianças e adultos.

Apesar da maior escassez de laboratórios de sono com experiência no atendimento de crianças, o registro de PSG diagnóstica na infância pode ser adquirido com poucas variações técnicas em relação a exames de adultos, sendo o diferencial mais importante, provavelmente, a incorporação da capnografia.

Os principais empecilhos à realização da PSG são a falta de padrões de medidas e de consenso de interpretação para crianças, o acesso aos laboratórios do sono pediátrico e o custo/benefício do exame. Além disso, é um exame que exige cooperação do paciente, sendo incômodo e de difícil realização em crianças. Em razão desses problemas, muitos médicos utilizam o auxílio da história clínica, dos sinais físicos e dos procedimentos auxiliares para ajudar no diagnóstico da SAOS pediátrica. A ausência do ronco habitual e a respiração bucal durante o dia são comumente observadas em crianças sem SAOS na PSG e podem ajudar o clínico a estabelecer o diagnóstico.

Existem poucos estudos disponíveis que acessem especificamente a acurácia da polissonografia para definição diagnóstica da SAOS na faixa etária pediátrica. Ainda, a comparação de resultados se encontra prejudicada por diferenças metodológicas, principalmente nos critérios de identificação de eventos respiratórios e nos pontos de corte para definição de doença.

Recentemente, uma força-tarefa realizada pela Academia Americana de Medicina do Sono revisou, entre outros aspectos, a validade e a confiabilidade da PSG para o diagnóstico de ARS na faixa etária pediátrica. Foram avaliados estudos de correlação entre os parâmetros polissonográficos e os demais aspectos, como história clínica, questionários específicos, presença de sonolência diurna excessiva, disfunção cognitiva, morbidade cardiovascular, dados de exame físico e exames complementares, como nasofibroscopia.

Por outro lado foram revisados estudos permitindo inferir validade e confiabilidade, incluindo confiabilidade teste-reteste, ou seja, a estabilidade de uma medida pelo tempo; reprodutibilidade de cunho interobservador, isto é, a consistência de uma medida quando avaliada por múltiplos avaliadores, com reprodutibilidade intraobservadores – a consistência de uma medida quando utilizada pelo mesmo avaliador; validade teste-reteste, isto é, a mudança de determinada medida na direção esperada após intervenção que gere impacto em tal medida – no caso, em geral, IAH × adenotonsilectomia.

As conclusões foram que: (1) existem poucas evidências que suportem a validade da história clínica isoladamente para avaliação das ARS, quando comparada com a PSG, sendo esta última mais sensível para identificar a presença de apneias/hipopneias; (2) os estudos utilizando questionários apresentaram correlação variável com os dados de PSG, e a maioria demonstrou correlação relativamente fraca, sugerindo que questionários não identificam adequadamente a SAOS quando comparada à PSG; (3) no que diz respeito à sonolência diurna excessiva, sua presença isoladamente não prediz com acurácia a presença de SAOS quando realizada a PSG; (4) estudos de qualidade de vida isoladamente não fornecem validação significativa de medidas polissonográficas de parâmetros ventilatórios; (5) testes cognitivos fornecem moderado suporte à construção da validade da PSG e sugerem que mesmo uma ARS leve pode estar associada a prejuízos comportamentais e cognitivos; (6) quanto à morbidade cardiovascular, um IAH $\geq$ 5/h em escolares foi estabelecido como fator de risco independente para elevação de pressão arterial, após ajuste de variáveis como IMC; (7) dados de exame físico respaldam de forma limitada a caracterização polissonográfica de SAOS e não devem substituir a PSG na definição da doença; (8) métodos endoscópicos ou de imagem de avaliação de vias aéreas se associam positivamente a achados de PSG em crianças com suspeita de ARS.

Um viés de inclusão ocorre pelo fato de tais estudos terem sido realizados, em geral, em crianças com história e/ou exame físico já compatíveis com SAOS.

Oximetria e tonometria arterial

A oximetria durante a noite representa uma ferramenta simples de triagem que pode ser usada em casa. Apresenta valor preditivo positivo superior a 90% e valor preditivo negativo de apenas 47% quando comparado com a PSG. Por isso, um achado negativo do estudo não pode, com confiabilidade, excluir um distúrbio subjacente do sono. O próprio oxímetro de pulso tem limitações mecânicas, na dependência do seu objetivo e programação, que podem induzir variações de leitura no paciente.

Isoladamente é um método simples, porém inespecífico para o diagnóstico da SAOS em crianças. Se a oximetria for analisada em conjunto com o trânsito de pulso pode fornecer mais informações. Ainda há poucos estudos na população pediátrica, mas a oximetria e a tonometria arterial parecem ser particularmente úteis dentro do contexto hospitalar, como monitoração dentro da UTI, principalmente em unidade neonatal e também no seguimento de crianças em uso de CPAP, com aparelhos ortodônticos e pós-operatório. Esses equipamentos também podem fornecer informações úteis, quando utilizados em uma análise conjunta dos dados clínicos e polissonográficos.

Exames de imagem

Um exame auxiliar útil, quando a nasofaringoscopia não for possível, é a radiografia de perfil da rinofaringe (radiografia de *cavum*) (Figura 26.2). Essa técnica proporciona informação anatômica útil acerca do tamanho da adenoide dentro dos limites da nasofaringe. Não é fornecida nenhuma informação funcional, mas pode ser determinada uma indicação sobre a relativa redução da coluna aérea na topografia da nasofaringe.

Na avaliação do ronco e da ARS têm sido também usados os estudos cefalométricos. Uma cefalometria do esqueleto facial proporciona um modo de medir as marcas ósseas e compará-las com as normas compatíveis com a idade. Pela cefalometria é obtida pouca informação diagnóstica,

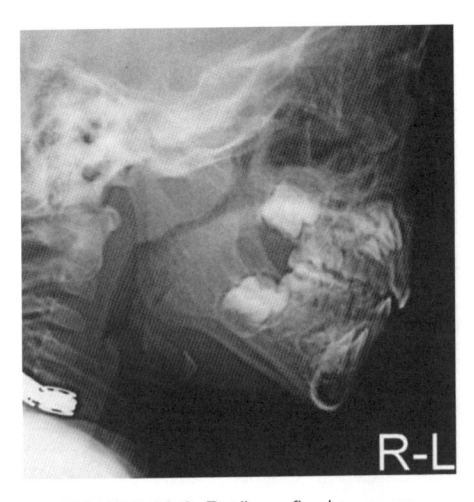

FIGURA 26.2. Radiografia do *cavum*.

mas esse recurso pode fornecer informação prognóstica quanto às intervenções cirúrgicas esqueléticas, indicadas em crianças nos casos restritos das malformações craniofaciais ou no uso de instrumentos de avanço mandibular.

A cinerressonância magnética (cine-RM) é a ferramenta útil para a avaliação do paciente complexo com anormalidades craniofaciais ou em qualquer um cuja PSG permaneça anormal após a adenotonsilectomia. Conforme mencionado, a SAOS no campo da síndrome de Down ou de outras anormalidades craniofaciais é geralmente refratária à adenotonsilectomia em virtude dos múltiplos níveis de obstrução das vias aéreas. A cine-RM permite a identificação e a avaliação dinâmica de obstrução das vias aéreas superiores (p. ex., base da língua, palato mole, nasofaringe e hipofaringe), encaminhando desse modo o paciente para o curso apropriado de tratamento.

A radioscopia das vias aéreas, que proporciona vista dinâmica desse campo, pode também ser útil na determinação do sítio da obstrução das vias aéreas superiores, porém é muito mais dependente da cooperação do paciente. Um achado negativo do estudo não pode confirmar a ausência de obstrução das vias aéreas, pois as condições do procedimento não podem replicar o estado do sono natural para a maioria dos pacientes, e assim diminui o benefício clínico global ao investigar a ARS. A radioscopia deve ser considerada adjunto para o exame clínico e para a visualização direta com o nasoendoscópio flexível.

TRATAMENTO

A síndrome da apneia obstrutiva do sono é comum e sua prevalência deverá aumentar com a atual epidemia de obesidade. Se não for tratada, estará associada a morbidades importantes, como retardo no crescimento, deficiência neurocognitiva, hipertensão arterial sistêmica e/ou pulmonar e *cor pulmonale*. Recente pesquisa mostrou que muitas crianças, especialmente as obesas, têm apneia do sono obstrutiva residual após adenotonsilectomia (o principal tratamento para apneia obstrutiva do sono na infância). Essas crianças podem ser eficazmente tratadas com pressão positiva contínua nas vias aéreas, mas a baixa adesão é limitação significativa dessa terapia. Portanto, novas modalidades de tratamento são necessárias para a SAOS pediátrica.

A pesquisa atual tem-se concentrado em terapias mais recentes, como anti-inflamatórios, tratamentos ortodônticos, cânula nasal de alto fluxo e perda de peso. No entanto, existem poucos estudos randomizados controlados que avaliaram a eficácia dessas terapias, sendo ainda campo promissor para novas pesquisas.

Na SAOS, o tratamento deve ser instituído após criteriosa definição diagnóstica. Opções de tratamento são analisadas sob a visão de um especialista, que orientará o melhor para o paciente, seja medicamentoso, mecânico (aparelho intraoral/pressão positiva contínua em vias aéreas [CPAP]) ou cirúrgico, a depender do tipo de obstrução da via aérea, complexidade das alterações e de fatores associados, como síndromes genéticas, malformações craniofaciais ou obesidade.

Abordagem clínica inicial

Em relação às crianças obesas, um componente essencial da terapia é a perda de peso, o que requer a motivação dos pais, a orientação de um nutricionista e a avaliação pelo pediatra. Essas crianças frequentemente sofrem de fadiga e, por isso, têm crescente dificuldade na sua atividade diária para ajudar na sua perda de peso. Se, depois de uma razoável perda de peso ou de uma tentativa nesse sentido, não ocorrer mudança no tipo de sono, é justificada investigação mais profunda.

As evidências, até o momento, se restringem à perda de peso por dieta, associada ou não ao exercício físico.

Tratamento medicamentoso

Agentes anti-inflamatórios têm sido propostos como opção de tratamento não invasivo em crianças com SAOS leve a moderada, nos casos de SAOS residual ou para os que não tenham condições cirúrgicas. Esse enfoque foi baseado na observação de que proporção substancial de crianças com SAOS exibia sintomas de rinite alérgica. Portanto, o uso de corticoides nasais, antagonistas dos receptores dos leucotrienos e cromoglicato dissódico foi avaliado quanto à sua efetividade na SAOS. Evidências atuais sugerem que o uso de corticoide intranasal pode melhorar de forma significativa o quadro de obstrução nasal em crianças com hipertrofia de adenoide, levando à redução do tamanho e à melhora clínica. No entanto, nas hipertrofias graves de adenoide, associadas à SAOS, geralmente não há redução significativa, e a indicação de tratamento é cirúrgica. O corticoide intranasal, por sua vez, não atua de forma significativa na hipertrofia das tonsilas palatinas.

Tratamento mecânico

Procedimentos ortodônticos

Crianças com SAOS frequentemente apresentam associação entre hipertrofia adenotonsilar, cavidade nasal pequena e estreita, além de atresia da maxila associada a palato ogival e mordida cruzada posterior. Nessas situações a correção com expansão rápida da maxila (ERM) por meio do uso de um aparelho intraoral, que trata a constrição maxilar e promove a diminuição no IAH, é uma alternativa, pois é procedimento ortodôntico-ortopédico que usa aparelhos fixos ancorados em determinados dentes soldados a um parafuso expansor localizado na região do palato. Uma força pesada é aplicada sobre os dentes de ancoragem com o intuito de agir diretamente sobre a sutura palatina sem nenhum movimento dentário.

O movimento ortopédico é conseguido pela abertura da sutura palatina, ainda não calcificada, até aproximadamente 12 anos de idade, ou recém-calcificada, na adolescência. O efeito total da expansão consiste em movimento do complexo maxilar, resultando em aumento da cavidade nasal com melhora do fluxo aéreo. A ERM permite que o crescimento continue normalmente, sem grandes variações dos segmentos anteroposteriores e cefalométricos.

A literatura mostra outros aparelhos estudados, como o "monobloco modificado", no tratamento da SAOS na criança, o qual posiciona a mandíbula anteriormente, sendo indicado para casos de retrognatia. Após 6 meses de uso, a PSG feita com o aparelho *in situ* revelou redução significativa no IAH em crianças com SAOS.

Atualmente, a recomendação é a de que os aparelhos orais ou ortopédicos funcionais devam ser usados em crianças com mordida cruzada posterior e como auxiliares no tratamento da SAOS em crianças que tenham problemas craniofaciais associados.

CPAP

A PAP (CPAP ou pressão positiva em vias aéreas em dois níveis [BiPAP]) é eficaz para melhorar sintomas noturnos e os índices respiratórios da PSG, além da sonolência diurna. Há evidências também de benefício em relação às questões cognitivas e comportamentais. A PAP não é recomendada como primeira opção de tratamento de SAOS em crianças e adolescentes quando existe a possibilidade de melhora com adenotonsilectomia. No entanto, é útil para os casos de SAOS residual após adenotonsilectomia e quando não há indicação cirúrgica.

Nos casos em que a adenotonsilectomia não esteja indicada por presença de tecido adenotonsilar mínimo, naqueles em que a cirurgia não promoveu a melhora dos sintomas ou em outras situações como malformações cranianas e alterações neuromusculares, o CPAP está indicado. O maior obstáculo a seu uso é principalmente a tolerância do paciente. O acompanhamento deve ser realizado por especialista, que deverá ajustar o nível do CPAP durante a PSG e proporcionar o acompanhamento a longo prazo com reavaliações intermitentes, pois as necessidades da criança poderão mudar enquanto prossegue seu crescimento.

O tratamento com PAP não invasiva é seguro. Os efeitos colaterais, em geral, são menores e transitórios e incluem lesões de pele pelo contato com a máscara, vazamento de ar pela máscara, vermelhidão ocular e sintomas nasais. A avaliação regular do ajuste da máscara pode ajudar a evitar essas intercorrências. Deformidade facial deve ser monitorada e o risco de pneumotórax não pode ser esquecido.

Na insuficiência respiratória aguda pós-operatória, quadro infrequente que pode ocorrer com maior incidência em menores de 3 anos de idade portadores de SAOS grave, o CPAP ou o BiPAP podem ser úteis na prevenção de reintubação no pós-operatório imediato.

Abordagem cirúrgica
Adenotonsilectomia

O fator de risco mais comum para o desenvolvimento da SAOS na criança é a hipertrofia adenotonsilar. A adenotonsilectomia é o tratamento cirúrgico mais indicado na SAOS, com taxa de sucesso que varia de 66% a 82,9%, tendo sido diagnosticada somente por suspeita clínica ou nos casos mais complexos pela PSG. Na avaliação da indicação cirúrgica, o papel da PSG diagnóstica se torna mais importante na definição dos casos complexos do ponto de vista clínico, em especial porque um dos preditores clínicos, o tamanho das tonsilas, pode ter resultados contraditórios: existem situações em que crianças com SAOS grave apresentam tonsilas não obstrutivas e vice-versa.

Se for executada isoladamente a adenoidectomia ou a tonsilectomia, existe a possibilidade de recorrência da SAOS e, por isso, a recomendação é realizar a adenotonsilectomia. A recidiva sintomática após a adenoidectomia não é frequente, ocorrendo principalmente naqueles pacientes operados com menos de 2 anos de idade, em razão do estímulo da hiperplasia fisiológica do tecido linfoide da rinofaringe. Não há recidiva após amigdalectomia (dissecção extracapsular).

A remoção da obstrução das vias aéreas após a adenotonsilectomia poderá induzir melhora na qualidade do sono, na clareza e na qualidade da voz, no crescimento, na enurese noturna, no comportamento, no aprendizado e na qualidade de vida, além da melhora significativa do IAH, normalizando os parâmetros da PSG na maioria dos pacientes não complicados.

Há melhora da morbidade do quadro como um todo e ainda uma reversão ou melhora dos problemas cardiovasculares, podendo haver melhora da função simpática após a cirurgia e normalização dos achados pré-operatórios da ecocardiografia, como melhora da pressão pulmonar sistólica medida por meio da regurgitação tricúspide.

A adenotonsilectomia é um procedimento com baixa taxa de complicações, mas, como qualquer procedimento cirúrgico, está associada às morbidades e até, raramente, à mortalidade. Portanto, alguns fatores de risco para complicações respiratórias no perioperatório de crianças submetidas a adenotonsilectomia devem ser considerados: idade < 2 anos, prematuridade, baixo peso, obesidade, asma, alterações craniofaciais, anomalias cromossômicas, doenças cardíacas e neuromusculares e história de laringoespasmo intraoperatório.

Nessas condições, devem ser solicitados, no mínimo, oximetria noturna e/ou estudo do sono, pois o risco aumenta quando o IAH > 5 eventos/h ou nadir SpO_2 < 80. Uma ampla revisão de todas as complicações está acima da finalidade deste capítulo; entretanto, certos problemas têm importância quando mencionados.

Após procedimento cirúrgico, as causas mais comuns para a readmissão são a dor, a desidratação e a hemorragia (até 3% dos casos), complicações mais frequentes nesses procedimentos. Geralmente autolimitados, os casos de sangramento em algumas situações necessitam de cirurgia revisional, enquanto as causas mais comuns na reavaliação pós-operatória são a persistência da ARS e a insuficiência velofaríngea (na maioria das situações reversível sem tratamento específico após o primeiro mês de pós-operatório). Na permanência dos sintomas, necessitam de seguimento com a realização de fonoterapia.

Os pacientes que requerem internação hospitalar e monitoração pós-operatória por 24 horas incluem todas as crianças com menos de 3 anos de idade; as que têm SAOS grave documentada pela PSG e as que apresentam comorbidades, como doença cardiopulmonar grave, distúrbio neuromuscular, diástese hemorrágica, anomalias craniofaciais e síndromes genéticas. Até 1/3 desse grupo de pacientes poderá manifestar complicações respiratórias pós-operatórias. A presença de edema pulmonar pós-obstrução ou de redução do fluxo respiratório (causada por perda do fluxo hipercapneico) requer tratamento intensivo durante toda a noite e monitoração com oxigênio suplementar, CPAP e ocasional intubação endotraqueal. As alterações respiratórias pós-operatórias cessam dentro das primeiras 24 horas do tratamento apropriado.

No paciente complexo com anormalidades craniofaciais e SAOS grave, podem ser indicadas cirurgias apropriadas às alterações encontradas. Esses pacientes requerem avaliação por uma equipe multidisciplinar que deve proporcionar tratamento adequado para o paciente.

Outras abordagens cirúrgicas

A obstrução nasal é prejudicial na criança e interfere na evolução pós-operatória de crianças com SAOS submetidas a adenotonsilectomia. A presença de desvio septal e a hipertrofia de conchas nasais inferiores podem ser consideradas fatores preditivos de insucesso.

Em virtude da possibilidade de alteração no crescimento facial, a septoplastia é desaconselhada em crianças pequenas, mas pode ajudar a melhorar o fluxo nasal em crianças maiores.

Recomenda-se o tratamento da obstrução nasal como complemento da adenotonsilectomia, na presença de doença nasal, principalmente a redução das conchas nasais, na presença de hipertrofia.

A uvulopalatofaringoplastia foi tentada em casos individualizados na síndrome de Down, síndrome de Prader-Willi, encefalopatias e portadores de paralisia cerebral ou doenças neuromusculares quando refratários à adenotonsilectomia.

As abordagens craniofaciais podem ajudar na expansão da via aérea superior e são úteis na correção de anormalidades maxilofaciais em crianças com malformações craniofaciais. Como essas anomalias são relativamente raras, os trabalhos apresentam poucas abordagens terapêuticas. Porém, apesar do nível de baixa evidência, essa abordagem é recomendada em casos de micrognatia congênita e hipoplasia do terço médio da face.

A traqueostomia proporciona alívio completo das vias aéreas superiores, devendo ser indicada de forma minuciosa para o paciente com SAOS persistente, grave e documentada, para o qual tenham falhado todas as outras tentativas de tratamento.

Bibliografia

Ahn YM. Treatment of obstructive sleep apnea in children. Korean J Pediatr 2010; 53(10):872-9.

Alabi BS, Abdulkarim AA, Musa IO et al. Prevalence of snoring and symptoms of sleep disordered breathing among primary school pupils in Ilorin, Nigeria. Int J Pediatr Otorhinolaryngol 2012; 76(5):646-8.

Alexopoulos EI, Kaditis AG, Kalampouka E et al. Nasal corticosteroids for children with snoring. Pediatric Pulmonology 2004; 38:161-7.

Arens R, Muzumdar H. Sleep, sleep disordered breathing, and nocturnal hypoventilation in children with neuromuscular diseases. Paediatr Respir Rev 2010; 11(1):24-30.

Biggs SN, Vlahandonis A, Anderson V et al. Long-term changes in neurocognition and behavior following treatment of sleep disordered breathing in school-aged children. SLEEP 2014; 37(1):77-84.

Brodsky L, Moore L, Stanievich JF. A comparison of tonsillar size and oropharyngeal dimensions in children with obstructive adenotonsillar hypertrophy. Int J Pediatr Otorhinolaryngol 1987; 13(2):149-56.

Broouillette RT, Morielle A, Leimanis A et al. Nocturnal pulse oximetry as an abbreviated testing modality for pediatric obstructive sleep apnea. Pediatrics 2000; 105:405-12.

Brunetti L, Francavilla R, Scicchitano P et al. Impact of Sleep Respiratory Disorders on Endothelial Function in Children. The Scientific World Journal 2013; 1-6.

Certal V, Catumbela E, Winck JC et al. Clinical assessment of pediatric obstructive sleep apnea: a systematic review and meta-analysis. Laryngoscope 2012; 122(9):2105-14.

Clinical practice guideline: diagnosis and management of childhood obstructive sleep apnea syndrome. Pediatrics 2002; 109:704-12.

Fagondes SC, Moreira GA. Apneia obstrutiva do sono em crianças. J Bras Pneumol 2010; 36(2):S1-S61.

Feres MFN, Hermann JS, Cappellete Jr M, Pignatari SSN. Lateral X-ray view of the skull for the diagnosis of adenoid hypertrofhy: a systematic review. Int J Pediatr Otorhinolaryngol 2011; 75(1):1-11.

Flores-Mir C, Korayem M, Heo G et al. Craniofacial morphological characteristics in children with obstructive sleep apnea syndrome. A systematic review and meta-analysis. J Am Dent Assoc 2013; 144(3):269-77.

Geran RG, MacNamara JA Jr, Baccetti T et al. A prospective long-term study on effects of rapid maxillary expansion in mixed dentition. Am J Orthod Dentofacial Orthop 2006; 129:631-40.

Goldbart AD, Goldman JL, Veling MC, Gozal D. Leukotriene modifier therapy for mild sleep-disordered breathing in children. American Journal of Resp Crit Care Med 2005; 172:364-70.

Guilleminault C, Pelayo R. Sleep-disordered breathing in children. Ann Med 1998; 30(4):350-6.

Hogan AM, Hill CM, Harrison D, Kirkham FJ. Cerebral blood flow velocity and cognition in children before and after adenotonsillectomy. Pediatrics 2008; 122(1):75-82.

Kalra M, Chakraborty R. Genetic susceptibility to obstructive sleep apnea in the obese children. Sleep Med 2007; 8:169-75.

Katz ES, D'Ambrosio CN. Pathophysiology of pediatric obstructive sleep apnea. Proc Am Thorac Soc 2008 5(2):253-62.

Kheirandish L, Goldbart AD, Gozal D. Intranasal steroids and oral leukotriene modifier therapy in residual sleep-disordered breathing after tonsillectomy and adenoidectomy in children. Pediatrics 2006; 117:61-6.

Kuhle S, Urschitz MS, Eitner S, Poets CF. Interventions for obstructive sleep apnea in children: a systematic review. Sleep Med Rev 2009; 13(2):123-31.

Li AM, So HK, Au CT et al. Epidemiology of obstructive sleep apnea syndrome in Chinese children: a two-phase community study. Thorax. 2010b; 65(11):991-7.

Marcus CL. Pathophysiology of childhood obstructive sleep apnea: current concepts. Resp Physiol 2000; 119;143-54.

Marcus CL, Brooks LJ, Draper KA et al. Diagnosis and management of childhood obstructive sleep apnea syndrome. Pediatrics. 2012; 130(3):e714-55.

Marcus CL, Keens TG, Ward SL. Comparison of nap and overnight polysomnography in children. Pediatr Pulmonol 1992; 13(1):16-21.

Mitchell RB. Sleep-disordered breathing in children: are we underestimating the problem? Eur Respir 2005; 25(2):216-7.

Mitchell RB, Garetz S, Moore RH et al. The Use of Clinical Parameters to Predict Obstructive Sleep Apnea Syndrome Severity in Children The Childhood Adenotonsillectomy (CHAT) Study Randomized Clinical Trial. JAMA Otolaryngol Head Neck Surg. 2015; 141(2):130-6.

Nunes ML, Bruni O. The genetics of sleep disorders in childhood and adolescence. J Pediatr 2008; 84(4):S27-32.

Osler W. Chronic tonsillitis. In: The principles and practice of medicine. New York: Appletown and Co., 1892:335-9.

Petry C, Pereira MU, Pitrez PM, Jones MH, Stein RT. The prevalence of symptoms of sleep-disordered breathing in Brazilian school-children. J Pediatr 2008; 84(2):123-9.

Piteo AM, Lushington K, Roberts RM et al. Prevalence of snoring and associated factors in infancy. Sleep Med 2011; 12 (8):787-92.

Potasz C, Juliano ML, Varela MJ et al. Prevalence of sleep disorders in children of a public hospital in São Paulo. Arq Neuropsiquiatr 2010; 68(2):235-41.

Ray RM, Bower CM. Pediatric obstructive sleep apnea: the year in review. Curr Opin Otolaryngol Head Neck Surg 2005; 13:360-5.

Roland PS, Rosenfeld RM, Brooks LJ et al. American Academy of Otolaryngology–Head and Neck Surgery Foundation. Clinical practice guideline: Polysomnography for sleep-disordered breathing prior to tonsillectomy in children. Otolaryngol Head Neck Surg. 2011; 145(1):S1-15.

Scholle S, Wiater A, Scholle HC. Normative values of polysomnographic parameters in childhood and adolescence: Cardiorespiratory parameters. Sleep Medicine. 2011; (12):988-96.

Slifer KJ, Kruglak D, Benore E et al. Behavioral training for increasing preschool children's adherence with positive airway pressure: a preliminary study. Behav Sleep Med 2007; 5(2):147-75.

Sociedade Brasileira de Pediatria. Obesidade na infância e adolescência: Manual de Orientação. São Paulo: Sociedade Brasileira de Pediatria. Departamento Científico de Nutrologia; 2008:116 p.

Tapia IE, Marcus CL. Newer treatment modalities for pediatric obstructive sleep apnea. Paediatric Respiratory Reviews 2013; (14):199-203.

Umlauf MG, Chasens ER. Sleep disordered breathing and nocturnal polyuria: nocturia and enuresis. Sleep Med Rev 2003; 7(5):403-11.

Weatherly RA, Ruzicka DL, Marriott DJ et al. Polysomnography in children scheduled for adenotonsillectomy. Otolaryngol Head Neck Surg. 2004; 131(5):727-31.

WHO Multicentre Growth Reference Study Group. WHO Child Growth Standards based on length/height, weight and age. In: De Onis M, Garza C, Onyango AW, Martorell R, Guest Editors. WHO Child Growth Standards. Acta Paediatr 2006; (450):76-85.

Wise MS, Nichols CD, Grigg-Damberger MM et al. Executive summary of respiratory indications for polysomnography in children: an evidence-based review. Sleep. 2011; 34(3):389-98.

Índice Remissivo

A

Abscesso pulmonar, 133
- abordagem, 133
- classificação, 133
- complicações, 135
- diagnóstico
- - clínico, 134
- - diferencial, 135
- - etiológico, 134
- - imagem, 134
- - outros exames, 135
- etiologia, 134
- fisiopatologia, 133
- pneumonia aguda comunitária, 106
- tratamento, 135
Achromobacter xylosoxidans, 195
Adenotonsilectomia, 348, 349
Adrenalina, bronquiolite aguda, 94
Aleitamento materno e sibilância, 170
Alterações pulmonares, 260, 262
Amiotrofia espinhal progressiva, 312
Anemia falciforme, 295
Anomalias congênitas da laringe, 56

Artrite idiopática juvenil, 303
Asma, 179-188
- abordagem, 179
- brônquica e doença falciforme, 301
- classificação, 182
- diagnóstico
- - clínico, 181
- - diferencial, 185
- doença do refluxo gastroesofágico, 219
- epidemiologia, 179
- exames complementares, 183
- - espirometria, 183
- fisiopatogenia, 180
- história natural, 180
- lactente, 171
- patologia, 181
- persistente, 183
- pré-escolar, 171
- tratamento, 185
- - controle ambiental, 186
- - educação do paciente e familiares, 186
- - farmacológico, 187
Aspergiloma, 159

Aspergilose, 158
- broncopulmonar alérgica, 159, 196
- pulmonar invasiva, 159
Aspiração das narinas, bronquiolite
    aguda, 93
Atopia e sibilância, 168
Atresia
- coanas, 56
- laringe, 56

B

Beta-2 adrenérgico, bronquiolite aguda, 93
Blastomicose, 157
Bordetella pertussis, 149
Borg, Escala (esforço), 37
Broncodilatador, resposta na espirometria, 25
Broncopneumonia, 4
Bronquiectasia, 229-244
- abordagem, 229
- avaliação, 237
- - exame físico, 237
- - exames laboratoriais, 240
- - história clínica, 237
- - radiografia de tórax, 238
- - tomografia computadorizada de alta
    resolução do tórax, 239
- causas, 232
- cilíndricas, 231
- cirurgia, 244
- *clearance* de secreção anormal, 235
- complicações, 243
- congênita, 232
- deficiência de vitamina D, 231
- discinesia ciliar primária, 235
- distrofias musculares e doenças
    neuromusculares, 236
- epidemiologia, 229
- fibrose cística, 235
- fisiopatologia, 230
- imunodeficiência, 231, 233
- infecções, 230, 236
- manejo, 241
- - agentes mucolíticos e hidratação da via
    aérea, 243

- - antibioticoterapia, 242
- - broncodilatadores, 243
- - drogas anti-inflamatórias, 243
- - fisioterapia respiratória, 244
- - imunizações, 243
- manifestações clínicas, 236
- mutação heterozigótica, 231
- obstrução e estreitamento brônquico, 233
- prevenção, 244
- propriedades físicas do escarro, 231
- sacular ou cística, 231
- síndromes
- - Williams-Campbell, 232
- - Young, 236
- varicosas, 231
Bronquiolite aguda, 87-95
- abordagem, 87
- conceituação, 87
- diagnóstico, 91
- epidemiologia, 87
- etiologia, 88
- imunidade, 89
- patogenia, 89
- patologia, 90
- prevenção, 95
- quadro clínico, 90
- tratamento, 92
- - adrenalina, 94
- - ambulatorial/domiciliar, 92
- - aspiração das narinas, 93
- - beta-2 adrenérgico, 93
- - corticoide, 94
- - hidratação, 93
- - hospitalar, 92
- - oxigenoterapia, 93
- - salina hipertônica, 94

C

Cânula nasal, 49
Capacidades pulmonares, 19
- vital forçada (CVF), 20
Capnografia, 319
Chlamydia trachomatis, 104
- abordagem, 131

- diagnóstico, 131
- quadro clínico, 131
- tratamento, 131
Chlamydophila
- *pneumoniae*, 129
- - diagnóstico, 130
- - epidemiologia, 130
- - fisiopatologia, 130
- - quadro clínico, 130
- - tratamento, 130
- *psittaci*, 131
- - diagnóstico, 132
- - epidemiologia, 131
- - quadro clínico, 131
- - tratamento, 132
Cinerressonância magnética, 346
Cisto
- broncogênico, 60, 62
- congênito pulmonar, 60
Coccidioidomicose, 157
Complexo *Burkholderia cepacia*, 194
Coqueluche, 149-153
- abordagem, 149
- conceituação, 149
- diagnóstico, 151
- epidemiologia, 149
- etiologia, 149
- patogenia, 149
- patologia morfológica e funcional, 149
- prevenção, 152
- prognóstico, 152
- quadro clínico, 150
- quimioprofilaxia, 152
- tratamento, 151
- vacinas, 153
Corticoides
- bronquiolite aguda, 94
- displasia broncopulmonar, 79, 80
CPAP, 347
Crescimento pulmonar, alteração, 262
Crianças, reabilitação pulmonar e
    recondicionamento físico, 35
- prescrição de exercícios, 37
Criptococose, 160

D
Dermatomiosite juvenil, 305
Derrames pleurais, 113-125
- abordagem, 113
- etiologia, 116
- hemorrágico, 114
- parapneumônicos, 116
- - agentes infecciosos causais, 117
- - diagnóstico, 119
- - epidemiologia, 119
- - etiologia, 118
- - evolução, 125
- - patologia, 116
- - tratamento, 122
- patogênese, 113
- pneumonia aguda comunitária, 105
- quilosos, 114
Diagnóstico por imagem, 3-15
- fibrose cística, 13
- pacientes imunodeprimidos, 10
- pneumonias
- - agudas, 4
- - recorrentes, 11
- - virais, 6
- proteção radiológica, 3
- tuberculose, 11
- ultrassonografia torácica, 15
Discinesia ciliar primária, 247-255
- abordagem, 247
- conceituação, 247
- diagnóstico, 253
- epidemiologia, 247
- etiologia, 248
- patogenia, 248
- patologia morfológica e funcional, 248
- prognóstico, 255
- quadro clínico, 250
- síndrome de Kartagener, 251
- testes de triagem diagnóstica, 252
- tratamento, 254
Displasia broncopulmonar, 71-82
- abordagem, 71
- alterações anatomopatológicas, 76
- considerações, 82

- definição, 71
- diagnóstico, 76
- epidemiologia, 72
- hipertensão arterial pulmonar (HAP), 75
- infecção, 75
- patogenia, 73
- persistência do canal arterial (PCA), 75
- prematuridade: crescimento e
    desenvolvimento pulmonar, 74
- prevenção, 80
- quadro clínico, 76
- suscetibilidade genética, 76
- toxicidade pelo oxigênio, 74
- tratamento, 78
- - broncodilatadores, 79
- - corticoides
- - - inalatórios, 80
- - - sistêmicos, 79
- - diuréticos, 79
- - oxigenoterapia, 78
- - palivizumabe, 79
- - suplementação nutricional, 80
- ventilação mecânica, 75
- vitamina A, 76
Distrofias musculares, 310
- Becker, 310
- Duchenne, 310
Distúrbios ventilatórios
- misto, 24
- obstrutivo, 22
- restritivo, 24
Diuréticos, displasia broncopulmonar, 79
Doenças
- adenoide cística pulmonar, 60
- autoinflamatórias, 306
- císticas pulmonares (DCP), 59
- neuromusculares, 309-330
- - abordagem, 309
- - amiotrofia espinhal progressiva, 312
- - anestesia, 327
- - disfagia e aspectos nutricionais, 326
- - distrofias musculares, 310
- - fisioterapia respiratória, 320
- - - higiene brônquica, 320

- - - manobras de expansão pulmonar, 321
- - - treinamento muscular, 322
- - função cardíaca, 326
- - imunização, 325
- - tratamento, 313
- - - comprometimento respiratório, 313
- - - função respiratória, 316
- - - ortopédico, 327
- - - reabilitacional, 329
- - ventilação não invasiva, 323
- pulmonares intersticiais, 259-275
- - abordagem, 259
- - alterações
- - - crescimento pulmonar, 262
- - - difusas do desenvolvimento
    pulmonar, 260
- - apresentação clínica, 267
- - avaliação diagnóstica, 266
- - classificação, 260
- - considerações, 274
- - decorrentes da disfunção do surfactante
    pulmonar, 264
- - difusa, 304
- - exame físico, 267
- - genética, 260
- - glicogenose intersticial pulmonar, 263
- - hiperplasia de células neuroendócrinas do
    lactente, 263
- - patogênese, 265
- - prognóstico, 274
- - seguimento clínico, 274
- - sinais e sintomas, 267
- - testes diagnósticos, 268
- - - biópsia pulmonar, 272
- - - função pulmonar, 272
- - - imagem, 268
- - - lavado broncoalveolar, 272
- - - oximetria transcutânea, 272
- - tratamento, 273
- refluxo gastroesofágico, 173
- doenças respiratórias, 217-225
- - abordagem, 217
- - asma, 219
- - investigação, 221

- - - manifestações clínicas, 218
- - - prematuridade, 220
- - - tratamento, 224
- reumatológicas e manifestações
   pulmonares, 303
- - artrite idiopática juvenil, 303
- - dermatomiosite juvenil, 305
- - doenças autoinflamatórias, 306
- - esclerodermia sistêmica, 305
- - granulomatose de Wegener, 305
- - lúpus eritematoso sistêmico, 304
- - poliangiite microscópica, 306
- - sarcoidose, 306
- - síndrome do anticorpo
   antifosfolípide, 305

E

Enfisema lobar congênito, 60
- abordagem, 63
Equipamentos de oxigenoterapia, 50
Escala de Borg, 37
Esclerodermia sistêmica, 305
Espirometria, 17-27, 183, 318
- abordagem, 17
- conceitos básicos de fisiologia pulmonar, 18
- critérios para aceitabilidade e
   reprodutibilidade do teste, 24
- distúrbios ventilatórios, 22
- - misto, 24
- - obstrutivo, 22
- - restritivo, 24
- forçada, 19
- - capacidade vital forçada (CVF), 20
- - fluxo expiratório forçado entre 25% e 75%
   da CVF, 21
- - pico de fluxo expiratório (PFE), 21
- - razão VEF/CVF, 21
- - volume expiratório forçado no tempo, 20
- hiper-responsividade brônquica (HRB), 25
- indicações, 18
- resposta ao broncodilatador (BD), 25
- volumes e capacidades pulmonares, 19
Exercícios aeróbicos, 37
Expansão pulmonar, técnicas, 30, 34

F

Fibrose cística, 191-211
- abordagem, 191
- *Achromobacter xylosoxidans*, 195
- anatomia patológica, 197
- aspergilose broncopulmonar, 196
- avaliação da gravidade, 200
- complexo *Burkholderia cepacia*, 194
- correlação entre genótipo e
   fenótipo, 196
- diagnóstico
- - diferencial, 204
- - imagem, 13
- distúrbios do sono, 200
- fase de transplante e de cuidados
   paliativos, 203
- fisiopatologia, 192
- manifestações
- - clínicas, 198
- - infecção pulmonar, 199
- micobactéria, 195
- patogenia, 192
- progressão do acometimento
   pulmonar, 200
- *Pseudomonas aeruginosa*, 194
- *Staphylococcus aureus*, 194
- *Stenotrophomonas maltophilia*, 195
- tratamento, 205
- - anti-inflamatório, 209
- - antimicrobiano, 207
- - desobstrução das vias aéreas, 210
- - fisioterapia respiratória, 210
- - oxigenoterapia domiciliar e ventilação
   não invasiva, 211
- - reabilitação pulmonar, 210
- - transplante pulmonar, 211
Fisiologia pulmonar, conceitos básicos, 18
Fisioterapia respiratória, 29-38
- abordagem, 29
- bronquiolite aguda, 93
- condicionamento físico, 30
- facilitação da ação dos músculos
   respiratórios, 30
- medidas educativas, 30

- técnicas
- - promoção da expansão pulmonar, 30
- - remoção de secreções de vias aéreas, 30
- técnicas, 31
- terapias inalatórias, 30
Fístula traqueoesofágica, 58
Fluxo expiratório
- forçado entre 25% e 75% da CVF, 21
- pico, 21
Fórmula de Karvonen, 37

G
Gasometria arterial, 319
Glicogenose intersticial pulmonar, 263
Granulomatose de Wegener, 305

H
Hemoglobinopatias, 295
Hemorragia pulmonar, lúpus eritematoso
   sistêmico, 304
Hérnia diafragmática, 68
Hidratação, bronquiolite aguda, 93
Higiene
- brônquica, 320
- sibilância, 169
Hiper-responsividade brônquica
   (HRB), 25
Hiperplasia de células neuroendócrinas
   do lactente, 263
Hipertensão pulmonar, 279-291
- anemia falciforme, 300
- arterial, 75, 279
- classificação, 279
- considerações, 291
- definição, 279
- diagnóstico, 282
- doenças pulmonares e/ou hipóxia,
   280, 281
- envolvimento do coração esquerdo,
   280, 281
- lúpus eritematoso sistêmico, 304
- mecanismos multifatoriais ou
   desconhecidos, 280, 282
- prognóstico, 291

- secundária a tromboembolismo
   crônico, 280, 282
- tratamento, 285
- - antagonistas da endotelina, 288
- - atriosseptostomia por cateter-balão, 290
- - bloqueadores de canal de cálcio, 288
- - convencional, 288
- - específico, 288
- - inibidores da fosfodiesterase
   tipo V, 290
- - medidas gerais, 285
- - prostanoides, 290
- - transplante, 291
Hipoplasia pulmonar, 67
Hipoxemia crônica, efeitos, 45
Histoplasmose, 157

I
Imagem, diagnóstico, 3-15
- fibrose cística, 13
- pacientes imunodeprimidos, 10
- pneumonias
- - agudas, 4
- - recorrentes, 11
- - virais, 6
- proteção radiológica, 3
- tuberculose, 11
- ultrassonografia torácica, 15
Imunodeprimidos, diagnóstico por
   imagem, 10
Infecção
- displasia broncopulmonar, 75
- lúpus eritematoso sistêmico, 305
- pulmonar
- - manifestações, 199
- - patógenos, 193
- - - *Achromobacter xylosoxidans*, 195
- - - Aspergilose broncopulmonar, 196
- - - complexo *Burkholderia cepacia*, 194
- - - micobactéria, 195
- - - *Pseudomonas aeruginosa*, 194
- - - *Staphylococcus aureus*, 194
- - - *Stenotrophomonas maltophilia*, 195
Insuline-like (IGF-1), 35

K

Kartagener, síndrome, 251
Karvonen, fórmula, 37
Klebsiella pneumoniae, 4

L

Laringe, anomalias congênitas, 56
Linfonodomegalias da tuberculose, 13
Lúpus eritematoso sistêmico, 304
- doença pulmonar intersticial difusa, 304
- hemorragia pulmonar, 304
- hipertensão pulmonar, 304
- infecções, 305
- pleurite, 304
- pneumonite lúpica aguda, 304
- síndrome do pulmão encolhido, 304

M

Malformações do sistema respiratório, 55-69
- abordagem, 55
- adenomatosas císticas (MAC), 60
- anomalias congênitas da laringe, 56
- arteriovenosas pulmonares (MAV), 66
- atresia de coanas, 56
- cistos broncogênicos, 62
- considerações, 69
- doenças císticas pulmonares (DCP), 59
- enfisema lobar congênito (ELC), 63
- fístula traqueoesofágica, 58
- hérnia diafragmática, 68
- hipoplasia pulmonar, 67
- sequestro pulmonar, 64
- traqueomalácia, 57
Manobras de expansão pulmonar, 321
Máscara de oxigênio simples, 49
Metapneumovírus humano, 89
Micobactéria, 195
Micoses pulmonares, 155-162
- abordagem, 155
- aspergilose, 158
- blastomicose, 157
- coccidioidomicose, 157
- considerações, 162
- criptococose, 160
- diagnóstico, 156

- histoplasmose, 157
- paracoccidioidomicose, 158
- pneumocistose, 160
- tratamento, 161
- - anfotericina B, 162
- - itraconazol, 161
- - pentamidina, 162
- - sulfametoxazol/trimetoprima, 161
- - voriconazol, 162
Mucopolissacaridoses, 338
Mycobacterium tuberculosis, 137
Mycoplasma pneumoniae, 127
- diagnóstico, 129
- epidemiologia, 128
- fisiopatologia, 128
- prevenção, 129
- quadro clínico, 128
- tratamento, 129

N

Nasofibroscopia, laringomalácia, 57
Neuromuscular, doenças, 309-330
- abordagem, 309
- amiotrofia espinhal progressiva, 312
- anestesia, 327
- disfagia e aspectos nutricionais, 326
- distrofias musculares, 310
- fisioterapia respiratória, 320
- - higiene brônquica, 320
- - manobras de expansão pulmonar, 321
- - treinamento muscular, 322
- função cardíaca, 326
- imunização, 325
- tratamento, 313
- - comprometimento respiratório, 313
- - função respiratória, 316
- - ortopédico, 327
- - reabilitacional, 329
- ventilação não invasiva, 323

O

Obstruções brônquicas, 30
Oxigênio, toxicidade e displasia
    broncopulmonar, 74

Oxigenoterapia, 45-51
- bronquiolite aguda, 93
- cânula nasal, 49
- complicações, 48
- conceituação, 48
- considerações, 51
- contraindicações, 47
- displasia broncopulmonar, 78
- domiciliar prolongada, 45
- efeitos
- - clínicos, 46
- - fisiológicos, 46
- equipamentos
- - domiciliar, 50
- - particularidades, 50
- indicações, 46
- intermitente, 48
- máscara de oxigênio simples, 49
- particularidades nas crianças, 46
- prescrição, 48
- sistemas de administração de
  oxigênio, 48
Oximetria de pulso, 319, 345

P
Palivizumabe, displasia broncopulmonar, 79
Paracoccidioidomicose, 158
Peak flow, 317
Persistência do canal arterial, 75
Pico de fluxo expiratório (PFE), 21
Pleurite, 304
Pneumatocele, pneumonia aguda
  comunitária, 106
Pneumocystis jiroveci, 10
Pneumocistose, 160
Pneumonias
- agudas comunitárias, 99-111
- - abordagem, 99
- - complicações, 105
- - - abscesso pulmonar, 106
- - - derrame pleural, 105
- - - pneumatocele, 106
- - diagnóstico, 104
- - - imagem, 4

- - epidemiologia, 100
- - etiologia, 101
- - quadro clínico, 103
- - tratamento, 106
- atípicas, 127-132
- *Chlamydia trachomatis*, 131
- - diagnóstico, 131
- - quadro clínico, 131
- - tratamento, 131
- *Chlamydophila pneumoniae*, 129
- - diagnóstico, 130
- - epidemiologia, 130
- - fisiopatologia, 130
- - quadro clínico, 130
- - tratamento, 130
- *Chlamydophila psittaci*, 131
- - diagnóstico, 132
- - epidemiologia, 131
- - quadro clínico, 131
- *Mycoplasma pneumoniae*, 127
- - diagnóstico, 129
- - epidemiologia, 128
- - fisiopatologia, 128
- - prevenção, 129
- - quadro clínico, 128
- - tratamento, 129
- recorrentes, diagnóstico por imagem, 11
- virais, diagnóstico por imagem, 6
Pneumonite lúpica aguda, 304
Poliangiite microscópica, 306
Polissonografia, 319, 343
Prematuros
- doenças
- - broncopulmonar, 74
- - refluxo gastroesofágico, 220
- sibilância, 171
Probióticos e sibilância, 170
Proteção radiológica, 3
Pseudomonas aeruginosa, 194
Pulmão, micoses, 155-162
- abordagem, 155
- aspergilose, 158
- blastomicose, 157
- coccidioidomicose, 157

- considerações, 162
- criptococose, 160
- diagnóstico, 156
- histoplasmose, 157
- paracoccidioidomicose, 158
- pneumocistose, 160
- tratamento, 161
- - anfotericina B, 162
- - itraconazol, 161
- - pentamidina, 162
- - sulfametoxazol/trimetoprima, 161
- - voriconazol, 162

Q
Quilotórax, 116
Quimiocinas, 89

R
Radiografia de tórax, 77
Razão VEF/CVF, 21
Reabilitação pulmonar e recondicionamento
    físico em crianças, 35
- prescrição de exercícios, 37
- situações especiais, 38
Recém-nascidos com baixo peso ao
    nascimento e sibilância, 171
Recondicionamento físico em crianças e
    reabilitação pulmonar, 35
Remoção de secreções de vias aéreas,
    técnicas, 30

S
Salina hipertônica, bronquiolite aguda, 94
Sarcoidose, 306
Septoplastia, 349
Sequestro pulmonar, 64
- extralobar, 60
- intralobar, 60
Sibilância recorrente do lactente e do
    pré-escolar, 167-175
- abordagem, 167
- aleitamento materno, 170
- atopia, 168
- consumo de fármacos, 170
- diagnóstico, 172
- - diferencial, 174
- doença de refluxo gastroesofágico, 173
- epidemiologia, 168
- exposição tabágica passiva, 170
- fatores de risco, 168
- patogênese, 171
- patologia, 171
- prematuridade e baixo peso ao
    nascer, 171
- prevalência, 168
- prevenção primária, 175
- probióticos, 170
- sexo, 170
- teoria da higiene, 169
- tratamento, 174
- - corticoides inalados, 174
- - leucotrienos, 174
- vírus respiratórios, 169
Síndrome
- anticorpo antifosfolípide, 305
- apneia obstrutiva do sono na criança e
    no adolescente, 335-350
- - abordagem, 335
- - diagnóstico, 340
- - - exame físico, 340
- - - história clínica, 340
- - - imagem, 345
- - - oximetria, 345
- - - polissonografia, 343
- - - tonometria arterial, 345
- - epidemiologia, 336
- - etiologia, 337
- - patologia morfológica e
    funcional, 337
- - quadro clínico, 339
- - tratamento, 346
- - - adenotonsilectomia, 348
- - - clínico inicial, 346
- - - CPAP, 347
- - - medicamentoso, 347
- - - procedimentos ortodônticos, 347
- Mounier-Kuhn, 233
- pulmão encolhido, 304

- torácica aguda, 298
- - manifestações clínicas, 298
- - tratamento, 299
- Williams-Campbell, 232
- Young, 236
Sistema respiratório, malformações, 55-69
- abordagem, 55
- adenomatosas císticas (MAC), 60
- anomalias congênitas da laringe, 56
- arteriovenosas pulmonares (MAV), 66
- atresia de coanas, 56
- cistos broncogênicos, 62
- considerações, 69
- doenças císticas pulmonares (DCP), 59
- enfisema lobar congênito (ELC), 63
- fístula traqueoesofágica, 58
- hérnia diafragmática, 68
- hipoplasia pulmonar, 67
- sequestro pulmonar, 64
- traqueomalácia, 57
Staphylococcus aureus, 4, 194
Stenotrophomonas maltophilia, 195
Streptococcus pneumoniae, 4
Surfactante pulmonar, disfunção, 264

T
Tabagismo e sibilância, 170
Terapias
- inalatórias, 30
- oxigênio
- - longo prazo (TOLP), 48
- - portátil (TOP), 48
Tomografia computadorizada de tórax, 77
Tonometria arterial, 345
Transplante pulmonar, fibrose cística, 211
Traqueobroncomegalia congênita, 233
Traqueomalácia, 57
Treinamento muscular respiratório, 322

Tuberculose, 137-147
- abordagem, 137
- diagnóstico, 141
- - imagem, 11
- - radiologia, 143
- epidemiologia, 137
- extrapulmonar na criança, 140
- infecção primária, 138
- latente, 139
- pulmonar na criança, 140
- quadro clínico, 140
- transmissão, 138
- tratamento, 144
- - controle, 147
- - Coxcip 4, 147
- - etambutol, 147
- - isoniazida, 147
- - pirazinamida, 147
- - rifampicina, 147

U
Ultrassonografia torácica, 15
Ureaplasma urealyticum, 75

V
Ventilação mecânica, displasia
    broncopulmonar, 75
Vírus respiratórios e sibilância, 169
Vitamina A, displasia broncopulmonar, 76
Volumes pulmonares, 19
- expiratório forçado no tempo, 20

W
Williams-Campbell, síndrome, 232

Y
Young, síndrome, 236